U0296923

社区健康服务与管理

主　编　李淼晶　王盈盈

西南交通大学出版社
·成　都·

图书在版编目（ＣＩＰ）数据

社区健康服务与管理 / 李淼晶，王盈盈主编. —成
都：西南交通大学出版社，2021.11
ISBN 978-7-5643-8293-3

Ⅰ. ①社… Ⅱ. ①李… ②王… Ⅲ. ①社区卫生服务
– 高等学校 – 教材 Ⅳ. ①R197.1

中国版本图书馆 CIP 数据核字（2021）第 205432 号

Shequ Jiankang Fuwu yu Guanli

社区健康服务与管理

主编　李淼晶　王盈盈

责 任 编 辑	郑丽娟
封 面 设 计	阎冰洁
出 版 发 行	西南交通大学出版社
	（四川省成都市金牛区二环路北一段 111 号
	西南交通大学创新大厦 21 楼）
发行部电话	028-87600564　028-87600533
邮 政 编 码	610031
网　　　址	http://www.xnjdcbs.com
印　　　刷	四川煤田地质制图印刷厂
成 品 尺 寸	185 mm × 260 mm
印　　　张	27.75
字　　　数	605 千
版　　　次	2021 年 11 月第 1 版
印　　　次	2021 年 11 月第 1 次
书　　　号	ISBN 978-7-5643-8293-3
定　　　价	68.00 元

大 健 康 系 列 教 材

建设委员会

《社区健康服务与管理》

编 委 会

主　　编　李淼晶　王盈盈

副 主 编　荣胜忠　李琰华　李春梅

编　　者　（按姓氏笔画排列）

王盈盈　贵州中医药大学

占星新　新余学院

朱晓丹　浙江中医药大学附属第二医院

向　平　四川华迪信息技术有限公司

李春梅　牡丹江医学院

李琰华　浙江中医药大学附属第二医院

李淼晶　成都医学院

邹立娜　牡丹江医学院附属红旗医院

张鹏飞　贵州中医药大学

周　雪　牡丹江医学院

荣胜忠　牡丹江医学院

费娇娇　南京医科大学第一附属医院（江苏省人民医院）

晁　俊　成都医学院

栾　宁　锦州医科大学附属第一医院

崔新刚　牡丹江医学院

编写秘书　赵子萱　成都医学院

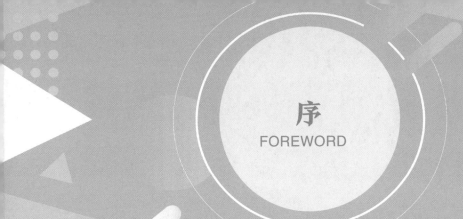

序
FOREWORD

党的十八大以来，以习近平同志为核心的党中央把维护人民健康摆在更加突出的位置。为推进健康中国建设，提高人民健康水平，2016 年，中共中央、国务院印发并实施《"健康中国 2030"规划纲要》。2017 年，党的十九大作出实施健康中国战略的重大决策部署。2019 年 6 月，国务院相继印发《国务院关于实施健康中国行动的意见》及《关于促进健康服务业发展的若干意见》，指出人民健康是民族昌盛和国家富强的重要标志，为健康中国行动明确了具体目标，也为全民的健康服务事业发展提供了行动指南。

健康中国的内涵，不仅是确保人民身体健康，更涵盖全体人民健康环境、健康经济、健康社会在内的"大健康"。习近平总书记强调，"要倡导健康文明的生活方式，树立大卫生、大健康的观念，把以治病为中心转变为以人民健康为中心"。所谓大健康，就是围绕人的衣食住行、生老病死，对生命实施全程、全面、全要素呵护，不仅追求个体身体健康，也追求心理健康、精神健康。构建大健康体系、推进健康中国建设，需要在各个领域深化改革、守正创新。

2020 年上半年，新冠肺炎疫情在全球范围暴发，使"健康"成为全球性议题，也使人们的健康理念发生深刻变化。这场疫情对健康管理服务体系和健康管理学科提出更多、更深层次的要求，也暴露出我们在很多问题上认识的不足，以及相关领域人才的匮乏。

面对疫情提出的新挑战、实施"健康中国"战略的新任务、世界医学发展的新要求，我国医学人才培养结构亟须优化，人才培养质量亟待提高。因此，高校医学类专业如何加快专业教育变革，立足学科体系建设，形成更高水平的人才培养体系，推动后疫情时代相关专业规范化、高质量发展，提升专业人才培养和精准服务能力，成为一个突出的、紧迫的课题。这也对健康教育教材的编写理念，内容的更新速度、全面性和生活性等方面提出了新的更高要求。

在此背景下，西南交通大学出版社立足西南高校，重点针对应用型本科高校学生的特点，以培养应用型、技术技能型人才为目标，适时组织策划了这套"大健康"系列教材。本套教材的编写适应时代要求，以推进"健康中国"建设为使命，符合我国高等医学教育改革和健康服务业发展趋势，突出内容上的两个特点：一是坚持"三基五性三特定"的基本原则，力求体现专业学科特点和"以学生为中心"的编撰理念。二是展现大健康体系建设的开创性与实用性，并按照"课程思政"教学体系改革的要求，体现了教材的"思政内涵"；丰富了教材的呈现方式，实现了数字技术与教材的深度融合，也体现了本套教材侧重应用型的编写初衷。

无论是常态化疫情防控，还是推进"健康中国"建设，都需要党和政府强力推进，更需要全社会普遍参与。把健康融入所有政策之中，将卫生健康事业从少数部门的业务工作变成全党全社会的大事，才能为提高人民健康奠定更广泛的社会基础。本套教材的出版，对推动建设具有中国特色的健康管理学科，培养复合应用型公共卫生与健康人才，构建大健康体系，助力"健康中国"战略实施，具有一定的推动作用。同时，本套教材可作为各地培养大健康产业发展急需专业人才的通用性系列教学用书，还可以满足广大读者对大健康产业发展知识与技能的自学之需，填补了目前国内这方面教材的短板与不足，实现了编写者们辛勤努力的共同愿景。

为此，特以作序。

海 南 医 学 院 管 理 学 院

海南南海健康产业研究院

曾 渝

2021 年 5 月于海口

前 言
PREFACE

　　《社区健康服务与管理》是高等学校健康服务与管理专业的系列教材之一。西南交通大学出版社为满足该专业教学需要，在全国特别是西南地区遴选了具有较高理论造诣和丰富教学经验的专家学者，编写本教材。

　　在社区范围内实施健康服务与管理，是切实贯彻中共中央、国务院印发的《"健康中国 2030"规划纲要》等一系列重要文件精神，有效提高人民群众健康水平和生活质量，让人民群众拥有更好的获得感和幸福感，推动经济社会持续健康发展，实现全民健康梦的重要而有效的途径之一。高等学校加快培养健康服务与管理专业的应用型人才已成为当前的重要任务。截至目前，健康服务与管理专业已经在全国 100 余所高等院校开设，本书就是将健康管理的核心教学内容应用于我国社区健康服务领域的一次具体探索与实践。

　　本书在全面健康观和现代医学模式理论的指导下，贯穿健康管理学的核心理论，突出城乡社区不同人群健康服务与管理的特点和需求，内容编排上注重理论与实践的结合。全书共分十四章。第一章阐述了社区健康服务与管理的基本概念、基本理论研究方法、发展历史沿革；第二章重点对社区健康服务与管理的基本理论、服务体系及服务模式进行了论述；第三章至第十一章分别重点介绍了在社区范围内实施健康调查、健康危险因素评价，健康体检、健康教育与促进、营养、运动、心理、中医、重点人群及慢性病等各种类别的健康管理技能和方法；第十二章和第十三章分别对社区健康服务的信息管理、人力资源管理等进行了深入探讨；第十四章介绍了社区健康服务的卫生经济学评价及相关的法律法规知识。

　　2016 年 12 月，习近平总书记在全国高校思想政治工作会议上指出："要坚持把立德树人作为中心环节，把思想政治工作贯穿教育教学全过程，实现全程育人、全方位育人。"2020 年 5 月，教育部下发《高等学校课程思政建设指导纲要》，指出："全面推进课程思政建设，就是要寓价值观引导于知识传授和能力培养之中，帮助学生塑造正确的世界观、人生观、价值观，这是人才培养的应有之义，更是必备内容。"这也明确了编写本书的宗旨。践行习近平总书记的讲话精神，将课程思政融入包括专业课在内的所有课程教学当中，引导学生自我完善、培养爱国主义情怀、树立正确的价值观，为国家培育"根正苗红"的社会主义建设者和接班人，是我们教育工作者义不容辞的责任。因此，本书在各章设置了课程思政目标，并在知识点中融入思政元素。

本书的编委来自 4 所高校（成都医学院、贵州中医药大学、牡丹江医学院、新余学院）、4 所医院（浙江中医药大学附属第二医院、江苏省人民医院、锦州医科大学附属第一医院、牡丹江医学院附属红旗医院）及 1 家企业（四川华迪信息技术有限公司），均是从事健康管理相关工作的教师、医生或高级技术人员。在编写过程中，本着对教育工作高度负责的精神，理论从严、技能从新的原则，保证教材编写的质量。

本书分工如下：第一章至第十三章分别由李淼晶教授、王盈盈教授、荣胜忠博士、占星新博士、栾宁副教授、李琰华教授、崔新刚副教授、朱晓丹博士、费娇娇博士、晁俊博士、李春梅副教授、向平总监、周雪副教授撰写；第十四章第一节至第三节由张鹏飞副教授撰写，第四节和第五节由邹立娜副教授撰写；全书由李淼晶统稿。

在此，编委会向所有参与和帮助本书编写工作的人员致以诚挚谢意。鉴于健康服务与管理学科尚处于发展阶段，特别是社区健康服务与管理方面，国内外参考文献很少，本书在编写的过程中存在一些困难。此外，本书的编者大多是从事健康管理教学的一线教师，在教学实践活动中所收集到的资料有限，理论和实践还有待进一步完善，限于编者的能力和水平，难免存在不当和疏漏之处，恳请使用本书的师生和读者提出宝贵建议，以使之日臻完善。同时，敬请各位同仁不吝赐教，多提宝贵意见。

李淼晶　王盈盈

2021 年 5 月

目录
CONTENTS

第一章

社区健康服务与管理概论

 本章要点

掌握 社区健康服务与管理的概念及内涵。

熟悉 社区卫生健康服务的内容及构成要素；社区健康服务与管理的基本理论和方法。

了解 社区健康服务与管理的相关学科体系；社区健康服务与管理的历史沿革。

 本章课程思政目标

通过对社区健康服务与管理概论的学习，特别是了解我国健康管理学科体系的发展，让同学们充分体会到作为中国公民生活在现代社区环境中的优越性，树立制度自信。同学们在了解本学科理论的同时，明确了学习意义，从而热爱本专业，努力成为德才兼备的医学与管理学复合型健康管理专业人才。

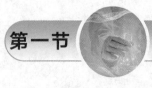

第一节 社区健康服务与管理相关概念及学科体系

一、健康服务与管理概念及学科体系

健康管理学是一门融医学、管理学和信息技术等为一体的新兴边缘学科，主要涉及健康检测与监测、健康评估与健康风险控制、健康干预与健康促进、健康教育与健康咨询服务等。健康管理由健康体检发展而来，由健康保险推动而壮大，由健康信息技术支撑而普及，由人们不断增长的健康物质和精神需求牵引而迅速发展，目前已成为世界各国提高国民健康水平、促进社会经济可持续发展的重大举措和有效途径。

由于不同专业视角的局限性，在健康管理定义的表述、概念及内涵的界定上均存在明显的不足或不完整性。2009年，中华医学会健康管理学分会和《中华健康管理学杂志》在征求健康管理相关专家、产业/行业机构代表意见或建议基础上，进行反复讨论，最终形成适合我国国情的健康管理概念与学科体系的初步共识，由此统一了我国健康管理概念与学科体系研究方面的认识，对我国健康管理医学服务的创新实践与产业化发展产生了积极的学术引领作用。

（一）健康服务与管理定义及内涵

健康服务与管理是指以现代健康概念和新的医学模式及中医治未病为指导，通过采用现代医学和现代管理学的理论、技术、方法和手段，对个体或群体整体健康状况及其影响健康的危险因素进行全面检测、评估、有效干预与连续跟踪服务的医学行为及过程。其目的是以最小投入获取最大的健康效益。

健康管理是在健康管理医学理论指导下的医学服务。健康管理的主体是经过系统医学教育或培训并取得相应资质的工作者。健康管理的客体是所有人群，主要管理对象是健康人群、亚健康人群（亚临床人群、非传染性疾病风险人群）以及慢性非传染性疾病早期或康复期人群。

健康管理的重点是健康风险因素的干预和慢性非传染性疾病的管理。健康服务管理的两大支撑点是信息技术和健康保险。健康管理的大众理念是"病前主动防，病后科学管，跟踪服务不间断"。健康体检是基础，健康评估是手段，健康干预是关键，健康促进是目的。

（二）健康服务与管理涉及学科范畴

目前国内专家普遍较为认可的概念为：健康管理学是研究人的健康与影响健康的因素以及健康管理相关理论、方法和技术的新兴医学学科，是对健康管理医学服务实践的概括和总结。

健康管理学是集医学科学、管理科学与信息科学于一体，重点研究健康的概念、内涵与评价标准、健康风险因素监测与控制、健康干预方法与手段、健康管理服务模式与实施路径、健康信息技术以及与健康保险的结合等一系列理论和实践问题的学科。

在健康管理学与相关学科的关系方面，普遍认为健康管理学是一门新兴的医学学科，它依赖于基础医学、临床医学、预防医学的理论与技术。它不同于传统的医学，研究的主要内容、服务对象、服务范围与服务模式，从理论到实践都具有很大的创新性。因此，它已经成为医学科技创新体系之一。现代医学科技创新体系包括基础医学创新体系、预防医学创新体系、临床医学创新体系、特种医学创新体系、健康管理学创新体系。

（三）我国健康管理学科体系

中国特色健康管理学科体系构架包括：一是宏观健康管理学科与服务体系，研究国家政府和社会层面的宏观健康促进与健康管理问题，包括国家健康立法、健康促进与健康管理政策及策略、公共和（或）公益性健康管理与卫生服务机构、机制与模式以及相关法律法规和规范的研究制定等；二是微观健康管理学科与服务体系，主要研究个体或群体（包括家庭）的健康促进与健康维护、改善与管理问题，包括健康行为与生活方式管理，健康素质与能力管理，健康体适能监测与促进管理，健康与劳动力资源管理，营养、运动与健康管理，主动性整体心理、生理及社会适应性健康管理等；三是健康风险控制管理学科与服务体系，主要研究引起慢性非传染性疾病的诸多风险因子的检测、评估与风险控制管理问题；四是健康信息技术学科体系，主要研究现代信息技术在健康管理与健康保险服务中的实际应用，以及健康保险险种设立与应用问题；五是健康教育培训学科体系，主要研究针对健康管理者的理论、技术与技能等方面的专业培训及面向广大健康管理需求者的健康教育与健康自我管理知识和技能培训等；六是中医治未病与特色养生保健学科和服务体系，主要研究如何将我国传统医学治未病和养生保健的理论、技术及特色产品适时应用到现代健康管理学科与服务体系中，并在健康管理理论研究与实践中得到传承和发展。

二、社区健康服务与管理的概念

（一）社区定义及要素

世界上最早出现社区（community）的概念是在 19 世纪，德国学者汤尼斯（F. Tonnies）认为社区是以家庭为基础的历史共同体，是血缘共同体和地缘共同体的结合。我国著名的社会学家费孝通将社区定义为：社区是由若干社会群体（家庭、氏族）或社会组织（机关、团体）聚集在某一地域里所形成的一个生活上相关联的大集体。世界卫生组织（WHO）认为一个有代表性的社区人口数在 10 万到 30 万之间，面积在 5 000 到 50 000 平方公里之间。1987 年在阿拉木图召开的初级卫生保健国际会议将社区定义为：以某种形式的社会组织或团体结合在一起的一群人，社区不等于行政区划。学者认为社区可大可小，"大"可以到一个省（市），甚至一个或几个国家；"小"可以到一个村、一个乡（镇）或一个街道。但根据我国的行政区划特点和长期以来人们社会和经济生活的组织特征，一般认为在农村社区范围为乡镇，在城市社区范围为街道。社区不等于社会，它包括社会有机体最基本的内容，但社会不是简单的社区组合，它具有超越各个具体社区的性质和特点。

社区是由一定数量的人群组成，他们有共同的地理环境、共同的文化背景和生活方式、共同的利益、共同的问题、共同的需求，所以他们具有相同的社区意识，相互之间有强烈的认同感、归属感和凝聚力，可以相互合作并开展有组织的集体活动，从而满足所在社区的共同需要。

一般来说，社区应该包括五个要素：一定数量的人口，一定的地域，生活服务设施，特有的生活方式和文化背景，以及一定的生活制度和管理机构。

（二）社区卫生服务与健康管理

社区卫生服务在我国的医疗卫生体系建设中扮演着重要的角色，是人民群众接受医疗卫生服务的"守门人"，是二级医疗卫生体系的网底，也是社区发展建设的重要组成部分。社区卫生服务以全科医生为骨干，合理使用社区资源和适宜技术，以妇女、儿童、老年人和慢性病患者、残疾人等为重点，以解决社区主要问题、满足基本医疗卫生服务需求为目的，融合预防、医疗、保健、康复、健康教育、计划生育服务六位一体，旨在提供有效、经济、方便、综合连续的基础卫生服务。结合社区卫生服务的特点和需求，健康管理可从三方面提供帮助：第一，识别、控制健康危险因素，实施个性化健康教育；第二，指导医疗需求和医疗服务，辅助解决临床决策；第三，实现全程健康信息管理。健康管理个性化的健康评估体系和完善的信息管理系统，有望成为社区利用健康管理服务的突破点和启动点。

（三）社区健康服务与管理的概念及内涵

1. 社区健康服务与管理的概念

社区健康服务与管理（community health service and management）通常是指在社区范围内，提供以基本医疗服务、疾病预防和健康维护为核心内容的健康服务并对社区全体居民进行健康管理的连续性过程。社区健康服务与管理的作用主要在于提高居民健康的公平性、保障社区的健康环境及居民的个人健康、提高健康服务的可及性及促进全面健康覆盖的实现等方面。

2. 社区健康服务与管理的内涵

（1）强调以"人"为中心的服务理念。一方面，社区健康服务与管理应注重社区居民在获得健康服务过程中的"感受或体验"；另一方面，社区健康服务与管理的服务内容、服务模式和管理方法应围绕社区居民全生命周期的健康服务需求开展，同时注重其个性化的健康服务需求。

（2）提供综合性和接续性的健康服务。一方面，由于人们健康需求的差异性，社区健康服务与管理的服务范围应涵盖健康促进、预防干预、疾病诊断治疗、慢性病的长期居家护理及相关社会服务等；另一方面，健康服务不能局限于解决患者就医时的健康问题，还应该解决患者面临的健康风险或提供后续的随访和跟踪服务。

（3）社区居民的参与与自我管理。随着社会经济的发展以及社区居民健康意识的不断提高，越来越多的社区居民更加关注健康服务的公平性和透明性，对于关乎其生命健康的决策要求行使自己的话语权并参与其中。健康服务应发动社区居民广泛参与，并提高患者自我管理的主动性和能力。

3．社区健康服务与管理主要服务内容

社区健康服务与管理的框架分为两个层面：一是作为社会基本单元的社区的内部层面；二是社区外围的外部层面。内部层面主要根据社区居民需求提供全科医疗、妇幼保健和健康维护等方面的服务，服务团队主要包括执业医师（含全科医生）、中医执业医师、执业公共卫生医师和护士等卫生专业技术人员以及社会工作者或志愿者等；外部层面是为了满足社区居民健康服务需求而配置的医院和医疗设施、专科服务、急救服务、公共卫生服务及相关的保障措施（如卫生政策、健康保险政策等）。

三、社区健康服务与管理的意义

（一）提供基本卫生服务保健，满足人民群众日益增长的多元化健康需求

在社区内实施健康服务与管理，覆盖面广，便捷适宜，有利于满足群众日益增长的多样化卫生服务需求。社区健康服务有利于将预防保健落实到社区、家庭和个人，提高人群健康水平。我国已进入老龄化社会，发展社区健康服务与管理是应对这一严峻挑战的必要举措。

（二）社区健康卫生服务是深化卫生改革，建立与社会主义市场经济体制相适应的城市卫生服务体系的重要基础

社区健康卫生服务是城市卫生工作的重点，可以将广大居民的多数基本健康问题解决在基层。积极发展社区卫生服务，有利于调整城市卫生服务体系的结构、功能、布局，提高效率，降低成本，形成以社区卫生服务机构为基础，大中型医院为医疗中心，预防、保健、健康教育等机构为预防、保健中心，适应社会主义初级阶段国情和社会主义市场经济体制的城市卫生服务体系新格局。

（三）社区健康卫生服务是建立城镇职工基本医疗保险制度的迫切要求

社区卫生服务可以为参保职工就近诊治一般常见病、多发病、慢性病，帮助参保职工合理利用大医院服务，并通过健康教育、预防保健，增进职工健康，减少发病，既保证基本医疗，又降低成本，符合"低水平、广覆盖"原则，对职工基本医疗保险制度长久稳定运行起到重要支撑作用。

（四）社区健康卫生服务是加强社会主义精神文明建设，密切党群干群关系，维护社会稳定的重要途径

社区卫生服务是解决居民"看病难""看病贵"问题的有效手段，它通过多种形式的服务为群众排忧解难，使社区卫生人员与广大民众建立起新型医患关系，有利于加强社会主义精神文明建设。积极开展社区卫生服务是为人民办好事、办实事的德政民心工程，充分体现全心全意为人民服务的宗旨，有利于密切党群干群关系，维护社会稳定，促进国家长治久安，是建设社会主义和谐社会的重要保证。

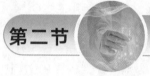

第二节　社区健康服务与管理基本理论和研究方法

一、社区健康服务与管理基本理论

（一）管理学基本理论

社区健康服务与管理是管理学门类中公共管理学科的二级学科，卫生事业管理的主要分支学科之一，其基本理论大多源自管理学的基本理论。为此，我们需要学习一些管理学的基本概念与理论。

1. 基本概念

管理（management），通常被简单地解释为"管辖""处理"，顾名思义是"管人理事"，即对一定范围内的人员及事务进行安排与处理。一般教科书上的定义是：管理是一个过程，是让别人与管理者一道去实现既定目标的活动过程。更确切的、完整的定义是：通过获取信息、决策、计划、组织、领导、控制和创新等职能的发挥来分配、协调、有效整合一切可以调用的资源（包括人力资源），以实现组织既定目标与履行责任的活动。管理是一切有组织的集体活动所不可缺少的要素行为。还有学者认为，"管理就是决策"，就是确定目标和实现目标的措施、办法，强调把现代科学技术引进管理活动中来，认为实施管理就是创造并保持一种环境，使组织（群体）中的成员能够充分发挥其聪明才智和潜能，为实现组织（群体）目标而努力奋斗的动态活动过程。管理学属于软科学领域，是一门在实践中每时每刻都在发展的学科。

管理的载体是组织，管理必须是两人以上的集体活动。管理不能脱离组织，组织中必定存在管理。管理的本质是分配、协调活动或过程。协调，包括基础（结构）要素之间、个人目标与组织目标之间、各部门及各项工作之间、各管理职能之间的协调。

管理的对象是包括人力资源在内的一切可以调用的资源，通常包括人力、物力、财力、顾客、信息等资源。其中，人员是最重要的。任何资源的分配、协调最终都

是以人为中心的，故管理要以人为本，以人为中心。资源管理处于不断变动与整合的动态过程中，要合理、有效地保证人流、物流、资金流和信息流的通畅进行，它构成管理的主要内容。

管理的职能是信息获取、决策、计划、组织（含人员配备）、领导、控制和创新。管理的目的是实现组织的既定目标，而该目标仅凭单个人的力量是无法实现的。管理具有动态性、目的性、组织性、人本性、创造性、经济性、社会性、权变性（随机性）、实践性等鲜明的特性。管理的基本特征是：① 管理是一种文化现象和社会现象；② 管理的主体是管理者；③ 管理具有自己的任务、职能并分为不同的层次；④ 管理的核心是处理好人际关系。

管理学是一门系统地研究管理活动及其普遍规律、基本原理和一般方法的科学，是自然科学与社会科学等多学科相互交叉产生的边缘学科。管理学的研究内容非常广泛，其研究的对象是组织的管理活动和管理过程。

2．管理的性质

（1）管理的属性。管理具有自然属性与社会属性二重性。管理的二重性是马克思主义关于管理问题的基本观点。一方面，管理是由许多人的协作劳动而产生的，是生产社会化引起的，是有效组织劳动所必需的，因此，它具有同生产力、社会化生产相联系的自然属性；另一方面，管理又是在一定的生产关系条件下进行的，必然体现生产资料占有者指挥劳动、监督劳动的意志，因此，它又有同生产关系、社会制度相联系的社会属性。这两方面的属性就是管理的二重性。管理的二重性反映出管理的必要性和目的性。所谓必要性，意指管理是生产过程固有的属性，是有效地组织共同劳动所必需的；所谓目的性，是指管理直接或间接地同生产资料所有制相联系，反映生产资料占有者组织劳动的目的。

（2）管理的科学性和艺术性。管理既是一门科学，又是一门艺术。必须结合国情，考虑文化背景，结合本部门、本单位的实际，因地制宜地开展管理。

（二）三级预防理论

三级预防（three levels of prevention）的概念来源于传统的公共卫生预防服务模式。20 世纪 40 年代，哈佛大学的 Hugh R.Leavell 和哥伦比亚大学公共卫生学院的 Gurney Clark 创造了一级预防一词，后来他们又将此扩展到第二级预防和第三级预防，因此三级预防又称为 Leavell 预防级别（Leavell's levels of prevention）。Leavell 和 Clark 根据疾病的自然过程提出疾病预防有五个阶段，并分为三级：促进健康、特殊保护的第一级预防；早发现、早诊断、早治疗的第二级预防；防止恶化、对后遗症进行康复医疗的第三级预防。20 世纪 60 年代，美国人 Lewis Robbins 和 Hall 在主持多年的一项宫颈癌的控制项目中，发展出前瞻性医学领域，根据慢性病自然史提出疾病预防的六个阶段，并分为三级：无危险阶段、危险因素出现、致病因素出现的第一级预防；症状出现的第二级预防；体征出现、劳动力丧失阶段的第三级预防。三级预防目前涉及疾病的治疗和管理。

疾病的发生、发展和转归（结局）有其自然规律，我们称之为疾病自然史。按照时间顺序、有无临床症状和体征，疾病可分为四个阶段：① 病理发生期，也称作生物学改变期。机体在致病因素的作用下发生病理变化，但还没有出现临床症状。② 临床前期。疾病的病理变化已经到了可被检出的阶段，但还没有出现临床症状。③ 临床期。机体出现形态结构或功能上的明显异常，表现出典型的临床症状。④ 转归期。疾病可以发展为痊愈、缓解、伤残或死亡等不同结局。早期干预、诊断和治疗可以改变疾病的自然史。一个人从健康到疾病到再健康（死亡）可被认为是一个连续的过程，我们称之为健康疾病连续带。

根据疾病自然史的四个阶段以及健康疾病连续带的理论，从健康危险因素作用于机体到疾病临床症状的出现，存在一个时间过程。人的健康问题的出现，是一个接触健康危险因素、机体内病理变化从小到大，最后导致临床疾病发生和发展的过程。在疾病自然史的不同阶段，通过有效的早期预防、诊断和治疗措施可以改变疾病的自然史，直至向健康转归。

三级预防是指根据疾病的发生发展过程以及健康决定因素的特点，把疾病的预防策略按等级分为三级。三级预防的特点是将预防的概念融入疾病发生发展的全过程，扩大到人生的全过程，把临床医疗工作与预防工作紧密结合，并且导向以"预防为主"的理念。

（1）第一级预防。

第一级预防（primary prevention）又称病因预防或根本性预防，是指针对健康人群或处于生物学改变期的病人采取的控制和消除健康危险因素、减少接触有害因素的预防措施。如果在致病因子进入环境之前就采取预防性措施，则称为根本性预防。第一级预防的目标是降低疾病或健康问题的发生率。

（2）第二级预防。

第二级预防（secondary prevention）又称临床前期预防或"三早"预防，是针对临床症状或体征不明显的病人采取早期发现、早期诊断、早期治疗的预防措施。对于传染病，还应做到疫情早报告、病人早隔离，即"五早"。第二级预防的目标是控制或延缓疾病发展，促使病变逆转，缩短病程或防止转为慢性及病原携带状态，降低现患率。

（3）第三级预防。

第三级预防（tertiary prevention）又称临床预防或发病期预防，是对已患某些疾病的人采取及时、有效的治疗措施，防止病情恶化，预防并发症和伤残；对已丧失劳动力或残疾者，主要促进功能恢复、心理康复，进行家庭护理指导，使患者尽量恢复生活和劳动能力，能参加社会活动并延长寿命。第三级预防的目标是预防疼痛和损害、阻止疾病的恶化和并发症，以及恢复受疾病影响的个人的健康和功能。

（三）健康相关行为改变理论

广义而言，健康行为（health behavior）不仅包括个体或群体可观察到的、外显的行动，也包括人的思想活动和情感状态。David Gochmant 将健康行为定义为"与促进、维护或恢复健康相关的人体心理、情感状态和外显的行为模式"。健康行为种类繁多，各种类型的健康行为之间往往没有明确界限，不能对健康行为进行明确的分类。1966 年，Kasl 和 Cobb 将健康行为分为三类：① 预防性健康行为（preventive health behavior），涉及个体从事的自认为健康的、以预防或早期发现无症状疾病为目的的任何活动。例如，骑自行车时戴头盔、开车或坐车时系安全带、使用安全套等自我保护行为即是预防性健康行为。② 疾病行为（illness behavior），指那些自觉患病者从事的以明确其健康状况和寻找合适治疗方法为目的的任何活动。③ 病人角色行为（sick-role behavior），指那些认为自己得了病的人所从事的以康复为目的的任何活动。这类行为的例子之一是接受医务人员提供的治疗。这类行为涉及一系列依赖行为，一定程度上减少履行自己平常应承担的责任。比如某人认为自己生病了，可能以康复为目的请假在家休息一个星期。这是三类经典的行为类型，彼此之间有时候没有明显的界限。除此之外，还有其他的分类方法。一些常见的行为类型概括如下：生活方式、健康相关行为、自我保健行为、卫生服务利用行为、饮食行为、成瘾性物质适用行为、性行为、冒险行为等。

改善健康相关行为的活动，需要理论的指导。相关理论能帮助解释和预测健康相关行为的演变、分析内外部影响因素对行为的作用、探索行为改变的动力和过程，以及帮助评价健康教育干预（intervention）的效果。因此，适用的相关理论有助于确定健康教育活动最佳的目标、制定有效的干预策略和措施、设计效果评价方案等。目前国内外健康教育实践中常用的健康相关行为理论可分为三个水平：① 应用于个体水平的理论或"模式"（model），包括"知信行"理论（knowledge, attitude, belief, practice, KABP 或 KAP）、健康信念模式（the health belief model，HBM）、行为改变阶段理论（stages of change model，SCM）、理性行为理论和计划行为理论（the theory of reasoned action and the theory of planned behavior）；② 应用于人际水平的理论——社会认知理论（social cognitive theory，SCT）；③ 应用于社区和群体水平的理论——社区组织（community organization）、创新扩散理论（diffusion of innovation）等。

在实际工作中，往往不只运用某种行为理论或模式，因为没有哪一个理论或模式能适用于所有的情况。根据关注对象不同和关心行为类型的不同，需要应用不同的理论或同时运用多个理论。下面着重介绍常用的几个理论。

1."知信行"理论

"知信行"理论是一种应用于个体水平的行为改变理论，是西方学者在 20 世纪 60 年代所提出的行为理论模式。"知"是知识和学习，"信"是正确的信念和积极的态度，"行"指的是行动。这一理论提出了知识、信念、态度和行为实施之间的递进关系模式。换言之，KAP 理论认为卫生保健知识和信息是建立积极、正确的信念与态度，进而改变健康相关行为的基础，而信念和态度则是行为改变的动力。只有当人们了解了有关的健康知识，建立起积极、正确的信念与态度，才有可能主动地形成有益于健康的行为，转变危害健康的行为。

由于"知信行"模式简单明了，因此一经提出就受到人们的青睐和应用。目前 KAP 模式在我国社区层面的运用尤为广泛，多数研究集中在多种慢性病的干预与患者的自我管理方面，研究人群主要集中在老年人与妇女儿童。研究者通过 KAP 模式的调查制定不同疾病健康教育的方向和干预措施，得到的数据结论有利于基层医疗机构有的放矢地开展相关工作。在一项向社区老年高血压患者推广疾病自我管理的项目中，倡导者通过多种方法和途径把与疾病相关的饮食、运动、药物等方面的知识传授给老年人，并告知患者如何制订个体化饮食和运动方案，指导患者学习书写每日活动情况和膳食日记。老年人在接受相关知识后，通过思考加强了自身健康意识，形成科学的疾病管理、促进健康的信念，在信念支配下逐步建立超常规的高血压自我管理模式。

2. 健康信念模式

健康信念模式由 Hochbaum 于 1958 年提出，其后经 Becker、Rosenstock 等社会心理学家的修订逐步完善，它是目前用以解释和指导健康相关行为干预的重要理论模式。半个世纪以来，健康信念模式被成功地用于促进安全带使用、遵医行为和健康筛检等领域。健康信念模式的基本内容是：人们要接受医生的建议而采取某种有益健康的行为或放弃某种危害健康的行为，需要具有以下几方面的认识。

（1）知觉到某种疾病或危险因素的威胁，并进一步认识到问题的严重性。

① 对疾病严重性的认识（perceived seriousness of the condition）：指个体对罹患某疾病的严重性的看法，包括人们对疾病引起的临床后果的判断，如死亡、伤残、疼痛等；对疾病引起的社会后果的判断，如工作烦恼、失业、家庭矛盾、社会关系受影响等。

② 对疾病易感性的认识（perceived susceptibility to an ill-health condition）：指个体对自己罹患某疾病或陷入某种疾病状态的可能性的认识，包括对医生判断的接受程度和自己对疾病发生、复发可能性的判断等。

（2）对采取某种行为或放弃某种行为的结果的估计，相信这种行为与上述疾病或危险因素有密切联系。包括认识到该行为可能带来的好处，同时也认识到采取行动可能遇到的困难。

① 对行为有效性的认识（perceived benefits of specified action）：指人们对于实施或放弃某种行为后，能否有效降低患病的危险性或减轻疾病后果的判断，包括减缓病痛，减少疾病产生的社会影响等。只有当人们认识到自己的行为有效时，人们才会自觉地采取行动。

② 对实施或放弃行为的障碍的认识（perceived barriers to take that action）：指人们对采取该行动的困难的认识。如有些预防行为花费太大、可能带来痛苦、与日常生活的时间安排有冲突、不方便等。对这些困难的足够认识，是使行为巩固持久的必要前提。

（3）效能期待：指对自己实施和放弃某行为的能力的自信，也称为自我效能。

自我效能（self-efficacy）指一个人对自己的行为能力有正确的评价和判断，相信自己一定能通过努力成功地采取一个导致期望结果（如戒烟）的行动。自我效能的重要作用在于当认识到采取某种行动会面临的障碍时，需要有克服障碍的信心，才能完成这种行动。

此外，健康信念模式还重视促使某种行为发生的提示物的存在，如某种标志、信号。健康信念模式也关注行为者的特征对行为的影响，如年龄、性别、教育水平、家庭成员和团体帮助等因素。

3．行为改变阶段理论

Prochaska 和 DiClemente 在 1982 年提出了行为改变的阶段模式。两人通过对吸烟者戒烟过程的研究，发现人的行为的改变必须经过一系列过程。以往常常将行为变化解释为一个事件，例如停止吸烟、去锻炼身体、增加水果摄入。行为改变阶段模式则将变化解释为一个连续的、动态的、由五个阶段逐步推进的过程。该模式注重个体内在因素，并认为人们修正负向行为或采取正向行为实质上是一个个人决策过程。此决策过程包括 10 个认知和行为步骤。最初该模式适用于戒烟行为的探讨，但它很快被广泛应用于酒精及物质滥用、饮食失调及肥胖、高脂饮食、AIDS 预防等方面的行为干预研究，并被证明是有效的。

行为改变阶段理论可分为四部分，即行为变化阶段、变化过程、衡量做决定和自我效能。

（1）行为变化阶段。

① 前意向阶段（pre-contemplation）：在这一阶段，人们在未来 6 个月中没有改变行为的意向。之所以处于这一阶段，是由于没有意识到某行为的健康危害，所以根本不可能有要改变这个行为的打算；或者是一个人即使意识到了某种行为的健康危害，但因为各种原因，没有要改变它的想法。

② 意向阶段（contemplation）：改变行为，但却没有任何行动和准备行动的迹象。处于这一阶段的人已经意识到自己某种行为的严重性，也清楚改变行为所带来的好处，同时也知道要改变行为所付出的努力和代价。

③ 准备阶段（preparation）：处于这一阶段的人们倾向于在近期采取行动（通常指在未来 1 个月内），并在过去一年中已逐渐付诸行动。如制订行动计划、参加健康教育课程、购买有关资料、寻求咨询、摸索自我改变方法等。

④ 行动阶段（action）：干预对象已采取全面的行为改变的行动，但改变后的行为还没有持续超过 6 个月。如肥胖者已全面开始实施减肥计划，处于这一阶段的人们打算在最近 6 个月内平衡膳食、每天进行有规律的中等强度的运动、每天监测体重变化情况等，但这些行动还没有达到 6 个月以上，还不能被认为已经达到减肥的理想标准。

⑤ 维持阶段（maintenance）：干预对象已经达到行为改变的目标，并且已经持续 6 个月以上，如肥胖者通过持续半年以上的减肥行动，已使体重开始有规律地下降。减少诱惑和增加信心有利于保持这一状态。如果人们经不住诱惑或没有足够的

信心和毅力，他们还可能返回到原来的行为状态。

⑥ 终止阶段（termination）：一些成瘾性行为可能会经历这个阶段。在此阶段，人们建立了高度的自信心，能够抵挡住任何诱惑，不再回到过去不健康的习惯。研究表明，经过这个阶段，他们就不会再复发。

（2）行为变化过程。

行为改变阶段理论还归纳出行为改变中的心理变化过程，这十个方面的心理变化为人们的行为如何从一个阶段转换到另一个阶段提供了重要的指引。社区健康干预者的工作，就是了解个体处在行为变化的第几个阶段，然后运用恰当的方法来推进其行为转变过程。

① 提高认识（conscious raising）：包括对不良行为及其结果的感知，革除不良行为的意义和有关问题的认识，发现和学习改变行为的新思路和新方法等。应用健康咨询、媒体宣传等方法都有利于达到这一目的。

② 情感解脱（dramatic relief）：感受到如果采取适当的行动，可减轻伴随不良行为而产生的负面情绪。例如，让干预对象感受到戒烟可减少焦虑、苦恼等感觉。

③ 自我再评价（self-reevaluation）：从认知与情感两方面对自己不健康的行为进行自我形象评价，认识到行为改变的重要性。

④ 环境再评价（environmental reevaluation）：从认识与情感两方面对自己不健康的行为对社会环境产生的影响进行评价，例如评估自己吸烟对他人及环境的不良影响。

⑤ 自我决意（self-liberation）：在建立行动信念的基础上做出要改变行为的承诺。

⑥ 社会改变（social-liberation）：社会改变的目的是为人们营造一种保持健康行为、消除危险行为的机会和条件。合适的政策、社区宣传等都有利于人们的健康促进。如在公共场所设立禁烟区、增加避孕套的可得性等可帮助人们改变行为。

⑦ 反思习惯（counter-conditioning）：认识到不健康行为习惯的危害，学习一种健康的行为来取代它。

⑧ 应变管理（contingency management）：增加对健康行为的奖励，对不健康的行为减少奖励，使改变后的健康行为持续得到强化。

⑨ 控制刺激（stimulus control）：消除诱发不健康行为的因素，增加有利于行为向健康方向改变的提示。例如，社交场合吸烟氛围的刺激是戒烟失败的原因之一，因此，处在戒烟初期的人应尽量避免去棋牌室、酒吧之类容易诱发吸烟的场所。

⑩ 助人之人际关系（helping relationship）：在健康行为形成过程中，向社会支持网络寻求支持，如家庭支持、同伴帮助等。

将改变阶段与改变过程结合起来分析，可以看到，在行为变化的第一、二阶段，应重点促使人们进行思考，认识到危险行为带来的危害，权衡改变行为带来的利弊，从而产生改变行为的意向、动机。在行为变化的第三阶段，应促使人们做出自我决定，找到替代危险行为的健康行为。在第四、五阶段，应通过改变环境来消除或减少危险行为的诱惑，通过自我强化、学会信任、寻求支持等方法来实现并维持行为改变。

（3）衡量做决定。

衡量做决定指个体对行为改变的利益和代价的权衡。如果能让个体认为实施某种健康行为的利益大于为此付出的代价，就会对行为改变产生正强化作用。通过对12种不同问题行为的研究表明，衡量做决定与变化阶段有着强烈的、可预测的相关性。在行为变化阶段的早期，个体对健康行为益处的知觉较低，但会随着行为变化阶段的发展而增长；相反，在变化阶段早期，个体对健康行为要付出的代价知觉较高，但会随着变化阶段的发展而降低。

（4）自我效能。

自我效能指个体采取行为的信心和抵制诱惑的控制力。阶段变化理论认为，当个体成功实现由低级阶段向高一级阶段转换的时候，就会增加自我效能感。反之，当个体在原变化阶段徘徊或跌落回前期阶段的时候，自我效能感就会下降。

二、社区健康服务与管理常用研究方法

（一）社区健康服务管理的研究方法

从方法学角度讲，社区健康服务管理的研究方法可分为描述性研究、分析性研究、实验研究和理论研究方法等。

1．描述性研究

描述性研究是指利用已有的资料或专门调查得来的信息，描绘或叙述出疾病、健康状况或社区健康服务在社区人群、时间、空间中的分布情况，了解分布的趋势及其规律，从而为制定适宜的社区卫生发展对策提供科学依据。社区卫生服务的描述性研究，主要是利用社区卫生服务常规的登记、报告资料，对各个服务项目间不同历史发展阶段的资料进行逐项考察的所谓垂直性研究。为了弥补常规收集资料的局限性，验证常规登记报告资料的准确性，收集常规方法不能提供的重要信息，在某一时间主要采用家庭卫生服务询问抽样调查的方法，收集有关社区人群健康状况、医疗需要、卫生资源及卫生服务利用资料，这样的研究方法又称为横断面研究。这类调查多属于回顾性调查的范畴。

2．分析性研究

在社区健康服务抽样调查中，如果研究目的在于检验疾病病因假设或研究影响因素，可称之为分析性研究。如通过抽样调查，研究某社区慢性病患病率与年龄、性别、职业、文化、医疗保健制度、人均收入、人均住房面积、饮水类型、卫生设施、行为方式和生活习惯等因素的关系，可采用单因素或多因素进行分析。

3．实验研究

实验研究是通过人为干预或控制研究因素而验证或证实假设的一类研究方法。社区健康服务管理研究的现场主要在社区人群之中，应该以社会人群作为实验观察的对象，考察社区健康服务研究和防治对策的效果。干预研究就是在社区健康服务

研究中广泛应用的一种研究方法。如缺碘地区在食用盐中加碘预防地方性甲状腺肿等，是干预研究取得成效的典范。对于已经明确的诱发疾病的危险因素，采取社会措施加以控制，可以明显降低疾病的发生率。

4．理论研究

理论研究是应用数学模型从理论上阐明社区健康服务与有关因素的联系及其规律性。数学模型是一种定量研究方法，主要阐述各变量间的函数关系。如人口预测模型，病床、卫生人员需要量模型及疾病分布概率模型等；每千人口住院天数可与年龄、人均收入、享受医疗保险百分数、住院费用等建立多元回归方程。

（二）社区健康服务与管理的调查方法

1．普 查

普查是将组成总体的所有观察单位全部加以调查，如 2020 年 11 月 1 日在我国开展的第七次全国人口普查，2019 年 1 月 1 日在我国开展第四次的全国经济普查等。普查一般都是用于了解总体某一特定"时点"的情况，如年中人口数、时点患病率等。

2．抽样调查

抽样调查是从总体中随机抽取一定数量的观察单位组成样本，然后用样本信息来推断总体特征。针对观察对象的不同特点，采用不同的抽样方法。抽样调查比普查设计的观察单位数少，因而节省人力、财力和时间，并可获得较为深入细致和准确的资料。抽样调查在社区卫生服务实际工作中应用最多，值得推广。抽样方法有多种，常用的主要有单纯随机抽样、系统抽样、分层抽样和整群抽样。

（1）单纯随机抽样：这是最简单的随机抽样。抽样前需先有一份研究对象（人、户、居委会等）的总名单。在该名单中对每个个人或单位进行编号。然后决定样本大小，根据样本大小利用随机数字抽取研究对象。

（2）系统抽样：在系统抽样时，需先决定按什么比例进行抽样以及从哪个单位开始抽。例如总体有 200 000 个单位，决定抽取 1 000 个，则比例为每 200 个中抽 1 个。但抽样不一定从 1 开始，可以从 1～200 号中随机抽出 1 个作为起点，以后每隔 200 号再抽 1 个。

（3）分层抽样：是指将预调查的总体按不同特征，如年龄、性别、职业或疾病严重性等分成不同层次，在各层再做随机抽样。分层抽样不但能减少由各层特征不同而引起的抽样误差，而且为了对各层情况有清晰的了解，在不同层里抽样的比例可以不同，例如对单位数很少的层次抽样的比例可以大些。

（4）整群抽样：是指从预调查的总体中抽出一些群体，如城市的某个社区、街道或居委会、某些住宅或某个特殊人群的抽样方法。整群抽样可根据调查目的的要求和调查对象的分层特征，分为一级、二级或多级整群抽样。我国在 1993 年、1998 年和 2003 年分别开展的国家卫生服务调查采用的就是多阶段分层整群随机抽样的方法。

3．典型调查

典型调查是在对事物做全面分析的基础上，有目的地选定典型的人、典型的单位进行调查。如调查一个或几个先进或后进的社区卫生服务机构，用以总结成功的经验和失败的教训等。由于典型往往是同类事物特征的集中表现，抓好典型有利于深入了解同类事物特征。典型调查还可以与普查方法相结合，分别从广度和深度说明问题。

（三）社区卫生服务中常用的定性调查方法

定性调查是社区卫生服务常用的调查方法，它以问题开始，为了形成问题，社区卫生服务人员需要收集大量资料。这些定性资料通常是文字、声音、图像，而不是数字形式。但这些资料归纳成一定形式便成为社区卫生服务的重要信息。社区卫生服务中常用的定性调查方法有以下几种。

1．个别访谈

个别访谈是一种没有问卷或议程的开放性谈话，或是按照准备好的访谈程序进行的访谈。访谈程序包括许多开放式的问题，问题没有严格的顺序。

2．专题小组访谈

专题小组（focus group）访谈是选择某种同类人员组成一个小组，在事先准备的讨论提纲引导下进行开放式讨论，最终能够提出一定的专题方案或表达出较为系统的专题意见，达到预期的调查研究目的、目标的方法。

3．家庭访谈

在绘制家系图进行遗传性疾病防治，了解家庭资源、家庭因素对健康的影响时，均需要对家庭成员进行访谈；需要进行家庭功能评价与家庭干预时，亦应开展家庭访谈工作。

4．参与性观察

参与性观察是通过生活在另一种文化或亚文化环境中及参与被观察人的日常生活而收集资料。它需要记录、索引和编码观察的结果，提取编码的信息，整理和处理信息，最后进行分析。

5．叙述的收集

叙述的收集像生活的历史被记录。通过将经历形成叙述而塑造经历，但是叙述的结构由文化决定。

6．案例调查

案例调查是指收集与某个特定的人、家庭或事件（如医生和病人的关系）经历有关的定性资料。

（四）社区健康服务管理中常用的定量调查方法

社区卫生服务中常用的定量调查方法主要是结构型问卷调查（questionnaire survey），即通过抽样方法选择一定数量的调查对象，利用由封闭式问题组成的正式的结构式问卷，收集该样本人群的有关信息，并进行统计分析。

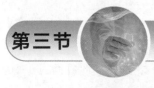

第三节　社区健康服务与管理实施策略及主要内容

一、社区健康服务与管理实施策略

社区健康服务与管理的策略主要包含五个方面：赋予社区居民参与健康服务全过程的机会与权利、加强政府顶层设计、重塑健康服务模式、强化健康服务的协调性、创建有利环境等，并采取相应的政策及干预手段。

（一）赋予社区居民参与健康服务全过程的机会与权利

赋予社区居民参与健康服务全过程的机会与权利即提高社区健康服务可及性，为社区居民提供平等获得健康服务的资源与机会。

此项策略的目的包括：一是使居民个人积极参与其健康决策的过程；二是使社区运用各方面力量积极营造健康环境；三是保证低收入人群和弱势群体享有公平医疗保健的权利。具体措施如下。

（1）个人和家庭的共同参与。对于慢性非传染性疾病，通过对患者本人及其家庭成员的健康教育、参与自我健康管理的评估以及健康计划的制订及实施等方式，患者能够获得更好的临床效果。

（2）社区参与。主要包括社区健康服务与管理、社区卫生人员管理与组织、改善社区的环境及号召全民参与健康服务等手段。

（3）护理人员参与。护理人员在社区健康服务中发挥着很重要的作用，可通过护理人员培训、建立护理人员网络、专家提供技术支持等方式解决护理人员短缺等问题。

（4）关注低收入人群和弱势群体的医疗保健需求。一是将健康公平性目标融入各级医疗机构的目标当中；二是扩大服务范围。

（二）加强政府顶层设计

一是各级政府制定卫生政策时应贯彻以人为中心的理念；二是对基层医疗卫生机构进一步加强监督和管理；三是推行分级诊疗制度；四是统筹兼顾公立和民营医疗机构。

（三）重塑健康服务模式

（1）基于全生命周期的需求界定健康服务的优先选择范围和内容，如运用健康评估技术，正确评估本地区不同人群健康服务的差异性需求。

（2）加强健康促进、预防和公共卫生服务。一是人群健康状况监测；二是对人群健康危险因素进行分层、监测、研究以及有效的预防控制。

（3）建立健全初级卫生保健网络，即构建以社区和家庭为基础的疾病预防和健康促进体系，强调交叉学科团队服务与全科医学的重要性；二是构建初级卫生保健专科门诊服务，医院住院服务的分级诊疗模式。

（4）合理运用新技术，如电子病历、远程医疗等。

（四）强化健康服务的协调性

强化健康服务的协调性即根据人的健康需要协调有关医疗卫生服务机构及其他机构。一是协调居民个人的健康服务，如构建绿色就医通道、双向转诊、疾病管理、团队服务等方式；二是协调医疗卫生服务机构，如构建区域健康服务网络疾言理；三是跨部门协调，如将健康融入所有政策、卫生健康部门与其他部门的协作、医疗卫生服务机构与医学教育部门协同发展等。

（五）创建有利环境

一是强化医疗卫生体制的改革与管理，实现以人为中心的目标；二是加强信息系统的建设；三是保证并提高健康服务质量；四是完善卫生人员队伍建设；五是制定合理的规章制度；六是完善筹资和支付制度等。

二、社区健康服务与管理主要内容

（一）提高个体健康素养及自主健康管理能力

根据我国首次针对当前居民的主要健康问题（科学健康观、传染病预防、慢性病预防、安全与急救、基本医疗五类健康问题）进行的健康素养现状及其影响因素调查分析报告，我国居民具备健康素养的总体水平为 6.48%。其中科学健康观素养 29.97%、安全与急救素养 18.70%、传染病预防素养 15.86%，基本医疗素养 7.43%，慢性病预防素养 4.66%。从基本健康素养的三个构成要素来看，具备基本知识和理念素养、健康生活方式与行为素养、基本技能素养的比例分别是 14.97%、6.93% 和 20.39%。总体健康素养和三个构成要素均显示如下特征：城市高于农村；男性高于女性；45 岁以下年龄组高于 45 岁及以上年龄组；受教育程度越高，具备健康素养的比例也越高，不识字、少识字和小学文化程度的具备健康素养的比例远低于全国平均水平。可见，提高社区居民，特别是社区老年人中受教育程度低的人群的健康素养是摆在我们面前的紧迫任务。这一任务可以通过以下途径实现。

1．大力推进社区健康教育与健康促进工作

健康管理师或社区全科医师以及其他基层卫生工作者要在提高自身健康素养水

平的基础上，学会通过健康教育和健康促进的方法来提高所在社区居民的基本健康素养。结合不同的地域和人群特点进行科学健康观与现代健康理念的传播、传染病预防知识的宣讲、非传染性疾病及其风险因素的监测及干预培训、安全与急救常识的宣教。通过社区健康管理工作的开展，促进城乡居民平等享有健康教育与健康促进等基本公共卫生服务，确保全民健康素养水平逐步得到提高。将提高社区居民健康素养和自主健康管理能力作为考核开展健康管理工作成效的主要指标。

2．努力探索提高全民健康素养水平的新思路和新方法

鉴于我国居民健康素养水平普遍偏低的现状，特别需要针对重点人群和重点健康问题，制定科学、可行及有效的社区居民健康素养管理策略，探索提高全民健康素养的新思路和新方法。充分利用电视、广播、互联网、手机短信等社区群众喜闻乐见的大众媒体传播形式，广泛开展以提高全民健康素养为目的的健康传播活动，如城乡社区居民健康知识竞赛与健康技能大赛活动等。同时，依托"全国亿万农民健康促进行动"和"相约健康社区行"活动平台，以学校、厂矿企业、医院社区卫生服务中心（站）和乡镇卫生院（室）等为阵地，广泛开展以提高基本健康知识与技能、促进健康行为形成为目的的综合干预活动。

3．定期开展社区居民健康素养监测与健康状况调查，以监测、调查结果激励和引领社区居民健康素养促进行动的开展

我国政府计划今后每3～5年在全国范围内开展一次城乡居民健康素养监测，同时，在不同地区，针对当地主要健康问题和突发公共卫生事件开展专题或应急调查，动态监测居民健康素养水平的变化趋势，及时发布监测结果，全面系统地掌握我国居民健康素养水平和健康影响因素，为制定医疗卫生服务政策提供科学依据，努力使居民健康素养基本知识与技能监测工作制度化、经常化。依据监测和调查结果制定社区居民健康素养促进行动和提高自主健康管理能力的方案或计划。针对健康素养低的人群或个体，加大教育培训、健康监测及干预力度，促进低健康素养水平向高健康素养水平转化，进而降低疾病发生率及医疗负担。

（二）加强社区人群健康监测与疾病早期筛查

健康监测与疾病早期筛查是健康管理的基本步骤及重要手段，也是开展社区健康管理的基本任务与重要环节。要针对当前威胁我国城乡居民健康的主要非传染性疾病及其风险因素，如心脑血管疾病、恶性肿瘤、糖尿病、慢性呼吸系统疾病及慢性肾脏疾病和体重超重或肥胖、血脂异常、血糖高、血压高、吸烟、过量饮酒、不合理饮食、缺乏体力活动等，进行系统规范的社区健康监测与疾病早期筛查。特别是针对有早发心脑血管疾病或恶性肿瘤家族史和多种风险因素积聚的群体及个体，应该采取连续动态健康监测与定期疾病早期筛查的综合措施，并依据健康监测与疾病早期筛查结果，进行疾病风险评估与分层。根据健康风险评估的不同危险度（低风险、中度风险、高风险与极高风险）制定群体健康管理规划与个体健康管理处方。如血压与血管健康管理的规划与处方、体质与体重健康管理的规划与处方、血糖与

血脂异常管理的规划与处方、戒烟与限酒的健康管理方案及处方、运动与营养的健康管理方案与处方等。对高血压、糖尿病等早期患者，要在强化健康监测的基础上采取积极有效的非药物治疗手段，转化或延缓疾病的发展进程。

（三）突出慢性病高风险人群健康干预与健康指导

健康干预与健康指导是健康管理的重要环节与重要步骤，也是开展社区健康管理的重点任务与有效途径。针对社区人群当前面临的健康素养偏低、非传染性疾病及其风险因素飙升、不良生活方式及行为泛滥、老年化趋势明显，医疗负担重等主要健康问题，在基本健康素养调查，健康风险因素监测与早期筛查疾病风险评估分层的基础上，进行积极的健康干预与健康指导。社区健康干预的重点人群是非传染性疾病高风险人群。健康干预分为群体干预和个体干预。群体健康干预与健康指导包括：健康素养促进行动的组织实施与指导，如社区健康素养培训课堂、健康技能训练班、群众性健身活动的开展与考核、公众营养与合理膳食计划的推进、面向大众的基本医药卫生知识信息渠道的提供与寻医问药技能培训及相关设施的投放及环境改造等；社区慢性病风险因素监测网络运用与指导，如工作场所员工血压监测与管理、街道居民戒烟限盐行动开展、企业员工体重监测与体力活动的达标管理、体检人群血脂异常跟踪监测与干预行动的开展等；社区常见慢性非传染性疾病人群的监测、康复管理与指导，如高血压、冠心病、脑卒中、糖尿病、慢性阻塞性肺疾患等慢性病人群的动态监测与规范化管理。个体或家庭健康干预与健康指导包括：健康自我测量与运动健身的技能培训与训练；戒烟和限酒方面的制度、措施与相关适宜手段的运用；通过严格的运动及饮食处方管理体质、体重，达到控制体重及减肥目的综合措施的运用；体重、血压、血脂和血糖的自我监测与管理等。

（四）重视家庭医学保健与老年人健康照护

社区不但是以家庭为单元的人群聚集区，也是老年人口的主要生活场所与居家养老的基本依靠。开展社区健康管理必须重视家庭医学保健和针对老年人身体状况特点的健康照护服务，并将其作为健康管理师、社区全科医师和家庭医生的主要工作职责。社区家庭医学保健与健康管理服务内容包括：家庭成员健康素养调查、测量与培训；基于物联网技术的家庭健康监测与健康评估、健康咨询及紧急医疗救助服务等；家庭慢性病患者的康复管理与寻医问药指导；家庭饮食、运动、心理健康干预及不良行为改善管理。社区老年照护健康管理服务内容包括：老年人常见健康问题的调查与健康素养监测；老年人心理认知与日常活动能力的测量与评估；老年人饮食、运动、睡眠与防跌倒等方面的健康咨询与指导；老年人常见慢性疾病，如高血压、糖尿病、慢性呼吸系统疾病、泌尿道感染和尿潴留等的社区康复及家庭健康照护；生活与行动不便的老人以及空巢老人的健康监测与慢性病管理服务等；社区老年健康管理服务技术与产品的提供，应用培训与咨询指导。

（五）创新社区健康管理服务模式与路径

开展社区健康管理、慢性病健康管理和老年人健康管理，不能走传统医疗服务的老路，必须创新社区健康管理服务模式和路径。一要创新社区健康教育与健康促进服务模式及路径。要围绕提高社区群众的健康素养和自主健康管理能力，构建集健康科普宣传、健康素养培训与健康生活行动促进于一体的全新的健康教育及健康促进模式；构建与新模式相适应的社区健康教育与健康促进新路径，以适应和满足不同个体、家庭、社区的健康服务需求。二要创新社区健康监测与健康干预服务模式及路径。要围绕防控非传染性疾病及其风险因素流行和危害，构建集健康监测、健康评估、健康干预与健康指导于一体的全新社区健康管理服务模式与路径。如常见非传染性疾病风险因素（血压、血脂、血糖、体重、体力活动、吸烟、过量饮酒等）自我监测与管理路径。三要创新社区老年人慢性病管理与居家养老照护服务模式及路径。要围绕老年人常常同时伴有多个慢性病及需要长期健康照护的实际需求，构建集自我健康监测、慢性病康复管理与家庭健康照护于一体的综合健康管理模式与路径。如老年认知功能障碍的早期识别与监测服务、防老年跌倒的骨质疏松与体位性低血压监测管理、长期卧床与家庭病床服务健康照护模式等。可以通过现代化信息技术手段应用，实现社区重点人群和干预问题的主动健康管理的目标。从而提高社区健康管理的效率，使社区人群健康受益最大化。

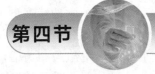 第四节　社区健康服务与管理发展的历史沿革

一、国内发展情况

（一）初步形成时期（20世纪50年代至80年代）

我国初级卫生保健体系可以追溯到中华人民共和国成立伊始，农村合作医疗被世界银行、世界卫生组织称为"发展中国家解决卫生经费的唯一典范"。但随着20世纪80年代农村承包责任制的推行，该体系于80年代中后期濒临解体，导致农民"因病致贫、因病返贫"的严重后果。

（二）恢复时期（1997—2009年）

在此阶段，中共中央、国务院、卫生部、财政部、民政部出台相关政策，积极恢复并发展社区卫生服务。1997年，中共中央、国务院下发《中共中央、国务院关于卫生改革与发展的决定》，明确：积极发展社区卫生服务，逐步形成功能合理、方便群众的卫生服务网络等。2006年6月，卫生部、国家中医药管理局下发《城市社区卫生服务机构管理办法（试行）》，提出加强对城市社区卫生服务机构的管理。2006年8月，中央编办、卫生部、财政部、民政部联合下文《城市社区卫生服务机构设置和编制标准指导意见》，明确建立较为完善的社区卫生服务体系。2008年，卫生部在《"健康中国2020"战略研究报告》中提出"健康中国"战略思想和"三步走"

行动计划,即第一步是到 2020 年末,基本建成覆盖城乡居民基本卫生保健制度的框架,第二步是到 2015 年,医疗卫生服务和保健水平进入发展中国家前列,第三步是到 2020 年,努力实现东部地区的城乡和中西部的部分城乡的医疗卫生服务和保障水平接近或达到中等发达国家水平。

(三)发展时期(2009 年新医改至今)

在此阶段,中共中央、国务院、国家卫生计生委、国家发展改革委、教育部、财政部、国家中医药管理局等有关部门高度重视,相继出台全科医生制度、分级诊疗制度、医联体建设以及《"健康中国 2030"规划纲要》等重大政策措施,旨在大力推进社区健康服务与管理的发展,切实提高人民健康水平。相关政策有:2016 年 12 月,卫生部下发《关于推进乡村卫生服务一体化管理的意见》,提出促进乡村一体化管理。2011 年 7 月,国务院下发《关于建立全科医生制度的指导意见》,明确到 2020 年,全科医生制度初步建立、全科医生培养模式基本形成。2014 年 6 月,国家卫生计生委、国家中医药管理局、国家发展改革委、教育部、财政部等联合发文《村卫生室管理办法(试行)》,指出进一步加强村卫生室建设与管理,更好地为农村居民提供基本医疗卫生服务。2015 年 3 月,国务院下发《关于进一步加强乡村医生队伍建设的实施意见》,促进乡村医生队伍建设。2015 年 9 月,国务院下发《关于推进分级诊疗制度建设的指导意见》,提出至 2017 年,分级诊疗政策体系逐步完善,促进优质医疗资源有序下沉;至 2020 年,基层首诊、双向转诊、急慢分治、上下联动的分级诊疗模式逐步形成。2016 年 10 月,国务院下发《"健康中国 2030"规划纲要》,提出把健康融入所有政策,坚持以人民为中心的发展思想,全方位全周期维护和保障人民健康。2017 年 4 月,国务院下发《关于推进医疗联合体建设和发展的指导意见》,提出至 2017 年基本搭建医联体制度框架,至 2020 年形成较为完善的医联体政策体系。2019 年 2 月,国家卫健委《关于开展社区医院建设试点工作的通知》,指出开展社区医院试点工作,鼓励在条件具备的乡镇卫生院开展试点。2019 年 3 月,国家卫健委《关于印发乡镇卫生院服务能力评价指南(2019)的通知》,提出优化服务模式,提升服务能力,提供优质、高效的基层医疗卫生服务。同月下发《全科医生转岗培训大纲(2019 年修订版)》,提出规范全科医生转岗培训工作,扩大全科医生转岗培训实施范围,提高全科医生转岗培训质量。自 2020 年以来,突发的新型冠状病毒肺炎对我国的基层社区卫生服务体系进行了严厉的大考,相关的政策有:2020 年 1 月,民政部、卫健委下发《关于进一步动员城乡社区组织开展新型冠状病毒感染的肺炎疫情防控工作的紧急通知》,2 月民政部、卫健委下发《关于深入学习贯彻习近平总书记重要指示精神进一步做好城乡社区疫情防控工作的通知》,明确社区防控是疫情防控的关键环节,是打赢疫情防控的人民战争、总体战、阻击战的重要基础;切实做好社区防控各项工作,使所有社区都成为疫情防控的坚强堡垒。2020 年 7 月,国家卫健委下发了《关于允许医学专业高校毕业生免试申请乡村医生执业注册的意见》,明确允许具有全日制大专以上学历的临床医学、中医学类、中西医结合类等相关专业应届毕业生(含尚在择业期内未落实工作单位的毕业生)免试申请乡村医生执业注册,引导医学专业高校毕业生到脱贫攻坚重点地区从事医疗卫生服务。

二、国外发展情况

（一）萌芽时期（20 世纪 20 年代至 40 年代末）

国外社区健康服务与管理的理念与实践可追溯到 20 世纪 20 年代至 40 年代末，在此阶段，英国、美国等政府和临床医生率先提出了初级卫生保健及心血管疾病危险因素的理念，并进行相关的临床研究与实践。

1920 年，英国政府出版《道森报告》（ *The Dawson Report* ），该报告借鉴教育学中有关初级教育的概念和内容，最早介绍了一级、二级和三级医疗服务模式的理念。其中，一级医疗服务模式亦称初级卫生保健（primary health service），它是整体医疗卫生体系的基础，主要服务内容为预防保健服务及常见病治疗的门诊服务。该体系成为世界各国医疗服务体系的基础并沿用至今。

美国弗莱明翰前瞻性队列心脏研究项目。该项目始于 1948 年，且至今仍在延续。研究内容为心血管疾病的流行病学前瞻性队列研究，由 Dr. Thomas Royle（Roy）Dawber 发起，至今已有 70 多年的历程，已经延续了三代人。其最初选取美国马萨诸塞州弗莱明翰镇 30 ~ 60 岁的男性和女性作为研究对象，共 5209 名（目前在世的参与者最高年龄已达 110 岁），对其进行定期体检和生活方式调查，随访观察其心血管疾病的发展过程并发现相关危险因素。随着时间的推移，该研究不断拓展研究对象范围，如 1994 年开始的多种族人群队列（the omni cohort），主要包括第一批初始研究对象的第二代和第三代子女及其配偶，以及其他地区的心血管疾病患者。该研究的意义在于首次提出了心血管疾病危险因素的概念并运用循证医学的方法研究和发现生活方式、环境、遗传等心血管疾病的危险因素，引起人们对心血管疾病的预防保健意识与行动，有效指导心血管疾病的治疗和防控。

（二）形成时期（20 世纪 40 年代末至 70 年代末）

在此阶段，一些发展中国家，如苏联、南非、印度等相继开始探索初级卫生保健服务体系并付诸实践。

苏联著名的 feldshers and the polyclinics 被看作初级卫生保健的雏形；南非采用 Pholela 健康中心模式（Pholela health center model），于 20 世纪 40 年代在社区开展基本治疗和预防相结合的初级卫生保健服务；1943 年印度政府 Bhore 委员会开展人群健康状况调查，并于 1946 年提交研究报告，建议建立集预防、治疗和康复于一体的初级卫生保健中心。此外，在 20 世纪 50 年代至 70 年代，中国和乌干达的"赤脚医生"在其初级卫生保健服务体系中发挥了重大作用。

（三）发展时期（1978 年至今）

经过 50 多年的探索与实践，人们对初级卫生保健的概念、内涵及其作用日益清晰，首次提出初级卫生保健的目标是提高人群健康水平。

1978 年，世界卫生组织和联合国儿童基金会在哈萨克斯坦的阿拉木图召开国际初级卫生保健会议，因此，大会亦被称为"阿拉木图会议"。会议发表的《阿拉木图宣言》(*The Declaration of Alma-Ata*)对促进初级卫生保健的发展具有里程碑意义。《阿拉木图宣言》认为初级卫生保健的三大基本原则主要包括健康公平、以人为中心的服务理念以及充分发挥社区的核心功能作用。《阿拉木图宣言》提出了"到2000年人人享有卫生保健"的战略目标。此外,《阿拉木图宣言》所带动的初级卫生保健研究,为初级卫生保健系统在医疗服务的安全、有效、效率、以人为本、及时、公平上所发挥的重要作用提供了循证医学证据。

1987年,Bamako倡议(The Bamako Initiative)提出实施基本药物制度和提高医疗服务可及性的措施。

2000年,189个国家联合发布联合国千年发展目标(Millennium Development Goals),旨在提高中低收入国家人民健康和福祉,开启了前所未有的全球健康行动计划,并取得了显著的效果。如2015年,全球5岁以下儿童死亡率、孕产妇死亡率及新增艾滋病感染率均显著下降,下降比例分别为52%、45%和40%,疟疾相关疾病死亡例数减少620万例。

2005年,第58届世界卫生大会召开。大会提出了"全民健康覆盖"的概念(universal health coverage,UHC)。大会倡议:联合国所有会员国将"全民健康覆盖"作为本国可持续发展目标的重要部分,争取在2030年前实现"全民健康覆盖"。

2008年10月,《阿拉木图宣言》30周年纪念大会在哈萨克斯坦阿拉木图市召开。与会代表审查近30年来初级卫生保健模式给健康带来的贡献,客观分析了当前面临的诸多健康挑战并重申初级卫生保健在完善各国医疗卫生体系中的重要作用并提出相关策略。会议前夕,世界卫生组织发布了《2008年世界卫生报告:初级卫生保健——过去重要,现在更重要》。

2016年,世界卫生大会正式提出了以人为中心的健康服务框架。

2018年10月25日至26日,世界卫生组织、联合国儿童基金会和哈萨克斯坦卫生部合作,联合主办全球初级卫生保健大会,以纪念《阿拉木图宣言》发表40周年,并发表了《阿斯塔纳宣言》。该宣言指出:初级卫生保健目前仍然存在国家和地区之间发展不平衡等问题,大部分居民仍未能获得便利、安全、基本的医疗卫生服务,包括慢性病防治、传染病控防控、妇幼保健、精神卫生、性与生殖健康等方面。因此,《阿斯塔纳宣言》再次强调人人享有健康与健康权的重要性,并重申人人健康的理想、价值观和原则,为实现全民健康覆盖提出了行动方向。

思考题

1. 健康服务与管理的概念及内涵是什么?
2. 社区的定义是什么?它具有什么功能和特点?
3. 社区健康服务与管理的基本理论和研究方法有哪些?
4. 社区健康服务与管理的实施策略及主要内容有哪些?

第二章

社区健康管理模式与服务体系

本章要点

掌握　社区健康管理的意义、组织和实施；社区健康服务体系的含义、内容、特点和功能。

熟悉　社区健康服务体系的运行机制；社区健康服务体系建设与管理。

了解　我国社区健康管理模式；国外社区健康服务体系建设概况。

本章课程思政目标

通过学习社区健康管理的组织和实施以及社区健康服务的运行机制等内容，培养学生的公共服务精神，树立学生的公共价值理念和社会主义核心价值观，做新时代中国特色社会主义的合格建设者。

第一节　社区健康管理模式

一、社区健康管理概述

健康管理是对人群和个体的健康危险因素进行全面管理的过程，通过调动个人及群体的积极性和主动性，有效利用资源以降低疾病负担、提高生活质量和促进全民健康为目标，主要包括健康信息的收集和利用、慢性病等疾病风险评估、健康干预和健康教育，能够根据个体的健康状况进行危险性评估，为个体提供有针对性的健康指导和服务，注重培养个体自主健康理念和意识，发展多样化健康服务。2016 年 8 月 26 日，中共中央政治局召开会议，审议通过"健康中国 2030"规划纲要。同年，习近平总书记在全国卫生与健康大会上指出"没有全民健康，就没有全面小康""让广大人民群众享有公平可及、系统连续的预防、治疗、康复、健康促进等健康服务"，以及"要坚持正确处理政府和市场关系，在基本医疗卫生服务领域政府要有所为，在非基本医疗卫生服务领域市场要有活力"。2017 年 10 月 18 日，党的十九大报告提出了健康中国战略，强调要"为人民群众提供全方位全周期健康服务"。

社区健康管理是面向社区全人群，重点关注儿童、孕产妇、老年人等对象，内容涵盖慢性病综合防治、预防接种、传染病防治、精神卫生、妇幼保健等方面的基本卫生服务与管理。

（一）社区健康管理的意义

为适应医学模式的转变和城市化、人口老龄化等社会因素的变化，我国把积极发展社区健康管理作为转变城市卫生服务模式的主要方式，社区健康管理成为新兴的医疗卫生服务发展方向。尽管尚处于起步阶段，在政策、资金、人才培养、构建信息平台等方面还要不断完善，但"共建共享，全民健康"是发展的大势所趋。2006年 4 月国务院制定和颁发了《关于发展城市社区卫生服务的指导意见》，提出大力发展社区卫生服务，是优化资源配置，解决群众看病难、看病贵问题的重要途径，随后卫生部等多部门制定了一系列配套文件。2007 年起，全面启动新型社区卫生服务综合改革，社区卫生服务站点分布在全国的区、镇、村（社区），覆盖大多社保参保人，有利于方便群众就医、降低医疗费用和促进服务均等化。经过多年发展，我国社区卫生服务体系的框架已基本形成，社区卫生机构的医疗、保障、康复等功能也逐步完善。

随着人口老龄化和慢性病问题的凸显，人民群众日益增长的医疗卫生服务需求与医疗供给不充分、不平衡之间的矛盾日益突出，社区健康管理的目标就是依据以人为本、公平共享的原则，以社区公众需求为导向，改善社区提供健康管理和保健服务的能力，满足社区居民的健康需求，降低人群医疗费用和提高医疗质量。

1．社区健康管理提供有组织并注重成本—收益的管理模式

费孝通曾提出，社区是实行健康管理以提高国家健康水平的一个很有效的场所，通过有组织的社区努力来预防疾病、延长寿命以及促进健康，是一种科学和艺术。社区健康管理作为现代医学服务的新模式，将健康人群、亚健康人群和疾病人群以社区为单位进行综合管理，将被动的疾病治疗变为主动的疾病预防和管理，以社区为平台进行有效的计划、组织和控制。健康管理已融入社区日常管理服务中，由社区主导资源的配置，统筹进行健康测评、健康评估、健康干预和健康教育，利于降低社会成本，投入有限的资源创造最大的健康效益。

2．社区健康管理是国家公共卫生服务的基础

针对我国当前面临的慢性病患者人数快速增加、社会老龄化程度不断加深、新旧传染病防控形势依然严峻等公共卫生问题，自 2009 年以来，我国颁布基本公共卫生服务相关政策，面向全体国民提供居民健康档案、健康教育、慢病管理、儿童健康管理、孕产妇健康管理、老年人健康管理、中医药健康管理等 31 项（2019 年版）基本公共卫生服务项目，逐步实现健康管理在基层，提高了基本公共卫生服务的覆盖面、可及性和适用性。

3．社区健康管理模式改善公共卫生服务供给方式

社区健康管理是向社区居民提供满足个体健康需求的公共服务，是基本公共卫生服务的有机组成部分，政府和社区各司其职，由政府主导，政府提供资金保障和制定政策扶持，社区作为公共卫生服务的直接提供者，更加贴近民生，便于吸纳社会力量参与，利于调动社区居民的积极性，培育居民的自主健康管理意识，保障了社区居民对自身健康的知情、咨询、参与和合作的权益。

4．社区健康管理模式将预防、诊疗、康复和健康教育形成有机整体

社区健康管理以基层医疗机构为主体，全科医生为骨干，合理使用社区资源，将与健康有关的预防、治疗、保健、康复和健康教育整合成一体，向社区居民提供集成性、一体化的健康服务和管理，相较传统医疗保障模式具有有效性、经济性、便捷性和连续性，有利于促进人和社会的全面发展和进步。

（二）社区健康管理的内容

社区健康管理是运用预防医学、临床医学、社会科学等各种技术和知识，以社区卫生服务机构为平台，对社区个体和人群健康状况进行全面的监测、分析和评估，为社区居民提供个性化的健康咨询和指导，并针对健康危险因素进行系统干预和管理，改善居民健康状况的全过程。在健康管理服务链中，社区医院是重要的组成部分，依托医院的医疗条件、全科医生和相对固定的社区居民基础，可以进行全方位的健康管理服务，包括健康体检、预防保健、疾病治疗、心理咨询、营养及运动指导等。我们将社区健康管理的内容按照服务类别和服务流程进行分类。

1．按社区健康管理的服务类别分类

（1）健康体检。

作为社区健康管理的基本内容，健康体检能够让社区居民了解自身健康状况，达到有病早治、无病早防的目的，尤其是针对老年人等特殊人群定期开展。一般包括血常规、尿常规、内科、外科、空腹血糖、血脂、DR 与彩超检查等项目，有利于高血压、糖尿病等慢性疾病的筛查。

（2）预防保健。

社区预防保健是以健康为中心、以人群为对象、以家庭为单位，以循证保健指导决策，注重实施过程的监测与评估，采用三级预防策略，体现对个体及群体在疾病发生前后的各个阶段的全方位预防，是实现全民健康的重要条件。一级预防主要针对无病期，提出综合性预防措施，任务是改善生产、生活环境，消除致病因素，防止各种致病因素对人体的危害，主要措施是免疫接种、健康教育、婚育咨询、高危人群保护、职业病预防、改善环境卫生等。二级预防是临床前期预防，主要针对发病早期，在疾病尚处于临床前期时做好早期诊断和早期治疗的措施，以预防疾病的发展和恶化，防止复发或变为慢性疾病为目标，主要措施是疾病筛检、年度体检、自我检查。三级预防又称临床预防，主要针对发病期和康复期，力求减轻疾病的不良后果，对患者及时有效地采取治疗措施，防止病情恶化，预防并发症、后遗症，防止伤残，主要措施是积极有效的临床措施、各种干预、功能训练等。

（3）疾病治疗。

社区疾病诊疗包括急救、心脑血管疾病、肿瘤、内分泌代谢疾病、呼吸系疾病和精神心理疾病的诊治。由于人口老龄化，非传染性慢性病、衰退性疾病成为危害社区居民健康的主要问题，社区疾病诊疗不同于专科医疗服务，可缓解专科诊疗费用高、上涨过猛等现实问题，还能将预防、照料、保健和康复等有机结合，是社区健康管理模式中不可缺少的重要环节。在我国社区医疗服务有一定发展，特别是基层防保工作卓有成效，但社区疾病诊疗工作还远未满足当前需要。

（4）心理咨询服务。

心理咨询服务是近年来社区健康管理的新形式，包括心理辅导、各种心理疾病（如抑郁症、焦虑症、强迫症等）的辅助咨询以及心理测试等内容。社区心理咨询服务能够指导与帮助患者积极乐观面对生活，健康、豁达地处理人际关系，能促进患者的心理健康，提高他们的生活质量。社区心理咨询机构还能够通过宣传知识、组织活动、搭建平台、创造机会来更好增进社区居民心理健康。

（5）营养及运动指导。

利用收集的居民健康数据，对居民身体健康状况采用处方的形式有针对性地提供健康食谱、科学锻炼的内容和方法。社区居民营养指导是运用营养科学知识、技术及措施，研究和解决社区人群营养问题，包括营养需要、膳食结构、饮食行为及营养性疾病预防。目的是增进居民健康，提高社区人群的生活质量，为政府制定食物营养政策、经济政策及卫生保健政策提供依据。主要包括社区人群膳食营养状况监测和指导、营养与疾病调查和信息收集、保健和营养干预、营养教育和咨询服务等。

体育运动指导包括传授运动知识和开出运动处方，为社区居民普及提高运动技能、运动损伤预防及运动康复等知识，提供具有针对性、科学性和适用性的运动处方，帮助居民通过运动保健改善身体素质、缓解忧虑、增强自信心，提升社会适应能力。

2．按社区健康管理的服务流程分类

社区健康管理的关键在于全面的健康信息、持续动态的健康评估分类和及时性的健康干预。社区健康管理的服务流程包括健康监测、健康评估、健康干预和健康指导，目的是及时识别重点慢性病高危人群，评估生活行为相关危险因素，开展重点慢性病的疾病风险评估，针对危险因素进行个性化健康干预，从而提高目标人群生命质量。

（1）健康监测。

健康监测是以建立社区居民健康档案为基础，通过居民健康信息收集、分析，做好居民健康需求分析，利用信息技术对居民健康信息进行分析与利用，制定和实施监测方案的过程。

（2）健康评估。

社区卫生服务机构实时监测居民的健康状况，结合居民健康档案，对居民健康危险因素进行分析，做出评估和预测，并将分析与评估报告上传到个人健康档案中，通过移动设备终端或现代通信方式传递给居民，给出相应的健康干预方案，实现健康危险因素及时提醒。此外，针对数据分析的情况，为居民制定个性化的体检方案，达到预防疾病的目的。

（3）健康干预和指导。

社区卫生机构根据居民健康评估结果，对患有慢性病或亚健康的居民制定个性化的膳食、运动方案和药物治疗等干预计划，有针对性地对居民进行健康知识的宣传和教育，提供实时健康咨询，提高居民对健康和疾病的认知程度。对于患病的居民，实施干预的同时也要对居民疾病状态进行监控，实时掌握居民的动态健康状态，不定期跟踪随访，提供上门就诊服务或对接上级医疗机构。

（三）社区健康管理的组织和实施

在大数据时代，社区应积极开发健康监测—健康评估—健康干预闭环管理系统，尤其是具备线上线下契合度的健康管理信息管理系统，建立更加科学有效、操作性强的社区人群健康管理模式，完善符合社区群体特点的疾病风险评估模型和健康干预技术体系。

1．社区的组织结构

（1）社区和社区管理。

社区是生态环境的组成部分，也是个人面对的社会环境的重要维度，"居住在城市中的人们在相同且特定的区域内共同进行社会生活形成社区",人群、特定区域和社区文化等构成社区的要素。由于当前我国的社区体制不断改革,城市社区不仅包含在本区域居住的居民,还包含部分政府机关、事业单位以及社会团体等。从管理机制上来说,社区管理是一定社区内部的各种机构、团体或组织为了维持社区的正常秩序,促进社区的繁荣和发展,满足社区居民不断增长的物质生活和精神生活需求,所进行的区域性的全方位的自我管理和行政管理活动。

（2）社区组织结构。

我国社区的组织结构是直线职能制,社区党委领导下的各职能部门构成,分别负责环卫、执法、服务、诉求协调等工作。社区服务中心负责社区健康管理工作,主要人员包括全科医生、社区公共卫生人员或防保人员、社区护士、药剂师和检验师等,服务对象是社区内家庭和居民,包括辖区内的常住居民、暂住居民及其他有关人员。

2. 社区健康管理的管理机制

在公共产品理论中,社会产品被分为纯粹的公共物品、准公共物品和私人物品。公共物品具有两大特征:一是消费的非竞争性,一人对物品的消费不会影响其他人对该物品的消费;二是使用的非排他性,即某个人不能剥夺其他人对某物品的使用权或控制权。以上特点使得在公共物品的提供上市场机制失灵,需要政府在某些领域提供公共产品。纯公共产品如国防、道路、治安等是由政府提供,资金来源主要是财政预算;准公共物品则是政府和市场或社会共同筹资,依靠政府、社会共同提供。

社区健康管理中有一部分属于公共卫生服务,例如健康教育、特定人群的健康普查和常见病、慢性病筛查等,政府卫生管理部门可以从中获得人群整体的健康状况和慢性病、多发病的发展趋势等信息,作为制定公共卫生政策的依据。由于个人健康意识因人而异,有的人不愿负担费用,就需要政府购买这些产品或服务并无偿提供给特定人群,这类物品就是属于纯公共物品,在社区健康管理中占比不大。社区健康管理中占比较大的基本医疗卫生服务,如社区居民常见病、多发病的接诊、康复治疗等,政府依靠现有财政资金无法全部提供,通过鼓励社会力量参与,充分发挥市场机制作用,才能为社区居民提供高质量的健康管理。

（1）政府主导社区健康管理。

提供公共产品或服务是政府基本职能,政府作为社区健康管理的主导者,市场、社会发挥辅助作用,有利于资源配置,也有利于国际交流与合作。

目前我国社区健康管理以政府为主导,政府对制度建设、社区组织运作和实施步骤进行宏观设计,具体表现为,制定公共卫生政策、法律法规、行业规章制度进行扶持和指导,财政拨款提供资金保障,进行社会动员,协调与健康管理相关的各机构间关系,以上种种都需要政府的宏观调控和参与。

（2）社区实施健康管理活动。

从社区组织结构和人员分工来看,社区健康管理已成为社区行政管理的重要组成部分,社区卫生服务机构负责具体实施和执行政府及上级卫生机构的命令和决策，有序开展健康监测、健康评估、健康干预和指导等工作，还要实现社区与上级医疗机构（二、三级综合医院及专科医院）的融合，形成整合型的健康管理体系，即首诊在社区、疑难重症向上级医院转诊、康复与管理回社区。

（3）社区居民参与社区健康管理。

社区居民不仅是健康管理的服务对象，也是社区健康管理的参与者。社区居民积极参与有利于提高社区健康管理的效率和质量，社区与居民建立合作伙伴关系，增加彼此互动、相互倾听和共同探讨的机会，与社区居民合作，调动居民积极性，让居民参与到健康信息收集、健康知识普及教育、社区内照顾等活动中，保障居民具有知情、咨询、参与和合作的权益。

二、我国社区健康管理模式

社区健康管理没有某种固定的模式，模式之间也不是相互排斥的，每种模式都重点针对某一特定人群提供管理与服务，如老年人、慢病患者、妇女、儿童等。健康管理环节也基本相同，如建立社区居民健康档案、健康风险评估、疾病风险干预和效果评价等。每种模式的实际操作都包含 8 个重点检测模块或项目，如血压监测、血糖监测、体质量监测、骨密度监测、心理干预等。

（一）契约式健康管理模式

契约式健康管理模式是以社区居民需求为导向，全科医生为主体，在医疗保险制度支持下，采用契约式服务的形式，为居民提供连续、综合、协调的健康管理与服务。契约式健康管理以契约为出发点，依托社区卫生服务中心和区域内卫生机构，由社区健康管理的需求方向供给方预付一定费用，购买未来一定时间内的医疗预防保健等服务，服务内容包括家庭健康需求调查与分析、健康档案的建立与管理、健康体检、健康评估、健康干预、疾病管理、动态跟踪管理等，建立"首诊在社区""逐级转诊""防护一体化"的模式。

2016 年，中共中央、国务院印发《"健康中国 2030"规划纲要》，提到要为人民群众提供全方位全周期健康服务的家庭医生签约服务，要求各地区结合实际贯彻落实。2017 年 5 月，原国家卫生计生委例行新闻发布会上，上海市"1+1+1"签约服务模式、福建省厦门市"三师共管"签约服务模式、浙江省杭州市"医养护一体化"签约服务模式等 6 种家庭医生签约模式得到推荐。如上海某社区健康管理机构将契约式管理细则化，要求 1 名家庭医生、1 名社区护工和 1 名防保人员组成团队，与至少 2 000 名居民签订健康管理合同，居民还可以在全市范围内选择 1 家区级医院和 1 家市级医院进行组合签约，提供医疗、预防、保健、计划生育指导、康复、健康教育等服务，合同期至少为一年，签约费用一般由政府财政投入、医保基金及居民个人承担，到期如果签约者不满意可选择其他团队。

契约式模式具有良好的实用性、可行性、可操作性和较好的社会效益。实施签约管理，逐步使社区居民由被动接受服务转变为主动需求服务，为居民及其家庭提供连续协调、整体性的社区健康管理，对疾病的早发现、早诊断、早预防、早治疗起到关键作用，能够为社区慢性病高危人群、特殊人群提供动态管理。由于政府重视程度和经济发展水平的不同，以及人们健康意识的差异，契约式社区健康管理模式在发达地区应用较好，但在经济欠发达地区还是"雷声大雨点小"，成效甚微。该模式取得成效的关键在于，政策层面提升基层健康管理的吸引力，社区要在整合资源的基础上，健全契约式管理的运行机制，建立激励机制提高全科医生的专业水平和服务能力，以及培育居民的健康管理意识。

（二）功能社区健康管理模式

功能社区是指由职能相同或者处境相似的人群构成的社群共同体，如学校、企业或机关等，是青少年或劳动力人群聚集的场所。2010 年，北京、上海等城市在党政机关、企事业单位、学校和商业楼宇等功能社区，设立健康管理机构，确保功能社区人群能够切实享受到安全有效、优质便捷的健康管理服务。每一个功能社区都有其特有的职业特色或疾病特点，决定了不同的功能社区的健康管理要充分考虑社区人群独特的健康需求，并能够提供个性化的健康管理。上海市闸北区针对居住社区、工作社区、学校社区的不同特点建立"健康责任制服务网络"，实现工作社区"一楼（宇）一医"和学校社区"一校一医"的社区人群的全覆盖。"一楼一医"主要是针对机关、企事业单位以及商业楼宇工作者开展针对性的健康咨询、职业病与传染病防治；"一校一医"主要是针对高校和中小学在校师生开展相应的健康教育、营养体质监测和传染病防治。

功能社区健康管理模式的关键是以健康需求为导向。深圳南山区拥有上百家上市公司，聚集大量年轻的劳动力人群，这部分人群大多工作压力较大、作息不规律和缺乏运动，身体处于亚健康状态，该区的健康管理机构就设在写字楼，对目标人群实行健康监测、健康评估和健康干预的闭环式管理，并自主开发健康管理信息管理系统，建立符合该功能社区群体特点的疾病风险评估模型和健康干预技术体系。

功能社区健康管理模式的制约因素从宏观层面来看，财政保障和医保补偿机制缺位，政府财政拨款根据辖区人群的户籍地域进行核定划拨，导致功能社区的健康管理缺乏资金保障和医保支撑。由于社区宣传和引导不到位，需求方对健康管理的作用和意义缺乏认识或尚存顾虑，都会影响其参与的主动性。

（三）慢性病社区健康管理模式

随着我国工业化、城镇化、人口老龄化进程不断加快，居民生活方式、生态环境、食品安全状况等对健康的影响逐步显现，慢性病发病、患病和死亡人数不断增多，居民慢性病疾病负担日益沉重。慢性病主要包括心脑血管疾病、癌症、慢性呼吸系统疾病、糖尿病和口腔疾病，以及内分泌、肾脏、骨骼、神经等疾病。2017 年 1 月国务院依据《"健康中国 2030"规划纲要》，颁发《中国防治慢性病中长期规划（2017—2025 年）》，指出"慢性病是严重威胁我国居民健康的一类疾病，已成为影响国家经济社会发展的重大公共卫生问题"，提出慢性病防治"以健康促进和健康管理为手段，提升全民健康素质，降低高危人群发病风险，提高患者生存质量""实现由以治病为中心向以健康为中心转变，促进全生命周期健康"的指导思想，以及"加强健康教育，提升全民健康素质""促进医防协同，实现全流程健康管理"等具体措施。

20 世纪 90 年代，我国逐步在社区卫生服务中心发展慢性病管理，形成社区—医院一体化的慢性病管理模式。对健康人、慢性病高危人群、慢性病病人给予全方位的健康管理，以达到健康促进、慢性病进程减慢、并发症降低、延长寿命、生活质量好转，并减少医疗支出的目的。各地乡镇卫生院、村卫生室、社区卫生服务中心通过社区卫生诊断和门诊服务等途径筛查和发现慢性病患者，对慢性病人实施分级管理，按级别的不同落实相应的管理规定和目标，医护人员进行建档、随访和干预，并通过健康教育与咨询、建立双向转诊平台、上级医疗机构会诊支持和专业指导等，建立慢性病综合防治体系。国内不同地区形成了各具特色的慢病健康管理模式，如北京的昌平模式，在区疾控中心指导下服务社区慢病人群，社区全科医生为患者建立健康档案、定期随访、危险因素监测、健康宣传，实行一对一分级健康管理，为患者制定个性化方案，取得良好成效。

（四）全生命周期健康管理模式

《"健康中国 2030"规划纲要》提出要"把健康融入所有政策，加快转变健康领域发展方式，全方位、全周期维护和保障人民健康"。2016 年 8 月，习近平总书记在全国卫生与健康大会上强调"要坚定不移贯彻预防为主方针，坚持防治结合、联防联控、群防群控，努力为人民群众提供全生命周期的卫生与健康服务"，将全生命周期健康管理提到新的高度。全生命周期健康管理是立足于全人群全生命周期的健康管理模式，是一种广覆盖、均衡化的健康干预和主动管理。

全生命周期健康管理以人的生命周期为主线，从健康影响因素的社会性和整体性出发，对影响健康的因素进行综合防治，对不同生理阶段进行连续的健康管理和服务。根据不同群体的特点，在重点时期提供健康干预，例如母婴保护计划、儿童营养计划、青少年健康促进、老人保健计划等，精准降低健康损害的发生概率，力求实现少得病、少得大病、健康长寿的目标。

全生命周期健康管理模式运行要建立政府主导，将健康融入所有政策制定中，社区作为中心环节，协助政府整合社会资源、协调多部门合作和动员全社会参与。近年来，各地纷纷出台政策，推动把全生命周期健康管理理念贯穿城市规划、建设、管理全过程各环节，推动医疗服务体系为全民提供集预防、治疗、康复和健康管理为一体的整合医疗。国内很多城市在健康中国先行示范区建设中，以社区为中心，整合医院等医疗卫生资源，为全人群提供健康管理，并充分利用互联网、大数据、可穿戴设备和 5G 等新技术，为居民提供更加精准便捷的健康管理。

（五）社区医养结合健康管理模式

十九大报告中提出"积极应对人口老龄化，构建养老、孝老、敬老政策体系和社会环境，推进医养结合，加快老龄事业和产业发展"。以社区为依托，整合现有医疗资源和养老服务资源，为辖区内有需求者提供专业和连续的养护服务，是社区健康管理的主要内容。

2013 年 7 月 1 日起实施的《中华人民共和国老年人权益保障法》第五条写道："国家建立多层次的社会保障体系，逐步提高对老年人的保障水平。国家建立和完善以居家为基础、社区为依托、机构为支撑的社会养老服务体系"。国家"十三五"规划中明确提出"推进医疗卫生与养老服务相结合"，随后一系列文件的出台为社区医养结合奠定了政策基础。社区医养结合健康管理模式将原本独立的医疗服务和养老服务相结合，有利于社会卫生资源的有效配置，有利于首诊制的建立，有效缓解老年人"看病难"的困境。

近十年来，各地根据自身实际情况，采取不同形式开展社区医养结合健康管理，主要有社区养老机构与社区卫生服务站合作、社区卫生服务中心内设医养结合病房、社区养老服务机构设立医养结合服务项目和医院承办社区医养结合服务机构等多种方式，均取得一定成效。一些医疗机构在社区建立健康管理中心，设立门诊部和康养部，辐射周边居民，为老年人等特殊人群提供以家庭为单位，融合健康管理、养生调理、居家医疗、居家养老于一体的健康管理。社区医养模式的有效运行，还需要解决资金不足、专业人员结构不合理、服务内容单一等问题，要在政府指导和扶持下，发挥市场机制在资源配置中的作用，拓宽资金来源渠道、加强人才引进和培训、充分调动社会力量参与，提供融合"医疗、预防、保健、养老、护理"一体化的健康管理。

第二节　社区健康服务体系

城市化和人口老龄化以及人类疾病谱和医学模式的改变，对公共卫生服务提出更高要求，以满足群众的卫生服务需求。2009 年开始实施的国家基本公共卫生服务，包括居民健康档案、健康教育、预防接种、儿童健康管理、孕产妇健康管理、老年健康管理等服务项目，依靠国家公共卫生服务体系提供。为保证服务的有效性、公平性和可及性，要解决公共卫生服务体系资源配置的不合理、医药费用增长过快、信息技术利用率不高等问题。

一、公共服务的概念

（一）公共服务的含义

学习公共服务，首先从市场失灵说起。古典经济学家亚当·斯密关于市场"看不见的手"的原理，为选择市场体制的国家提供了理论支撑。在市场经济条件下，市场作为资源配置的主要手段，能够提供满足人们衣食住行等需要的私人物品。由于现实经济状态与理想竞争模型不完全相符，市场在资源配置的某些方面是无效或缺乏效率的，无法实现帕累托最优，我们称之为市场失灵，主要表现为垄断、外部效应等。市场外部效应的存在，使得生产者的成本大于其可能获得的收益，生产者生产产品或提供服务将得不到效益补偿，表现为依靠市场机制提供公共物品不能满足社会公共需要，政府必须介入以鼓励公共物品生产，通过行政干预、财政手段以保证公共物品的供给。

1912 年法国公法学派代表人物莱昂·狄骥将公共服务定义为"必须由政府加以规范和控制的活动"，认为具有除非通过政府干预，否则便得不到保障的特征。我国知名学者陈振明教授认为公共服务是政府运用其权威资源，根据特定的公共价值，如权利、慈善、正义等，通过公共政策回应社会需求，使最大多数的人得到最大的福利。公共服务属于公共物品的范畴，是以服务形式存在的公共物品，具有非竞争性、非排他性、不可分割性等特征，是"政府为满足社会公共需求而提供的产品与服务的总称，它是由政府机关为主的公共部门生产的供全社会所有公民共同消费、平等享受的社会产品"，包括公共基础设施、完善的社会保障体系和社会福利体系，促进教育、科技、文化、卫生、体育等公共事业发展，还包括宏观调控、市场监管、发布公共信息等。

综上所述，我们将公共服务的内涵界定为：为实现公共利益和满足公众需求，由政府等公共部门提供，体现公平、平等、正义的公共价值，全体或部分公民共同消费和平等享用的公共物品和服务。

2012 年 7 月国务院颁布了《国家基本公共服务体系"十二五"规划》，提出我国基本公共服务是指建立在一定社会共识基础上，由政府主导提供的，与经济社会发展水平和阶段相适应，旨在保障全体公民生存和发展基本需求的公共服务。我国基本公共服务范围，包括教育、就业、社会保障、医疗卫生、计划生育、住房保障、文化体育等领域。我国基本公共服务体系是由基本公共服务范围和标准、资源配置、管理运行、供给方式以及绩效评价等所构成的系统性、整体性的制度安排。

（二）公共服务的供给

公共服务的供给，离不开政府、企业和社会以及相互之间的合作。按照政府职能的不同，可以将公共服务的提供分为两种主要模式。

1. 传统的公共服务供给模式

政府集中关注特定目标来制定和执行公共服务的相关政策，政府投资（即财政拨款）举办的所有权归政府所有的工商企业和单位，如公共企业、医院、学校等提供公共产品或服务，政府是公共服务的生产者和提供者。随着公共服务项目数量的增加，公众对公共服务质量要求的提升，政府财政预算和公共支出规模增长，不断加重政府的财政负担。这种政府直接提供服务的垄断性，缺乏竞争机制和激励机制，导致公共资源的浪费、服务的低效率。

2．公共服务市场化模式

始于20世纪80年代的新公共管理改革，政府职能由"划桨"转变为"掌舵"，兴起了以公共服务购买取代传统的公共服务垄断供给的改革浪潮，公共服务供给呈现市场化趋势，通过签约外包、特许经营、消费者付费，公共企业的私有化，政府购买服务等将私营企业引入公共服务供给体系，提高公共服务供给的效率。1992年奥斯本和盖布勒的重塑政府理论，将公共服务市场化推向顶峰，提出公共服务供给中引入竞争机制，将公众视为顾客、顾客至上的服务理念。20世纪末以来，涌现的新理论认为政府的职能是服务，而不是"掌舵"，为公民服务，而不是为顾客服务，强调社会力量、公众参与到公共服务提供中来，公共服务中政府的作用在于与企业及非营利组织一起，为公共服务体系所面临的问题寻找解决办法。

党的十九大报告指出："中国特色社会主义进入新时代，我国社会主要矛盾已经转化为人民日益增长的美好生活需要和不平衡不充分的发展之间的矛盾。"为满足人民群众日益增长的美好生活需要，通过政府的有效引导增强基本公共服务供给能力，提升基层政府治理能力，调动非政府力量参与，鼓励企业、非政府组织增加基本公共服务供给，围绕教育、卫生健康、养老等领域提供便捷高效、公平可及的公共服务，健全政府主导、社会参与、全民覆盖、可持续的基本公共服务体系。

二、社区健康服务体系的含义

社区健康服务体系是在政府主导下，社区的卫生机构及相关部门合理使用社区的资源和技术，以满足社区全人群不同层次健康需求为目的，融预防、医疗、保健、康复等为一体的基层公共卫生服务体系。具体服务内容为建立居民健康档案、健康检测、健康教育，加强社区慢性病管理服务、心理健康服务、妇幼健康服务、社区康复服务、中医药特色服务等。

建立完善的社区健康服务体系是发展社区健康服务，提升社区居民健康水平的重要基础，也是打造健康城市的重要路径。近年来，各地纷纷出台适合地方经济社会发展需要的社区健康服务体系建设政策和措施。2019年上海市卫生健康委等十四部门出台的加强本市社区健康服务的意见中，提出依托社区卫生服务中心、社区文化活动中心、市民健身中心、社区学校等社区健康服务机构，融合政府、市场等各方资源，初步形成社区健康服务多元化供给格局，促进社区健康服务城乡统筹发展，建立基本完善的社区健康服务体系。做到初步实现居民拥有健康账户，能够连接统一的智慧平台，家庭医生签约服务覆盖每个家庭，居民在社区可享适宜、综合、连续的整合型健康服务，使居民健康责任、健康意识与健康素养得到有效提升，促进社区居民健康水平和生活质量不断提高。

三、社区健康服务体系的特点

1．服务的多样性

社区健康服务的服务对象包括个人和家庭、普通人群和特殊人群以及病人和健康人，服务内容涉及生理、心理和社会文化各个方面，服务方式是预防、治疗、保健、康复的一体化。

2. 服务的持续性

社区健康服务机构针对服务对象的健康危险因素的监测，疾病发生、发展、演变、康复的各个阶段，包括病人住院、出院、转诊或专科医师会诊等不同时期，提供连续性的服务。

3. 服务的协调性

社区健康服务机构通过掌握的社区内外的各种资源，与各级各类医疗机构和专家建立的相对固定的联系，为社区居民提供更加专业、全面的医疗卫生服务。

4. 服务的可及性

服务的可及性是民众与公共服务之间的适合度，即服务的距离、时间、内容和方式。社区健康服务机构是最贴近民生的基层单位，能够为居民提供最便捷的服务响应和多样化的服务内容，也便于居民参与服务。

5. 服务的公益性

社区健康服务的目标是满足居民的基本健康卫生需求，将实现公共利益放在首位，追求服务的公平性和可及性。除了基本医疗服务以外，大多数服务项目具有消费上的非竞争性，如健康教育、健康测评、康复等服务。随着社区卫生服务需求多样化和个性化，部分服务项目会具有竞争性和排他性，但不影响整体上的公益性质。

6. 服务的综合性

社区健康服务是以全科医生为专业团队提供的服务，除了基本医疗外，还包括预防、保健、康复、健康教育及计划生育技术指导等。

四、社区健康服务体系的服务内容

以家庭和居民为服务对象，妇女、儿童、老年人、慢性病人、残疾人和贫困居民等为服务重点，逐步与家庭或个人建立"契约式"的服务关系，开展常见病、多发病诊疗服务，以及健康教育、预防、保健、康复、计划生育等服务。通过社区诊断等手段，采取有效干预措施，发挥社区在预防保健、常见病诊疗、慢性病管理等方面的优势。

社区健康服务体系提供"六位一体"的服务，具体内容如下。

1. 社区预防

社区诊断，传染病疫情报告和监测，预防接种，结核病、艾滋病等重大传染病防治，常见传染病防治，地方病、寄生虫病防治，居民健康档案管理，爱国卫生指导等。

2．社区保健

妇女保健，儿童保健，老年保健等。

3．社区康复

残疾康复，疾病恢复期康复，家庭和社区康复训练指导等。

4．社区健康教育

卫生知识普及，个体和群体的健康管理，重点人群与重点场所健康教育，宣传健康行为和生活方式等。

5．计划生育指导

计划生育技术服务与咨询指导。

6．社区医疗

一般常见病、多发病的诊疗，社区现场救护，慢性病筛查和重点慢性病病例管理，精神病患者管理，转诊服务等。

五、社区健康服务体系的基本功能

1．政府履行提供基本卫生服务职能的公共平台

发展社区健康卫生服务是政府履行社会管理和公共服务职能的一项重要内容，基本卫生服务是面向全体国民的主要健康和卫生问题，实施有效的、可行的和具有成本效益的公共卫生项目，如计划免疫、妇幼保健等。由政府协调资源的分配，充分利用财政转移支付等手段，依靠社区健康服务体系为基础的公共卫生服务体系，确保全体居民能够享受到基本公共卫生服务，满足人民群众日益增长的健康服务需要。

2．城市医疗卫生服务体系和公共卫生应急管理系统的重要环节

社区健康服务体系作为城市卫生服务体系的重要组成部分，加强社区健康服务体系建设，是我国深化医药卫生体制改革，解决居民"看病难、看病贵"等问题，以及建立城镇职工基本医疗保险制度的迫切要求。社区健康服务体系也是公共卫生应急管理系统的第一道防线，在疾病预防控制、突发公共卫生事件的医疗救治、卫生监督执法和公共卫生信息系统建设中发挥不可替代的重要作用，有利于构筑防控重大公共卫生事件的机制和防线。优化医疗卫生资源投入结构，加强社区等基层防控能力建设，是我国改革完善疾病预防控制体系的重要环节。

3．社区实施安全高效、便捷可及健康管理的载体

社区健康管理模式的有效运行，无论是资源配置、人才队伍的引进和培训，还是绩效评价等多方面，都要依靠社区健康服务体系作为支撑平台，获得社区公共卫生经费支持，利用社区内各部门协调配合、社区全科医生团队专业能力和社区受众资源，才能为社区居民提供安全便捷、覆盖面广的健康管理与服务。

4.建设健康城市的重要基础

快速的城市化进程给人类健康特别是城市人口健康带来了严峻挑战，建设健康城市，是世界卫生组织在 20 世纪 80 年代倡导的一项全球性行动战略。为顺应时代变化，《"健康中国 2030"规划纲要》提出，把健康城市作为健康中国建设的重要抓手。逐步建立以社区卫生服务为基础、大中型医院为医疗中心的城市卫生体系，不断提高社区健康服务的质量和效率，使社区居民能够得到适用方便、优质价廉的基本卫生服务，才能逐步形成有中国特色的健康社区和健康城市。

六、社区健康服务体系运行机制

按照国家有关规定，社区卫生服务机构属非营利性医疗机构，提供公共卫生服务和基本医疗服务。以社区卫生服务中心为主体，一般以街道办事处所辖范围设置，服务人口约 3 万～5 万人，对社区服务中心难以覆盖的区域，以社区卫生服务站作为补充。社区健康服务体系是根据居民不同层次的健康服务需求，以上级医疗防保机构为指导、区级医院为依托、社区健康服务中心为主体，依靠政府主导、社会参与、注重发挥非营利组织作用。通过政府直接提供或购买服务向社区居民提供社区医疗卫生、健康养老、健康生活、运动保健、文化教育、健康环境等服务，构建"全人群、全方位、全周期"的基层卫生服务体系。

(一) 政府主导、社会参与、部门协同的机制

社区健康服务机构的组织形式可划分为政府举办、二/三级医院承办、企业卫生机构承办和社会力量承办，其中政府举办是主体方式。计划经济时期，政府包揽了所有公共服务的提供，这种传统的公共服务提供模式显现出较多弊端，造成各级政府机构臃肿、职能重叠，社会资源浪费而服务质量、效率低下。随着社会变迁和政府行政改革，倡导将市场竞争机制与社会力量引入公共服务的提供中来，政府直接提供纯公共产品和服务，对于准公共产品及服务的提供，则由政府动员社会力量和资源，尤其是注重发挥民间组织及第三部门的作用，弥补公共资源的不足，扩大公共服务的范围，提高公共服务的水平。

政府是社区健康服务体系的主导者、领导者、协调者和监督者，承担财政支持、制定规范和监督管理的责任。中央政府制定宏观政策，地方政府结合当地的具体情况，落实和制定针对当地社区健康服务体系建设的具体政策措施。政府履行资源配置和规划职能，进行协调指导和监督管理。同时，按照平等、竞争、择优的原则，统筹社区健康服务机构发展，鼓励社会力量参与发展社区健康服务，充分发挥社会力量举办的社区健康服务机构的作用。

社区健康服务体系是一个服务网络。在国外，例如社区照顾这样的服务往往是通过组织网络来提供的，这样一个网络包括中央部门、地方政府、卫生当局、代理机构、私人企业以及志愿者团体。例如对老年人的居家照顾，就要从多达 6 个以上机构抽调 12 个人，涵盖了每一个部门。我国社区健康服务体系中，社区健康服务中

心作为主体与地方政府、上级卫生行政部门、市区级医疗机构、社区医院和街道等形成服务网络，承担基本医疗服务和基本公共卫生服务，是城市医疗体系和公共卫生服务体系的网底。社区健康服务机构贴近居民，掌握的信息较全面，负责落实传染病疫情监测报告、常见病防治、慢性病管理、妇女儿童老人保健等工作。地方政府和上级卫生行政机构建立规章制度和主动协调，加强对社区卫生服务机构的技术支持，动员和组织大中型医院、专业防治机构的卫生技术人员定期到社区卫生服务中心提供技术指导和服务。

（二）社区健康服务体系筹资与补偿机制

社区健康服务体系为保证正常运营和服务活动必须筹集资金，筹集资金的目的是完成基本公共卫生服务，实现社会使命。政府财政补助、医疗服务收入和药品收入是社区健康服务体系的主要收入来源渠道。

我国社区健康服务的筹资与补偿机制呈现多元化趋势，主要为以下三种。

（1）由中央和省级政府提供专项转移支付资金，为社区健康服务机构向社区居民提供公共卫生服务给予经费补助，按社区卫生服务人口定额补助。社区卫生服务专项经费纳入地方政府财政预算，设立启动基金和专项基金。地方财政对社区健康服务机构的业务用房、房屋修缮、设备配置、人员培训等提供补助。

（2）将社区健康服务机构纳入城镇职工基本医疗保险定点医疗机构的范围，运用医疗保险方式实现筹资和补偿。

（3）政府为社会力量举办社区卫生服务机构提供补助，居民按照营利性医疗收费标准付费。社区健康服务机构销售药品的服务收入也是一种筹资方式。

（三）社区健康服务体系人员管理机制

政府举办的社区健康服务机构属于事业单位，人员管理机制是根据事业单位改革原则，实行人事管理制度改革，加强人才培养培训，强化激励约束，促进合理流动。按照服务工作要求，实行定编定岗、公开招聘、合同聘用、岗位管理、绩效考核的办法，对工作绩效优异的人员予以奖励，对经培训仍达不到要求的人员按国家有关规定解除聘用关系。按照国家规定改革收入分配管理制度和激励机制，实行以岗位工资和绩效工资为主要内容的收入分配办法，社区健康服务从业人员的收入不得与服务收入直接挂钩。

（四）社区健康服务体系物流机制

社区健康服务体系的物流管理主要是药品、医用耗材和办公用品等的采购和配送管理。社区药品及办公用品的采购，由社区健康服务机构根据安全有效、质优价廉的原则统一进行集中采购。药品流通采用统一采购、统一配送、统一销售的政府主导模式。地方政府鼓励药品生产经营企业生产、供应质优价廉的社区卫生服务常用药品，开展政府集中采购、统一配送、零差率销售药品。

（五）社区健康服务体系监督机制

我国社区健康服务体系的管理机制是在当地政府的领导下，由卫生行政部门实施行政管理职能，区域内综合医院、疾控、妇幼保健等机构对属地社区健康服务机构负有业务指导、培训、监督、考评等责任，财政、社保、民政、街道等相关单位共同参与并予以配合支持。

社区健康服务体系的监督是指政府、上级卫生行政部门及社区居民依照国家法律法规或有关章程、规定等，通过合法的渠道参与社区健康服务的运行，并对社区健康服务机构及其工作人员的活动进行监察和督促的行为。大多数地区是由卫生行政部门采取例会、调研、视察、提案等形式，对社区健康服务机构进行监督、考核和评价，并定期组织人事、社保、民政等相关部门进行考核评价。有的地区是成立专门的社区卫生服务管理机构，由专职管理机构进行管理、监督和考核，考核结果报送上级卫生行政部门。辖区内疾病预防控制机构、结核病防治所、妇幼保健院、精神卫生中心等业务指导部门也要对社区健康服务机构所承担的计划免疫、传染病管理、健康教育与促进、妇幼保健等公共卫生服务工作，进行业务指导与监管，但没有行政处罚权。

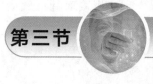

第三节　社区健康服务体系建设与管理

一、社区健康服务体系建设基本原则

（1）坚持社区健康服务的公益性质，注重健康服务的公平、效率和可及性。

（2）政府主导，鼓励社会参与，多渠道发展社区健康服务。

（3）实行区域卫生规划，引进竞争机制，合理配置和充分利用现有卫生资源，辅以改扩建和新建，健全社区健康服务网络，做到低成本、广覆盖和高效益，方便群众。

（4）公共卫生服务和基本医疗服务并重，中西医并重，防治结合。

（5）以地方政府为主，因地制宜，探索创新，积极推进。

二、社区健康服务体系建设的政策措施

公共政策是政府等公共组织在职能范围内为了解决和处理公共问题，选择行动方案、通过政治协调和管理，实现公共利益或公共目标的过程。在此过程中所制定和实施的各项方针、原则、策略、措施等是公共政策的表现形式。一个完整的公共政策过程主要包括四个步骤：公共政策设计（政策问题分析、公共政策制定）、公共政策执行或实施、公共政策评估、公共政策调整或终结。我国自1997年制定的一系列社区健康服务政策，对不同时期社区健康服务的发展起到了极大促进作用。

1．社区健康服务体系建设的政策背景

社区健康服务政策与我国医药卫生体制改革实践密切相关，完善社区健康服务政策成为解决"看病难、看病贵"这一突出的社会问题，以及深化医药卫生体制改革的基本途径和切入口。20 世纪 90 年代，随着我国医药卫生体制改革，政府职能转变和建设服务型政府，需要重构社区健康服务政策框架与医疗保险制度。

2．社区健康服务体系建设的政策内容

主要从制度建设和运营服务两个主要方面制定政策。制度建设政策关系到社区健康服务体系的公益性、资金来源、组织结构，对社区健康服务体系的建设至关重要，包括工作规章、服务标准、技术规范等规定，明确财政资金的投入额度，确认社区卫生服务人员编制和社会保障待遇等原则，以及医疗保障支持政策和医疗体制支持政策。

运营服务政策主要针对影响运营服务质量的人员队伍建设、药品经营管理等制定政策，具体为确定基本人员事业编制身份，加强全科知识、能力、技术培养，实行医学院校毕业生和医院在职晋级人员到社区完成限时工作的要求。药品及医用耗材是社区卫生服务的技术物资基础，直接关系着医疗卫生服务质量和效果，制定了降低医疗费用，加强药品质量监督，严格收支两条线管理，解除药品收益与人员收入挂钩等规定。

3．社区健康服务体系建设的政策措施

国务院、卫生部和相关职能部委先后出台一系列国家级政策文件、技术标准、组织建设规范，为发展完善社区健康服务奠定政策基础，指明发展方向。1997 年 1 月，中共中央、国务院颁发了《关于卫生改革与发展的决定》，提出"改革城市卫生服务体系，积极发展社区卫生服务，逐步形成功能合理、方便群众的卫生服务网络""要把社区医疗服务纳入职工医疗保险，建立双向转诊制度"。对社区卫生服务的网络建设、基本任务、医保政策和双向转诊制度等提出了明确要求，标志着我国社区卫生服务建设工作全面启动。随后十年间，卫生部等部委在总结全国试点经验的基础上，颁布了《关于发展城市社区卫生服务的若干意见》《关于加快发展城市社区卫生服务的意见》等一系列政策，提出"把加快发展社区卫生服务纳入当地经济、社会发展的整体规划，作为城市社区建设的重要内容组织实施"，对社区卫生服务的概念、功能定位、基本原则、发展目标、健全社区卫生服务体系、加强政府领导、完善配套政策等方面做出了明确规定。

2006 年启动新一轮医疗体制改革，9 月国务院发布了《关于发展城市社区卫生服务的指导意见》，突出强调了政府责任和领导问题，提出发展社区卫生服务是政府履行社会管理和公共服务职能的一项重要内容，主要责任在地方政府，将发展社区卫生服务纳入政府年度工作目标考核。同时，强调"各级政府要调整财政支出结构，建立稳定的社区卫生服务筹资和投入机制，加大对社区卫生服务的投入力度"，并把地方财政投入安排的要求，中央财政对中西部地区专项补贴直接写入文件。《指导意见》中五项政策措施，分别是完善社区卫生服务机构管理规则、完善社区卫生服务财政补助政策、加强社区卫生服务人才队伍建设、促进医疗保险参保人员充分利用社区卫生服务、加强对社区卫生服务机构的医疗服务和药品价格管理。之后又出台了一系列配套政策（9+2），为社区卫生服务发展提供了政策支持。

中央政府基本构建了城市社区健康服务的政策框架与服务体系总体轮廓和骨架，大多数城市已陆续开展社区健康服务，社区健康服务体系逐步成为我国城市健康服务体系、基本医疗服务体系的基础。但我国不同地区的经济社会发展水平差别较大，省、市级政府、市辖区政府和街道不同层次政府之间，在制定落实社区健康服务相关政策上存在明显差异，中央政府的政策目标和地方政府对政策的贯彻实施之间存在一定差距。

三、社区健康服务的多元供给机制

国务院颁布的《"十三五"推进基本公共服务均等化规划》中提出，逐步建立基本公共服务多元供给机制，"积极引导社会力量参与，推进政府购买服务，推广政府和社会资本合作（PPP）模式"。多元供给机制是转变政府职能，以政府为主导，鼓励企业、非营利组织等社会力量参与公共服务供给，通过引入市场机制和激励机制，从而提高公共服务的质量和效率。

政府购买服务是公共服务多元供给机制的重要内容，能够充分发挥政府、事业单位、社会组织、企业等多主体在公共服务供给中的优势，提升公共服务的绩效。20世纪90年代，国外政府就开始进行购买卫生服务的相关改革，在国外改革实践的影响下，我国各地进行了政府购买社区公共卫生服务的探索。目前，各地方政府按照中央规定购买的社区健康服务项目，主要包括健康档案、健康教育、预防接种、传染病报告与处理、儿童保健、孕产妇保健、老年人保健等，总体来说项目数量不少，但涉及内容不多。

（一）政府购买服务的内容

政府购买服务是指国家机关将属于自身职责范围且适合通过市场化方式提供的服务事项，按照政府采购方式和程序，交由符合条件的服务供应商承担，并根据服务数量和质量等因素向其支付费用的行为。

购买主体是各级行政机关、事业单位等公共组织，承接主体是依法登记的企业、社团组织、机构等，必须具备规定的资质条件，如完善的内部管理制度、会计核算体系、良好的资信记录和相应的硬件条件。

（二）政府购买服务的程序

政府购买服务的实质就是购买与提供相分离，实行合同管理，按绩效付款。我国大多数地区政府购买社区健康服务是以签约外包方式为主。政府行政机关根据预算安排，通过政府门户网站、政府采购网或公共媒体等向社会公开招标，按照法定招、投标程序确定承接主体，签订购买合同，按照合同约定的日期验收和评估。

政府购买服务能够充分发挥市场机制作用，鼓励社会力量参与到社区健康服务体系建设中来，是今后我国社区健康服务体系发展的主要形式。近年来，我国部分中西部地区在现有城市资源不足的情况下，对于新建的社区健康服务机构，除了政府投资新建外，鼓励民营医院定位为社区健康服务机构，政府给予适当财政补助，提供社区健康服务和基本医疗服务。这种通过签约外包、政府采购等方式交由具备条件的企业或非营利组织提供社区健康服务的模式，能够改变政府办机构的单一模式，引入社会资本减轻地方政府的财政负担，利用激励机制提高社区健康服务的效率和效能。

值得注意的是，政府购买服务和 PPP 模式中，政府的职责是至关重要的，仍然发挥主导作用，负责协调、验收和监管。进一步制定和完善政府进行财政补助、税费优惠的政策措施，健全"行政机关统一领导，财政部门牵头，民政、工商以及行业主管部门协同，职能部门履职，监督部门保障"的运行机制，才能推动政府向社会力量购买服务工作规范有序开展，助力多元主体供给模式取得成效。

四、社区健康服务体系的财务管理

2010 年 12 月财政部、卫生部颁布《基层医疗卫生机构财务制度》，强调政府举办的基层医疗卫生机构是公益性事业单位，不以营利为目的。社区健康服务体系的主体是社区健康服务中心，为完成提供基层公共卫生服务的社会使命进行财务活动和财务管理，其财务特征如下：① 不以营利为目的，但可实行有偿服务，可以通过扩大服务规模、提高服务质量，实现增收节支，改善自身财务状况。② 资金来源具有多种渠道，如财政补助收入、提供医疗服务所取得的收入、销售药品取得的收入等。③ 收入和支出不具有严格的配比关系，不追求结余。

（一）社区健康服务机构财务管理的主要任务

（1）科学合理编制预算，以预算管理为中心，真实反映财务状况。

（2）依法取得收入，对收入项目、标准和收入进度进行管理。努力控制支出，对支出项目、范围、标准等进行管理。

（3）建立健全财务管理制度，根据《基层医疗卫生机构会计制度》进行会计核算，实施绩效考评，提高资金使用效益。

（4）加强国有资产管理，合理配置和有效使用国有资产，维护国有资产权益。

（5）对经济活动进行财务控制和监督，定期进行财务分析，防范财务风险。

（二）社区健康服务机构的财务管理活动

社区健康服务机构的财务管理活动是指管理本机构的财务活动，处理财务关系的经济管理工作，财务活动包括预算管理、收入管理、支出管理、资产管理、编制财务报告、财务监督等。

1．预算管理

预算管理是财务管理活动的核心。社区健康服务机构的全部收支均要纳入预算统筹安排，将财政补助收入、各项非财政补助收入与各项支出统一编列预算，报经主管部门和财政部门审定。根据上级核定批准的预算，落实管理责任和预算执行。依法取得的各项收入及时入账，按规定应当上缴国库或财政专户的资金要及时足额上缴。严格遵循支出预算，不得突破。

2．收入管理

收入是社区健康服务机构通过依法取得或开展服务活动所取得的，包括财政补助收入和非财政补助收入。按照事业单位的财政经费供给模式改革要求，逐步实现政府购买服务的供给模式。基层的基本医疗服务机构属于纯公益性事业的公益一类事业单位，实行收支脱钩，财政部门核定经费保障标准，实行全额保障。社区健康服务机构按照规定取得的收入，应全部按照国库收缴制度规定，及时足额上缴国库或财政专户。

3．支出管理

支出是指社区健康服务机构开展服务业务及其活动所发生的资金耗费和损失，包括事业支出、经营支出、上缴上级支出等。严格按照批准的支出预算执行，防止发生无预算或超预算支出。加强人员经费和公用经费的管理，严格执行政府采购制度，保证专项资金专款专用。

2006年《国务院关于发展城市社区卫生服务的指导意见》提出，建立科学合理的社区卫生服务收支运行管理机制，规范收支管理，有条件的可实行收支两条线管理。收支两条线管理制度是针对社区健康服务机构实施的资金管理制度，将社区健康服务机构所有收入，包括个人付费、医保收入、政府投入、业务收入和其他收入上缴财政专户或国库，支出纳入预算，收支完全脱钩。社区健康服务机构的收入与支出完全脱钩，社区医务人员的工资待遇与社区健康服务机构的收入脱钩，能够降低基层卫生服务机构的逐利性，有利于回归公益性。

4．资产管理

资产是指社区健康服务机构占有或者使用的经济资源，包括流动资产、固定资产、在建工程、无形资产等，这些资产来源于国家，具有无偿性和非经营性的特点，属于国有资产。要加强国有资产的管理，防止国有资产流失，应做好国有资产管理的基础工作，如产权登记、资产评估、产权纠纷的处理等。

5．财务报告

财务报告反映社区健康服务机构一定时期财务状况、预算执行结果和事业发展成果的总结性书面报告，包括财务报表、附注和财务情况说明书，是向行政管理机构或上级单位反映"受托责任"履行情况，提供资产负债表、收入支出表、财政补助收入支出表等。

6．财务监督

财务监督是依据国家有关方针、政策、财务制度及财经纪律的规定，对社区健康服务机构的财务活动及相关经济活动进行监察和督促，可分为内部监督和外部监督。应当建立健全内部控制制度、经济责任制度等监督制度，实行事前监督、事中监督和事后监督相结合，日常监督和专项监督相结合，依法接受主管部门和审计部门的监督。

五、社区健康服务体系建设的人力资源建设

按照国家有关规定，原则上每万名社区居民应配备 1 名公共卫生医师， 2～3 名全科医师，其他人员不超过社区健康服务中心编制总数的 5%，全科医师与护士按 1∶1 的比例标准配备。加强引进和培训社区健康服务工作人员，才能增强社区健康服务队伍的稳定性和工作的连续性，提高社区健康服务的质量。

（一）社区健康服务体系人力资源开发的基本要素

社区健康服务体系人力资源开发是指发现、发展和充分利用工作人员的积极性、主动性和创造力，以提高工作效率和服务质量的活动，包含以下四个要素：

（1）人员需求：围绕社区健康服务发展目标而提出的对人员投入的需要，是人力资源开发的基础。在明确社区健康服务的具体任务和不同岗位的资质要求的前提下，选择适宜数量的人员投入到服务活动中去。

（2）人员配置：将工作人员安排到最能发挥其能力的岗位上，保证整体协调性。

（3）人员发展：通过岗位教育培训，提高人员专业水平和素质，以更好地适应组织的发展。

（4）人员激励：激发人员的工作热情、积极性和创造性，充分调动其潜在能力。

（二）社区健康服务体系人力资源管理与建设

首先制定人力资源建设规划，根据社区健康服务的整体发展规划或中长期计划，确定各部门、岗位的不同专业和层次的人力资源需求，预测未来人力资源需求的变动趋势，使之与社区健康机构的发展能够协调一致。

（1）人员招聘：按照国家法规和政策，根据不同阶段对人力资源的需求，在人力资源规划的统筹下，严格按照一定的程序实施招聘选拔工作。采用科学合理选聘方法，通过应聘人员背景履历分析、笔试和面谈等方法，对应聘者素质进行综合评价，客观公正判断应聘者是否适合所要求的具体岗位。很多城市政府举办的社区卫生服务机构，在明确资质要求和岗位任务的前提下，实行社区健康服务管理人员和技术人员社会公开招聘、双向选择，促进了社区健康服务队伍整体水平的提高。

（2）人员培训：人员培训的内容包括思想政治教育、专业知识培训、技术业务培训、管理技能培训等方面。培训形式多样，可以是全员培训，也可以是专业性继续教育和培训；可以是社区内部培训，也可以依托当地高等院校、二级以上医院或

专科医院，对社区医生、护士进行系统岗位培训。上海市卫生局制订了上海市社区全科医师培养三年行动计划，通过青年医师的规范培养，社区卫生服务中心临床专科医师向全科医师转换。天津等地在综合性医院建立全科医学培训基地，专为社区健康服务机构培育全科医师和护士。

（3）人员激励：工作成效受到人的主观积极性影响较大，通过采取激励措施，主要有物质激励和精神激励，充分调动人员工作热情和积极性，激发人的潜能，能够极大提高工作效率。物质激励常用的形式是工资、奖金和福利，精神激励的主要形式是构建共同愿景、表彰、提供继续发展的机会、满足员工的成就感等。

（4）人员流动：面对社区全科医师匮乏、基层工作激励机制不健全的状况，不少地区制定了引导专业人才向社区流动的规定，建立二、三级医院医生到社区卫生服务中心工作的人员柔性流动机制，鼓励二级以上医疗机构专业技术人员到基层卫生服务机构定期工作，帮助社区培养全科医师队伍，提高社区医务人员的技能和素质。

六、社区健康服务体系的信息系统管理

社区健康服务数字化管理是指以计算机技术和互联网为基础，在传统社区健康服务的基础上构建信息系统，以拓展社区健康服务时间和空间维度，提高服务效率，改善服务质量，对社区健康服务体系建设和管理有十分重要的意义。

信息是经过加工处理的对人们有用的数据，是信息系统最基本的元素，可以是文字、数字、图像、声音等。社区健康信息系统是应用于社区健康服务体的信息系统，是以计算机和互联网等现代信息技术为手段，对社区健康信息执行分散收集、存储、处理和传输，实现健康信息资源共享、社区与上级医疗机构互联互通，实行统一管理、集中使用、全员共享的计算机网络系统。

社区健康信息系统建设目标定位在利用信息技术手段，为医护人员、社区管理者和社区居民提供信息服务支持，实现提高健康服务水平，保障医疗服务质量，控制医疗费用增长的目标要求。通过推进社区健康服务信息系统建设，能够减少医生和护理人员的重复性劳动，优化社区健康服务流程，使医护人员能及时获取完整准确的患者信息，提高医疗服务质量和效率。

社区健康信息系统建立在信息基础设施、医疗卫生与健康服务信息资源、健全的服务与应用体系、科学规范的业务和管理流程、统一的标准规范等基础上。信息基础设施是硬件系统，主要由高性能的中心计算机或服务器、大容量的存储设备、遍布社区健康服务机构各部门的用户终端设备和数据通信线路等组成。建立以居民电子健康档案、电子病历等为基础的社区健康信息数据库和数据库管理系统，是实现信息共享的前提。在此基础上，开发社区健康服务工作软件，建立疾病诊疗管理系统，饮食、运动及膳食结构分析管理系统等，对居民进行个性化健康管理和指导，扩展社区健康服务功能。2020年上海市提出利用信息化技术、大数据思维，扩大社区健康服务供给，促进形成机构、社区和家庭相衔接的社区健康服务网络，实现社

区医疗资源与卫生行政机构、医院的对接、信息互认、业务协同，依托大数据、人工智能等技术开发公众自助管理系统，推进健康服务线上线下"一体化"融合。

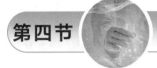

第四节 国外社区健康服务体系建设概况

社区卫生服务是世界卫生组织（WHO）提出的全球卫生服务发展的趋势。英国是最早建立卫生服务制度的国家，1948 年实施《国家健康服务法》，规定由政府财政支付初级卫生服务、社区卫生服务和医院专科医疗服务，建立了国家卫生服务体系。20 世纪 60 年代以来，越来越多的国家重视社区卫生服务在保障国民健康上发挥的重要作用，相继开展社区卫生服务的组织建设和功能完善，积累了丰富的经验。由于国情不同，社区卫生服务的管理模式、人才任用和服务提供方式等也呈现出多元化的态势。国外实践经验证明，社区健康服务是满足居民基本医疗服务需求的最佳方式，降低社会成本、提高卫生服务产出的有效途径，在提供普惠均等、安全有效、便捷精准的综合健康服务方面具有不可替代的优势。

一、筹资和补偿机制

第二次世界大战后，英国国家卫生服务体系的资金来源是以政府财政拨款为基础，私人保险、个人支付等做补充，全体居民均可享受国家医院的免费医疗服务，国家医疗服务体系的经费几乎全部来源于税收。卫生行政部门对社区卫生服务机构的作用有着明确的规定，社区卫生服务机构完成目标才能获得较大的资助。社区卫生服务中心将自身的发展规划和规模等上报给社会基层医疗管理所，由社会基层医疗管理所再上报给区域卫生局，最后由卫生部统一划拨。根据合同中规定的目标，把财政资金分配给医院和全科医生等医疗卫生服务的提供者。由于资金主要来源于国家财政，随着人口的增长和社会老龄化的加剧，政府的财力已难以为继。20 世纪 80 年代，在公共服务市场化的背景下，英国政府转变卫生行政部门的职能，由医院的主办者转为社区居民医疗服务的购买者，在卫生体系内部引入市场机制，改革的重点放在医院，采取激励机制提高政府医院的效率，并改革对社区全科医生的薪酬支付方式。

美国、德国、加拿大等国都是以私营自主开业家庭医生为社区卫生服务主要提供者的国家，政府的主要职能转变成与社区卫生组织签订为社区居民提供健康服务的合同，监督卫生服务的实施。德国、加拿大、韩国等国政府对社区卫生服务的投入都是利用社会健康保险进行筹资，社会健康保险管理条例对社区卫生服务的服务项目、价格、药品及财务管理等进行规范。这种方式人群覆盖率高，社区居民自由择医，需方的投入使病人掌握购买服务的主动权，家庭医生只有努力改善服务质量，才能获得病人的信任，争取到较多的就诊病人。

德国的社区卫生服务筹资是与社会健康保险制度紧密结合的，是社会健康保险制度的基础。疾病基金会是健康保险基金的管理机构，主要有两种类型的疾病基金会，即国家保险管理基金会和代理基金会，分别覆盖总人口的 60% 和 28%。疾病基金会根据政府的法令，以保险的方式筹集资金，间接向社区卫生服务机构提供资金，以保证服务的提供。疾病基金会向投保人收取保费，代表投保人购买所需的社区健康卫生服务。这种依靠疾病基金会与作为供方的社区健康服务机构，和作为需方的投保人共同签订合同，将社区卫生服务的项目纳入报销范畴，病人会优先选择在社区卫生服务机构就诊，有利于社区卫生服务的持续发展。

美国社区健康服务筹资机制主要包括国家预算拨款、健康保险（社会保险和商业保险）及个人支付。美国的医疗保险体系以商业保险为主体，对老人、残疾人、低收入者辅以政府的公共医疗保险与补助，民间商业医疗保险覆盖了总人口的 70%，而且大部分是由公司为职工购买，是美国企业福利的主要组成部分。社区服务中心等机构的筹资中政府拨款占比很小，其他组织和机构的赞助是资金来源的主渠道，服务收费是必要的资金补充。

二、市场和社会力量参与

新加坡的社区卫生服务在社会化的进程中，强调与广泛的社会机构进行合作，这样的社会机构包括大型公私立医院、非政府组织甚至是市场，以此发展模式为框架，形成了一个相对完整的健康服务体系，民众可以根据自身的实际需求和经济能力自主选择不同种类的医疗卫生机构，如社区卫生服务中心、私人诊所、敬老院、专科医疗康复中心和大型公私立医院。政府在基层健康服务中引入竞争机制，对私立医疗机构采取政策鼓励和财政补贴的措施，主张公立和私立医院相互竞争，使得公立机构在生存压力下自主提高服务效率和服务质量。

在澳大利亚，通过地方政府购买服务的方式提供社区健康服务。政府作为购买健康服务的需求方，用掌控的财政资金购买服务，供给方可以是公立的社区卫生服务中心，也可以是其他医疗机构，甚至是私立的医疗机构或非政府组织机构，这就形成了良好的竞争机制。英国和新西兰在 1991 年就进行了政府购买卫生服务的相关改革。在英国，政府主要通过各种途径和方式了解公众需求，决定要购买的卫生服务内容，除了购买常规的妇幼保健、健康教育、慢性病控制、老年人保健、儿童保健、建立健康档案、免疫接种等项目之外，还购买伤残人士保健服务。政府购买服务是按照服务的数量和质量付款，要保证健康服务的有效性和公益性，绩效考核就至关重要。澳大利亚实行的是第三方监管与考核，英国是由政府专门机构进行监管，卫生部下设保健质量监督委员会，负责监督所有卫生机构包括社区健康服务机构的质量，定期检查后将考核结果向社会公布，促使卫生服务机构主动改进质量，保证居民享受到高质量的服务。

三、经营模式

英国的社区健康服务体系是国家经营管理模式，社区卫生经费来源于国家财政资金，从事社区健康服务工作的全科医生与国家卫生部门是一种合同关系，全科医生提供合同要求的初级保健等门诊服务，国民医疗服务体系按全科医生注册的病人人头数支付酬金，全科医生的收入主要取决于注册病人的数量。2004 年起，实施全科医疗服务新服务合约，引入了新的按绩效付费薪酬体系，在现行的激励机制下，医生只有不断提高自己的医疗水平，才能留住注册患者保证就诊人数不会流失，即使是需要转诊到专科医院的患者仍属于全科医生的病人，不影响全科医生的收入，有利于分级诊疗的实施。

澳大利亚、加拿大、韩国的社区健康服务体系是国家计划管理、私人提供服务的经营模式。以社会健康保险的方式筹集资金，社会健康保险人群覆盖率很高，私人开业的家庭医生与国家、健康保险部门签订服务合同，提供社区健康服务。

美国社区健康服务是以市场为主导，私营为主体的经营模式，社区健康服务的运作主要依靠市场机制进行调节，政府不作为主要的医疗服务提供者，而是作为监管者。美国地方政府在 20 世纪 90 年代以后，将社区公共健康服务大量外包给民营卫生服务机构，存在大量营利性和非营利性的卫生机构，私有化成为公共卫生服务提供司空见惯的方式。

四、全科医学教育

在英国，每个社区诊所有三至六名全科医生，服务的人数一般为五千到一万人，居民注册后 2 周左右收到病历卡和病历号，社区诊所会指定一名全科医生对其负责，该全科医生为签约的居民建立起终身健康档案，患者每次来就诊，都对其健康档案进行新数据的添加输入，内容包含主诉、病史、家族史、体格检查信息等，只要输入患者姓名或社保号即可从计算机医疗综合服务网调阅该患者的资料，为患者转诊提供了方便。

高水平的全科医生队伍是社区健康服务体系的质量保障，也是赢得居民信任，将社区作为诊疗首选的重要因素之一。英国非常重视全科医学教育，首先修完学制五年的医学院本科教育，再进行全科医学培训三年，毕业后学员还需在教学医院的家庭医学科、社区健康中心和全科医疗诊所从事临床、预防与社区健康有关的学习与培养，最终通过皇家全科医生学院考试，才能取得全科医生资格。完备的全科医学教育制度培养出称职的全科医生，英国的全科医师是综合程度较高的医学人才，掌握众多专科知识，拥有优厚的待遇和较高的社会地位。

五、转诊机制

转诊是医疗机构根据患者病情需要和医生的诊断，将本机构诊疗的患者转到另一个医疗机构进行诊疗的制度。英国的国民卫生服务体系中有"守门人制度"，患者就医必须先到社区卫生机构就诊，由全科医生进行首诊。全科医生判断或患者自己申请转诊后，全科医生填写转诊联络单，将患者转诊至综合医院进行治疗，全科医生必须定时监督巡查转诊患者，患者治疗后如需康复保健由专科医生填写转诊单，患者返回社区医院，由全科医生提供后续服务，这样就有效控制了医疗费用的增长，缓解了大医院的床位压力。

澳大利亚的医院与社区间有明确的分工，政府支付并控制卫生开支是双向转诊体系建立的基础。全科医疗诊所、社区卫生服务中心、医院、护理之家等机构之间有着密切联系，根据不同的情况可以相互转诊，使不同健康需求的人比较经济地获得医疗保健服务。有效的双向转诊制度，既可以从总体上节约卫生费用，也有利于为居民提供连续性的综合服务。

 思考题

1. 社区健康管理有何意义？如何组织和实施？
2. 我国社区健康管理模式的发展趋势是什么？
3. 社区健康服务体系的内容、特点分别是什么？具备哪些功能？
4. 社区健康服务体系的运行机制包含哪些方面？
5. 我国社区健康服务体系建设和管理在哪些方面能够借鉴国外经验？

第三章

社区健康调查与组织实施

本章要点

掌握　社区健康调查的目的、内容及方法。

熟悉　社区健康调查的意义、具体操作方法。

了解　问卷的设计。

本章课程思政目标

通过学习社区健康调查与组织实施等内容，培养学生科学的探知和公共服务精神，知常达变、辩证的批判精神和创新精神，以及打破学科界限，深度合作，共同满足他人健康需求的精神。

社区居民所处的自然与社会环境、社区卫生服务状况、社区居民的行为习惯和生活方式等诸多因素可以直接影响社区居民的健康状况。因此，需要通过社区健康调查了解和掌握社区居民的健康状况，从而为有效开展社区健康管理提供针对性的指导。

社区健康调查是指在一定理论的指导下，有目的、有计划、有组织地运用特定的调查方法和手段，系统、直接地搜集有关社区居民健康的信息资料，进而加以分析、综合做出描述和解释，阐明社区居民健康状况特点、社区环境、社区卫生服务状况等现象的本质及其发展规律的一种自觉的社会认识活动。

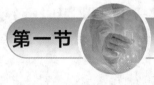

第一节　社区健康调查的目的和意义

一、社区健康调查的目的

社区健康调查主要包括以下目的：① 通过社区健康调查，建立社区居民的健康档案；② 通过社区健康调查，分析社区居民健康状况，揭示社区居民健康特点、影响因素及其变化规律；③ 通过社区健康调查，对调查资料进行整理、分类、汇总和统计分析，阐明社区居民健康状况、健康服务需求，进而科学制定改进社区健康的途径和方法，为政府决策提供科学依据。

党和国家高度重视社区健康调查工作，出台了多项政策和措施，如原卫生部（现为国家卫生健康委员会）关于规范城乡居民健康档案管理的指导意见。

卫生部关于规范城乡居民健康档案管理的指导意见

健康档案是医疗卫生机构为城乡居民提供医疗卫生服务过程中的规范记录，是以居民个人健康为核心、贯穿整个生命过程、涵盖各种健康相关因素的系统化文件记录。居民健康档案是居民享有均等化公共卫生服务的重要体现，是医疗卫生机构为居民提供高质量医疗卫生服务的有效工具，是各级政府及卫生行政部门制定卫生政策的参考依据。根据《中共中央、国务院关于深化医药卫生体制改革的意见》（中发〔2009〕6 号）和《国务院关于印发医药卫生体制改革近期重点实施方案（2009—2011 年）的通知》（国发〔2009〕12 号）精神，现就建立城乡居民健康档案并实施规范化管理提出如下意见。

一、指导思想、工作目标和基本原则

（一）指导思想。以科学发展观为指导，按照深化医药卫生体制改革总体要求，将建立、使用和管理居民健康档案作为建立健全基本医疗卫生制度的重要举措，创新基层医疗卫生机构服务模式，完善服务功能，逐步实现人人享有基本医疗卫生服务的目标。

（二）工作目标。到 2009 年底，按照国家统一建立居民健康档案的要求，农村居民健康档案试点建档率达到 5%，城市地区居民健康档案建档率达到 30%；到 2011 年，农村达到 30%，城市达到 50%。到 2020 年，初步建立起覆盖城乡居民的，符合基层实际的，统一、科学、规范的健康档案建立、使用和管理制度。以健康档案为载体，更好地为城乡居民提供连续、综合、适宜、经济的公共卫生服务和基本医疗服务。

（三）基本原则。

——政策引导、居民自愿。加强政策宣传，积极引导城乡居民自愿参与建立健康档案工作。

——突出重点、循序渐进。优先为老年人、慢性病患者、孕产妇、0～3 岁儿童等建立健康档案，逐步扩展到全人群。

——规范建档、有效使用。规范健康档案的建立、使用和管理，保证信息的连续性、完整性和有效使用。

——资源整合、信息共享。以基层医疗卫生机构为基础，充分利用辖区相关资源，共建、共享居民健康档案信息，逐步实现电子信息化。

二、积极稳妥推进建立城乡居民健康档案工作

（一）逐步建立健康档案。建立城乡居民健康档案工作应当在县（市、区）卫生行政部门的统一领导下由社区卫生服务中心、社区卫生服务站和乡镇卫生院、村卫生室等城乡基层医疗卫生机构具体负责。通过开展国家基本公共卫生服务、日常门诊、健康体检、医务人员入户服务等多种方式为居民建立健康档案，并根据服务提供情况做相应记录。健康档案信息应当齐全完整、真实准确。其他医疗卫生机构应当配合做好健康档案的补充和完善工作。居民健康档案内容主要由个人基本信息、健康体检记录、重点人群健康管理及其他卫生服务记录组成。具体内容和方法执行《国家基本公共卫生服务规范（2009 年版）》有关要求。

（二）有效使用健康档案。健康档案应当统一存放于城乡基层医疗卫生机构。根据有关法律法规的规定，城乡基层医疗卫生机构提供医疗卫生服务时，应当调取并查阅居民健康档案，及时记录、补充和完善健康档案。要做好健康档案的数据和相关资料的汇总、整理和分析等信息统计工作，了解和掌握辖区内居民的健康动态变化情况，并采取相应的适宜技术和措施，对发现的卫生问题有针对性地开展健康教育、预防、保健、医疗和康复等服务。以居民健康档案为平台，促进基层医疗卫生机构转变服务模式，实现对城乡居民的健康管理。

（三）规范管理健康档案。城乡基层医疗卫生人员在为居民建立及使用健康档案时，要符合《执业医师法》、《乡村医生从业管理条例》等有关法律法规规定。基层医疗卫生机构应当建立居民健康档案的调取、查阅、记录、存放等制度，明确居民健康档案管理相关责任人，保证居民健康档案的方便使用和保管保存。各县级卫生行政部门要落实好建立健康档案的机构、人员、经费和设施等保障措施并加强对建立健康档案工作的监督管理。

居民健康档案一经建立，要为居民终身保存。要遵守档案安全制度，不得造成健康档案的损毁、丢失，不得擅自泄露健康档案中的居民个人信息以及涉及居民健

康的隐私信息。除法律规定必须出示或出于保护居民健康目的，居民健康档案不得转让、出卖给其他人员或机构，更不能用于商业目的。

城乡基层医疗卫生机构因故发生变更时，应当将所建立的居民健康档案完整移交给县级卫生行政部门或承接延续其职能的机构管理。

（四）逐步建立电子健康档案信息系统。各地要积极创造条件，根据卫生部《健康档案基本架构与数据标准（试行）》（卫办发〔2009〕46号）、《基于健康档案的区域卫生信息平台建设指南（试行）》和相关服务规范的要求，逐步推进建立标准化电子健康档案。鼓励以省或地级市为单位研究开发相关信息系统。电子健康档案信息系统要逐步与新型农村合作医疗、城镇职工和居民基本医疗保险信息系统以及传染病报告、免疫接种、妇幼保健和医院电子病例等信息系统互联互通，实现信息资源共享，建立起以居民健康档案为基础的区域卫生信息平台。

三、保障措施

（一）加强领导，落实责任。地方各级卫生行政部门要充分认识建立城乡居民健康档案工作的必要性和重要性，加强领导，把建立统一居民健康档案工作作为基本医疗卫生服务制度建设、实现基本公共卫生服务均等化的重要内容纳入议事日程。要明确各级卫生行政部门的职责分工，县级卫生行政部门是建立城乡居民健康档案工作的责任主体。要层层落实工作任务，结合本地实际制订工作目标、实施计划和方案，确保建立居民健康档案工作取得实效。

（二）加强宣传，动员居民广泛参与。各地区要充分发挥广播、电视、报刊、网络等媒体的作用，积极宣传建立统一城乡居民健康档案的重要意义，提高居民健康意识。县级卫生行政部门和基层医疗卫生机构要加强与乡镇政府、街道办事处、村（居）委会等基层管理组织和辖区单位的协调与沟通，争取支持，引导居民自觉自愿参与建档工作。

（三）完善经费保障措施。地方各级卫生行政部门要积极协调有关部门，按照有关要求，将建立健康档案工作纳入国家基本公共卫生服务项目并落实相关经费。健康档案的保管保存、日常运行维护、人员培训以及信息系统建设等费用应当纳入财政预算，保障相关经费投入。经费的拨付应当与健康档案建立的数量和质量等考核结果挂钩。

（四）加强健康档案管理能力建设。地方各级卫生行政部门应当广泛开展针对基层医疗卫生人员和管理人员的培训，重点强化居民健康档案相关政策、知识和技能等，使其充分了解工作要求和工作内容，掌握健康档案建立、使用和管理的基本技术和方法。采取多种方式提高相关人员收集、管理和应用信息的能力。

（五）加强监督检查。地方各级卫生行政部门要把建立、使用和管理城乡居民健康档案工作作为卫生行政部门和基层医疗卫生机构绩效考核的重要内容。要会同有关部门，加强对建立居民健康档案工作的检查评估，及时向同级政府及上级卫生行政部门反映检查中发现的问题，调整相关政策措施。卫生部将不定期对城乡居民健康档案的建立、使用和管理等工作进行检查评估。

（摘自：中华人民共和国中央人民政府网）

二、社区健康调查的意义

（一）了解社区健康现状，实施科学管理

社区健康调查是一种以认识社区健康状况为直接目的的社会实践活动。通过社区健康调查，人们可以超越自身实践经验的局限性，对客观实际的社区健康状态有更深入的了解。另外，社区工作者要对社区健康进行科学管理，就必须掌握社区健康调查的技能，以满足科学开展社区健康管理的要求。

（二）了解社区居民主要健康问题，促进社区健康

了解社区居民健康状况及其变化趋势与主要影响因素是解决社区健康问题的基础。因此，需要深入细致地开展社区健康调查，在确定的范围实地考察，收集大量资料，进行理论分析和统计分析，明确社区居民主要健康问题与影响因素，以寻找解决社区健康问题的办法，制订合理的计划，实行科学化的社区健康促进与管理。

进行社区健康调查对于分析社区健康状况、评估社区居民的健康需求、制订社区健康教育与健康促进计划等工作均有着非常重要的意义。

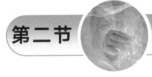

第二节　社区健康调查的内容

社区健康调查的内容主要包括居民的健康状况、生活方式、健康知识与行为以及健康需求。

一、健康状况

社区居民健康状况调查的内容主要包括疾病情况和心理问题。

（一）疾病情况

通过疾病调查，可以了解疾病的分布。疾病的分布（简称"三间分布"）是指疾病在不同人群、不同地区、不同时间的存在状态及其发生发展规律，是疾病的群体现象，反映了疾病在不同特征人群、不同地区及一定时间范围的数量特征及频率特点。每种疾病都有其特有的分布特征，而且疾病的分布是一个经常变化的动态过程，受遗传因素与环境因素的影响。疾病的分布通常通过对疾病频率的测量及疾病分布两方面进行描述。疾病频率的测量包括发病频率测量指标（如发病率、罹患率、发病密度、续发率）、患病频率测量指标（如患病率、感染率、残疾率）和死亡频率测量指标（如死亡率、病死率、生存率）。疾病分布包括人群分布（如疾病的年龄间分

布、性别分布、职业分布、民族和种族分布、婚姻与家庭分布、行为生活方式分布等）、时间分布（如疾病的短期波动、季节性、周期性、长期趋势等）、地区分布（如疾病的国家间及国家内不同地区的分布、城乡分布、地区聚集性以及地方性等）。

研究疾病分布的意义：首先，它是研究疾病的流行规律和探索疾病病因的基础，因为疾病的分布特征是受病因影响的，所以它可为形成病因假设、探索病因提供基础数据；其次，通过对疾病分布的描述，可帮助人们认识疾病的基本特征，为临床诊断和治疗等提供重要信息；最后，对疾病分布规律及其影响因素的分析可为合理地制订疾病的预防、控制策略及措施提供科学依据，同时也为评价干预效果提供依据。

（二）心理问题

社区居民心理健康调查通常包含性格、情绪、适应、人际关系和认知能力五个方面，主要针对抑郁强迫、焦虑、人际关系紧张、孤独等心理问题，通常需要采用专业、普遍认可的心理测量量表进行调查。

1．性　格

性格，也可以称作人格，是稳定地表现于个体的心理特质，由遗传和环境共同决定。性格特征与健康密切相关，性情内向、拘谨的人与人交往过程中谨小慎微，通常具有较好的卫生习惯，传染病的发病概率较低；而性情外向、爽朗的人善于与人交往，抑郁症的发病概率较低；具有消极性格的人往往呈现出较低的健康水平。"抑郁、愤怒、敌意与焦虑"的心理状态可能构成了这种"疾病倾向"的人格，易于患心血管疾病、溃疡、头疼、哮喘和关节炎等。具有刚性性格，典型的特征是能够正视问题和解决问题，可以很好地控制复杂局面，拥有解决挑战性问题的勇气。刚性人格的人能够成功面对和处理压力事件，负性情绪较少，表现出较好的生理和心理状况。

2．情　绪

情绪也是社区心理健康调查的一部分，它和居民的健康状况也有一定的关系。情绪烦乱可以引起神经和内分泌的紊乱，通常会产生异常的生理反应，进而导致疾病的发生。如果时间过长和次数过多，就会引起偏头疼、高血压，甚至会增加患冠心病和脑卒中的概率。

3．适　应

适应是指机体为满足自身需求，而与环境发生调节和作用的过程，是一种动态的、交互的、有弹性的过程。当个人需求与环境发生作用时，若不能如愿以偿，通常会形成悲观消极心理或是从失败中学习适应方法。成功地适应才能增进心理健康，养成健全人格，环境适应不良则会形成心理问题和不良人格。

4．人际关系

人际关系是人与人之间在社会生活中相互作用而形成的一种极其复杂的关系，

可以表现为亲密、疏远和敌对。不同的人际关系会引起不同的情绪表现，进而对个体及群体的身心健康产生影响。良好的人际关系使人心情舒畅、精神振奋、身体健康，而且也是获得其他社会支持的基础；相反，人际关系紧张会引起心理状态的改变和情绪紧张，从而影响中枢神经系统、内分泌系统和免疫系统的生理反应，这种状态长期存在可能会影响健康，甚至发生疾病。许多心身疾病，如冠心病、消化性溃疡、甲状腺功能亢进、偏头痛、月经失调和癌症，都与长期不良情绪和心理遭受强烈的刺激有关。每个人都有快乐和忧愁，快乐与朋友分享会更快乐，忧愁向朋友倾诉就会减轻，倾诉的过程就是减轻心理压力、缓解心理紧张的过程。如果缺乏必要的交往，会导致心理负荷过重。大量的研究证实，愉快、广泛和深刻的人际交往有助于个性发展与健康。心理学家研究发现，如果一个人长期缺乏与别人的积极交往，缺乏稳定而良好的人际关系，这个人往往有明显的性格缺陷。

5．认知能力

认知是指人们的认识活动和认识过程，主要包括价值观、健康意识和健康信念以及个人控制信念。

（1）价值观。

个人的价值观既可以直接决定其生存状态，又可以通过各种途径影响健康。乐观和积极向上的人生观和态度会呈现出良好的生活和健康状态。享乐价值观导致享乐型的生活方式，经常会导致多种健康问题。

（2）健康意识和健康信念。

健康意识是对健康及有关问题的感悟和直觉，具有较好健康意识和信念的人会自觉保护自身健康、采取积极的预防疾病措施。健康信念是人们对健康的基本看法和观点，通过健康信念能够较好地预测健康状况。

（3）个人控制信念。

个人控制信念是指个体对自己所面对的问题或情境所持的控制信念，包括控制感和控制源信念。具有较好个人控制感的人能积极有效地应对困难和挑战，会付出更多的努力来追求健康目标。如果患有严重疾病，那些具有强烈控制感的人能够理性地对待，并且付诸行动，配合医生治疗；相反，那些个人控制感较弱的人则表现较差，感到无助，即使情况出现转机也不会再做出努力。

二、生活方式

生活方式是指在日常生活中由各种行为构成的图景。不同的生活方式对健康有不同的影响，倡导健康生活方式的根本目的是提高每一个社区居民的健康意识，使他们珍爱生命，获得维护与增进健康的知识和技能，提高生命质量。

影响健康的因素有很多，如环境因素、心理因素、生活方式、医疗卫生等。现代社会中，生活方式是影响健康和生命质量的重要因素之一。因此，生活方式是社区健康调查中的重要内容。

（一）膳食营养

膳食营养是影响健康的重要因素，因此，在进行社区健康调查时，需要收集膳食营养信息。营养不良通常指摄入不足、吸收不良或过度损耗营养素导致的营养不足，也包含暴饮暴食或过量摄入营养素而导致的营养过剩。当前，营养不良和营养过剩已经成为全球营养失衡的双重负担。营养不良可造成智力减低、体质下降，甚至会增加儿童和孕产妇的死亡率。它不仅会增加医疗支出，还会导致成年人劳动能力下降，影响儿童的学习能力以及成年后的劳动生产能力。营养过剩会导致肥胖等一系列健康问题。近年来，肥胖在发达国家和一些发展中国家均呈现明显上升趋势。此外，多盐、多动物油脂的摄入也会影响居民健康，如盐摄入过多与高血压、骨质疏松以及胃癌等有关，而动物油脂摄入过多与动脉粥样硬化密切相关。

（二）体力活动与运动

由于生活节奏加快、工作压力增加以及生活水平的提高，体育锻炼人群的比例有所降低，这已成为肥胖、糖尿病、高血压以及心脑血管疾病等多种慢性病患病率升高的重要影响因素。适度的体育运动能够发挥促进机体新陈代谢，锻炼心脏、肌肉和骨骼，提高大脑的反应性，消耗体内多余脂肪，降低血液中的胆固醇以及使人精神愉快等作用。体力活动与健康的密切关系已经被近半个世纪的研究发现和证实。大量前瞻性研究已经证实，规律性体力活动可以预防多种慢性病。因此，在社区健康调查过程中，经常对居民的体力活动与运动情况进行调查。

居民运动情况主要从三个方面进行调查：① 运动强度，指身体练习对人体生理刺激的程度，是构成运动量的因素之一。如以心率衡量学校体育课运动量的大小，一般认为 120 次/分以下的运动量为小，120~150 次/分的运动量为中等，150~180 次/分或超过 180 次/分的运动量为大。② 运动方式，运动方式是多样的，个人应当根据自己的年龄、身体状况和环境选择适当的运动方式。③ 运动频率，主要调查居民每天、每周或每月的运动次数。

（三）生活方式与习惯

受家庭、社会、环境等影响而形成的生活方式与习惯可以持续影响人体健康。不良生活方式主要包括吸烟、过量饮酒、吸毒、不安全性行为、不良生活与工作作息习惯、不注意饮食卫生和个人卫生、缺乏安全意识、缺乏体检意识、网络成瘾、赌博成瘾等。

通过生活方式与习惯的调查，可以获得重要的信息：① 了解居民健康生活方式知晓率，主要表现在对主要健康生活方式内容的知晓，对不健康生活方式健康害处的知晓，对推荐的身体活动水平的知晓，对油、盐推荐摄入量的知晓，对健康腰围、BMI 值的知晓；② 了解居民采用合理膳食指导工具的比例，主要包括对全民健康生活方式行动推广的指导工具的使用情况（如控盐勺、控油壶、BMI 尺子、腰围尺等的使用）；③ 了解居民中主动参加体育锻炼人数的比例，主要包括居民通过日常生活、出行及运动等进行体力活动的时间；④ 了解居民慢性病控制相关膳食关键指标合格率，主要包括居民的 BMI、主动控油、控盐以及控制体重的状况；⑤ 了解居民身体活动达到推荐水平人数的比例，主要包括居民通过日常生活、出行及运动等进行的体力活动达到推荐水平的比例；⑥ 了解居民吸烟与饮酒情况，主要包括居民对吸烟的健康危害的知晓，现有吸烟及被动吸烟的情况，对饮酒的健康危害的知晓等。

三、健康知识与行为

健康知识调查的内容主要包括慢性病防治知识、传染病防治知识、意外伤害预防知识以及急救知识等。健康行为调查的内容主要包括饮食行为、运动行为、安全行为以及就医行为等。通过调查可以了解居民的健康知识与行为状况。

健康行为是指人们为了增强和维持心身健康而进行的各种活动，包括充足的睡眠、平衡的营养、适度的运动等。许多疾病与行为因素有关，因此养成健康的行为是保证心身健康、预防疾病的有效措施。通常认为有益健康的行为习惯主要包括：① 每夜睡眠 7~8 小时；② 不吸烟；③ 每天都吃早餐；④ 不饮酒或有节制地少饮酒；⑤每天进行规律性的体育锻炼；⑥ 极少或不在两餐之间进食；⑦ 体重不超过正常值的 20%。

四、健康需求

健康需求是从经济学角度出发，在一定时期内、一定价格水平下，人们愿意而且有能力购买的为自己健康消费的量。健康需求的形成包括两个条件：一是居民的购买愿望；二是居民的支付能力。在社区居民健康需求调查中，通常包括以下内容：居民对基本公共卫生服务的总体满意情况、对医务人员服务态度的满意情况、对服务的技术水平满意情况、对健康教育服务的满意情况、对传染病防治服务的满意情况、对预防接种服务的满意情况、对老年人健康管理服务的满意情况、对慢性病健康管理服务的满意情况等。

（一）由需要转化而来的需求

人们的健康需要只有转化为需求，才有可能去利用医疗卫生服务。但在现实生活中，并不是人们所有的健康需要都可以转化为需求。需要能否转化为需求，除了与居民本身是否觉察到有某种或某些健康需要外，还与其收入水平、社会地位、享有的健康保障制度、交通便利程度、风俗习惯、卫生机构提供的服务类型和质量等多种因素有关。例如，某个居民由于未觉察到自己已存在异常或患病，就不会有求医行为的发生，需要就不可能转化为需求；或者一个病人由于收入低、支付不起医药费用而看不起病，或者虽有支付能力，但由于交通不便、医疗质量差、医疗卫生人员服务态度差等原因不愿意去看病而得不到所需的服务，需要也难以转化为需求。在我国一些偏远山区，由于受多种因素的影响，居民中会有一定量的健康需要难以转化为需求。

（二）没有需要的需求

这通常是由不良的就医行为和行医行为造成的。有时居民提出的一些"健康需求"，可能经医疗卫生专家按服务规范判定后认为是不必要的或是过分的需求。例如在不规范的卫生服务市场条件下，由于经济利益的驱动，医疗卫生人员给病人做一些不必要的检查、治疗、开大处方等，属于由医疗卫生人员诱导出来的需求。上述"求非所需"和"供非所求"的情况均导致没有需要的需求量大量增加。这类没有需要的需求者常常与真正需要卫生服务的人竞争有限的卫生资源，造成卫生资源的浪费和短缺。

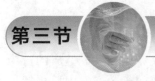

第三节　社区健康调查方法与组织实施

社区健康调查首先要明确调查的对象。社区健康调查的对象是接受调查的社区居民。确定社区健康调查对象的关键在于科学确定调查对象的概念，明确规定接受调查总体的范围与界限。只有这样，才能避免界限不清而导致调查登记的重复或遗漏，保证健康调查资料的准确性。在明确调查对象后，应用科学的调查方法组织实施调查。

一、社区健康调查方法

根据社区健康调查对象的范围，可把社区健康调查分为抽样调查和普查。

（一）抽样调查

抽样方法可以分为两类，即概率抽样和非概率抽样。在概率抽样中，每一个对象被抽中的概率是已知的，而在非概率抽样中则是未知的。

1．概率抽样

概率抽样也称随机抽样，是从构成总体的所有单位中按一定程序随机选择一部分单位进入样本的抽样方法。概率抽样具有如下特点：① 能够表明一个确定的样本包含哪些单位；② 每个可能的样本，都有一个确定的被抽取的概率；③ 以随机原则抽取样本，不受任何主观因素的影响，使每一个单位都有一定的概率入选样本；④ 从样本数据估计总体特征时，需要考虑该样本被抽中的概率。

概率抽样的优点是能够保证样本的代表性，避免人为因素的干扰。根据概率样本估计总体特征时，可以对样本产生的抽样误差进行估计。这是非概率抽样无法比拟的。概率抽样的方法有多种形式：简单随机抽样、系统抽样、分层抽样、整群抽样、多阶段抽样等。

（1）简单随机抽样。

简单随机抽样也称单纯随机抽样，是一种简单的、最基本的抽样方法。这种抽样方法是在总体中不加任何分组、划类、排队等，完全随机地抽取调查单位。设总体大小为 N，从中任意抽取 n 个样本，每一个样本被抽中的概率都是 n/N。① 抽样方法：在简单随机抽样中，目标总体中的每一个个体都有同等的机会被抽中。先给总体内每个单位编一个编号，或者利用原有的没有重复的编号（如身份证号），然后应用各种随机方法决定被选作样本的号数，组成样本。抽样方法常用的有抽签法、随机数字表法、计算机法等。② 优缺点：简单随机抽样要求事先把所有的研究对象编号，当研究对象较多时，工作烦琐，往往难以做到，因此这种抽样方法一般只能在小范围内应用。计算抽样误差方便，是其他各种抽样方法的基础。

（2）系统抽样。

系统抽样又称机械抽样、机械间隔抽样，是将总体中各单位按某种顺序排列，在规定的范围内随机抽取起始单位，然后按照一套规则确定其他样本单位的一种抽样方法。最简单、常用的系统抽样是等距抽样。① 抽样方法：以直线等距抽样为例。设总体单位数为 N，欲抽取的样本量为 n，则先算出系统抽样的间距 K，$K = N/n$，也称抽样距离，实际把总体单位分为 n 段，每段中有 K 个单位，然后在 $1 \sim K$ 中随机抽选一个数目，设为 i，则第 i 个单位为抽中单位，以后每隔 K 个单位为一抽中单位，即 $i+K$，$i+2K$，…，直到抽满 n 个数目为止，其相应的单位即为所要抽取的样本。例如，总体单位数为 20，欲抽取的样本量为 4，则抽样距离为 5，然后先从 $1 \sim 5$ 中随机抽选 "2" 为第一个抽中单位，以后每隔 5 个为一抽中单位，即 2+5、2+10、2+15，则 "2" "7" "12" "17" 为抽中的样本。② 优缺点：系统抽样最突出的优点是简便易行。与简单随机抽样相比，系统抽样要简便得多，因为它只需要随机确定一个起始单位，整个样本就自然确定。另一方面，系统抽样对抽样框的要求也比较简单，只需要一个简单的抽样框，要求能列出抽样总体中所有单位（个体）的名单或编号，例如门牌号、身份证号、学生证号、病例卡号等；没有专门的计算抽样误差的公式，应用时可以借用简单随机抽样的公式。但是，系统抽样也有局限性，对于一般的直线等距抽样，样本平均数作为总体平均数均值的估计不是无偏的。为了获得无偏估计量，需要对其进行校正。

（3）分层抽样。

分层抽样又称类型抽样、STR 抽样，是实际工作中最常用的抽样方法之一。在抽样之前，先将总体按一定特征划分为若干个层级总体或层，然后在各层内分别独立地进行抽样。由此抽得的样本称为分层样本。各层所抽的样本也是互相独立的。如果每层中的抽样都是简单随机的，则这种抽样就叫作分层随机抽样。由此得到的样本称为分层随机样本。① 抽样方法：先按照某种特征将总体分为若干次级总体（层），例如不同地区、不同性别、不同年级等，然后独立地从每一层内进行随机抽样，组成一个样本。在每一层中独立地抽取样本时，可以使用任何一种抽样方法。为提高分层抽样的效率，层内必须有高度的同质性（即同一层内每一个单元的调查指标应是相近的），而不同层之间的差异应尽可能大。分层随机抽样可分为按比例分配和最优分配两种。前者是根据总体各层的观察单位多少，决定每层的比例或调查对象的多少；后者除了考虑总体各层观察单位的多少外，还要考虑各层标准差的大小，以决定每层调查对象的多少。例如，在一个较大的地区调查某项儿童生长发育指标，可分为平原、山区、沿海等层，再按照各层比例确定随机抽样的样本数量。② 优缺点：在给定条件下通过各层样本含量的分配调节，使比例或均数的抽样误差尽可能小；为有效减少抽样误差，应尽可能使层间差别大，而层内差别小。因此，应将研究变量影响大的因素作为分层因素。

（4）整群抽样。

整群抽样是先将总体各单元划分成若干群（组），然后以群为单位，从中随机抽取一部分群，对选中群内的所有单元进行全面调查。确切地说，这种抽样组织形式应称为单纯整群抽样。如果总体中的单元可以分成多级，则可以对前几级单元采用多阶抽样，而在最后一阶中对该阶抽样单元包含的全部个体进行调查，这种抽样称作多级整群抽样。① 抽样方法：先将总体分成若干群组，抽取其中部分群组作为观察单位组成样本。抽样时，抽到的不是个体，而是由个体组成的集体，如村、班级、居民小组等，这些群体是从相同类型的群体中随机抽出的。② 优缺点：抽样方法简单；由于调查对象现有抽样的群，未抽中的群不进行调查，调查现场组织比较方便，容易实施。其缺点是抽样误差大。

（5）多阶段抽样。

多阶段抽样也称多级抽样，是用两个或更多连续的阶段抽取样本的过程。在抽样时，先将总体分成一些大单位，作为第一阶段的抽样单位，从中抽样；然后将抽中的单位分成较小的单位，作为第二阶段的抽样单位，从中抽样；再将抽出的单位分成更小的单位，作为第三阶段的抽样单位，从中抽样；直到所抽取的单位是最终需要的调查单位。第一阶段抽取的单位称为初级或一级抽样单位，第二阶段抽取的单位称为次级或二级抽样单位，依次类推。如果是先从总体中随机抽取一部分一级单位，然后再从被抽中的一级抽样单位内随机抽取部分二级单位进行全面调查，则称为二阶段抽样。二阶段抽样是最常见的多级抽样方式。

2．非概率抽样

非概率抽样是不遵循随机化原则的，研究者根据自己的方便或主观愿望，任意选择研究对象。这类抽样一般不能用样本推断总体，不能估计抽样误差的大小，偏倚往往较大。但是，非概率抽样方法简便易行、花费小，能及时得到有用的资料，没有概率抽样复杂。因此，如果不将研究结果外推到样本范围以外，或者仅仅是大规模研究之前的预试验，非概率抽样方法也是适用的。常用的非概率抽样有方便抽样、定额抽样、立意抽样、滚雪球抽样等。

（1）方便抽样。

方便抽样又称就近抽样、碰巧抽样、自然抽样、偶遇抽样。在这种抽样中，研究者选择那些最容易接近的人作为研究对象，如邻居、朋友等。此法虽样本的代表性差，有很大的偶然性，一般不能依据得到的样本推断总体，但是方便省力。方便抽样常用于预试验或预调查，目的在于确定调查表是否设计得当，并不用于数据分析。

（2）定额抽样。

定额抽样又称配额抽样，它与分层抽样中的按比例抽样相似，也是按调查对象的某种属性或特征将总体中的所有个体分成若干类或层，然后在各层中抽样，样本中各层（类）所占比例与他们在总体中所占比例一样。抽样时不是在层中随机抽样，而是由研究者配额的。进行配额抽样时，研究者要尽可能依据那些有可能影响研究变量的各种因素来对总体进行分层，并找出具有各种不同特征的成员在总体中所占的比例。然后依据这种划分以及各类成员的比例去选择调查对象，使样本中的成员在上述各种因素、各种特征方面的构成和在样本中的比例尽量接近总体特征。定额抽样与分层抽样都是依据某些特征对总体进行分层，但目的不同，抽样方法也不同。定额抽样之所以分层分类，其目的在于要抽选出一个总体的"模拟物"，其方法则是通过主观的分析来确定和选择组成这种模拟物的成员。也就是说，定额抽样注重的是样本与总体在结构比例上的表面一致性。而分层抽样进行分层，一方面是要提高各层间的异质性，另一方面也是为了照顾到某些比例小的层次，使所抽样本的代表性进一步提高，误差进一步减小。而其抽样的方法则是完全根据概率原则，排除主观因素，客观地等概率地到各层中进行抽样，这与定额抽样中那种"按事先规定的条件，有目的地寻找"的做法是完全不同的。定额抽样一般耗费较小，不需要抽样框架，可能短期内完成，但它在代表性方面、控制抽样偏倚方面以及现场工作严格要求方面都是有缺陷的。可能由于调查员的原因而滥用抽样方法和存在严重偏倚，他们往往会去找那些最容易找到、工作最方便、最愿意配合及最难避开的对象。此外，定额抽样并非随机抽样，无法获得随机样本资料。

（3）立意抽样。

立意抽样又称主观抽样或判断抽样，是指调查员根据研究的目标和自己主观的分析，选择和确定调查对象的方法。研究者依据主观判断选择可以代表总体的个体作为样本。样本的代表性取决于研究者对总体的了解程度和判断能力，是"有目的地"选择样本。例如：要了解社区居民对医疗保健的需求，可以对经济收入中等的成年人进行调查，了解一般人的需求；也可以经济收入高者、儿童或老年人为调查对象，了解特殊人群的需求。立意抽样可以充分发挥研究人员的主观能动作用，特别是当研究者对研究总体情况比较熟悉，研究者的分析判断能力较强、研究方法与技术十分熟练、研究的经验比较丰富时，采用这种方法往往十分方便。缺点是样本的代表性难以判断，不能推论。

（4）滚雪球抽样。

滚雪球抽样又称为网络抽样。当无法了解总体情况时，可以从总体中的少数成员入手，对他们进行调查，向他们询问还知道哪些符合条件的人；再去找那些人，并询问他们知道的人。如同滚雪球一样，可以找到越来越多具有相同性质的群体成员。例如，要研究社区退休老人的生活，可以到公园去结识几位老人，再通过他们结识其朋友。这种方法偏倚较大，是在特定总体的成员难以找到的时候最适合的一种抽样方法，在寻找某些特殊的研究对象时非常有用，如男男性行为者、酗酒者、药物滥用者、特殊行业人群等。

（二）人群健康普查

健康普查是对社区所有人群的健康状况进行调查。普查规模大、时间短，需集中较多调查人员，按统一的调查方法和技术规范，在规定时间内完成。

普查的目的主要包括：① 早期发现、早期诊断和早期治疗病人，如妇女的宫颈癌、乳腺癌普查；② 了解慢性病的患病及急性传染病的疫情分布，如高血压普查和针对传染病的疫区开展的普查；③ 了解社区居民健康水平，如营养状况调查；④ 了解人体各类生理生化指标的正常值范围，如青少年身高、体重测量的调查。

普查的优点：① 调查对象为全体目标人群，不存在抽样误差；② 可以同时调查目标人群中多种疾病或健康状况的分布情况；③ 能发现目标人群中的全部病例，在实现"三早"（早发现、早诊断、早治疗）预防的同时，全面地描述疾病的分布与特征，为病因研究提供线索。

普查的缺点：① 不适用于患病率低且无简便易行诊断手段的疾病；② 由于工作量大而不易细致，难免存在漏查；③ 调查人员涉及面广，掌握调查技术和检验方法的熟练程度难以统一，对调查项目的理解往往很难统一和标准化，不能保证调查质量；④ 耗费的人力、物力资源一般较大，费用往往较高。

二、社区健康调查具体操作方法

社区健康调查的具体操作方法很多，按调查结果可以分为定性调查和定量调查，从调查事件的时间顺序角度可以分为回顾性调查和前瞻性调查，从收集资料的具体方法可以分为观察法、访谈法、信访法等。社区健康调查的主要目的是明确人群发生某种事件的数量指标，如患病率、就诊率、生长发育情况等，或者探讨各种因素与疾病和健康的数量依存关系。阐述事物的特点及其发生和发展的规律，与定量研究相结合，揭示事物的内在本质也是社区健康调查的重要目的。

（一）定性调查

定性调查常用观察、半结构和非结构式访谈、专题小组讨论和问卷等方式收集资料。

1．观察法

观察法是研究者通过对事件或研究对象的行为进行直接的、系统的观察来收集数据的方法，是一种收集非言语行为资料的主要技术。观察法根据观察者的角色不同，可以分为参与性观察和非参与性观察。

（1）参与性观察。

参与性观察就是观察者参与到被观察的群体中，通过与被观察者的共同活动从内部进行观察。这种方法有利于深入被观察者群体，通过参与被观察者的群体活动，了解许多从外部无法了解到的真实情况。但是，随着与被观察者之间信任的增强和感情的加深，观察者在思想、感情上往往会自觉或不自觉地产生某些有利于被观察者群体的倾向，从而影响观察的客观性与真实性。因此，如何保持观察的独立性和中立性，排除思想、感情因素的干扰，是保证观察客观性的关键。

（2）非参与性观察。

非参与性观察是指观察者不参与被观察者群体及其活动，完全以局外人或旁观者的身份进行观察。由于观察者的身份公开，非参与观察完全不参与被观察者及其群体的活动，所以只能观察到一些表面的偶然现象，甚至可能是假象。但是，非参与观察的实施非常简便，只要得到被观察者及其群体的允许就可以观察，一般都能保持观察的中立性和客观性，可获得许多感性知识，因而其应用范围极为广泛，是社区健康调查使用较多的一种观察方法。

在实地观察中应注意的问题包括：① 选好观察对象和环境；② 选准观察时间和场合；③ 灵活安排观察程序；④ 与被观察者建立良好的人际关系；⑤ 尽可能减少观察活动对被观察者的影响；⑥ 把观察与思考紧密结合起来；⑦ 及时做好观察记录；⑧ 准备或制作记录工具。

2．深入访谈法

深入访谈是一种非结构式访谈。根据访谈提纲，通过与研究对象的深入交谈了解其对某些问题的想法、感觉与行为。交谈过程中，调查者不必依调查提纲的问题顺序按部就班地询问，而可以根据被调查者的回答，随时提出新的问题逐步深入主题。深入访谈具有较大的灵活性与开放性，访谈人员如掌握了一定的技巧，就可以获得较为真实和深入的资料。

（1）深入访谈法的步骤。

深入访谈法包括以下六个步骤。① 准备工作，包括研究设计、确定访谈对象、准备现场、收集和分析资料等。② 调查对象的选择，即确定要对哪些人进行深入访谈。由于深入访谈是对知情人进行深入细致的交谈，因此一般只能在小样本人群中进行，样本的选择主要采用非概率抽样的方法，常用的是立意抽样。③ 设计访谈提纲。访谈提纲是围绕研究目的将假设概念化后提出的一系列调查者和知情者交谈的话题或问题。这些问题都是开放性的，语言上要求使用一般性或非直接性的词语来代替直接性的问题，因为后者仅能得到"是"或"否"的回答。问答要求简单、语言清晰、容易理解，不超出研究范围。调查提纲的设计步骤包括建立提纲的框架、提出提纲草稿、形成调查提纲等步骤。通过预调查再次检查提纲的质量，修改完善，形成正式的调查提纲。④ 访谈员选择与培训。深入访谈的成功很大程度上取决于访谈者本身的素质，因为它比一般的问卷调查需要更多的技巧，因此应选择合适的访谈员，并进行必要的培训。培训时间一般为 2～3 天，以集中培训为好。培训的内容包括研究的目的、深入访谈的基本知识、怎样引导访谈深入进行、访谈时如何记录、提出访谈时可能遇到的问题等，必要时还应进行角色扮演和预试验。⑤ 现场访谈。首先开场介绍，营造气氛，使被调查者感到轻松和不拘束，包括介绍访谈目的，强调被调查者意见的重要性和保证访谈的保密性，目的是和被调查者建立友善的关系，使被调查者能够而且也愿意畅所欲言。然后进入实质性访谈，即在提纲的指导下进行正式访谈，先谈不敏感的话题，当被调查者足够放松时再过渡到深层次问题。同时注意非语言信息，注意时间的掌握，并采用一些访谈技巧。最后检查记录，纠正错误、补充完善，表示感谢。⑥ 访谈结果分析和撰写报告。深入访谈资料一般都可人工分析，主要是按访谈提纲归类整理，并据此写出报告。

（2）深入访谈法的应用。

深入访谈法的应用十分广泛，特别适用于对敏感型问题、尖锐问题和隐秘问题的研究。在医学领域，深入访谈常用于心理卫生、慢性病、社会边缘人群的健康和疾病问题等方面的研究。

（3）深入访谈法的优缺点。

优点：① 由于深入访谈是访谈者与被访者面对面、一对一的交流，因此访谈双方很少受到外界干扰，对访谈者来说，可以更加自如地引导谈话，且便于提出一些相对更为隐私的问题；对被访者来说，更有可能回答敏感话题，如性体验或强烈的情绪反应。因此深入访谈更能获得对个人的理解和经历的细节，这是参与观察与焦点团体访谈等方法不能获得的。② 深入访谈一次只专注于一个主题，且是一对一的开放式访谈，有利于针对研究问题收集全方位的彻底的资料。③ 深入访谈是一种开放式的访谈，研究者具有相当大的自主性，例如收集哪些资料、如何与被访者建立联系、如何做访谈等，可以充分发挥访谈者的主动性、创造性。④ 利用深入访谈法，还可以通过访谈者的观察，获得被访者的穿着、仪态、动作、表情等非语言信息。

缺点：① 深入访谈对访谈者的素质要求较高，要求访谈者有熟练的访谈技巧，否则不能获得详细、真实及完整的资料。② 深入访谈的质量依赖于访谈者的访谈技巧，同时也受其价值观和情感的影响，有时难以保证完全客观。③ 深入访谈需要花费大量的时间和精力，有时需要大量经费。

3．专题小组讨论法

专题小组讨论也称为焦点组讨论或焦点组访谈，是通过召集一小组同类人员，对某一研究议题进行讨论，得出深入结论的定性研究方法。

（1）专题小组的组成。

与深入访谈一样，专题小组讨论也要进行周密的设计，一般也采取非概率抽样方法来选择调查对象。每个小组的人数应便于参与者之间相互交流，以 8 ~ 10 人为宜。每个专题小组还需要一个协调人、1 ~ 2 名记录者和 1 ~ 2 个辅助者。协调人是组织者，其作用是引导讨论，鼓励参与者自由发言、相互交流，营造气氛，调动每个参与者的积极性；并且要把握讨论方向，使讨论围绕主题，因此要具备一定的领导才能和沟通技巧。记录员主要负责做讨论的记录，除了要完整、忠实地记录每个人的发言外，还应记录现场环境、讨论气氛、参与者的身体语言等。辅助人员主要负责会议环境和会议用品的准备、分发等（也可以不用辅助人员）。

（2）专题小组讨论的步骤。

① 制订专题小组讨论计划。② 确定小组的数量及类型。根据研究目的确定专题小组的数量，一般需要 2 ~ 3 组，甚至更多组。每个专题小组的参与者应该有共同特

征或共同兴趣，包括年龄、性别、资历等，目的是使每个讨论者都能自由、开放地参与讨论。③ 制定调查提纲。专题小组讨论的提纲依研究目的和访谈组的类型而定，通常包括三类问题：普通问题，指让参与者表达一般观点和态度的问题；特殊问题，指那些发现关键信息和表达参加者的感情与态度的问题；深度问题，指那些揭示较深层信息的问题。专题小组的议题不宜太多。④ 培训调查人员、进行预试验。正式访谈前需对协调员和记录员进行培训，讲明专题小组的作用，如何组织协调专题小组，并通过角色扮演进行预试验。⑤ 专题小组讨论准备工作，包括人员准备和场地准备。⑥ 进行专题小组讨论。⑦ 对专题小组讨论结果进行分析与解释。

4．其他定性方法

（1）访谈法。

访谈法是通过有针对性的谈话来收集资料的过程。这种谈话可以是面对面的访谈，也可以是电话访谈，常用的是面对面访谈。问卷调查中的访谈是由调查者根据事先设计的调查表或问卷对调查对象逐一进行询问来收集资料的过程，因此，这种访谈又称为问卷访谈或结构式访谈，基本特征是有详细的调查表和进行面对面的访问。

优点：访谈法比较灵活，调查员可以进行必要的说明，解释问卷中易引起误解或被访谈者不理解的内容，并可在访谈中随时纠正和完善被访谈者对问题的回答。访谈法对调查对象文化要求不高，文盲和不愿用文字回答问题者，均可以用这种方法来收集资料。一般访谈法的问卷回收率较高，因为调查员可以督促被调查者回答，并且不需要被调查者自己填写问卷，问卷填完之后可以立即收回，对于不合作者还可以进行说服。在访谈过程中，调查员可以根据被调查者的姿势、语气、表情、反应等非文字信息来判断其回答的真实性。面对面的访谈形式比较容易控制访谈环境，有效地防止第三者对访谈的影响。由于有调查员对调查的问题进行必要的说明和解释，因此可以在问卷中列入较为复杂的问题。

缺点：访谈法需要大量甚至是复杂的组织工作，如果访谈的样本很大，问卷中包括的问题较多，访谈就非常耗费时间、人力和物力。这种方法比较容易受访谈员先入为主的影响，如果访谈员的素质不高或没有进行足够的培训，就可能出现偏倚。面对面的访谈一般没有匿名保证，有时被调查者可能因此拒答或不真实地回答。由于涉及交通，且需要相当的人力、物力，因此其适用范围在地理上就不可能分布很广。

（2）信访法。

信访法是被调查者自己独立填答问卷的方法之一。一般是由调查者将问卷邮寄给调查对象，调查对象按照要求填写完毕后寄回给调查者。

优点：信访法由于不需要直接接触调查对象，因此不涉及交通，不需要现场组织工作与培训调查员，从而可以节省时间和费用。调查对象可以根据自己在时间和地点上的方便来回答问题，可以避免现场填写时间紧张、时间冲突和周围环境的影响。信访调查的范围可以很广，适用于调查对象居住较为分散的调查。

缺点：由于没有调查人员，被调查者遇到问题时无法得到准确的解答，而只能依靠有限的填表说明，因此缺乏灵活性。不能收集到非文字资料，有时很难分辨信息的真假。无法控制填写问卷的环境，如代笔、代答、共同回答、讨论回答等，一般研究者无从判断。由于缺乏有效的督促，问卷的回收率通常较低，是否合作取决于研究者的身份、调查对象的兴趣和文化素质。如果回收率过低，很难保证样本的代表性。缺乏有效的督促的另一后果是遗漏的问题可能较多，问卷有效率可能降低。

（二）定量调查

在社区健康调查中，居民的许多健康信息都是用某种数字来表示的。定量调查主要采用测量法和问卷法。

1．测量法

测量法主要采用各种仪器设备对人体健康指标进行测量，如身高、体重、腰围、血压、血糖、血脂、尿酸等，通常也可以包括彩超、B超、X线检查等。在社区健康调查中，人体健康指标的测量要由专业人员进行，使用的仪器设备和方法要标准统一，对一些指标还要注意测量时间的统一。

2．问卷调查

在社区健康调查中，可以通过问卷访谈法和问卷自填法来获取居民的某些健康信息，以相对数值的定量方式表示。如调查居民的吸烟情况，可用每天吸多少支烟来表示；调查居民的体育锻炼情况，可用每天锻炼的时间来表示。

三、社区健康调查的组织实施

社区健康调查的组织实施过程遵循任何一项科学研究都应遵循的步骤。整个研究过程包括五个步骤。

（一）制定调查方案

根据社区健康调查目的，制定调查方案，设计内容，可归纳为技术路线、实施计划、资料整理与分析计划等。技术路线是对研究方案做出的统筹安排，使研究按计划、分步骤有条不紊地进行，以保证课题科学、经济、可行；实施计划包括确定研究对象与范围、抽样方法及样本大小、研究工具的设计、资料收集方法、质量控制措施等；资料整理与分析计划包括设计分组、设计整理表归组方法等。

（二）实施调查方案

社区统一组织调查，成立领导小组、专家组和工作组。领导小组由社区领导任组长，社区干部和社区卫生服务站领导作为小组成员。专家组由卫生及相关部门的管理机构专家组成。工作组具体负责卫生服务调查的方案设计和论证、组织培训、调查实施、质量控制、技术指导和咨询等。

（三）整理和分析调查资料

资料的整理就是运用科学方法，将调查所得的原始资料按照调查提纲的要求进行审核、评价、分类与汇总，从而使资料系统化、条理化、完整化、清晰化，反映客观事物的本来面貌，并以集中、简明的方式反映调查对象总体情况的工作过程。具体步骤包括：① 设计和编制资料整理方案。资料的整理往往不是整理一个或两个指标，而是整理多个有联系的指标所组成的指标体系。② 审核原始资料。为了保证资料的准确性，首先就要进行原始资料的审核，避免出现数据录入的错误。③ 综合汇总调查项目，主要包括原始资料的分组、编码、汇总和计算。④ 编制统计表。对整理好的资料再进行一次审核，然后编制成一个统计表。⑤ 数据处理与分析。调查所得的资料经过整理后，还需要进行系统的统计分析，才能够解释出调查资料包含的信息。统计分析是指运用统计方法及与分析对象有关的知识，从定量与定性的结合上进行的研究活动，是在前几个阶段调查工作的基础上通过分析从而达到对研究对象更为深刻的认识。

（四）完成调查报告

调查报告是对社区健康进行调查后，将收集到的资料加以系统整理、分析研究，以书面形式向组织和领导汇报调查情况的一种文书。调查报告要具有针对性、真实性、科学性、典型性和时效性，能够剖析社区健康问题的本质及其发展趋向，对于发现和解决社区健康问题，开展有效的健康管理、制定相应策略和措施具有积极的作用。

第四节　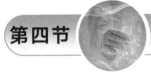问卷设计

一、问卷的概念与类型

（一）概　念

问卷，又称调查表，是在定量调查中用于收集资料的一种测量工具。研究者根据研究目的设计一系列问题，按一定的次序排列，向调查对象收集相关信息。

（二）类　型

根据不同的研究目的，问卷有不同的分类方法。按调查方式不同，可分为面访问卷、信访问卷和电话访问问卷。按问卷结构不同，可分为开放型问卷、封闭型问卷和混合型问卷。按收集资料方法不同，可分为自填问卷、访谈问卷。

1．自填问卷

自填问卷直接面向调查者，一般采取邮寄、网络、手机发送的方式，将问卷交到被调查者手中，让其自行填写。一般要求有详细的填表说明，问题不宜太复杂。

2．访谈问卷

访谈问卷由调查者将问题读给被调查者听，再由调查者根据被调查者的回答进行填写。因此，填表说明可不列入调查表，由调查者掌握，调查的问题也可以较复杂。

二、问卷设计的主要步骤

（一）确定研究目的

明确研究目的是设计问卷的首要工作。在确定研究目的后，要结合社区健康调查的内容、研究对象的性质和数量、调查方式、组织实施的形式等，全面查阅相关文献，对国内外的研究现状及发展趋势进行系统分析，建立理论假设，制订出合理可行的社区健康调查计划。

（二）制定问卷的框架和内容

社区健康调查目的和计划确定后，接下来的工作就是制定问卷的框架和内容，这是问卷设计的核心部分。首先要确定收集哪些资料，然后按照资料类别分成若干具体的指标，围绕这些指标编制合适的问题，最后根据调查所采用的方式、统计分析方法等因素决定问卷的形式和结构，将问题按一定的原则组合形成问卷初稿。问卷的框架一般包括题目、指导语、填写说明、问题及核查项目等。在设计初稿时，就要充分考虑问题的提问语言是否准确，备选答案是否全面，问题的排列顺序是否合适等。在设计过程中，可先在课题组内部充分讨论，形成调查项目池，然后再对项目进行加工和取舍。

（三）预调查

调查问卷初稿完成后，一方面送给社区工作者、健康管理者、营养师以及流行病与卫生统计学、临床医学等相关领域的专家或研究人员，必要时也可以邀请心理学、社会学专家，请他们对问卷的内容逐一审核并结合自己的专业特点和工作经验提出修改意见，问卷设计者汇总专家意见后对问卷逐一进行完善。在正式开展调查前，选择小样本人群进行预调查，同时对问卷的信度和效度进行评价。预调查的目的在于发现问卷的内容、调查的组织方式、调查对象的合作程度、答案的准确性、完成调查的时间、调查数据的可利用分析程度等方面的问题，以进一步修改完善，使之更科学合理，使调查的组织方式更为可行，从而提高调查质量和应答率。例如，对应答率较低的问题，就要推敲问题的语言是否易于被调查对象理解，答案是否全面，从而做出进一步的修改。

（四）确定问卷

根据预调查中发现的问题对问卷做出最终的修改，使之趋于完善，然后定稿印制或制作成电子问卷，在正式调查的过程中不可以再对问卷随意更改。

三、问卷的结构和内容

（一）标　题

问卷的标题应简明扼要，能够反映调查的基本内容，例如，"兴平社区健康状况调查表""社区居民体育锻炼情况调查表""社区居民行为、生活方式调查表"。但是在调查一些敏感问题时，问卷的标题应模糊一些，避免调查对象一看题目就不想接受调查，影响应答率。

（二）说明信

说明信是指在询问正式问题之前，给调查对象的一封简短的信，主要说明调查者的身份、调查的目的和意义、保密问题等，取得调查对象的信任和支持后完成本次调查。说明信的文字应简练，不宜过长。内容一般包括以下几个部分：① 介绍调查者的身份，说明调查项目的来源、研究机构的名称、调查者的身份，从而增强调查对象的安全感，使其易于合作。② 介绍本次调查的目的与意义。此项内容的目的在于提高调查对象的合作程度。③ 请求合作。请求调查对象合作，完成问卷调查。④ 匿名保证。向调查对象承诺所调查内容仅供研究使用，所有信息绝不向外泄露和传播，打消调查对象的顾虑。结合调查目的，能不填写姓名、联系方式的尽量不要填写，这样调查对象就不担心隐私外泄，可以获得相对真实可靠的问答。但在一些随访研究中，姓名与联系方式等资料则必不可少，这时应尽量争取调查对象留下这些联系资料。⑤ 知情同意和致谢。在不单独填写知情同意书的情况下，可在说明信里补充调查对象同意请签字的话语并留出签字的地方和时间。对调查对象的合作表示谢意。

（三）填表说明

为了能使调查员正确理解问题，调查对象正确回答问题，在说明信或调查表后可以附有研究者专门设计的填写说明，包括回答问题的方法、对某些问题的解释等。

（四）问题和答案

问题部分是问卷设计的核心，直接反映研究者的研究目的和内容，也是研究者花费时间最多的部分。

1．问题的种类

问卷中的问题可分为特征型、行为型和态度型。特征型问题主要反映调查对象的基本情况，如年龄、性别、职业等。行为型问题主要描述调查对象过去或现在正在发生的某些行为和事件，如吸烟、饮酒、饮食习惯、运动情况等。态度型问题主要反映调查对象对某些或某一事情的看法、认识和意愿等，如调查对象对额外选择营养补充剂的态度。

按照课题的研究内容，在问卷设计时，问题主要集中在调查对象的基本情况和研究相关项目。

（1）调查对象基本情况：用以了解调查对象基本人口社会学的基本信息，如姓名、性别、年龄、文化程度、婚姻状况等。这些信息可以在以后的资料分析中作为分组变量，描述疾病或健康状况的分布情况，也可便于以后的随访查找。

（2）研究相关项目：这一部分的问题设置与课题的研究目的息息相关，研究目的不同，问卷的调查项目也不尽相同。这一部分主要包括临床症状和体格检查项目、实验室检测项目、膳食摄入项目、治疗和用药情况。

2．问题和答案的编写格式

问卷设计中，较为常用的问题和答案的编写格式有以下几种。

（1）二项式：问题只有相互对立的两种答案可供选择，通常是"是/否""有/无""同意/不同意""接受/不接受"等。这种类型的问题简单明了，易于回答，但是获得的信息量较少，容易产生偏倚。

（2）多项式：提出一个问题后，有多种答案供选择，既可以单选，也可以多选，但是以单选居多，这是问卷中采用较多的一种类型。如果一个问题有较多选项，不可能全部列出，只需列出几个常见选项，在最后一个项目用"其他"列出，供调查对象填写。

（3）填空式：只提出问题而不提供答案，向调查对象询问后将答案直接填入空格中。

（4）自由式：提出问题后，调查对象可自由回答。

（5）矩阵式：将一组相同类型的问题集中在一起排列，共用相同的答案。

（6）序列式：将答案按不同程度的差异排列，如"从未、很少、有时、经常、总是"。

（7）尺度法：在调查中有些需要量化的指标，如认可程度，可以将答案分为两个极端，用一条线段的两端表示，中间划分为若干等距离的部分表示不同的程度，根据调查对象的感受程度在适当的地方上做标记。

（8）关联式：在设计一些相互衔接的问题时，后一问题的回答与前一问题有关时则继续询问，若无关则跳过这一系列问题。在需要跳转的地方有明确的说明语，提醒调查员和调查对象注意，可以用粗体或加下划线表示。

3．问题的语言

问题语言的表达效果关系到调查对象对问题的理解及回答效果。因此在问题的陈述上，应尽量做到以下几点。

（1）问题简单易懂。调查对象的文化程度、年龄等各不相同，如果问题过于复杂，专业术语较多，容易导致回答的不准确甚至拒答，从而影响调查质量。

（2）用词要准确。问题用语的意思不明确，会导致调查对象对同一问题产生不同的理解。

（3）避免复合型或双重含义问题。例如，"您经常食用蔬菜和水果吗？"，这一问题包括摄入蔬菜和水果两种行为方式，问题不明确。

（4）避免倾向性或诱导性的问题。诱导性是指在所提出问题中添加有暗示调查对象如何回答的内容。

四、问卷的评价

问卷设计好后，还需进行效度和信度的评价，以判定问卷是否合理。一般可借助专业软件完成，如 SAS、SPSS、STATA。

（一）问卷信度的评价

信度（reliability）即问卷的可信程度。对同一批调查对象应用相同的问卷进行重复调查，检测其结果是否一致。信度主要用于评价问卷的精确性、稳定性和一致性，是评价问卷测量质量的重要指标之一，一致性好则信度高。常用的信度指标有以下几种。

1．内部一致性信度

内部一致性信度用克朗巴赫系数（Cronbach's alpha，α 系数）来表示。该系数反映的是调查项目内部的同质性。α 系数取值为 0~1，α 系数达到 0.7 或更高，可认为问卷的内部一致性信度较好，达到 0.8 或更高则内部一致性信度很好。

2．分半信度

分半信度将问卷的问题分为数目相等的两半，例如，将项目按奇数偶数分为两部分或分为前后两部分，计算两部分相关系数。常用的指标为斯皮尔曼-布朗系数（Spearman-Brown）。

3．重测信度

重测信度是指应用相同问卷对某个（些）调查对象进行第一次测试，相隔一段时间后再对其进行重复测量，然后计算两次测量的相关系数（r）或 Kappa 值。相关系数一般要求达到 0.7 以上。重测信度反映问卷在不同测试时间的稳定性，也称稳定性系数。

4．调查员信度

调查员信度是指两个或多个调查员使用相同问卷对同一批调查对象进行调查，然后分析得分的相关情况，常用指标包括组内相关系数或 Kappa 值。

（二）问卷效度的评价

效度（validity）即问卷调查结果与客观真实结果的符合程度，主要评价问卷的准确性、有效性和真实性，是最重要的客观性指标。常用的效度指标分为以下几种。

1．内容效度

内容效度指调查对象对问题的回答能否达到研究者所希望的测试结果。确定内容效度的方法有逻辑法和经验法。逻辑法，即邀请有关专家对问卷条目内容进行评价考核；经验法，即通过实践检查测验，看能否检测出研究者想要测试的内容。

2. 结构效度

结构效度指将问卷中的每个问题看作一个变量，然后通过调查结果得分对所有问题做因子分析，提取一些较为显著的因子，通过各个问题在每个因子上的载荷将问题分类。在因子分析的结果中，用于评价结构效度的主要指标有累计贡献率、共同度和因子负荷。累计贡献率反映公因子对量表或问卷的累计有效程度，共同度反映由公因子解释原变量的有效程度，因子负荷反映原变量与某个公因子的相关程度。

3. 效标效度

效标效度又称准则关联效度，即用一个公认的量表作为标准，检验新问卷与标准量表测试结果的相关性。效标应客观、可靠，最好是该领域内公认最可靠的金标准。

（三）问卷可行性分析

问卷的可行性是指问卷的可接受程度，主要包括问卷的回收率、应答率、完成时间等。问卷的回收率是指调查结束后最终收回的问卷占实际发放问卷的比例，通常要达到调查对象的 85% 以上，否则结果的可靠性就值得怀疑。问卷的应答率是指收回的问卷中，合格的问卷所占的比例。应答率过低一方面与调查对象不配合、调查员不认真等人为因素有关，另一方面也可能与问卷的设计不合理、问题过多或不明确等问卷因素有关。

 思考题

1. 为什么要进行社区健康调查？有哪些重要意义？
2. 社区健康调查应包括哪些内容？
3. 概率抽样和非概率抽样的区别是什么？
4. 定性调查与定量调查的区别是什么？
5. 定性调查的方法包括哪些？
6. 问卷的评价包括几方面？

第四章

社区健康素养与健康教育

本章要点

掌握 社区健康素养的定义及内涵；健康素养的层次及区别；社区健康教育的基本概念及内涵；社区健康教育基本内容及形式；社区健康教育计划实施。

熟悉 社区健康素养需求及内容；提高健康素养的意义；影响社区健康素养水平的因素；社区健康教育内容；健康教育与健康促进的关系。

了解 社区健康素养的研究方向；社区健康素养层次划分标准；提高健康素养的策略；社区健康教育的需求；社区健康教育效果评价。

本章课程思政目标

通过学习社区健康素养的内涵、需求和内容，以及社区健康教育计划实施等内容，提升学生的健康素养水平，培养学生的健康服务意识，培养学生的爱心、仁心、责任心及为他人健康教育无私奉献的精神。

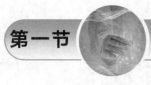

第一节　　社区健康素养概述

一、社区健康素养的定义及内涵

（一）社区健康素养的定义

1. 定　义

国际上对健康素养（health literacy）的定义并不统一，目前普遍认为健康素养是指个人获取和理解健康信息，运用这些信息维护和促进自身健康的能力。美国国立医学图书馆（National Library of Medicine，NLM）将其定义为"个体获取、理解和处理基本健康信息或服务并做出正确的与健康相关决策的能力"。该定义被国内外广泛应用。我国原卫生部以公告形式发布了《中国公民健康素养——基本知识与技能（试行）》，并指出健康素养是人们通过获得的健康知识和服务，对其进行加工与运用，以提高自己的判断能力和健康能力，并维护自己的健康水平。

2. 健康素养的两个视角

对健康素养定义上的不同表述是因为各派的学者从不同的视角来理解健康素养。目前，临床医学取向和公共卫生取向是健康素养研究的两个主要方向。

（1）临床医学取向。

临床医学取向研究最早盛行于西方国家，以医疗环境为背景，以医生与患者为对象，开展健康素养方面的研究。研究者认为健康素养高低与病患自身水平高低有关，自身水平主要受教育程度和文化水平影响，虽然没有明确的研究表明受教育程度高低与健康素养呈直接相关关系，然而早期研究已开始关注二者之间的潜在关系。目前健康素养调查不是以个体为单位进行统计，而是按疾病分类，对不同疾病发展情况下的因素进行相关联分析。互联网时代的到来对人们识别信息的能力提出更高的要求，临床医学取向研究结合信息化大数据，健康素养不再是听说读写以及计算能力的综合表现，而成为影响疾病发展和最终结果的重要因素，也是影响健康格局的重要因素，对于自我管理能力的提升和改善健康状况、降低治病成本有着积极意义。

（2）公共卫生取向。

公共卫生取向研究将注意力转向教育和信息化，更加强调保健和卫生的重要性，一定程度上将建设公共健康素养作为卫生保健和预防疾病的有力措施。公共卫生取向研究主要对个体和社会环境提出不同的要求：对于个体，应当将健康素养与教育和增权（empowerment）联系起来，认为教育和增权不仅是为提升知识素养，更是提高个体的自我效能，教会患者互动和批判性思维，从而促进个体健康水平的提高；

对于社会环境，强调公共卫生干预，将健康素养的养成和社会紧密联系，而不再局限于个体，认为健康素养是个人、社会、环境综合作用的结果。

（二）社区健康素养的内涵

健康素养是一种能力，是指人们获得健康知识和服务，并对其进行加工与运用，维护自己的健康水平的能力。从这个角度讲，社区健康素养包含两个方面的含义：第一，社区居民健康认知元素、认知结构与认知过程等健康认知能力；第二，社区居民获得和适应社会支持的能力等维护健康的能力。

有些学者认为健康素养包括三个方面的内涵：① 健康知识、技能等健康认知元素；② 处理健康问题的科学态度，包括对健康的理解、健康观、健康价值观、健康相关态度；③ 运用科学方法处理健康问题的过程，包括正确理解并且处理健康问题和健康危险因素，正确理解与处理个人健康和公共健康，适应并且积极谋求社会支持（包括社会环境与自然环境的支持）等。

由此可见，健康素养并不只是单纯的知识和技能，而是一个多层次、融合多种素养的内涵体系。健康素养可以分为功能性健康素养、互动性健康素养、评判性健康素养三个层次。这种划分不是依据一般的读写能力，而是依据个体的自主性大小及参与对健康及其决定因素的行动的范围和程度。

1. 功能性健康素养

美国科学事务委员会更具体地把"成功地执行患者的角色功能而阅读和理解处方药瓶、预约单和其他基本的健康相关信息材料的能力"定义为功能性健康素养（functional health literacy），是指日常生活中生存所需的基本的读写能力。功能性健康素养主要是让个体具备一定的卫生学知识、安全知识、营养知识、药物知识、急救知识等。这些日常生活中需要的基础阅读、写作和计算能力，反映了传统健康教育的结果。功能性健康素养把目标定位在避免健康风险和改善健康服务的知识掌握上，强调的是个体改善健康的知识、危险认知水平、响应公共卫生行动及倡导的健康行为。

2. 互动性健康素养

互动性健康素养（interactive health literacy）是一种更先进的认知能力，重点不在于基本知识的传授，而在于培养个体的技能素养。这些技能素养包括问题解决能力、沟通能力、做出健康决定的能力等。互动性健康素养侧重于在日常活动中发展个人技能，在不断变化的情况下运用新信息。互动性健康素养与功能性健康素养不同的是，个体的互动性健康素养水平在一定时间内是稳定的，不可能有很大的提升，而个体的功能性健康素养则可以通过短时间的健康教育得到提高。

互动性健康素养定位在个人处理知识的能力，特别是改变动机和对所获信息的运用。具有较高健康素养的个体通常具有独立获取、交流与使用信息的能力，并能激励自己产生有利于健康的行动的动机及信心，这一素养会影响健康行为的形成。在这个层次上，教育应该提高个体独立地获取知识的能力，提高个体根据各种建议行动的动机和行动的自信心。

3. 评判性健康素养

评判性健康素养（critical health literacy）是最高级别的认知技能，是健康素养连续统一体的最后一个阶段。评判性健康素养侧重在批判性地分析信息，相比前两个阶段能更好地利用信息及对生活事件和健康状况拥有更大的控制力。评判性健康素养旨在改变公共政策及社区行动等，旨在支持有效的社会和政治行为，而不仅是个人行为。因此，评判性健康素养定位在提高个体和社区的能力，从而在社会和经济等健康决定因素上做出行动。

这三个层次的划分是随着个体在做出决定时的自主性及个体增权的程度的增加而逐级增加的。从功能性健康素养到评判性健康素养，所强调的范围也是从个体逐渐扩展到群体。不同层次的健康素养的划分没有明显的界线，每个个体都或多或少具备不同层次的健康素养，具体见表 4-1。

表 4-1　三种健康素养的区别

项　　目	功能性健康素养	互动性健康素养	评判性健康素养
内容	医学知识、安全知识、营养知识、药物知识、急救知识等	问题解决能力、沟通能力、做出健康决定的能力	批判性分析的能力
健康信息	被动接受	主动获取	选择性接受
行动范围	个体	个体	社会、社区
对健康影响因素的控制力	较小	中等	较大
健康行动的自主性定位	较小知识掌握	中等能力较强	较大集体行动能力

二、社区健康素养需求

（一）社区健康素养需求内容

随着经济社会的发展，社区居民对健康素养的需求在不断深化，不同社区人群对健康素养的需求也不尽相同。目前主要的社区健康素养需求内容包括以下六个方面：科学健康观、传染病防治、慢性病防治、安全与急救、基本医疗、健康信息。

1. 科学健康观

"健康不仅仅是没有疾病或不虚弱，而是身体的、精神的和社会适应的完满状态。"这就是科学的现代健康观。它包含身体、心理和社会适应三个方面。身体健康指的是生理状态良好，即人体各器官、系统的功能正常，没有疾病和躯体残缺，体格健康，精力充沛。心理健康即精神健康，指的是人的智力正常，情绪稳定，行为协调，积极向上，热爱生活，知足常乐，有良好的人际关系，有自知之明，心理特点与年龄相符等。在社会生活中，有进取心、接纳心、宽容心。社会适应良好指的是具有良好的适应社会环境的能力，也就是思想、情感和行为能与社会环境的要求保持一致，能适应社会生活的各种变化。健康生活方式、中医养生保健知识是社区居民主要的健康素养需求。

2.传染病防治

传染病防治指个人获取、理解和处理传染病防治信息和服务，并运用这些传染病防治信息和服务，在管理传染病危险因素和预防传染病等方面做出正确防治措施，保护和促进自身健康的能力。2019年12月新型冠状病毒肺炎的出现，给人们的生命和财产造成极其严重的损失。新型冠状病毒肺炎防治基本知识和理念也是重要的健康素养需求内容。

3.慢性病防治

慢性病防治指通过对个体的体格检查、体质辨识、饮食调理、体育锻炼、心理疏导、药物干预等多种方式实现早诊断、早治疗、早干预，最终达到躯体、心理、社会、道德的良好和完满的健康状态。例如，慢性病患者希望社区医护人员提供诸如"用药指导"等方面的健康知识。

4.安全与急救

安全与急救是居民健康素养的一个重要组成部分，反映了居民识别不安全因素、预防事故发生，正确应对突发事件以及维护生命与健康的能力。近年来，我国食品安全事故、重大传染病疫情、意外爆炸事件、洪涝灾害、地震等各类突发公共卫生事件或其他突发公共事件引发的公共卫生问题较多，对人民生命健康安全、社会安定与国家经济发展构成了极大威胁。提高居民安全与急救素养是增强居民突发公共卫生事件处理能力、减少危害、保护生命健康的重要途径。

5.基本医疗

基本医疗是指居民患病时，能支付得起的适宜的治疗技术，包括基本药物、基本服务、基本技术和基本费用等内容。基本医疗卫生服务是指维护人体健康所必需的、与经济社会发展水平相适应的、公民可公平获得的，采用适宜药物、适宜技术、适宜设备提供的疾病预防、诊断、治疗、护理和康复等服务。国家建立基本医疗卫生制度，建立健全医疗卫生服务体系，保护和实现公民获得基本医疗卫生服务的权利。基本医疗素养是健康素养的重要组成部分，反映了人们对基本医疗卫生服务的了解、需求和利用水平。

6.健康信息

在国际标准分类中，健康信息的定义涉及词汇、信息技术应用。在中国标准分类中，健康信息的定义涉及电子计算机应用、医用电子仪器设备、标准化、质量管理。健康信息素养是指个体获取、了解、甄别、应用健康信息的能力。提升人们的健康信息素养，使每位公民都有能力真正地对自己的健康负责，不仅能够帮助人们有效地甄别疫情信息的真伪，减少虚假信息给人们带来的危害，也是实现"健康中国"这一战略目标的重要保障。

（二）社区健康素养需求类型

目前，我国对于公众健康素养提升未形成完整体系，加之受社区居民个体文化水平高低和接受渠道的限制，社区健康素养普及工作进展较为缓慢，造成社区居民健康素养水平参差不齐。当前，有关健康素养需求的研究对象逐渐从整个社会向细分群体延伸，如社区老年人及妇女，尤其是健康素养水平较低的社区老年人群体。

1．社区老年人健康素养需求

人口老龄化已成为全球性的公共卫生问题。据第七次全国人口普查结果，我国60岁及以上人口已达到 26 402 万人，占总人口的 18.7%。随着健康观念的普及，全民健康意识的提高，老年人的健康意识也逐渐提高，对健康的追求也不再仅仅是没有疾病，而是追求生理、心理和社会的良好状态。与此同时，老年人的健康素养需求也在不断扩大，老年人越来越重视自己的健康问题，会通过各种渠道，如电视、手机等学习健康知识，对疾病相关知识、饮食指导、保健养生、运动锻炼及心理健康指导等多方面具有较大的需求。

2．社区妇女健康素养需求

（1）育龄妇女健康素养需求。

健康素养是健康不可或缺的决定因素，而妇女生殖健康素养水平是提高全民健康素养水平的有效着力点之一。育龄妇女的生殖健康不仅关系到女性本身的健康，还关系到出生人口的素质，是预防出生缺陷的关键。

产前：新生儿保健、孕期运动及营养、无痛分娩、孕期胎教、产前分娩准备、入院流程、孕期检查用药事项、胎儿自我宫内监测、孕期心理指导、孕产期的保健。

产后：科学坐月子、产后康复、儿童预防接种、食品安全、产后儿童心理健康、发热处理、儿童发热处理、测量体温、母乳喂养、选购包装食品。

（2）妇女健康素养需求。

妇女健康素养指妇女获取、理解、处理、利用基本健康信息和服务，以维持和促进自身及子代健康的能力。

妇女健康素养需求主要包括：妇科常见病及多发病、安全与急救、基本医疗、生理常识、合理营养、科学就医、卫生服务利用。

（三）满足需求的策略和措施

社区应通过组建优质科普人才队伍、创新科普宣传教育形式、推进健康科普活动项目、创新传播途径等多种形式开展社区居民健康素养的培育和提升工作。社区应有针对性地对社区居民进行健康教育，实施健康促进措施；提高健康信息的可读性，满足社区居民的不同需求，提升社区居民健康素养，使居民获得最大的健康产出。

三、社区健康素养内容

2013 年，世界卫生组织指出，提高公众健康素养是"公共卫生领域的当务之急，各国政府应将提高公众健康素养水平作为卫生和教育政策的一项明确目标"。2015 年 12 月，国家卫生计生委办公厅印发了《中国公民健康素养——基本知识与技能（2015 年版）》（简称《健康素养 66 条》（2015 年版）），界定了我国公民健康素养的基本内容，是目前评价我国公民健康素养水平的重要依据。其大致将健康素养分为三方面内容：基本知识和理念、健康生活方式与行为、基本技能。

（一）基本知识和理念

这部分主要解释说明健康素养的基本知识和理念，从心理认知、卫生保健等方面指出健康不仅是没有疾病或虚弱，而是身体、心理和社会适应的完好状态，提出突发健康事件的应急处理措施。具体内容如下：

1. 健康不仅仅是没有疾病或虚弱，而是身体、心理和社会适应的完好状态。

2. 每个人都有维护自身和他人健康的责任，健康的生活方式能够维护和促进自身健康。

3. 环境与健康息息相关，保护环境，促进健康。

4. 无偿献血，助人利己。

5. 每个人都应当关爱、帮助、不歧视病残人员。

6. 定期进行健康体检。

7. 成年人的正常血压为收缩压 ≥90 mmHg 且 <140mmHg，舒张压 ≥60 mmHg 且 <90 mmHg；腋下体温 36 ℃～37 ℃；平静呼吸 16～20 次/分；心率 60～100 次/分。

8. 接种疫苗是预防一些传染病最有效、最经济的措施，儿童出生后应当按照免疫程序接种疫苗。

9. 在流感流行季节前接种流感疫苗可减少患流感的机会或减轻患流感后的症状。

10. 艾滋病、乙肝和丙肝通过血液、性接触和母婴三种途径传播，日常生活和工作接触不会传播。

11. 肺结核主要通过病人咳嗽、打喷嚏、大声说话等产生的飞沫传播；出现咳嗽、咳痰 2 周以上，或痰中带血，应当及时检查是否得了肺结核。

12. 坚持规范治疗，大部分肺结核病人能够治愈，并能有效预防耐药结核的产生。

13. 在血吸虫病流行区，应当尽量避免接触疫水；接触疫水后，应当及时进行检查或接受预防性治疗。

14. 家养犬、猫应当接种兽用狂犬病疫苗；人被犬、猫抓伤、咬伤后，应当立即冲洗伤口，并尽快注射抗狂犬病免疫球蛋白（或血清）和人用狂犬病疫苗。

15. 蚊子、苍蝇、老鼠、蟑螂等会传播疾病。

16. 发现病死禽畜要报告，不加工、不食用病死禽畜，不食用野生动物。

17. 关注血压变化，控制高血压危险因素，高血压患者要学会自我健康管理。

18. 关注血糖变化，控制糖尿病危险因素，糖尿病患者应当加强自我健康管理。

19. 积极参加癌症筛查，及早发现癌症和癌前病变。

20. 每个人都可能出现抑郁和焦虑情绪，正确认识抑郁症和焦虑症。

21. 关爱老年人，预防老年人跌倒，识别老年期痴呆。

22. 选择安全、高效的避孕措施，减少人工流产，关爱妇女生殖健康。

23. 保健食品不是药品，正确选用保健食品。

24. 劳动者要了解工作岗位和工作环境中存在的危害因素，遵守操作规程，注意个人防护，避免职业伤害。

25. 从事有毒有害工种的劳动者享有职业保护的权利。

（二）健康生活方式与行为

这部分主要涉及日常生活中公民对于公共卫生预防和处理的常识，涉及生活各方面。具体内容如下：

26. 健康生活方式主要包括合理膳食、适量运动、戒烟限酒、心理平衡四个方面。

27. 保持正常体重，避免超重与肥胖。

28. 膳食应当以谷类为主，多吃蔬菜、水果和薯类，注意荤素、粗细搭配。

29. 提倡每天食用奶类、豆类及其制品。

30. 膳食要清淡，要少油、少盐、少糖，食用合格碘盐。

31. 讲究饮水卫生，每天适量饮水。

32. 生、熟食品要分开存放和加工，生吃蔬菜水果要洗净，不吃变质、超过保质期的食品。

33. 成年人每日应当进行 6~10 千步当量的身体活动，动则有益，贵在坚持。

34. 吸烟和二手烟暴露会导致癌症、心血管疾病、呼吸系统疾病等多种疾病。

35. "低焦油卷烟"、"中草药卷烟"不能降低吸烟带来的危害。

36. 任何年龄戒烟均可获益，戒烟越早越好，戒烟门诊可提供专业戒烟服务。

37. 少饮酒，不酗酒。

38. 遵医嘱使用镇静催眠药和镇痛药等成瘾性药物，预防药物依赖。

39. 拒绝毒品。

40. 劳逸结合，每天保证 7~8 小时睡眠。

41. 重视和维护心理健康，遇到心理问题时应当主动寻求帮助。

42. 勤洗手、常洗澡、早晚刷牙、饭后漱口，不共用毛巾和洗漱用品。

43. 根据天气变化和空气质量，适时开窗通风，保持室内空气流通。

44. 不在公共场所吸烟、吐痰，咳嗽、打喷嚏时遮掩口鼻。

45. 农村使用卫生厕所，管理好人畜粪便。

46. 科学就医，及时就诊，遵医嘱治疗，理性对待诊疗结果。

47. 合理用药，能口服不肌注，能肌注不输液，在医生指导下使用抗生素。

48. 戴头盔、系安全带，不超速、不酒驾、不疲劳驾驶，减少道路交通伤害。

49. 加强看护和教育，避免儿童接近危险水域，预防溺水。

50. 冬季取暖注意通风，谨防煤气中毒。

51. 主动接受婚前和孕前保健，孕期应当至少接受 5 次产前检查并住院分娩。

52. 孩子出生后应当尽早开始母乳喂养，满 6 个月时合理添加辅食。

53. 通过亲子交流、玩耍促进儿童早期发展，发现心理行为发育问题要尽早干预。

54. 青少年处于身心发展的关键时期，要培养健康的行为生活方式，预防近视、超重与肥胖，避免网络成瘾和过早性行为。

（三）基本技能

这部分是公民必须具备的基本技能，要求层次较低。具体内容如下：

55. 关注健康信息，能够获取、理解、甄别、应用健康信息。

56. 能看懂食品、药品、保健品的标签和说明书。

57. 会识别常见的危险标识，如高压、易燃、易爆、剧毒、放射性、生物安全等，远离危险物。

58. 会测量脉搏和腋下体温。

59. 会正确使用安全套，减少感染艾滋病、性病的危险，防止意外怀孕。

60. 妥善存放和正确使用农药等有毒物品，谨防儿童接触。

61. 寻求紧急医疗救助时拨打 120，寻求健康咨询服务时拨打 12320。

62. 发生创伤出血量较多时，应当立即止血、包扎；对怀疑骨折的伤员不要轻易搬动。

63. 遇到呼吸、心跳骤停的伤病员，会进行心肺复苏。

64. 抢救触电者时，要首先切断电源，不要直接接触触电者。

65. 发生火灾时，用湿毛巾捂住口鼻、低姿逃生；拨打火警电话 119。

66. 发生地震时，选择正确避震方式，震后立即开展自救互救。

第二节　培养与提高社区健康素养

一、社区健康素养评估

（一）社区健康素养评估的概念

健康素养评估，是研究不同时间、地区、人群健康素养水平变化规律及其影响因素的相关工作。社区健康素养评估即为研究不同时间、不同社区人群健康素养水平及其影响因素的相关工作。

（二）社区健康素养评估的工具

健康素养评估是提升健康素养的基础和前提，国内外学者对健康素养的评价指标及工具进行了一系列的研究。健康素养测评工具可分为客观测评工具、主观测评工具及综合测评工具。

1. 客观测评工具

客观测评工具数量最多，其中最为权威且应用最为广泛的是成人医学语言阅读能力测试量表 REALM（The Rapid Estimate of Adult Literacy in Medicine and Derivatives，REALM）系列量表与成人功能性健康素养测试量表 TOFHLA（The Test of Functional Health Literacy in Adults，TOFHLA）系列量表。REALM 和 TOFHLA 基于临床视角，应用在不同人群、针对不同疾病的健康素养测试中，为医生评估病患的健康素养水平及提高医患交流效果发挥了积极作用。

REALM 是在 1991 年，由 Davis TC 等从医疗表格和患者的教育材料中选取 125 个医学术语开发出来的。该量表旨在用于公共卫生和初级保健机构，根据被试者对单词的发音能力来评分，以识别低阅读水平的患者。REALM 被认为是国际上最有影响力的健康素养量表之一。之后，研究人员在此基础上又开发出各种优化版本，形成了 REALM 工具家族，其中包括：① REALM-S，它包含了 66 个医学术语，极大地缩短了测试时间，增强了适用性，成为 REALM 系列量表应用最广的版本；② REALM-R，旨在快速识别患者潜在的健康素养问题；③ REALM-TEEN，针对青少年群体开展健康素养测评；④ REALM-SF，用来快速识别低识字率的患者。

TOFHLA 是在 1995 年，由 Parker RM 等开发出来的。TOFHLA 从阅读和计算两方面测试了健康素养，并包含西班牙语和英语两种版本。1999 年，Baker DW 等团队根据已有的研究中回答错误条目的重要性和频次对条目进行了筛选，又开发了更为简短的 S-TOFHLA，包含 2 篇短文和 4 个计算题。TOFHLA 的适用性进一步提升，成为另一种经典的健康素养测评工具。

2. 主观测评工具

健康素养主观测评工具一般采用自我报告的方式进行测试。主观测评工具中被广泛应用的是电子健康素养量表 eHEALS（The eHealth Literacy Seale，eHEALS）量表。eHEALS 是从公共卫生角度出发进行测评，更适用于用户自我报告式的实证研究。eHEALS 关注个体从电子资源中搜寻、获取、理解和评估健康信息，并将获得的知识用于解决健康问题的能力，它兼具功能性健康素养和交流性健康素养的内涵，在网络环境下的用户健康行为研究中备受关注。

3. 综合测评工具

综合测评工具以欧洲健康素养调查问卷 HLS-EU-Q（The European Health Literacy Survey，HLS-EU-Q）系列为典型代表。综合测评工具将主客观两种测评方式相结合，测试维度更广，也更加科学可靠。HIS-EU-Q 是由欧洲国家 9 个研究室人员基于健康素养的概念模型共同开发的，旨在对欧洲人口的健康素养进行测评和比较。该量表测量了医疗保健、疾病预防、健康促进三个关键健康领域的相关知识，并翻译为多国语言版本，在欧洲得到广泛使用。但由于综合测评工具测量维度较多，工具内容较为复杂，一般测试时间较长，并不易于管理。

在测评主题上，三种类别的测量工具都测量了个人技能，而心理因素和健康相关活动的主题则较少被关注；在测评维度上，以功能性健康素养和互动性健康素养测评工具为主。

二、提高健康素养的意义

健康素养是国民素质的重要标志，是反映国家与地区健康水平的重要指标。从2012年起，国家卫生健康委员会组织开展了全国居民健康素养水平的动态监测，数据显示我国城乡居民健康素养水平稳步提升，由2012年的8.80%上升至2019年的19.17%，但整体水平仍然相对较低。2016年10月印发的《"健康中国2030"规划纲要》明确指出将提高全民健康素养纳入普及健康生活的战略发展目标。2019年7月15日，国务院印发的《关于实施健康中国行动的意见》指出"把提升健康素养作为增进全民健康的前提，根据不同人群特点有针对性地加强健康教育，让健康知识、行为和技能成为全民普遍具备的素质和能力，实现健康素养人人有"。

（一）增强公民的健康意识和健康管理能力

习近平在全国卫生与健康大会上强调把人民健康放在优先发展战略地位，努力全方位全周期保障人民健康。始终坚定地实施健康中国战略，因为人民健康是民族昌盛和国家富强的重要标志。而实现健康中国与人民的健康素养的提高密不可分。提高公众健康素养水平是提高公众健康素质的前提条件之一。世界卫生组织指出，无论是发达国家还是发展中国家，居民健康素养水平普遍偏低，开展居民健康素养调查，探讨适合居民特点的健康干预策略和措施，实施公共卫生体系建设，从而推动社区卫生服务改革势在必行。提升社区居民健康素养，对增强公民的健康意识和健康管理能力、促进健康教育的发展及推动"健康中国2030"战略的实施具有十分重要的现实意义。

（二）应对慢性非传染性疾病、新发再发性疾病的主要策略

健康素养是健康的决定因素之一，是经济社会发展的综合反映，受政治、经济、文化、教育、卫生发展水平等多种因素的影响。高水平的健康素养可有效避免不医疗、过度医疗情况的发生，合理利用医疗资源，缓解就医压力不均衡的矛盾，有助于医疗卫生系统合理良性发展。其次，深度挖掘和发扬我国传统医术精髓，利用西方健康素养量化工具指导中医药领域从业人员，减少我国慢性病等疾病的发病率，同时增强人民自我保健意识，真正做到中医理论提出的"未病先治"。中国健康服务产业结构大数据统计分析表明医疗、医药、保健品、健康管理服务产业都呈现不同幅度的增长。大健康产业作为具有巨大潜力、关乎全民健康的新兴产业，越来越受

到国家和公民的认可。培养与提升公众健康素养对促进相关健康产业发展等具有重要意义。

三、提高健康素养的策略

（一）健康教育是提高健康素养的有效手段

多方推进全民健康教育普及工作是个体为了提高健康素养而有意识地创造学习机会的交流方式，是提升知识性健康素养的坚实基础。将应急健康教育融入小学、中学、大学每个阶段的教育体系，政府和教育部门协调合作，打造以健康素养基本知识和突发公共卫生事件对策为主要学习内容的教学模式。例如，上海交通大学、北师大实验中学等全国各地高校及中小学均采取线上"开学第一课"的形式为各阶段学生普及有关疫情的最新进展和防护措施。同时，利用教育部门和各阶段学生的协调合作，将应急健康教育的理念整合到日常生活中，促使青少年树立学习应急健康教育的观念，鼓励中老年积极参加应急健康教育的知识宣讲活动，创造全民参与应急健康教育学习的良好氛围，从而使知识性健康素养得到切实提升。

（二）加强现代通信和信息技术在健康教育领域的应用

利用大众媒体广泛宣传，充分发掘医疗工作者等健康管理人员的宣传潜力，充分利用大众传播媒体信息扩散距离远、覆盖广、受众多、传播快、辐射远且自然、亲切的特点，进行健康宣传。同时发动医疗工作者等专业健康管理人员，向家人、朋友、患者等普及健康素养知识。因医疗工作者受过相关的专业教育，所以指导更为准确，同时顺应了患者依从性较好的特性，使得宣传和使用效果更为显著。

（三）优化健康素养监测体系，加强健康素养理论研究及健康素养评价指标体系研究

认真总结、研究健康素养监测工作中出现的问题，进一步优化监测方案，不断提高健康素养监测工作水平。加强信息化建设，研究建立全国健康素养监测信息直报系统，建立全国健康素养监测数据库。加强重点人群、重点疾病和重点健康问题的专项健康素养监测，完善健康素养监测基础数据。

（四）提升健康素养的国家行动

健康素养对健康有深远的影响，应该成为有关健康问题中优先考虑的方面。国家通过制定政策、加大资金投入等方式，全面落实健康行动规划 2030，补助地方健康素养促进行动项目，倡导举办形式多样的宣传教育活动，大力倡导"将健康融入所有政策"，完善"政府主导，多部门合作，全社会参与"的健康促进模式。

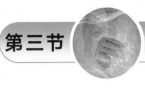

第三节　社区健康教育概述

一、社区健康教育的定义及内涵

（一）社区健康教育的定义

近年来，许多国家对健康教育的定义趋向于：健康教育是一门传播保健知识和技术，影响个体和群体行为，预防疾病，消除危险因素，促进健康的科学。它重点研究知识传播和行为改变或养成的理论、规律和方法，以及社区教育的组织、规划和评价的理论与实践。通过大众传播和教育手段，向社会、家庭和个人传授卫生保健知识，使人们提高自我保健能力，养成健康行为，纠正不良习惯，消除危险因素，防止疾病发生，促进人类健康和幸福。WHO在《健康规划与评价委员会报告》中提出："健康教育是诱导、鼓励人们养成并保持有利健康生活、合理并明确地利用已有的保健服务设施；自觉自愿地从事改进个人的集体卫生情况或环境的活动。"

社区健康教育是指以社区为单位，以社区人群为对象，以促进社区健康为目标，有组织、有计划、有评价的健康教育活动与过程。其主要任务是发动和引导社区居民树立健康意识，关心自身、家庭和社区的健康问题，积极参与社区健康教育活动，养成良好的卫生行为和生活方式，以提高自我保健能力和群体健康水平。

（二）社区健康教育的内涵

健康教育是旨在帮助对象人群或个体改善健康相关行为系统的社会活动。健康教育的核心问题是通过干预活动改善个体或群体的健康行为和生活方式。个人行为受社会习俗、文化背景、经济条件、卫生服务等多种因素的影响，更广泛的行为涉及人们日常生活、工作和休闲的环境，如居住条件、饮食习惯、市场供应、社会规范、环境状况等。因此，要改变行为还必须增进促进健康所必需的条件，如提供充足的卫生资源、有效的社会支持以及基本的医疗保健服务技能等。健康教育不仅仅是为了提高群众的医疗卫生知识水平，更重要的是使群众树立健康的信念，采取各种方法帮助群众了解自身的健康状况，通过连续不断地学习养成健康的行为。所以，健康教育是有计划、有组织、系统的行为教育过程。

二、社区健康教育需求

社区健康教育着重于健康知识的传播，健康信念的建立，并要求最终落实到健康行为的养成上，从而提高社区人群的健康水平。当前社区对健康教育的需求主要来自政策层面及实践层面。

（一）政策层面的需求

我国基本公共卫生服务对健康教育工作的需要量大、要求高。2017年，由国家卫生计生委颁布的《"十三五"全国健康促进与教育工作规划》中明确指示要充分发挥基层卫生计生机构的主阵地作用，提供覆盖城乡居民的均等化健康教育服务，实现2020年全国居民健康素养水平达到20%以上。与此同时，国家基本公共卫生服务要求健康教育面向辖区内常住居民，以青少年、妇女、老年人、残疾人、0~6岁儿童家长等为重点人群，为其开展医疗卫生基础知识、健康生活方式和可干预危险因素、公共卫生问题、法律法规等方面的健康教育。

无论城市还是农村、经济发展水平高或低，服务对象对健康教育的需求均在不断深化。例如，慢性病患者希望社区医护人员提供诸如"用药指导"等方面的健康教育，社区育龄妇女希望了解"妇女保健和孕产期保健知识"，儿童家长希望了解"疫苗接种的注意事项、接种的不良反应"等知识。然而，由于民众健康素养不足、专业机构缺乏对服务对象需求的了解，未被发现的健康教育服务需求还广泛存在。

（二）实践层面的需求

健康教育始终贯穿于国家各项基本公共卫生服务，成为其不可或缺的工作手段，起到先导和基础作用，增强了其他服务的效果。健康教育能提高群众健康知识知晓率，引导其采取有利于健康的行为和生活方式，并提高其对公共卫生服务的利用效率，进而消除或减轻健康危险因素和促进疾病的三级预防，最终达到促进全民健康的目的。

三、社区健康教育与健康促进

社区健康教育着重于健康知识的传播，健康信念的建立，并要求最终落实到健康行为的养成上；而社区健康促进的含义比健康教育更广泛，包括健康教育以及能够促使行为、环境改变的组织、政策、经济支持等各项策略，它不仅是对个体的要求，还主张全社会力量的参与，尤为重视政治和国家行政机构所起的作用。

健康教育与健康促进相互关联，密不可分。一方面，健康教育必须以健康促进战略思想为指导，需要在健康促进的支持下更有效地改善人们的健康相关行为；另一方面，健康促进需要通过健康教育来具体推动和落实其战略思想。二者的关系具体如下。

（一）健康教育需要健康促进的指导和支持

健康教育是以健康为中心的全民教育，它需要社会人群自觉参与，通过自身认知态度和价值观念的改变而自觉采取有益于健康的行为和生活方式。因此，从原则上讲，健康教育最适于那些有改变自身行为愿望的人群。健康教育如果得不到有效的环境（包括政治、社会、经济、自然环境）支持，尽管能成功地帮助个体为改变某些行为做出努力，但实际效果不尽如人意。而健康促进要求全社会承担健康职责，从组织、政治、经济、法律上提供环境支持。健康促进的五个活动领域和三项基本策略为健康相关行为的改善提供了理论支持和措施保障，对行为改变的作用比较持久并带有一定的约束性。

（二）健康促进需要健康教育来推动和落实

健康促进是指健康教育以及能促使行为与环境改变的政策、法规、组织的结合体，是影响人们健康的一切活动的全部过程。政策、法规、组织以及其他环境的支持都是健康促进的组成部分，但它们需要与健康教育相结合。公共卫生和医学没有健康教育的具体活动，健康促进战略的实施及目标的实现都将徒有虚名。健康促进需要健康教育的推动和落实，营造健康促进的氛围；没有健康教育，健康促进就缺乏基础。此外，健康教育不仅在促进个体行为改变中起着重要作用，而且对于激发领导者拓展健康教育的政治意愿，制定有利于健康的公共政策，促进公众的积极参与以及寻求社会的全面支持、推动健康促进氛围的形成都起着极其重要的作用。健康教育不能脱离健康促进，健康促进也不能没有健康教育。

（三）健康教育、健康促进与卫生宣传关系

值得注意的是，健康教育和健康促进与一般的教育和卫生宣传是有根本区别的。卫生宣传通常是指卫生知识的传播，往往缺乏精心设计的健康教育计划，对计划的长期目标、行为目的未能做出明确的规定，只是单纯的卫生知识的传播。卫生宣传的出发点是希望提高群众的卫生知识，增强群众的保健意识，从而改变群众不健康的行为，但实践证明其实际效果一般很不理想。例如，我们进行了大量的吸烟有害的宣传活动，但烟民却有增无减。这是因为行为改变是一个非常复杂的过程，人们的行为形成定势后有一种惯性，倾向于保持他们已经建立起来的习惯，因此，仅仅依赖大众传媒来影响人们的不健康行为是很困难的。卫生宣传只是实现特定健康教育目的的一种手段，健康教育和健康促进的实质则是一种干预措施。

在讨论健康教育和健康促进的概念时，既需高瞻远瞩，也要脚踏实地。实践中，疾病防治关注的焦点已经从疾病控制转向危险因素控制，人们也已认识到一级预防优于二级预防、全人群策略优于高危人群策略、综合危险因素干预优于单个危险因素干预。这些变化都呼吁健康教育发挥更大作用，并对健康教育的理论和方法提出新的、更高的要求。

第四节　社区健康教育内容及形式

社区健康教育是我国基本公共卫生服务的重要组成部分，它通过有目的、有计划、有组织且系统的社会教育活动，促进人们自发、自觉地采取有益于健康的行为

与生活方式，根除或减少危害健康的行为，达到预防疾病、促进身心健康和提高生命质量的目的。

一、社区健康教育的基本内容

社区居民的健康意识和行为状况反映了一个城市的文化水平与文明程度。根据社区居民不断发展的健康需求，社区健康教育的基本内容包含以下三个方面。

（一）健康观念部分

1. 健康意识教育

健康意识主要是指个人和群体对健康的认知态度和价值观念。健康意识教育的内容主要包括现代健康的概念，健康对人类生存和发展的重要性，政府、社区、家庭和个人对维护健康承担的责任，政府、社区、家庭和个人有能力维护个体和社会的健康等。健康教育是帮助个人和群体树立健康观念，自愿采取有益于健康的行为和生活方式的教育活动的过程。因此，作为健康教育基础的健康意识教育应作为社区健康教育的重要内容被予以重视。

2. 卫生公德及卫生法律、法规教育

我国颁布了《中华人民共和国突发事件应对法》《中华人民共和国传染病防治法》《中华人民共和国国境卫生检疫法》《中华人民共和国食品卫生法》《中华人民共和国环境保护法》和《公共场所卫生管理条例》等一系列法律、法规，各级政府也颁布了大量地方性卫生法规。大力普及卫生法律、法规，宣扬卫生公德，有利于提高社区居民的卫生法治意识和卫生道德观念，有助于社区卫生管理、环境管理和精神文明建设。

（二）健康知识部分

1. 身体保健知识教育

身体保健知识包括：重要器官，如心、肺、肝、胃、肾的位置、生理功能与保健；口腔与眼睛的保健。

2. 疾病防治知识教育

（1）高血压病、冠心病、脑血管病、癌症、糖尿病等慢性非传染性疾病的预防、症状和体征、治疗、护理、康复等知识。其中预防知识是教育的重点。主要内容是提倡不吸烟、不饮酒、合理膳食、适量运动、定期健康检查、积极参加健康咨询、疾病普查普治、遵从医嘱、坚持早期治疗等健康行为和生活方式。

（2）各种急性传染病的症状、预防、隔离、消毒、疫情报告等知识。其中新型冠状病毒肺炎、艾滋病和其他性传播疾病及结核病、病毒性肝炎等传染性疾病是目前严重危害群众健康的传染病，应加强对其传染源、传播途径和防治方法的宣传教育。

（3）感冒等各种常见病的预防、早期治疗知识。

（4）家庭急救与护理。包括冠心病、脑血管病急性发作，触电、溺水、煤气中毒的急救，心脏按摩和人工呼吸操作方法，烧伤、烫伤、跌打损伤等意外事故的简单处理。

3．生活卫生知识教育

（1）饮食与营养卫生。包括膳食的合理搭配，食物的科学烹调，饮食定时定量，碘盐的保管与食用，餐具的消毒，食物的贮存，酗酒、偏食、暴饮暴食对健康的影响，食物中毒的预防知识等。

（2）家庭用药和医学常识。常用药的保管和服用方法，体温计、血压计的使用方法等。

（3）四害防治。苍蝇、老鼠、蚊子、臭虫、蟑螂等害虫的生活习性、对健康的危害、药物和其他防治方法。

（4）日常生活卫生常识。按时作息，有规律地工作、学习、娱乐、劳动、运动知识；室内采光、通风、温湿度对健康的影响；厨房、厕所卫生等。

（5）心理卫生知识教育。包括心理状态与健康和疾病的关系；如何调节情绪，保持心理平衡；如何防止和消除紧张刺激；如何正确处理夫妻之间、婆媳之间、父母与子女之间、同事之间的关系，如何保持家庭和睦和良好的人际关系；如何教育独生子女。

（6）安全教育。交通事故、煤气中毒、溺水、自杀、劳动损伤等意外伤害是死亡和伤残的常见原因。对社区居民进行安全教育，教育居民提高自我防护意识，注意安全防护，自觉使用安全设施，可以降低和防止意外事故的发生。

（7）中老年保健知识教育。包括中老年人的生理特点和心理特点，中老年人的饮食、运动、学习、工作、娱乐、休息等方面的保健知识，中老年人常见疾病防治知识等。中年知识分子在大中城市居民中占有一定比例。他们是国家和民族的宝贵财富，他们事业心强，但往往忽略自我保健，应加强对他们的健康指导和保护。

（8）生殖健康教育。包括生殖卫生、计划生育、优生优育优教知识，妇女经期、孕期、产期、哺乳期的生理特点和保健知识，妇科常见病防治知识等；婴幼儿的喂养、护理方法，母乳喂养的好处，婴幼儿的常见病、多发病防治知识，儿童卫生习惯的早期训练和培养。

（9）环境保护知识教育。包括环境对健康的影响，生活垃圾的处理，噪声、空气污染对人体健康的危害及预防方法，提倡绿化美化环境，保护环境人人有责等。

（10）卫生服务指南。包括了解并自觉利用社区卫生服务和医疗卫生防疫机构提供的卫生服务，主动参与健康普查、健康咨询、健康教育、健康促进活动；主动接受预防接种；有病及时就医及就医常识；遵从医嘱，坚持治疗等。

（三）健康行为部分

（1）个体行为有 10 条：饭前便后洗手；每天早晚刷牙；定期洗澡、理发、剪指甲；服装整洁；勤晒被褥；讲卫生讲公德，如不乱扔乱倒、不随地吐痰等；不吸烟；不酗酒；每天进行锻炼；按时让孩子参加计划免疫。

（2）群体行为有 10 条：室内整洁，无蚊、蝇、老鼠、蟑螂等；室内无异味、空气新鲜；办公室内有禁止吸烟标志或劝阻吸烟的宣传品，不设烟具；厨房灶具干净、碗筷干净、生熟食品分开；厨房通风良好；厕所无臭、无蝇、便池无尿碱；厕所地面、门窗、墙壁、灯具、洗手盆池整洁；阳台封闭规范；遵守交通规则，避免意外事故；积极组织有益于身心健康的文娱体育活动。

二、社区健康教育形式

（一）实施"互联网+社区"健康教育模式，完善社区健康教育网络

完善的健康教育网络是开展健康教育工作的组织保证和有效措施。2015 年，国务院发布《关于积极推进"互联网+"行动的指导意见》（国发〔2015〕40 号），强调应充分发挥互联网及大数据的优势，实现医疗信息的共享，为居民提供优质、便捷的医疗服务。因此，社区应充实健康教育领导小组组织机构，进一步发挥以社区领导干部、居民小组长为主体的健康教育网络的作用，利用信息化技术平台，以医院和医疗专家为支点，将传统健康教育模式与互联网结合，开展"互联网+社区"模式的健康宣教，积极应用"互联网+"模式进行健康管理。① 开设微信公众号专栏，由小组讨论后编写健康教育内容，定期进行推文推送。② 建立微信互动交流群，进行微信问答互动，对社区居民所提出的相关疑惑予以正确解答和指导，并定期向居民推送健康相关知识；定期通过问卷调查、问题回答等途径了解居民对健康教育知识的掌握程度，对掌握较好的可进行一定的表扬和奖励。③ 建立社区居民健康档案并实时更新。④ 打造社区居民健康知识等交流共享的社区网络平台。

（二）加强社区健康教育阵地建设，大力开展健康教育专题活动

针对社区内的健康人群、亚健康人群、高危人群、重点保健人群等不同人群，结合社区卫生服务，组织实施多种形式的健康教育与健康促进活动。

（1）发挥取阅架的作用。社区中心大厅设健康教育取阅架，每月定期整理，将居民需要的健康教育材料摆放其中，供居民免费索取。

（2）办好健康教育宣传栏。按季度定期更换中心的健康教育宣传栏的资料。将季节多发病、常见病及居民感兴趣的健康常识列入其中，以丰富多彩的形式宣传健康知识。

（3）举办健康教育讲座。每月定期开展健康教育讲座，全年不少于 12 次。依据居民需求、季节多发病安排讲座资料，根据季节变化增加手足口、流感等传染病的资料。选择临床经验相对丰富、表达能力较强的医生作为主讲人。每次讲座前认真组织、安排、通知，在讲座后发放相关健康教育材料，尽可能将健康知识传递给更多的居民。

（4）开展公众健康咨询活动。利用各种健康主题日，针对社区重点健康问题，利用社区红十字诊所，开展健康咨询活动，编印健康知识材料，普及健康知识，并根据主题发放宣传资料，提高居民的自我保健意识和抗病本事。

（5）开展居民喜闻乐见的活动。上半年、下半年各开展一次居民喜欢的健康知识竞赛，专干提前认真组织，设计试题、配备奖品，让居民在娱乐的同时学习到日常所需的健康知识。

（6）开展"健康社区""健康家庭"的试点工作。学习先进经验，结合实际，协调有关部门，在社区居委会开展"健康社区""健康家庭"的试点工作。努力改善社区环境及体育设施，组织居民开展各类强身益体的文化体育活动。

三、社区健康教育计划实施及效果评价

进入21世纪以来，社区健康教育与健康促进作为"医疗、预防、保健、康复、健康教育和计划生育技术服务六位一体"的社区卫生服务的重要组成部分，已成为普及健康知识、倡导健康礼貌的生活方式、促进社区居民健康的一个重要基石，提高全体居民的健康知识知晓率、健康行为构成率的重要措施。

社区范围内的健康教育与健康促进活动，能够提高社区群众的卫生知识水平、健康意识以及自我保健、群体保健本事，促进社区对健康的广泛支持，推动社区卫生服务发展，为社区群众创造有利于健康的生活条件，提高社区群众的健康水平和生活质量。

（一）社区健康教育计划实施

1．健全组织机构，充分发挥社区健康教育领导小组的作用

社区应广泛动员领导层、专业人员及社区内各单位、家庭、个人参与，建立健全社区健康教育领导小组，实现有领导分管，配有专（兼）职人员负责健康教育工作，把健康教育与健康促进目标转化为社会活动。不断调整充实健康教育志愿者队伍，加强健康教育志愿者培训；组织人员参加市、区、疾控部门组织的各类培训，提高健康教育工作者自身健康教育本事和理论水平;将健康教育工作列入中心工作，把健康教育工作真正落到实处。

2．开展多种形式的健康教育活动，提高居民的自我保健意识和技能

社区居民的健康和生活质量受到环境、行为等多方面因素的影响，社区居民又存在着性别、年龄、职业、文化程度、生活习惯、健康状况等多方面的差异。因此，开展社区健康教育活动必须以多部门联合、多层次干预和多种手段并用的综合策略，采取多种健康教育形式和方法，来满足教育对象的不同需求。

3．调整与改善社区卫生服务

大力加强社区卫生服务，培养全科医师和社区护士，为社区居民提供以健康为中心的全程、全面、一体化的优质服务，将社区健康教育有机地融入社区卫生服务

机构的预防、保健、医疗、康复等各项职能中，使健康教育真正发挥在社区卫生服务中的基础与先导作用。

4．基本活动时间安排与形式

依照健康教育工作规范要求，做好健康教育与健康促进各项工作。以《中国公民健康素养——基本知识与技能》为主要资料，开展各种个体和群众健康教育的行为与方式的健康教育活动。围绕新冠病毒肺炎、甲型流感、艾滋病、结核病、肿瘤、肝炎等重大传染病和慢性病，结合各种卫生日主题开展宣传活动。

一月份：教育重点是开展冬季慢性病预防知识宣传。活动形式以健康教育讲座及板报宣传为主。

二月份：教育重点是节日食品卫生、安全教育、家庭急救与护理。活动形式以健康教育讲座及板报宣传为主。

三月份：结合三八妇女节，3·24结核病防治日，重点宣传女性生殖健康知识、结核病防治知识。活动形式以街头宣教、板报宣传、发放宣传资料和公众健康咨询活动为主。

四月份：结合爱国卫生月和4·25全国计划免疫宣传日，重点开展社区卫生公德、卫生法规和儿童预防接种知识教育，结合实际进行疫情防控知识培训。活动形式以健康教育讲座、发放宣传资料和板报宣传为主。

五月份：结合国际劳动节、世界无烟日、碘缺乏日、世界高血压日等，重点宣传吸烟有害健康、高血压病防治、职业卫生等知识。活动形式以健康教育讲座和公众健康咨询活动为主。

六月份：结合国际儿童节、环境日、爱眼日、国际禁毒日，重点宣传儿童保健、近视防治、环境保护、远离毒品等方面的知识。活动形式以健康教育讲座和公众健康咨询活动为主。

七月份：通过乘凉晚会、广场文艺演出等形式，重点开展夏秋季肠道传染病、饮水饮食卫生、养生保健及意外伤害防范等知识教育。

八月份：结合母乳喂养宣传周，开展家庭常用消毒知识、科学育儿和社区常见病的宣传教育。在计划生育和妇女门诊宣传母乳喂养，宣传预防接种知识和传染病知识，开展健康教育知识讲座。

九月份：结合全国爱牙日、老年节，开展口腔保健、老年性疾病防治知识（如冠心病预防教育）、体育健身等方面的宣传教育。活动形式以健康教育讲座为主。

十月份：结合全国防治高血压日、世界精神卫生日，开展高血压、心脑血管疾病防治知识，心理卫生知识及残疾人康复训练的宣传教育工作。活动形式以街头宣传和康复指导为主。

十一月份：结合世界糖尿病日，开展糖尿病防治知识宣传。活动形式以健康教育讲座为主。

十二月份：结合世界艾滋病防治日，开展性病、艾滋病宣传，以公众健康咨询活动为主。

（二）社区健康教育计划的效果评价

健康教育计划的评价是全面监测计划执行情况，控制计划实施质量，确保计划实施成功的关键性措施，同时也是评估计划实施是否成功，是否达到预期效果的重要手段。评价不是在计划实施结束后才进行，而是贯穿计划实施的始终。根据评价的内容、指标和方法的不同，可将计划的评价分为过程评价、效果评价两大类。

1．过程评价

过程评价是对计划实施的全过程进行的评价。它起始于健康教育计划执行之初，贯穿计划实施的始终。过程评价的作用，在于监测、评估计划执行中的各项活动是否符合计划设计要求，计划实施是否取得预期的效果，及时地发现计划执行中的问题，并有针对性地对计划以及干预方法、策略等进行修订，使之更符合客观实际，保证计划实施的质量和计划目标的实现。

（1）过程评价的主要内容。

① 教育干预是否符合目标人群的需要，并为他们所接受。

② 教育干预是否按照计划设计方案要求的方式方法、时间和频率进行，干预的质量如何。

③ 教育材料是否进行预试验，是否按计划方案要求发放至目标人群，教育覆盖率是否达到要求。

④ 目标人群是否按计划要求参与健康教育活动，存在的主要问题及原因。

⑤ 是否建立完整的信息反馈体系，各项监测记录是否全面、完整、系统，符合质量要求。

⑥ 计划执行人员是否经过培训，他们的专业知识、技术技能、工作态度、工作质量是否符合计划实施的要求。

⑦ 计划执行是否按照时间表的要求和进度顺利进行，计划实施期间有无重大环境变化和干扰因素，对计划执行的影响如何。

（2）过程评价的指标。

计划实施的干预活动：干预活动的类型，干预次数、每次持续的时间等，如健康教育材料的种类，发放批次、数量。

（3）过程评价的方法。

① 观察法：直接观察各项健康教育干预活动，并进行评价。

② 会议交流法：定期（或按阶段）召开计划管理人员、执行人员会议，交流、讨论来自各方面的信息，对计划执行情况进行阶段性评价。

③ 调查法：可采用快速评估方法对计划实施情况进行定性调查、评估，或采用批质量保证抽样法对目标人群的有关情况进行定量调查。

④ 追踪调查法：以工作日志的形式对各项活动进行调查，主要跟踪记录活动的日期、内容、目的、要求、活动地点、持续时间、活动组织者、目标人群参与情况等。

2．效果评价

效果评价就是针对健康教育活动的作用和效果进行评估。通常，一项健康教育计划活动实施之后，较早出现变化的是知识水平的提高和态度、信念的转变，然后才是行为的改变，而疾病和健康状况的变化则是远期效应。因此，健康教育的效果评价又可分为近期、中期和远期效果评价。

（1）近期效果评价。

一项健康教育计划活动的近期效果，重点表现在目标人群知识、态度、信念的变化上，因此，近期效果评价主要针对知识、态度、信念的变化进行评估。评价的主要指标有：卫生知识知晓率、卫生知识合格率、卫生知识平均分数、健康信念形成率等。

（2）中期效果评价。

健康教育的中期效果主要指目标人群行为的改变，评价的指标有：健康行为形成率（如单纯母乳喂养率）、行为改变率（如戒烟率）等。

（3）远期效果评价。

远期效果评价是对健康教育项目计划实施后产生的远期效应进行的评价。远期效果包括目标人群的健康状况乃至生活质量的变化。评价的指标有：

① 反映健康状况的指标，包括：生理指标，如身高、体重、血压、血红蛋白、血清胆固醇等；心理指标，如人格测量指标、智力测验指标（智商）、症状自评量表（SCL-90）等；疾病与死亡指标，如发病率、患病率、死亡率、病死率、婴儿死亡率、平均期望寿命等。

② 反映生活质量的指标，如生活质量指数（PQLl）、ASHA 指数、功能状态量表（ADL）、生活质量量表（LSI）等。

一般情况下，社会人群获得健康教育的远期效果需要一个相当长的时间，而且社会的政治、经济、文化状况的变化会对人群健康产生综合影响作用。因此，对健康教育项目计划进行效果评价时，不能简单地将人群的健康状况改善和生活质量的提高归结于健康教育干预的结果，而必须精心设计，排除或控制其他影响因素后，才能客观地、慎重地下结论。

3．效果评价方案设计

效果评价的基本原理是通过客观实际与预期目标的比较，找出差异，分析原因，总结规律，为分析解释健康教育项目实施的效果提供客观科学的依据。计划评价的设计方案很多，实践中常用且较易组织实施的社区健康教育效果评价设计有如下两种。

（1）不设对照组的前后测试。

这是最简单的一种方案，是通过对目标人群自身在项目实施后的情况与干预实施前的情况做比较进行效果评价。其基本步骤如下：

① 制订问卷；

② 确定抽样样本；

③ 干预前调查；

④ 干预实施；

⑤ 干预后调查；

⑥ 统计分析，比较结果，得出结论。

这种评价方案的优点在于设计与操作简单，能节省人力、物力。但是，由于没有设对照组，评价结果的真实性可能会受到诸多因素的影响。因此，此方案仅适用于干预周期短的项目，在实际工作中，多用于对培训计划的近期效果评价，即健康教育培训前后，学员的知识、态度和技能方面变化的比较。运用此方案应注意的是，干预前后使用的评价工具（问卷或测试卷）、资料收集和统计分析的方法应保持一致。

（2）准实验设计。

准实验设计又称社会实验设计。其基本原理是，选择一个具有代表性的社区作为干预组，实施健康教育项目干预，同时另选一个其主要特征与干预社区相似（例如相似的人口，地理、社会经济状态等）的社区作为对照组，通过对干预组干预前后自身变化、对照组在相同时期前后的自身变化以及两组间变化量差异的比较，来评价社区健康教育项目的效果和效应。其基本步骤如下：

① 设计评价工具（问卷、量表等）；

② 选定干预组和对照组；

③ 两组人群干预前调查（基线调查）；

④ 干预社区实施健康教育活动；

⑤ 两组人群干预后调查；

⑥ 统计分析；

⑦ 比较结果，得出结论。

该评价方案的优点在于通过与对照组的比较，可以排除时间因素、测量与观察因素等对评价结果正确性的影响，因而对健康教育的效果能够做出具有说服力的解释。近年来，国际、国内成功的社区健康教育项目多是采用这一评价设计。

思考题

1. 社区健康素养的定义是什么？社区健康素养可以分为哪三个层次、哪两个视角？如何提高社区居民的健康素养能力？

2. 社区居民应该拥有什么样的健康素养能力？

3. 如何满足社区居民的健康素养需求？

4. 现阶段如何有效开展社区健康教育？

5. 社区健康教育对改善居民生活具有哪些意义？

6. 社区对健康教育的需求主要来自哪里？分别有哪些内容？

7. 怎么理解社区健康教育与健康促进？

8. 社区健康教育形式有哪些？

9. 如何实施健康教育计划?

10. 怎样开展及保障"互联网+社区"健康教育模式?

11. 如何大力开展健康教育活动?

12. 如何评价健康教育项目计划的执行情况?

13. 健康教育过程评价的指标和方法是什么?

14. 如何组织实施社区健康教育效果评价设计?

第五章

社区健康危险因素评估与干预

本章要点

掌握　社区健康危险因素评估与干预的方法及实施步骤；社区健康危险因素评估工具的选择与使用。

熟悉　健康危险因素的定义、特征及种类；社区居民常见的健康危险因素。

了解　社区健康危险因素评估及干预的意义。

本章课程思政目标

通过学习社区健康危险因素评估与干预相关内容，培养学生以人为中心的健康卫生服务责任意识及重视伦理、保护健康服务对象的权益、安全等相关法治意识，提升学生与健康需求者有效沟通的能力及循证科研思维能力，培养学生珍视生命、关爱他人的人文精神及多学科深度合作的团队合作精神，共同满足社区人群的个性化健康需求。

《2018 年中国国民健康大数据报告》数据显示，我国居民慢性病患病率已达 23%，其死亡人数已占总死亡人数的 86%。2019 年，国家出台了《健康中国行动（2019—2030 年)》等相关文件，围绕疾病预防和健康促进两大核心，提出将开展 15 个重大专项行动，促进以治病为中心向以人民健康为中心转变，努力使群众不生病、少生病。多项研究结果显示，疾病的发生、发展过程往往与某些健康危险因素有关，通过控制那些可以改变的健康危险因素来降低患病风险并提升健康水平是健康管理的核心内容。在社区健康管理工作中，准确识别社区居民存在的关键健康问题及相关危险因素，科学设计并实施针对性干预计划，同时对计划实施的过程及结果进行监督与评价，有助于提升社区健康服务管理的科学化和规范化水平。

第一节　社区健康危险因素概述

一、健康危险因素的定义与特征

（一）健康危险因素的定义

健康危险因素（又称健康风险因素）是指在机体内外环境中存在的导致疾病、死亡或健康不良后果发生可能性或概率增加的因素。一切不利于健康和生存的生物、心理及社会因素都属于健康危险因素范畴，如个人特征、家族遗传、生理参数异常、心理状态异常、疾病或亚临床疾病状态、有害的生产和生活环境、不良行为与生活方式等。社区健康危险因素是指在社区范围内存在的，使社区居民患病、死亡或发生健康不良后果的可能性或概率增加的因素。

（二）健康危险因素的特征

1．潜伏期长

健康危险因素产生危害的潜伏期取决于其数量、性质以及接触暴露的时间。一般来说，人群长期反复接触危险因素有可能导致健康损害，如高血压、脑卒中等心脑血管疾病病人的不良饮食习惯可能长达数年，肺癌病人的吸烟史也往往长达数十年。健康危险因素的潜伏期长一定程度上使得危险因素与疾病之间的因果联系不易确定，给疾病的预防带来一定困难，但同时也为我们实施干预措施提供了时间与机会。

2．特异性弱

一种疾病的发生往往与多种健康危险因素有关，而一种健康危险因素也可导致多种疾病的发生。如冠心病与高脂肪、高热量、低纤维素饮食及吸烟、精神紧张、肥胖等多种因素相关，而吸烟与肺癌、支气管炎、心脑血管疾病、消化性溃疡等疾病相关。

3．联合作用明显

多种健康危险因素同时存在，会明显增强致病危险性。如吸烟者同时接触有害金属、粉尘或石棉等，则发生肺癌的可能性是单纯吸烟者的几倍；冠心病与高血压、高胆固醇、肥胖等关系密切，多个因素联合作用使冠心病发病的可能性明显提高。这些都提示我们在疾病预防实践中，为了应对各种健康危险因素，必须实施综合干预措施。

4．广泛存在及习惯性强

健康危险因素广泛存在于人们的生存环境中，存在于人们的日常活动中，许多危险因素已被人们习惯和接受，大大增加了人们识别其危害及进一步有效干预的难度。

二、健康危险因素的种类

健康危险因素是健康风险评估的依据，根据不同的分类形式，健康危险因素可分为不同的类别。

（一）根据可控性分类

根据健康危险因素的可控性，将其划分为不可控危险因素和可控危险因素。不可控危险因素指的是我们自身无法改变的健康相关因素，包括年龄、性别、种族、遗传因素等，了解这些不可控危险因素对帮助个体积极预防和控制相关疾病有着不可忽视的作用。可控危险因素指的是通过人为干预可以改变的健康相关因素，包括行为及生活方式、医疗卫生服务以及社会经济文化环境等，其中行为及生活方式因素约占60%，而社会经济文化环境又将影响人们行为及生活方式的选择。在健康管理过程中要特别关注这些可以改变的危险因素，提高健康促进计划的执行效果。

（二）根据生物—心理—社会医学模式分类

根据生物—心理—社会医学模式，将健康危险因素划分为环境危险因素、行为及生活方式危险因素、生物遗传危险因素和医疗卫生服务危险因素四大类。

1．环境危险因素

环境是指以人为主体的外部世界或围绕人们的客观事物的总和，是人类生存发展的物质基础，也是与人类健康密切相关的重要条件。2016年召开的第二届联合国环境大会报告显示，全球1/4的死亡人数与环境污染有关，改善环境已成为保证人类健康发展的迫切任务。影响健康的环境因素可分为三大类：自然环境因素、社会环境因素和心理环境因素。

（1）自然环境因素，是指人类生存和发展所依赖的各种自然条件的总和。影响健康的自然环境因素主要包括生物、化学和物理三大危险因素，如细菌、病毒、寄生虫等生物性因素，化学毒物、粉尘、农药及汽车尾气等化学性因素，噪声、电离辐射等物理性因素，这些自然环境因素均会对个体或群体健康产生影响。

（2）社会环境因素，是指人类生存及活动范围内的政治、经济、文化和教育等。

影响健康的社会环境因素主要有经济状况、收入水平、居住条件、就业条件和离婚、丧偶、家庭不和睦等。随着生物医学模式向生物—心理—社会医学模式的转变，与人类密切相关的社会环境因素对健康的影响也越来越受到广泛关注。

（3）心理环境因素，是指影响人类健康和疾病过程的认知、情绪、人格特征以及价值观念等。一般认为负向心理因素赋予个体某些易病倾向，易表现出某些心理障碍和躯体疾病。如遭受精神创伤，会使机体内免疫物质减少，从而导致感染性疾病乃至癌症的发生。

2．行为及生活方式危险因素

行为及生活方式危险因素是指由于自身不良行为及生活方式而产生的健康危险因素，又称自创性危险因素。慢性非传染性疾病的发生往往与其密切相关。例如：心脑血管疾病、肿瘤及慢性呼吸系统疾病等常见慢性疾病的发生都与吸烟、不健康饮食、酗酒、久坐等共同的行为及生活方式危险因素有关。

3．生物遗传危险因素

随着分子生物学的发展和人类遗传基因研究的进展，人们认识到生物遗传因素可以导致遗传病的发生，比如短指、多指为常染色体显性疾病，而苯丙酮尿症等为常染色体隐性疾病。很多慢性疾病也与遗传因素有关，如高血压、糖尿病以及一部分种类的癌症（肺癌和乳腺癌等）。性别和年龄等生物因素的差异，使得女性增加了罹患生育相关疾病和生殖系统肿瘤的风险。

4．医疗卫生服务危险因素

医疗卫生服务危险因素是指医疗卫生服务系统中存在各种不利于保护和促进健康的因素，如抗生素和激素的滥用、重治疗轻预防、误诊漏诊、医疗事故、卫生资源布局不合理、公共卫生体系和服务网络不健全、医疗保健制度不完善等都可能危害人群的健康。

三、社区居民常见的健康危险因素

近十年来，我国社区居民平均每年新增慢性病例接近两倍，心脏病和恶性肿瘤病例增加了近一倍，并且伴随着疾病年轻化的趋势。众多研究表明，不良的行为及生活方式对健康的直接或间接影响巨大，例如吸烟与肺癌、慢性阻塞性肺疾病、缺血性心脏病及其他心血管疾病密切相关；膳食不合理、身体活动不足及吸烟成为造成冠心病、脑卒中、糖尿病及恶性肿瘤等多种慢性疾病的三大行为危险因素。由此可见，预防慢性病的最好方法则是改善生活方式。然而，要想有效地控制和改善慢性病的危险因素，首先要识别个体及人群的这些危险因素，分析复杂的社会、文化、经济、环境及个体原因，这给社区居民健康管理带来了很大的困难和挑战。

（一）吸　烟

烟草烟雾中含有多种已知的致癌物，有充分证据表明吸烟可导致多种恶性肿瘤，还会导致呼吸系统和心脑血管系统等多个系统疾病。根据世界卫生组织报告，每 3个吸烟者中就有 1 个死于吸烟相关疾病，吸烟者的平均寿命比非吸烟者缩短 10 年。烟草对健康的危害已经成为当今世界最严重的公共卫生问题之一。

（二）不合理膳食

饮食营养不合理的原因主要在于传统的高盐习惯、动物性食品和脂肪摄入量过高、快餐的流行以及营养知识缺乏等。高盐、高糖、高脂等不健康饮食是引起肥胖、心脑血管疾病、肿瘤、糖尿病及其他代谢性疾病的危险因素。2016 年全球疾病负担研究结果显示，饮食因素导致的疾病负担占到 15.9%，已成为影响人群健康的重要危险因素。

（三）缺乏体力活动/运动

缺乏体力活动/运动已经成为多种慢性病发生的重要原因。紧张的生活工作节奏、狭窄的空间以及较低的健康意识导致体力活动减少，快速增长的私家车使用率加速了身体活动的不足，伴随心肺耐力、柔韧性、肌肉力量、肌肉耐力、身体成分等指标的变化也不容乐观，且多数居民在参加体育活动时还存在很大的盲目性，导致成人经常锻炼率处于较低水平。多进行体力活动不仅有助于降低罹患心脏病、2型糖尿病以及脑卒中的危险性，还能消耗多余的热量，有助于保持体重。同时，一定强度的有氧运动还能改善心肺功能。

（四）酗　酒

饮酒过度除了会导致高血压、肝病、胰腺疾病、脑部和心脏损害之外，还会增加罹患癌症的危险性，增加车祸的发生率，因此必须严格限制饮酒。

（五）压　力

压力是面临挑战和需求时机体的体能、精神和感情方面的综合反应。不同人群长期的精神紧张和诸多的心理压力导致的睡眠障碍、抑郁症、焦虑症及强迫症等心因性疾患近年来不断上升，如压力未能及时缓解会增加脑卒中、心脏病以及其他慢性疾病（如偏头痛、过敏、哮喘等）的患病危险性。

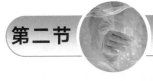

第二节　社区健康危险因素评估

一、社区健康危险因素评估的方法及意义

社区健康危险因素评估是根据社区内人口学和流行病学等资料，运用数理统计学方法，对社区居民在生活、生产及医疗卫生服务中存在的健康危险因素进行评估，

并将其患病、死亡或者发生健康不良后果的可能性以健康评估报告的形式向社区居民反馈。根据评估对象的不同，社区健康危险因素评估分为个体健康危险因素评估和人群健康危险因素评估。

个体健康危险因素评估是以个体为对象，对影响其健康的各种危险因素进行监测、分析与评价的过程。其评价结果为健康教育和咨询提供科学依据，通过劝导个体改变不良的行为及生活方式，努力控制并降低危险因素带来的危害，从而减少疾病，提高生活质量。

人群健康危险因素评估是以人群或群体为对象，在社区范围内为社区人群尤其是社区重点人群提供健康风险的监测、分析与评价。通过了解危险因素在人群中的分布及其严重程度，为确定健康服务工作重点以及制定干预策略和措施提供有效依据。

二、社区健康危险因素评估的实施步骤

完整的社区健康危险因素评估过程一般包括以下五个基本步骤。

第一步：健康信息收集，是开展健康危险因素评估的基础，通过多种渠道和方式进行，其中问卷调查、体格检查、实验室检查是健康信息收集的重要手段，卫生服务机构的信息系统、社区健康档案、专题调查及已有的研究成果等也是获得健康信息的不可缺少的渠道。只有在完整可靠的信息的基础上，健康危险因素评估的结果才是准确可信的。一般情况下，需要收集的信息包括：① 生理、生化数据，如身高、体重、腰围、血压、血脂、血糖等；② 基本人口学特征，如年龄、性别、文化程度、职业、经济收入、婚姻状况等；③ 现在健康状况、既往史、家族史；④ 行为及生活方式信息，如吸烟状况、身体活动状况、饮食习惯、饮酒状况等；⑤ 态度与知识方面的信息；⑥ 其他危险因素，如精神压力等。由于评估重点与目的的不同，所收集的健康信息内容也会存在一定程度的差异。

第二步：健康风险估计，是指利用收集的健康信息，通过一定的模型或者方法估计具有一定健康特征的个人或人群在未来一定时间内发生疾病、死亡或健康不良后果的可能性。在收集大量社区居民的个人健康相关信息的基础上，运用单因素加权法或多因素模型法分析行为及生活方式、环境以及遗传等危险因素与健康不良后果之间的关系模型，确定个人及人群的真实危险水平。例如：对个体罹患主要慢性疾病（高血压、冠心病、糖尿病、脑卒中等）的危险性进行定量评价，包括未来若干年患某种疾病的可能性（绝对危险性）以及与同年龄、同性别的人群平均水平相比个人患病危险性的高低（相对危险性）。

单因素加权法是建立在单一危险因素与发病率的基础上，将这些单一因素与发病的关系以相对危险性来表示其强度，得出的各相关因素的加权分数即为患病的危险性。这种方法简单实用，不需要大量的数据分析，是健康管理发展早期主要的危险性评价方法。比较典型的有美国糖尿病协会（American Diabetes Association）和美国卡特中心（Carter Center）使用的评价方法，很多健康管理公司所采用的健康风险评价工具都是在这些方法的基础上改进完善的。

多因素模型法是建立在多因素数理分析的基础上，即采用统计学概率理论的方法得出患病危险性与危险因素之间的关系模型。为了能将更多的危险因素考虑进去，提高评估的准确性，近年来，这种以数据为基础的关系模型分析技术得到进一步发展。除了常见的多元回归分析方法（logistic 回归和 Cox 回归）外，还有基于模糊数学的神经网络方法、决策树法等。典型代表是在前瞻性队列研究的基础上建立的 Framingham 的冠心病模型，很多机构以该模型为基础构建其他模型，并由此演化适合自己国家、地区的评价模型。

第三步：健康评估报告生成。完整的健康评估报告包含一份给受评估者的个体评估报告和一份总结了所有受评估者情况的人群评估报告。个体评估报告主要包括个体健康信息清单、现患疾病及家族史、疾病危险性评价结果、疾病危险程度分级、健康管理处方及医师管理重点提示等信息。人群评估报告主要包括受评群体的人口学特征、患病情况、健康危险因素总结、建议的干预措施和方法等。

第四步：报告内容解释。风险评估者将健康危险因素告知个体或群体，详细讲解以控制或降低健康危险因素所带来的危害为目标的健康管理处方。

第五步：跟踪随访。按照服务对象的疾病危险程度分级，结合临床指南及疾病管理原则制订随访计划。对高危、中危、低危的服务对象分别以每 3 个月、6 个月、1 年为周期进行跟踪随访，跟踪危险因素的变化，对干预效果进行评估，并及时调整健康危险因素干预方案，以达到降低危险因素的危害程度甚至阻止危险发生的目的，最大限度地保障社区人群的健康。

三、社区健康危险因素评估工具的选择与使用

由于社区健康危险因素评估具有信息量大、人数多以及需要动态跟踪等特点，多采用计算机软件或互联网平台的形式，在计算健康风险程度的同时针对被评估者存在的健康危险因素生成相应的个性化膳食和运动干预处方，以便进行评估后的干预。需要注意的是，软件只提供趋势性分析，并不是诊断工具，风险评估者在完成对软件生成的评估结果的详细解读之后才可以进一步针对性地给出健康教育信息。

（一）信息采集问卷

由于评估报告是以受评估者提供的个人信息为依据，当提供的信息不够准确、全面时，软件将无法生成评估报告或生成错误的报告。因此，要确认信息采集问卷包括评估过程中需要的全部信息，包含 10 个维度：性别、年龄、婚姻状况等个人一般情况，身高、体重、腰围、胸围、臀围等体格测量情况，饮酒、吸烟、运动等生活方式情况，荤食、素食、嗜盐、嗜糖等饮食习惯情况，家族健康史及个人患病史情况，社会家庭支持，精神心理压力，自我健康意识，自评健康和工作情况。除了允许跳过的项目及特殊注明的项目，不可出现空项。同时，强调受评估者提供问卷数据的责任和义务，提醒受评估者务必完整准确地填写各项内容。有些评估软件或

系统可以与其他的医疗及健康软件系统（如 HIS、社区卫生服务软件、体检软件等）进行数据对接，这样可以减少部分信息的录入工作。

（二）评估软件的选择

从保证效率的角度来考虑，目前多采用评估软件进行健康危险因素的评估，对个人和群体用户进行健康信息和体检结果的数据管理与汇总分析，并针对不同的风险等级制订个性化的健康干预方案，帮助其改变不良的行为及生活方式，降低或消除疾病的危险因素，不断改善和促进健康。以生活方式疾病综合防治系统软件为例，其具体功能模块包含档案管理、疾病评估、运动管理、膳食管理、处方管理、数据管理、系统管理、费用管理及帮助系统，通过全方位收集个人健康信息（健康状况、膳食与运动情况、生活习惯及检查指标等），评价健康状况，进行健康危险因素分析、危险度分级，进一步预测重大疾病危险性并制订个人健康指导计划（包括运动方案、膳食方案等），并通过个人数据管理及群体数据管理功能对比干预前后情况，动态调整计划方案。

（三）报告的种类

不同软件产生的报告种类及份数会有所不同，但由于健康危险因素评估的目的是作为健康促进的工具和效果考核的指标，因而在内容上会有许多共性指标及健康干预指导的报告，通过软件中的健康风险计算，一般可以产生如下报告：个人健康信息汇总、高血压评估报告、缺血性心血管疾病评估、糖尿病风险评估报告、肺癌风险评估报告、生活方式评估报告、个性化膳食处方、个性化运动处方、危险因素重点提示等。

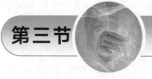

第三节　社区健康危险因素干预

一、健康危险因素干预的方法及意义

健康危险因素干预是指应用临床医学、预防医学、行为医学、心理学、营养学及其他健康相关学科的理论和方法对个体和群体中可控的健康危险因素进行针对性的控制和处理，如开展健康咨询与健康教育、营养与运动干预、心理与精神干预、健康风险控制与管理以及就医指导等。设定专项目标，并动态追踪干预效果。

健康危险因素干预是社区慢性非传染性疾病综合防治的重点。大量研究已经证实：一些可控的不良的行为及生活方式是慢性非传染性疾病重要的共同危险因素。有分析显示：如果对这些危险因素实施有效的干预措施，可以使全球的健康期望寿命延长 5 年（发达国家）至 10 年（发展中国家），中国人的期望寿命大约可以延长

6年。另外，美国密歇根大学一项研究表明：医疗费用的21%～31%是由过量的危险因素所致，危险因素减少，医疗费用下降，平均每增加一个危险因素导致增加的医疗费用（350美元）是减少一个危险因素降低的费用（150美元）的2倍。因此，通过有效地控制危险因素，不仅可以防患于未然，还可以减少医疗费用，带来良好的成本效果和成本效益。由此可见，帮助社区居民建立健康生活方式是预防慢性非传染性疾病发生的经济有效的策略。

二、社区健康危险因素干预的策略

社区健康危险因素干预需要依据危险因素的特点和享有的资源条件从个人、家庭和社区三个层面分别展开，并实现一体化管理。

（一）个体干预

个体健康与群体健康密切相关，保护人群健康必须建立在个体健康的基础上，针对社区居民实施的个体化干预是最基本、最有效的干预。每个人在其人生的不同阶段均受到这样或那样的健康危险因素的影响，实施针对性干预措施具有非常重要的作用。例如，在生命形成阶段，为确保母婴健康，必须做好孕产妇保健。在出生以后的生命阶段，为降低传染病发生风险，必须完成相关的免疫接种；为了减少伤残疾患，要通过教育培养其良好的行为及生活习惯，保证均衡、安全的膳食营养。对于成年人，重点是鼓励其建立健康的生活方式，远离吸烟、酗酒、不合理膳食等各种促成慢性病的危险因素。对于老年人，则要通过各种干预方式，使其预期寿命得到延长，并且最大限度地维持生活质量，实现健康老龄化。

（二）家庭干预

家庭是由婚姻和血缘关系建立起来的一种社会组织形式，具有情感、社会化、生殖、经济及健康照顾等多种功能。家庭中每位成员的心理、行为和生活方式在很大程度上受到家庭类型、结构、功能和关系等方面的影响。而家庭的许多资源条件在健康危险因素干预方面也可以发挥重要作用。因此，开展以家庭为单位的干预在社区健康危险因素干预中显得尤为重要，具体包括：建立家庭健康档案及实施家庭健康教育，有些危险因素的干预只有在家庭的范围内才更容易落实，如平衡膳食和食盐摄入量的控制;有些个体行为危险因素的干预在家庭成员的支持下更易于实现，如戒烟和限酒。

（三）社区综合干预

由于社区健康危险因素的广泛性和复杂性，社区卫生机构应从社区层面依据社区诊断结果和疾病防治规划的需要，以社区不同的目标人群为对象，有计划、有组织地进行疾病预防、治疗、康复和健康指导等一系列综合卫生保健活动，以改变居民不良的行为及生活方式，促进人群健康，此过程为社区综合干预。社区综合干预体现了治疗和预防的一体化，强调三级预防的综合应用，即强调健康人群、高危人群和患病人群的综合应用，全面降低社区人群对健康危险因素的暴露，减少和控制疾病的发生发展，降低发病率、致残率和死亡率。

为社区居民提供综合性的预防干预服务首先要重视和掌握社区的环境、文化等背景情况，掌握和动员可以利用的社区资源。其次要了解社区不同人群的健康状况、特征及变动趋势，明确和推测人群中现存的和潜在的健康问题及其产生原因，确定需要优先解决的健康问题，拟定干预目标和策略。要选择可行性和可接受性好的干预措施。同时，要选择干预效益好的项目实施，如干预一个危险因素能预防多种疾病的项目。

三、社区健康危险因素干预计划的制订

（一）干预计划的设计原则

1. 目标原则

在制订社区健康危险因素干预计划时，必须坚持以目标为导向，围绕明确、可行的干预目标设计实施方案，只有这样才能保证以最小的投入取得最大的成效。

2. 整体性原则

在制订社区健康危险因素干预计划时，首先要确保计划本身的完整性，站在提高社区居民目标人群综合健康水平及生活质量的高度上设计计划。其次，还需要将健康干预活动方案与新时期卫生工作方针、当前卫生保健重点领域及主要工作相结合，使之融入卫生健康政策和活动中，从而更好地服务于社区健康管理事业。

3. 前瞻性原则

前瞻性表现为目标体现一定的先进性，需要考虑未来发展的趋势和要求，体现新型、现代化干预技术的应用。如果目标要求过低，将失去计划的激励功能。

4. 从实际出发原则

遵循一切从实际出发的原则。第一，要借鉴历史的经验与教训；第二，要进行周密细致的调查研究，准确掌握社区目标人群的健康问题、认识水平、行为及生活方式、用药情况、经济状况等一系列客观资料，实行分类指导，提出真正符合具体实际且具可行性的健康干预计划。

5. 动态性原则

干预计划具有一定的时间周期，在这一时间周期内，无论社区群体还是个体，其健康状况、影响健康的因素都是动态变化的，在制订社区健康危险因素干预计划时，要尽可能预计到在计划实施过程中可能发生的变化，并预先制定好应变对策，以确保干预计划的顺利实施。在计划的实施阶段，要不断追踪计划的进程，根据社区目标人群的变化情况做出相应调整。

6．参与性原则

鼓励社区卫生工作者、目标人群及其他相关部门积极参与健康干预计划的制订。把目标人群关心的问题和他们喜欢的干预活动直接纳入计划中，能更好地吸引目标人群参与，在项目实施中也能得到他们更多的支持，并收到预期效果。

（二）干预目标的制订

任何一项健康危险因素干预计划的制订，无论是针对个体还是群体，都必须有明确的目标。干预目标是社区健康危险因素干预计划实施和效果评价的根据，一旦缺乏明确的目标，整个计划将失去意义。

1．总体目标

计划的总体目标是指计划理想的最终结果，它为计划提供了一个总体宏观的努力方向。例如，糖尿病患者健康危险因素干预计划的总体目标是"控制高血糖，减少糖尿病并发症，提高糖尿病患者的生存质量"。

2．具体目标

计划的具体目标是对总体目标的具体表达。个体或人群的健康危险因素干预通常可以产生如下不同方面的结果：健康状况的变化、行为及生活方式的调整、健康知识和自我保健技能的变化等。因此，社区健康危险因素干预的具体目标一般可分为健康目标、行为目标和教育目标。

（1）健康目标。

从执行干预计划到目标人群健康状况的变化，需要的时间不同。比如，通过健康危险因素干预，几个月之后就能够看到个体体重、血压、血糖的变化，但是要想看到人群高血压、糖尿病患病率的变化，就需要若干年的时间。因此，不同的健康危险因素干预项目要根据所干预的项目和周期等确定健康目标。例如，某社区糖尿病患者健康危险因素干预计划实施一年后，60%的糖尿病患者能有效地控制血糖。

（2）行为目标。

行为目标反映的是健康干预计划实施后，人群或个体行为及生活方式的调整，如定期测量血压、减少食盐的摄入、有规律地运动、遵医嘱服药等。例如，某社区糖尿病患者健康危险因素干预计划实施一年后，85%的糖尿病患者能够遵医嘱服用降糖药物。

（3）教育目标。

教育目标主要阐述通过健康危险因素干预，目标个体或人群健康知识和自我保健技能的变化。健康相关行为的改变，依靠的是目标个体或人群对健康知识的了解、理解以及对自我保健技能的掌握，因此，教育目标是健康危险因素干预的一个中间产出。例如，某社区糖尿病患者健康危险因素干预计划实施一年后，90%的糖尿病患者知晓糖尿病的危害。

（三）执行方案的制订

干预项目中各项活动安排是否合理、周密，关系到干预计划是否能够有效落实，也最终影响到健康危险因素干预的成效。

1．确定干预活动的日程

一般情况下，一项干预活动包含多个子活动，每一个子活动通常需要遵循活动先后顺序和省时原则进行合理安排，要将每一项活动均列入时间表。

2．确定组织网络与执行人员

不同的活动需要不同的组织网络和执行人员。通常情况下，社区健康危险因素的干预人员为社区卫生服务机构专业人员，在干预计划中，要根据每一项子活动的内容和要求来确定相关专业的科室人员负责执行。同时，还需要明确在干预的社区内需要哪些组织或人员参与，明确任务分工，责任到人，以确保干预活动的有效落实。

（四）监测与评价方案的制订

监测与评价是保证干预项目顺利进行，并最终实现项目目标的重要手段。在社区健康危险因素干预计划中，通常需要明确监测指标、监测方法以及效果评价指标和评价方法。

1．监测指标

一般情况下，监测指标要根据各项干预活动的具体要求来确定。例如，高血压患者健康管理项目的干预活动之一，是每月为高血压患者免费测量一次血压，监测指标是"参与血压测量的高血压患者人数、比例等"。

2．监测方法

定期核查活动的实际执行情况与计划是否一致，是否按时、保质、保量地完成各项活动。

3．效果评价指标与评价方法

大多数干预活动会采用干预前后比较的方法来衡量干预效果，即在实施干预活动前进行一次测量，内容包括个体或群体的健康指标、行为及生活方式、就医与用药情况、健康认知、个人基本信息等，其中的重点应为健康干预活动能够影响到的内容；在干预活动结束后，对上述指标进行二次测量，比较两次测量的结果，从而判断健康危险因素干预的效果是否达到了预期目标。因此，效果评价指标一般来源于活动的具体目标。例如，高血压患者健康管理项目的目标之一为"某社区高血压患者健康危险因素干预计划实施一年后，65%的高血压患者能有效地控制血压"，对应的效果评价指标则可以是高血压患者的血压控制率。

（五）方案预算的制订

预算的制订依据的是干预活动的内容。首先要将每一项子活动的内容进行细分，确定活动中涉及哪些费用、费用标准以及活动要求次数，进而计算出每一项活动的费用。然后再将每一项活动的费用累加起来，形成干预项目的总预算。例如，假设设计制作一份健康知识彩页的平均成本费用为 1.1 元，在社区内以户为单位发放，社区有 5 000 户居民，计划覆盖 70% 的家庭，则至少需要制作印刷 3 500 份，1.1 元/份 × 3 500 份 = 3 850 元。以此类推，就可以得出方案总预算。

计划书的经费预算有两种：一种是用于申请项目经费的，可以根据项目计划的要求做预算；另一种是已经确定了经费的额度，需要在设计活动时对预算有所考虑，然后根据活动做预算，如果做成的预算与预计经费额度有差异，再对活动进行调整，直至符合经费要求。

四、社区健康危险因素干预计划的实施

干预计划的有效实施，是确保健康危险因素干预目标实现的关键环节，也是耗时最长、动用经费和人力最多的环节，需要多部门协调行动。如果没有高质量的健康干预活动，就无法实现健康危险因素干预的目标，那么再好的计划也不能产生社会效益和经济效益。因此，在健康危险因素干预计划的实施阶段，特别要强调组织与落实的过程，强调每项工作的质量。具体说来，就是在组织、人员、条件齐备的基础上，严格按照各项活动的时间进度和质量要求完成各项计划活动。一般情况下，社区健康危险因素干预的实施阶段要完成计划实施时间表落实、组织机构建立、人员培训、设施设备保障、质量控制五个方面的工作。

（一）计划实施时间表落实

在计划实施时间表中，通常要明确以下四个方面的内容。

1．活动时间

活动时间指活动在什么时间实施，既可以是具体时间，也可以是某一时间段。例如，对活动具体实施人员的培训时间可以定在一个具体的时间段，某年某月某日至某年某月某日，而在某社区内举办健康讲座的时间可以为每月的某一天；同时还需明确活动持续的时间，如健康讲座每次 2 小时等。

2．活动内容和参与人员

明确活动的具体内容、活动实施人员及干预对象，进而界定工作的具体范围，确保工作内容落到实处，同时便于检查考核。例如，对社区 60 岁及以上老年人进行老年病相关的健康讲座，活动内容为培训老年病相关的知识和技能，参与人员为项目培训师和社区 60 岁及以上老年人，同时还包括组织者和后勤人员等。

3．活动资源

明确开展活动所需的设施设备、经费等，确保活动能够按时按量完成。例如，开展培训需要确定培训场所、培训材料以及投影仪等多媒体设备。

4．负责人员

负责人员指计划活动由哪个部门或具体哪一个人来负责，同时还包括活动中的

工作人员。例如，"开展健康讲座"的负责人为某社区分管健康教育的领导，"人员培训"的负责人为活动培训部负责人。

（二）组织机构建立

健康危险因素干预计划能否取得成功的影响因素有很多方面，若想有效地动员目标人群参与，需要把各项干预活动落到实处，同时需要组织保障和政策支持，很多时候还需要多部门的合作。因此，建立社区健康危险因素干预计划实施的组织机构是必不可少的环节。

1．领导机构与执行机构

领导机构通常设在干预对象所在的社区，对计划活动进行全面管理和协调。执行机构一般由具体的业务机构担任（如社区卫生服务中心等），具体负责实施和运作各项干预计划。执行机构的专业人员一般需要具备开展活动所必需的专业技能，多数情况下，在活动实施前和实施过程中需要对相关人员进行专业技能培训。执行机构的人员数量需依据活动的工作量来确定，其职责是按照计划及分工实施具体的活动内容。

2．组织协调

一项干预计划活动的落实，往往需要多部门的合作才能完成。例如，社区卫生服务中心若要开展一项老年病健康宣教活动，就需要社区人口与计划生育部门的配合，该部门可以提供社区老年人的基本情况和人口数量；同时，如果社区内有企事业单位，往往还需要这些单位相关部门的配合。

3．政策支持

政策支持是干预计划得以成功实施的重要保障，也是改变人们行为及生活方式的有效方法。例如，新一轮的医疗改革对公共卫生实施倾斜，使得乡镇卫生院/社区卫生服务中心抽调出大量的人力物力来完成此部分工作，同时也增加了人们的公共卫生意识，在一定程度上改善了社区人群的健康状况。

（三）人员培训

在健康危险因素干预计划的实施阶段，对计划实施人员的培训可以很大程度促进计划实施人员的能力建设，建立并维持一支有能力、高效率的工作队伍，从而全面提升健康危险因素干预质量。在培训前，首先要确定相关人员必备的知识和技能，如负责人需要全面了解项目，而具体的计划实施人员要掌握开展相关活动的知识和技能。按照个性化培训计划，有组织、有步骤地对相关人员进行培训，过程中需要充分发挥培训对象具有一定实践工作经验的特点，使他们在原有的基础上学习、分享、共同进步。常用的培训方法有头脑风暴法、小组讨论法、案例分析法以及角色扮演法等。通常情况下，培训主要包括以下三个方面的内容。

1．干预计划活动的背景与目标

开展关于干预计划活动背景与目标的培训，有助于工作人员更为全面深入地了解与掌握干预活动的目的和意义，使之能够更好地发挥主观能动性，使活动能够更好地为总体目标服务。

2．干预计划活动的专业知识与技能

不同健康危险因素的干预计划活动所需要的专业知识和技能不尽相同，如开展有关慢性非传染性疾病的防治活动，主要应侧重于行为及生活方式方面的知识和技能，而对传染性疾病的防治活动，则应该侧重于传染病的传染源、传播途径和易感人群等方面的知识和技能。通过组织培训，活动实施人员能够不断更新理念、掌握新的知识和技能，同时能够更好地进行人际沟通（如敏感问题的干预），有助于活动的有效实施。

3．干预计划活动的管理知识和技能

开展干预计划活动管理知识和技能的培训，主要目的是使活动的管理人员了解干预计划活动管理的作用与意义，明确本职工作中的职责与任务，做好活动不同阶段的管理工作，如做好活动的记录、资料的管理等。

（四）设施设备保障

为了保证计划活动的顺利进行，相关设施和设备是必不可少的条件，具体主要包括以下几个方面。

1．运用于人员培训的设施设备

运用于人员培训的设施设备主要包括培训场所（如会议室等）、培训所需多媒体设备（电脑、投影仪、相机、激光笔等）、白板及白板笔等。

2．运用于目标人群的设施设备

运用于目标人群的设施设备主要依赖于干预项目活动的内容，不同的干预内容所需要的设施设备之间可能存在较大的差异。例如，社区慢性病相关健康危险因素的干预活动可能需要血压计、身高体重仪、限盐勺、控油壶、计步器及建设设施等，对儿童视力的干预活动则可能需要视力表、眼睛模型等。

3．宣传材料

宣传材料是干预活动最基本、最常见的用品，材料的类型多样，主要包括印刷材料（宣传画、宣传折页、传单、手册等）、音像制品（视频、宣传动画等）以及其他承载相关健康危险因素干预信息的日常用品（杯子、纸巾、围裙、笔记本、折扇等）。开发和使用宣传材料前，需要了解干预活动目标人群的文化程度、生活习惯、对宣传材料的偏好以及媒介的可及性、活动经费等，根据实际情况开发使用宣传材料，从而提高材料的使用率，确保干预目标的实现。

4．其　　他

除上述三类设施设备外，还需要必要的交通工具和日常办公用品（打印机、纸张、笔、相机、电脑等）。

（五）质量控制

质量控制的目的是确保干预计划各项活动的质量都能够达到预期要求，符合质量标准。干预计划的不同活动有不同的质量标准，即使是相同的活动，根据不同的目标和干预对象，也可能具有不同的质量标准。只有明确活动的质量标准，才能更好地进行质量的监测和控制。因此，在活动的实施阶段应明确各项干预活动的数量、质量标准等指标。例如，某社区举办健康大课堂的质量标准可以是：参加对象为该社区的糖尿病患者 50 人，参与率达到 85% 以上，参与者对大课堂的满意度要达到 90% 以上。

1．质量监测内容

质量监测内容通常包括进度监测、内容监测、活动数量与覆盖范围监测、费用监测及目标人群监测等方面。

（1）进度监测。

进度监测主要关注计划活动进度与预期是否一致，如果活动有所延误，需明确延误的时间、原因以及弥补措施等。

（2）内容监测。

内容监测主要关注活动的内容是否符合计划，有无额外添加或更改的活动及添加或更改的理由等。原则上说，计划一经确定，各活动的执行机构及个人应遵照执行，不可随意更改活动内容。如遇特殊情况需要对活动内容进行必要调整，应说明理由并记录存档。

（3）数量与范围监测。

计划活动的数量与范围是质量监测的重点，也是项目工作质量的基础。例如，在干预活动开展过程中，需要监测干预计划的目标人群数是否达到计划要求、目标人群覆盖范围与计划要求是否一致以及实施干预次数是否达到计划要求等。

（4）经费监测。

经费的安排需要经过严格的预算和审核，每一项计划活动都有特定的预算，只有每一项活动严格按照预算要求执行，才能在确保项目完成质量的同时合理使用项目活动经费。

（5）目标人群的监测。

实时监测目标人群的活动参与情况，了解他们对项目活动的建议和满意度，监测目标人群的知识、行为等变化情况，有利于对计划活动做出适当调整，实现整个干预计划目标。

2．质量控制的方法

质量控制的方法主要包括现场考察和参与、实时记录、报告、复核、审计等。现场考察和参与可以监测实施过程和控制活动的质量，同时掌握第一手资料，为指导活动的实施提供可靠依据；实时记录可以反映计划活动实施过程中所涉及的内容、方法以及现场情况等；报告有利于领导小组和活动负责人了解活动的实施情况，监控实施质量，同时有助于活动实施人员在实施过程中发现问题，解决问题；复核主要是对已经获取的资料进行二次调查，一般抽取 5% 左右的样本进行复核，复核率要求达到95% 以上；审计主要用于财务方面，主要目的是检查经费的管理和使用情况，审计结果可以用来指导经费的管理和分配、调整预算等，保证有限的经费发挥最大的作用，同时也可以向资助方报告经费的使用情况，在经费不足时争取得到补充。

五、社区健康危险因素干预的效果评价

健康危险因素干预的效果评价是一个系统收集、分析及表达资料的过程，将计划活动实施后的实际产出效果与预期目标进行比较，从而明确干预计划的实施效果、可持续性及价值等，以便对有效的干预计划予以继续实施，对无效或效果不显著的计划予以调整，最终确定科学干预策略及措施。

（一）效果评价的内容与指标

社区健康危险因素干预计划实施的最终目的是改善社区人群健康状况、提高生活质量，具体的效果评价内容包含行为影响因素、行为及生活方式、健康状况、生活质量以及社会经济评价等方面。

1. 行为影响因素评价

人们生活方式的形成和改变，受个体因素和环境因素的共同影响。个体因素主要包括个人的健康价值观、健康保健知识、对健康相关行为的态度、对疾病易感性和严重性的认识、对采纳健康行为及生活方式的意向以及是否具备采取健康行为及生活方式的技能等，它是个体/群体采纳健康行为及生活方式的基础，决定了人群对健康行为的知信行。环境因素指促进或阻碍人们健康行为形成或改变的因素，如物质资源（运动设施等）、他人影响等，会影响到人们的健康行为意向能否转变为现实。对于每一个个体而言，健康行为及生活方式的实现既要有个人的意愿和动机，也需要外部支持。以加强体育锻炼为例，人们有了意向后，不仅需要了解体育锻炼的相关知识，还需要掌握体育锻炼的相关技巧，同时还需要外界提供体育锻炼的场所。此外，能否得到亲密的人的支持也是非常重要的影响因素，如果家人、同伴能够给予支持和理解，将在很大程度上有助于行为的形成和巩固。

（1）评价个体行为影响因素的常用指标。

① 健康知识知晓率 =（回答正确的健康知识题目数/健康知识题目数总数）×100%；② 健康行为技能，需根据个体的健康技能的具体表现进行评判；③ 健康素养，指个人通过各种渠道获取和理解的基本健康信息和服务，并运用这些信息和服务做出正确的决策，以维护和促进自身健康的能力。居民健康素养评价指标作为综合反映国家卫生事业发展的评价指标，已纳入国家卫生事业发展规划之中，具体可见《中国公民健康素养——基本知识与技能（试行）》，主要包括健康基本知识和理念、健康生活方式与行为、健康基本技能三个方面。

（2）评价群体行为影响因素的常用指标。

① 健康知识均分 = 受调查健康知识得分之和/被调查总人数；② 健康知识合格率 = （健康知识达到合格标准的人数/被调查总人数）×100%；③ 健康知识知晓率 = （回答正确某健康知识的人数/被调查总人数）×100%；④ 健康信念持有率 = （持有某种健康信念的人数/被调查总人数）×100%；⑤ 其他群体行为影响因素评价指标，包括社区行动与影响（如社区参与度、社区能力发展程度等）、健康政策（如政策条文、法律法规等的出台，财政资源的配置等）及环境条件（如卫生设施、卫生服务情况等）等，这些指标多表现为定性指标。

2．行为及生活方式评价

行为及生活方式是影响健康的重要因素之一，是目前认为对慢性非传染性疾病影响最大的因素，也是健康危险因素干预计划的重点内容，如戒烟限酒、控制饮食、加强体育锻炼等可以减少多种慢性非传染性疾病的发生。因此，改善社区居民的行为及生活方式是健康危险因素干预效果的重要评价指标。

（1）健康行为及生活方式的个体评价。

个体评价一般采用的是对个体有无某一特定行为及生活方式的评价，无法用率、比例等表示。当测量一系列行为时，可以采用健康行为方式总评分来进行评价。健康行为方式总评分是一种综合评估行为及生活方式的指标，首先根据不同健康行为及生活方式对某健康问题的重要性以及行为及生活方式进行权重赋值，然后对每一个测量的行为进行评分并相加，最终得出行为及生活方式总评分。

（2）健康行为及生活方式的群体评价。

群体评价常用的指标：① 某行为流行率 = （有某种行为的人数/被调查总人数）×100%；② 某行为改变率 = （在一定时期内某特定行为改变的人数/观察期开始时有该行为的人数）×100%；③ 健康行为及生活方式合格率 = （达到健康行为方式合格水平的人数/测量总人数）×100%，健康行为及生活方式的合格水平一般为总评分达到满分的 60%，但也可以根据实际情况将合格标准定在达到满分的 70%、80% 等。

3．健康状况评价

健康状况的改善是社区健康危险因素干预计划的目标，不同的健康问题干预后所能达到的目标不同。例如，对超重、肥胖的干预，儿童青少年可能在数月内就可以观察到超重、肥胖问题的改善，却无法观察到超重、肥胖导致的心脑血管疾病等其他慢性病的变化情况；而对于中老年人群，既可以看到超重、肥胖问题的改善，同时还可以观察到人群中血压、血脂、血糖等的控制情况变化。所以，不同个体/群体的干预重点有所不同，针对的健康问题有所差异，评价指标也有所不同，应尽可能寻找相对敏感的健康指标进行测量。

（1）个体健康状况常见的评价指标。

个体健康状况常见的评价指标主要反映躯体各器官、系统的健康状况，主要包括以下几类：① 体重、腰围、体质指数（BMI）；② 血压、血糖、血脂等；③ B 超、心电图、X 线片等。

（2）群体健康状况常见的评价指标。

群体健康状况常见的评价指标多用率表示，例如，慢性病患病率 =（观察人群中慢性病的患者数/观察总人数）×100%；超重、肥胖率 =（观察人群中超重、肥胖的人数/观察总人数）×100%。

4．生活质量评价

对健康危险因素干预计划实施效果评价而言，生活质量评价是一个中间指标，一般是运用相关量表并基于个体水平的测量，进而获得每一个被测个体的生活质量现状。一般包括：① 生活质量指数；② 日常活动量表评分；③ 生活满意度指数等。常用的量表有 36 条目简明健康量表（SF-36）、世界卫生组织生存质量测定量表（WHOQOL）、中国人生活质量通用量表（QOL-35）。群体生活质量指标多由个体指标派生而来，包括：① 生活质量平均指数；② 日常活动均分；③ 生活满意度平均指数；④ 日常活动评分合格率。

5．社会经济评价

社会经济学评价一般观察的是健康管理项目实施后，目标个体/群体社会参与度、经济花费等的改变状况。常见的个体社会经济学评价指标：① 年（月）度患病天数；② 年住院天数；③ 年门诊花费；④ 年住院花费。常见的群体社会经济学评价指标：① 年（月）度患病总人数、总天数；② 年住院总人数、总天数；③ 年医疗保健支出、年健康保险支出。

（二）效果评价的常用方法

社区健康危险因素干预计划效果评价常用的方法为干预前后的比较，主要分为两种类型，一种是不设对照组的干预前后比较，另一种是设对照组的干预前后比较。

1．不设对照组的干预前后比较

这种前后比较是指在实施干预措施前，对目标个体/人群相关指标（如知识、态度、行为、技能、健康状况等）进行测量，然后实施健康危险因素干预措施，达到预定的时间后，再次对目标个体/人群相关指标进行测量，然后比较干预措施实施前后相关指标的变化情况，从而确定干预实施的效果。这种方法较为简单，节省人力、物力，但由于干预实施后目标人群的相关表现除可能受到干预措施影响外，还可能受到其他因素以及目标人群成熟程度等因素的影响，有可能影响对干预效果的准确认定。因此，不设对照组的自身前后比较更适用于周期较短、资源有限的健康危险因素干预的效果评价。例如，对社区老年人群慢性病的健康危险因素干预，可以在干预实施前对社区所有老年人的血压、血糖、行为及生活方式（吸烟、饮酒、体育锻炼等状况）、身体状况等进行调查，然后开展为期一年的慢性病相关健康危险因素综合干预，于干预周期结束后再次对该社区的老年人群采用干预前相同的调查问卷进行调查，然后比较干预前后对应指标，确定慢性病的健康危险因素综合干预措施对社区老年人群慢性病相关行为和健康状况产生了怎样的影响，进而评价具体干预效果。

2. 设立对照组的干预前后比较

这种前后比较需要设立与干预人群具有可比性的人群作为对照组，在实施干预前，对干预组和对照组人群相关指标进行测量，然后仅对干预组的目标人群实施干预措施，在干预周期结束后再次对干预组和对照组人群的相关指标进行测量，两组观察工具及方法一致，比较干预组和对照组在干预前后相关指标的变化情况，评价干预效果。例如，对社区老年人群慢性病的健康危险因素干预的评价，假设 A、B 两社区老年人口的基本情况具有可比性，在干预实施前对 A、B 两社区所有老年人的血压、血糖、行为及生活方式（吸烟、饮酒、体育锻炼等状况）、身体状况等进行调查，然后对 A 社区开展为期一年的慢性病的健康危险因素综合干预，在 B 社区不开展任何干预措施，在一年的干预周期结束后，再次对 A、B 两社区的老年人群采用干预前相同的调查问卷进行调查，然后比较 A、B 两社区干预前后对应指标的变化情况。通过干预组和对照组的比较，有效地消除了时间因素、疾病自然史、测量与观察因素等混杂因素对干预效果和结局的影响，从而能够更加科学、准确地评价干预措施的效果。

 思考题

1. 社区居民常见的健康危险因素有哪些？可能带来哪些危害？
2. 社区健康危险因素评估的方法及意义是什么？
3. 社区健康危险因素评估的步骤有哪些？选用何种评估工具？
4. 社区健康危险因素干预计划的设计原则是什么？如何制定干预目标？
5. 社区健康危险因素干预过程中质量监测的内容有哪些？如何实施质量控制？

第六章

社区健康体检与筛查

本章要点

掌握　社区健康体检与筛查的主要内容；居民健康档案的建立；健康报告的撰写。

熟悉　健康体检与筛查项目；个性化体检套餐的设置。

了解　健康体检与筛查的发展。

本章课程思政目标

了解国内外健康体检的发展现状，学习健康体检的基本原则与内容、体检的筛查流程、健康档案的管理及"互联网＋"健康体检等内容，培养学生预防为先导的健康管理理念及突破创新、与时俱进的健康思维方式，胜任以人为中心的健康卫生服务体系的工作。

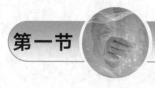

第一节　社区健康体检与筛查概述

一、国内外健康体检与筛查发展概况

健康体检是指通过医学手段和方法对受检者进行身体检查，了解受检者健康状况，早期发现疾病线索和健康隐患的诊疗行为。健康体检是防患于未然，"大健康管理"时代健康保健新观念。这种"预防优先"的健康观念对于健康促进具有重要意义，健康体检成为一个发展空间十分广阔的新兴领域。

（一）国外健康体检发展

世界卫生组织相关研究表明，人类 1/3 的疾病是通过健康体检获得的信息反馈确诊的。虽然健康体检对居民日常医疗保健支出有所增加，但随着体检率和体检质量的提高，必然会显著降低重大疾病的延误治疗率，缩短重大疾病治疗天数，最终降低整体医疗费用的支出。

在美国，体检是伴随保险业发展起来的，医院体检并不直接收费，而是由保险公司支付相关费用。健康体检相关研究人员经过长达二十余年的系统研究发现，通过健康体检和健康管理，90% 的个人和企业付出的医疗费用会降低到原来的 10%；而未接受健康体检和健康管理的 10% 的个人，医疗费用比原来上升 90%。美国法律法规保证全民应享受体检，其最大的产业是健康服务业，2007 年占其国民生产总值的 17%，而且 GDP 的持续提升不是靠房地产业，而是靠健康服务业。2010 年"患者保护和平价健康服务提案"又称"奥巴马医改法案"签订，2014 年实施平价健保计划，它提供临床预防服务，包括各种体检筛查及健康咨询服务、成人与儿童定期预防接种、多种体检项目、健康儿童的门诊服务、对孕妇的定期体检与健康咨询服务。这大大促进"大健康"理念的发展，将医疗卫生服务的重点转移向健康服务。

英国定期接受全身体检只能选择私立医疗机构，医疗健康管理服务主要由国家健康保障体系（NHS）主导，以国家税收和国家保障体系为来源的公共基金为所有国民提供全套医疗服务。服务项目按需提供，与受检者的支付能力没有关系。BUPA 健康体检中心是英国提供商业体检的大型私立连锁医疗机构之一，是由教会管理的国际化集团公司，其服务范围涵盖个人健康、公司健康医疗、长期照顾、护理之家、电话医疗咨询、体检俱乐部等。2014 年，随着基因组学的飞速发展，英国开始出现基于"精准医疗"的个人基因组服务。通过对大样本人群与特定基本类型进行生物标志物分析，寻找疾病原因和治疗靶点，最终对疾病和特定患者进行个体化精准治疗。

日本的健康管理内容全面，组织机构完善，国民接受健康管理意识较强，健康体检覆盖面广，检查类别齐全，项目界定严格。体检费用以国家负担为主（75%），个人负担为辅（25%），而且有分工不同的健康体检学会为健康体检进行指导和管理。基础健康管理内容包括：① 健康调查，包括体检前期问卷调查，人手一本健康手册，记录详细，随身携带；② 评估和帮助，对个体和群体进行数据分析、评估指导；③ 健康促进活动，对日常生活、工作环境等因素进行改善和保健指导；④ 健康教育，了解生活、职业、环境与健康的关系，了解多发病、传染病等知识。日本几乎每位公民每年都要接受一次健康体检。为保证健康体检质量，日本还制定了针对全身精密体检的专科医师认定制度，致力培养预防医学专业人才。

（二）国内健康体检发展

我国专业健康体检工作起步较晚，2000 年之前国内的健康体检工作仅局限于就业、参军及入学等强制性专项体检，以及对享受保健待遇人群的年度体检，体检机构主要为政府指定的公立性医疗机构。从 2000 年起，医疗保健支出大幅增长，健康体检工作随之步入快速增长期。2010 年我国医疗卫生机构门诊健康检查为 38 457.9 万例次，2015 年我国体检工作以超过 25% 的增速增长至 96 144.75 万例次。据不完全统计，我国目前有各类体检中心 5 000 多家，其形式是专业体检机构和医院体检中心并存，后者占 90% 以上。公立医院逐步实行"医检分离"，民营专业体检机构专业化，共同推动了我国健康体检工作高速发展。

21 世纪，随着医疗健康模式的转变，全球卫生资源的投入关口前移，人们对健康的重视程度以及体检人次日益增加，我国健康体检市场前景巨大。所以，构建体检数据标准化与应用体系是目前健康体检工作控制质量和优化服务流程的核心，是提供精准健康管理服务的重要前提。

1．互联网医疗

互联网+医疗是目前健康体检发展的一大趋势。医生通过可穿戴设备收集生理健康信息，并以此为基础进行大数据分析，判断用户的身体状况或病情发展，并给予其健康指导。为加快互联网+医疗健康发展，国家还出台了一系列相关政策，如二级以上医院提供检查结果查询等线上服务，允许医疗机构开展部分常见病、慢性病复诊互联网医疗服务等。

2．精准医疗

利用健康体检获取人群的检查数据，用于医学研究。健康人群体检数据可以作为患者群体的对照组，通过分析疾病相关的遗传学等信息，为研究病因和发生机制提供线索，进而可能实现疾病早期精准防治。健康体检行业的发展对于促进医学研究的发展具有重要作用，二者相互促进、彼此互补，也在一定程度上推动了健康体检行业的发展。

3．个性化体检

随着信息技术的不断进步，人工智能、机器学习方法应用于医疗辅助诊断和疾病风险分析的研究越来越成熟，个性化健康体检是健康体检发展的主要趋势。开发智能化体检数据分析系统，提高体检机构的工作效率，可降低运营成本，为受检者提供更加方便、快捷的服务，实现资源整合和信息挖掘的目的。

二、社区健康体检与筛查基本原则与内容

（一）健康体检与筛查项目设置的依据及原则

健康体检是实施疾病早期预防和开展健康管理的基本途径及有效手段之一。对无症状个体和群体的健康状况进行医学检查与评价的医学服务行为及过程，重点是对慢性非传染性疾病及其风险因素进行筛查与风险甄别评估，并提供健康指导建议及健康干预方案。

健康体检首先是注重体检者的病史，明确建议体检医生需要关注内科病史、外科病史、当前服用的药物、过敏反应、与慢性病及癌症有关的家族病史以及与生活方式风险有关的社会史六项内容。其次是将建议进行体检的项目分为四类：生活方式与精神健康风险、慢性病筛查、癌症以及免疫疾病。全科医生需要从病因开始，思考需进行的体检项目。最后是高度重视循证评级，为每一个具体的项目评价系统下做出的证据评级，在对临床证据的信心程度上，从高到低分为不同级别。

根据《健康体检基本项目专家共识》，健康体检基本项目制订需要遵循以下原则：① 以健康评价和健康风险筛查为目的，重点掌握受检者健康状况、早期发现疾病线索；② 体检采用的技术方法或手段要科学适宜并有很好的可及性和可接受性；③ 为保证健康体检的质量和安全，体检项目所采用的仪器、设备及试剂必须经 SFDA 认证、有正式批准文号；④ 体检项目要充分体现最佳成本效益原则，避免优先采用一些高精尖医疗技术设备，以免加重受检者的经济负担。

（二）健康体检与筛查基本项目目录

健康体检基本项目目录的设置遵循科学性、适宜性及实用性的原则，采用"1+X"的体系框架。"1"为基本体检项目，包括健康体检自测问卷、体格检查、实验室检查、辅助检查、体检报告首页五个部分。"X"为专项体检项目，包括主要慢性非传染性疾病风险筛查及健康体适能检查项目（表 6-1）。

表 6-1　健康体检基本项目

一级目录	二级目录	主要检查内容
健康体检自测问卷（见附件 1）		健康史、躯体症状、生活习惯、精神压力、睡眠健康、健康素养等

续表

一级目录	二级目录	主要检查内容
体格检查	一般检查	身高、体重、腰围、臀围、血压、脉搏
	物理检查	内科：心、肝、脾、肺、肾 外科：浅表淋巴结、甲状腺、乳腺、脊柱四肢关节、肛门、外生殖器（男性） 眼科检查：视力、辨色力、内眼、外眼、眼压 耳鼻咽喉科：外耳道、鼓膜、听力、鼻腔、鼻窦、咽喉 口腔科：口腔黏膜、牙齿、牙龈、颞颌关节、腮腺 妇科：外阴、内诊
实验室检查	常规检查	血常规：白细胞计数（WBC）、红细胞计数（RBC）、血红蛋白（Hb）、血小板计数 尿液分析：尿蛋白（PRb）、尿隐血（BLD）、尿红细胞、尿白细胞、尿比重、亚硝酸盐 大便常规+隐血
	生化检查	肝功能：谷草转氨酶、谷丙转氨酶、总胆红素 肾功能：血尿素氮、血肌酐 血脂：总胆固醇、三酰甘油、低密度脂蛋白胆固醇、高密度脂蛋白胆固醇 血糖：空腹血糖 血尿酸等
	细胞学检查	妇科病理学检查
辅助检查	心电图检查	心率及心电图异常结论
	X线检查	胸片：肺部、心脏、胸廓、纵隔、膈肌
	超声检查	腹部超声：肝、胆、胰、脾、肾
体检报告首页（见附件2）		健康自测问卷、体格检查、实验室检查、辅助检查结果摘要

附件 1　健康体检自测问卷

一、基本信息

姓名：　　　　性别：□男□女　　　　出生日期：　　年　　月　　日

身份证号：　　　　　　　　　　　　民族：□汉族 □少数民族

出生地：　　　省　　　市　　　县

婚姻状况：□未婚 □已婚（含同居） □丧偶 □离异 □其他

文化程度：□小学及以下 □初中 □高中 □中专及技校 □大学本科/专科
□研究生及以上

职业：□国家公务员 □专业技术人员 □职员 □企业管理人员 □工人 □农民
□学生 □现役军人 □自由职业者 □个体经营者 □无业人员 □退（离）休人员
□其他

医保类别：□城镇职工医保 □城镇居民医保 □新农合医保 □其他 □无

联系电话：

二、健康史-家族史

1. 您的父母或兄弟姐妹是否患有明确诊断的疾病？　A. 是 B. 否

1-1. 请选择疾病的名称：（可多选）

A. 高血压病 B. 脑卒中 C. 冠心病 D. 外周血管病 E. 心力衰竭 F. 糖尿病
G. 肥胖症 H. 慢性肾脏疾病 I. 慢性阻塞性肺病 J. 骨质疏松 K. 痛风 L. 恶性肿
瘤 M. 风湿免疫性疾病 N. 精神疾病 O. 其他

1-2. 请确定所患的恶性肿瘤名称：

A. 肺癌 B. 肝癌 C. 胃癌 D. 食管癌 E. 结直肠癌 F. 白血病 G. 脑瘤 H. 乳
腺癌 I. 胰腺癌 J. 骨癌 K. 膀胱癌 L. 鼻咽癌 M. 宫颈癌 N. 子宫癌 O. 前列腺
癌 P. 卵巢癌 Q. 甲状腺癌 R. 皮肤癌 S. 其他

1-3. 您的父亲是否在 55 岁、母亲在 65 岁之前患有上述疾病？　A. 是 B. 否

三、健康史-现病史

2. 您是否患有明确诊断的疾病或异常？　A. 是 B. 否

2-1. 请您确认具体疾病或异常的名称：（可多选）

A. 高血压 B. 脑卒中 C. 冠心病 D. 外周血管病 E. 糖尿病 F. 脂肪肝 G. 慢

性肾脏疾病　H. 慢性胃炎或胃溃疡　I. 幽门螺杆菌感染　J. 胃息肉　K. 肠道息肉
L. 慢性阻塞性肺病　M. 哮喘　N. 慢性胰腺炎　O. 骨质疏松　P. 慢性肝炎或肝硬化
Q. 慢性胆囊炎、胆石症　R. 结核病　S. 类风湿性关节炎　T. 前列腺炎或肥大　U. 慢
性乳腺疾病　V. 人乳头瘤病毒（HPV）感染　W. 血脂异常　X. 尿酸升高　Y. 恶性肿瘤
Z. 其他

2-2. 请确定您所患的恶性肿瘤名称：

A. 肺癌　B. 肝癌　C. 胃癌　D. 食管癌　E. 结直肠癌　F. 白血病　G. 脑瘤　H. 乳
腺癌　I. 胰腺癌　J. 骨癌　K. 膀胱癌　L. 鼻咽癌　M. 宫颈癌　N. 子宫癌　O. 前列腺
癌　P. 卵巢癌　Q. 甲状腺癌　R. 皮肤癌　S. 其他

2-3. 请填写您被诊断患有上述疾病或异常的年龄：　　　岁

四、健康史-过敏史

3. 您是否出现过过敏？　A. 是　B. 否

3-1. 请选择过敏源：（可多选）

A. 青霉素　B. 磺胺类　C. 链霉素　D. 头孢类　E. 鸡蛋　F. 牛奶　G. 海鲜　H. 花
粉或尘螨　I. 粉尘　J. 洗洁剂　K. 化妆品　L. 其他

五、健康史-用药史

4. 您是否长期服用药物？（连续服用 6 个月以上，平均每日服用一次以上）

A. 是　B. 否

4-1. 您长期服用哪些药物？（可多选）

A. 降压药　B. 降糖药　C. 调脂药（降脂药）　D. 降尿酸药　E. 抗心律失常药
F. 缓解哮喘药物　G. 解热镇痛药（如布洛芬等）　H. 强的松类药物　I. 雌激素类药物
J. 利尿剂　K. 镇静剂或安眠药　L. 中草药　M. 避孕药　N. 抗抑郁药物　O. 其他

六、健康史-手术史

5. 您是否因病进行过手术治疗？　A. 是　B. 否

5-1. 请您选择手术的部位：（可多选）

A. 头颅（含脑）　B. 眼　C. 耳鼻咽喉　D.　颌面部及口腔　E. 颈部或甲状腺
F. 胸部（含肺部）G. 心脏（含心脏介入）　H. 外周血管　I. 胃肠　J. 肝胆　K. 肾脏
L. 脊柱　M. 四肢及关节　N. 膀胱　O. 妇科　P. 乳腺　Q. 前列腺　R. 其他

七、健康史-月经生育史

6. 您第一次来月经的年龄：　　　岁

7. 您是否绝经？ A. 是（绝经年龄： 岁） B. 否

8. 您的结婚年龄： 岁

9. 您是否生育过？ A. 否 B. 是（初产年龄： 岁，生产 次，流产总次数 次）

9-1. 您的孩子是母乳喂养吗？ A. 是（哺乳时间： 月） B. 否

9-2. 您是否曾患有妊娠糖尿病？ A. 是 B. 否

9-3. 您是否曾患有妊娠高血压？ A. 是 B. 否

八、躯体症状（最近 3 个月）

10. 您感觉身体总体健康状况如何？ A. 好 B. 一般 C. 差

11. 您感到疲劳乏力或周身明显不适吗？ A. 没有 B. 偶尔 C. 经常

12. 您视力有下降吗？ A. 没有 B. 轻微 C. 明显

13. 您听力有下降吗？ A. 没有 B. 轻微 C. 明显

14. 您有鼻出血或浓血鼻涕吗？ A. 没有 B. 偶尔 C. 经常

15. 您出现过吞咽不适、哽噎感吗？ A. 没有 B. 偶尔 C. 经常

16. 您有明显的咳嗽、咳痰吗？ A. 没有 B. 偶尔 C. 经常

17. 您有过咳痰带血或咯血吗？ A. 没有 B. 偶尔 C. 经常

18. 您感到胸痛或心前区憋闷不适吗？ A. 没有 B. 偶尔 C. 经常

19. 您感到有胸闷气喘或呼吸困难吗？ A. 没有 B. 偶尔 C. 经常

20. 您感到低热（体温偏高）吗？ A. 没有 B. 偶尔 C. 经常

21. 您感到头晕或头昏吗？ A. 没有 B. 偶尔 C. 经常

22. 您感到恶心、反酸或上腹部不适吗？ A. 没有 B. 偶尔 C. 经常

23. 您有过食欲不振、消化不良或腹胀吗？ A. 没有 B. 偶尔 C. 经常

24. 您有过不明原因跌倒或晕倒吗？ A. 没有 B. 偶尔 C. 经常

25. 您感到明显的手足发麻或刺痛吗？ A. 没有 B. 偶尔 C. 经常

26. 您双下肢水肿吗？ A. 没有 B. 偶尔 C. 经常

27. 您排尿困难吗？ A. 没有 B. 偶尔 C. 经常

28. 您有尿频、尿急、尿痛及尿血吗？ A. 没有 B. 偶尔 C. 经常

29. 您有腹泻、腹痛或大便习惯改变（入厕时间、次数、形状等）吗？
A. 没有 B. 偶尔 C. 经常

30. 您出现过柏油样便或便中带血吗？ A. 没有 B. 偶尔 C. 经常

31. 您出现过不明原因的身体消瘦或体重减轻吗？（体重减轻超过原体重的
10%） A. 是 B. 否

32. 您是否发现乳房有包块，并伴有胀痛（与月经周期无关）？ A. 是 B. 否

33. 您有不明原因的阴道出血、白带异常吗？ A. 是 B. 否

34. 您身体有过明显的疼痛吗？（外伤除外） A. 是 B. 否

34-1. 疼痛的部位： A. 头 B. 颈肩 C. 咽喉 D. 腰背 E. 胸部 F. 腹部 G. 四肢 H. 关节

九、生活习惯-饮食

35. 您通常能够按时吃三餐吗？ A. 能 B. 基本能 C. 不能

36. 您常暴饮暴食吗？ A. 是 B. 否

37. 您常吃夜宵吗？ A. 不吃 B. 偶尔吃 C. 经常吃

38. 您参加请客吃饭（应酬）情况如何？
A. 不参加或偶尔参加（1～2 次/月） B. 比较多（1～2 次/周）
C. 经常参加（3～5 次/周） D. 非常频繁（>5 次/周）

39. 您的饮食口味如何？ A. 清淡 B. 咸 C. 甜 D. 高油脂 E. 辛辣 F. 热烫

40. 您的饮食偏好如何？ A. 熏制、腌制类 B. 油炸食品 C. 甜点 D. 吃零食
（适量坚果除外）E. 吃快餐 F. 喝粥（≥2 次/天） G. 其他

41. 您的主食结构如何？ A. 细粮为主 B. 粗细搭配 C. 粗粮为主 D. 不好说

42. 您喝牛奶吗？ A. 不喝 B. 偶尔喝（1～2 次/周） C. 经常喝（3～5 次/周）
D. 每天都喝（>5 次/周）

43. 您吃鸡蛋吗？ A. 不吃 B. 偶尔吃（1～2 次/周） C. 经常吃（3～5 次/周）
D. 每天都吃（>5 次/周）

44. 您吃豆类及豆制品吗 A. 不吃 B. 偶尔吃（1～2 次/周） C. 经常吃（≥3 次/周）

45. 您吃水果吗？ A. 不吃 B. 偶尔吃（1～2 次/周） C. 经常吃（3～5 次/周）
D. 每天都吃（>5 次/周）

46. 您平均每天吃多少蔬菜？ A. <100 g B. 100～200 g C. 200～500 g
D. >500 g

47. 您平均每天吃多少肉（猪、牛、羊、禽）？ A. <50 g B. 50～100 g
C. 101～250 g D. >250 g

48. 您吃肥肉吗？ A. 不吃 B. 偶尔吃一点 C. 经常吃

49. 您吃动物内脏吗？ A. 不吃 B. 偶尔吃（1～2 次/周） C. 经常吃（≥3 次/周）

50. 您吃鱼肉或海鲜吗？ A. 不吃 B. 偶尔吃（1～2 次/周） C. 经常吃（≥3 次/周）

51. 您喝咖啡吗？ A. 不喝 B. 偶尔喝（1～2 次/周） C. 经常喝（3～5 次/周）
D. 每天都喝（>5 次/周）

52. 您喝含糖饮料（果汁、可乐等）吗？
A. 不喝 B. 偶尔喝（1～2 次/周） C. 经常喝（3～5 次/周） D. 每天都喝
（>5 次/周）

十、生活习惯-吸烟

53. 您吸烟吗？（持续吸烟 1 年以上）

A. 不吸 B. 吸烟 C. 吸烟，已戒（戒烟 1 年以上） D. 被动吸烟（每天累计 15 分钟以上，且每周 1 天以上）

53-1. 您通常每天吸多少支烟？（含戒烟前）　　支。您持续吸烟的年限？（含戒烟前）　　年

53-2. 您戒烟多长时间了？　　年

十一、生活习惯-饮酒

54. 您喝酒吗？（平均每周饮酒 1 次以上）A. 不喝 B. 喝 C. 以前喝，现已戒酒（戒酒 1 年以上）

54-1. 您一般喝什么酒？　A. 白酒 B. 啤酒 C. 红酒 D. 什么都喝

54-2. 您每周喝几次酒？（含戒酒前） A. 1～2 次 B. 3～5 次 C. ＞5 次

54-3. 您每次喝几两？（1 两相当于 50 mL 白酒，100 mL 红酒，300 mL 啤酒）
A. 1～2 两　　　B. 3～4 两　　　C. ＞5 两

54-4. 您持续喝酒的年限？（含戒酒前）　　年

54-5. 您戒酒多长时间了？　　年

十二、生活习惯-运动锻炼

55. 您参加运动锻炼吗？

A. 不参加 B. 偶尔参加 C. 经常参加（平均每周锻炼 3 次及以上，每次锻炼 ＞30 分钟）

55-1. 您常采用的运动锻炼方式：（可多选）

A. 散步 B. 慢跑 C. 游泳 D. 骑自行车 E. 爬楼梯 F. 球类 G. 交谊舞 H. 瑜伽 I. 健身操 J. 力量锻炼 K. 登山 L. 太极拳 M. 其他

55-2. 您每周锻炼几次？ A. 1～2 次 B. 3～5 次 C. ＞5 次

55-3. 您每次锻炼多长时间？ A. ＜30 分钟 B. 30～60 分钟 C. ＞60 分钟

55-4. 您坚持锻炼多少年了？　　年

56. 您工作中的体力强度：

A. 脑力劳动为主 B. 轻体力劳动 C. 中度体力劳动 D. 重体力劳动 E. 不工作

56-1. 您每周工作几天？ A. ＜3 天 B. 3～5 天 C. ＞5 天

56-2. 您每天平均工作多长时间？　　小时

57. 除工作、学习时间外，您每天坐着（如看电视、上网、打麻将、打牌等）的时间是？

A. ＜2 小时 B. 2～4 小时 C. 4～6 小时 D. ＞6 小时

十三、环境健康

58. 您的工作/生活场所经常会接触到哪些有害物质？

A. 无或很少 B. 噪音、震动 C. 电磁辐射 D. 粉尘 E. 化学污染 F. 空气污染
G. 建筑装修污染 H. 烹饪油烟 I. 其他

十四、心理健康-精神压力（最近两周）

59. 您感到闷闷不乐，情绪低落吗？ A. 没有 B. 偶尔 C. 经常
60. 您容易情绪激动或生气吗？ A. 没有 B. 偶尔 C. 经常
61. 您感到精神紧张，很难放松吗？ A. 没有 B. 偶尔 C. 经常
62. 您比平常容易紧张和着急吗？ A. 没有 B. 偶尔 C. 经常
63. 您容易发脾气，没有耐性吗？ A. 没有 B. 偶尔 C. 经常
64. 您感到心力枯竭，对人对事缺乏热情吗？ A. 没有 B. 偶尔 C. 经常
65. 您容易焦虑不安、心烦意乱吗？ A. 没有 B. 偶尔 C. 经常
66. 您感觉压抑或沮丧吗？ A. 没有 B. 偶尔 C. 经常
67. 您注意力集中有困难吗？ A. 没有 B. 偶尔 C. 经常

十五、睡眠健康

68. 最近 1 个月，您的睡眠如何？ A. 好 B. 一般 C. 差
68-1. 您睡眠差的主要表现：
A. 入睡困难 B. 早醒 C. 多梦或噩梦中惊醒 D. 夜起 E. 熟睡时间短 F. 其他
68-2. 您睡眠差的主要原因：
A. 工作压力过大 B. 负性生活事件 C. 环境干扰（如噪声、配偶或室友打鼾等）
D. 身体不适或疾病 E. 气候变化 F. 药物 G. 倒班或倒时差 H. 其他

69. 您每天平均睡眠时间：（不等于卧床时间）
A. ＜5 小时 B. 5～7 小时 C. 7～9 小时 D. ＞9 小时

十六、健康素养

70. 您多长时间做一次体检？ A. 从来不做 B. 半年 C. 1 年 D. 2～3 年
E. ＞3 年

71. 您是否主动获取医疗保健知识？ A. 是 B. 否
71-1. 您获取医疗保健知识的途径：
A. 电视 B. 广播 C. 图书和报刊 D. 上网 E. 卫生机构及医生 F. 其他

72. 您入厕观察二便（大小便）吗？ A. 从不 B. 偶尔 C. 经常
73. 您自测血压、心率吗？ A. 从不 B. 偶尔 C. 经常

74. 您出差或旅游带常用或急救药品吗？ A. 从不 B. 偶尔 C. 经常

75. 您乘坐私家车或出租车时系安全带吗？A. 从来不系 B. 有时系 C. 每次都系

76. 您经常晒太阳吗？A. 从不 B. 偶尔 C. 经常

77. 您认为以下血压值哪个最理想？A. 140/90 mmHg B. 120/80 mmHg C. 150/100 mmHg D. 不知道

78. 您认为成年人腋下体温最理想的范围是？A. 35～36 ℃ B. 36～37 ℃ C. 37～38 ℃ D. 不知道

79. 您认为安静状态下成年人最理想的脉搏次数是？

A. 30～50 次/分钟 B. 51～70 次/分钟 C. 71～90 次/分钟 D. ＞90 次/分钟 E. 不知道

80. 您认为成年人每天最佳食盐量不要超过多少克？

A. ＜6 克 B. ＜8 克 C. ＜10 克 D. ＜12 克 E. 不知道

81. 您认为成年人正常体重指数是（体重指数＝体重 kg/身高 m²）？

A. ≤18.5 B. 18.5～24.9 C. 25～29.9 D. 30 以上 E. 不知道

82. 您认为成年人正常腰围是？

男性：A. ≤80 cm B. ≤85 cm C. ≤90 cm D. ≤95 cm E. 不知道

女性：A. ≤70 cm B. ≤75 cm C. ≤80 cm D. ≤85 cm E. 不知道

83. 您认为成人空腹血糖正常值是？

A. ＜3.89 mmol/L B. 3.89～6.1 mmol/L C. 6.1～7.0 mmol/L D. ≥7.0 mmol/L E. 不知道

84. 您认为成人三酰甘油正常值是？

A. ＜0.56 mmol/L B. 0.56～1.7 mmol/L C. ＞1.7 mmol/L D. 不知道

85. 您认为成人总胆固醇理想值是？

A. ＜5.2 mmol/L B. 5.2～6.1 mmol/L C. ＞6.1 mmol/L D. 不知道

86. 答完该问卷后，您对自己的健康状态感觉如何？

A. 很好 B. 比较好 C. 一般（还可以） D. 不好或较差 E. 不好说

87. 您对该健康自测问卷的总体印象是？

A. 很好 B. 比较好 C. 一般（还可以） D. 不好说 E. 较差或不好

附件 2　健康体检报告首页

体检机构：　　　　　　　　　　　体检编号：

第　　次体检　　　　　　　　　　本次体检日期：　　年　　月　　日

体检项目类别：1. 健康体检自测问卷 2. 基本体检 3. 专病专项检查（注明）

姓名： 性别：1. 男 2. 女 出生日期： 年 月 日

身份证号： 民族： 职业：

婚姻状况：1. 未婚 2. 已婚 3. 丧偶 4. 离婚

文化程度：1. 小学及以下 2. 初中 3. 高中 4. 中专及技校 5. 大学本科/专科 6. 研究生及以上

自测问卷发现的主要疾病及健康危险因素（填写相应序号；其他请填写详细名称）：

1. 阳性家族史（注明） 2. 吸烟 3. 过量饮酒 4. 体力活动不足 5. 不合理膳食

6. 血压升高 7. 血糖异常 8. 血脂异常 9. 超重或肥胖 10. 心理压力大或工作紧张

11. 睡眠问题 12. 现病（a. 高血压 b. 冠心病 c. 脑卒中 d. 糖尿病 e. 慢阻肺 f. 慢性肾病 g. 恶性肿瘤 h. 其他_____

物理检查结果（只对应异常科室）：

科室：1. 内科 2. 外科 3. 眼科 4. 耳鼻咽喉科 5. 口腔科 6. 妇科 7. 其他_____

体检基本项目检测结果：

指 标	检测结果	指 标	检测结果
心率（次/分）		总胆固醇（mmol/L）	
血压（mmHg）		三酰甘油（mmol/L）	
体质指数（kg/m^2）		低密度脂蛋白胆固醇（mmol/L）	
腰围（cm）		高密度脂蛋白胆固醇（mmol/L）	
空腹血糖（mmol/L）		谷丙转氨酶（U/L）	
白细胞计数（109 /L）		总胆红素（umol/L）	
红细胞计数（109 /L）		血尿素氮（mmol/L）	
血红蛋白（g/L）		血肌酐（μmol/L）	
血小板计数（109 /L）		血尿酸（μmol/L）	
辅助检查项目	检查结果	辅助检查项目	检查结果
心电图		其他1（注明）	
腹部超声		其他2（注明）	
X线胸片		其他3（注明）	

（三）健康体检与筛查备选目录

备选检查项目主要为慢性病早期风险筛查项目，包括心血管病（高血压、冠心病、脑卒中、外周血管病）、糖尿病、慢阻肺（COPD）、慢性肾脏疾病、部分恶性肿瘤（食管癌、胃癌、直结肠癌、肺癌、乳腺癌、宫颈癌、前列腺癌）等，推荐项目针对每个检查的适宜人群及年龄范围，满足对健康体检的多样化要求。

表 6-2　健康体检备选项目

一级目录	二级目录	主要检查内容
心脑血管疾病风险筛查	高血压风险筛查（20 岁以上）	早发高血压家族史、吸烟史、饮酒史、高盐饮食、长期精神紧张、头昏、头痛、眩晕等
		诊室血压（连续 3 次）、动态血压监测、脉搏波传导速度（PWV）、踝臂指数（ABI）、心电图、血管超声、胸部 X 线照片、眼底血管照相
		空腹血糖、血脂四项、同型半胱氨酸、超敏 C 反应蛋白、肾素等
	冠心病风险筛查（40 岁以上）	冠心病史及早发家族史、心前区疼痛、压迫感及胸部不适等
		血压、PWV、ABI、血管内皮功能（FMD）检查、心脏彩色超声、颈动脉超声、动态心电图、心电图运动试验、螺旋 CT 断层扫描冠脉成像（CTA）
		空腹血糖、血脂四项、载脂蛋白 a、载脂蛋白 b、脂蛋白（a），血乳酸脱氢酶及其同工酶、血清肌酸激酶及同工酶、肌红蛋白、肌钙蛋白 I、血肌酐、尿微量白蛋白、超敏 C 反应蛋白、白介素-6、肿瘤坏死因子、纤维蛋白原、同型半胱氨酸等
	脑卒中风险筛查（40 岁以上）	高血压、慢性房颤、扩张性心肌病、风湿性心脏病病史及早发家族史、头痛、头昏、眩晕及短暂性脑缺血发作（TIA）等
		血压及动态血压检查、PWV、ABI、FMD、心脏彩色超声、颈动脉超声、经颅多普勒（TCD）、眼底血管照相、头颅 CT
		空腹血糖、血脂（同冠心病）、血肌酐、尿微量白蛋白、血黏度监测、血小板聚集、超敏 C 反应蛋白、纤维蛋白原、同型半胱氨酸等
	外周血管病风险筛查（50 岁以上）	高血压或脑卒中家族史，高血压、脑卒中、房颤、颈动脉狭窄、腹主动脉瘤等病史，头痛、头晕、乏力、下肢水肿及跛行等
		血压及四肢血压测量、足背动脉触诊、颈部、腹部听诊（血管杂音）、血管超声、PWV、ABI、FMD
		空腹血糖、血脂（同冠心病）、血肌酐、尿微量白蛋白、超敏 C 反应蛋白、纤维蛋白原、同型半胱氨酸等
2 型糖尿病风险筛查（35 岁以上）	空腹血糖受损（IFG）、糖耐量异常（IGT）、糖调节受损（IFG+IGT）	出生体重，糖尿病家族史，妊娠糖尿病、高血压、冠心病史、血糖及血脂异常史、饮食与运动情况，口渴、多饮、多尿、多食、体重下降、倦怠乏力等
		体质指数、腰围与腰臀比、脂肪率、血压、PWV、ABI、FMD
		空腹血糖、餐后 2 小时血糖、OGTT、糖化血红蛋白、糖化白蛋白、血脂（同冠心病）、尿糖、尿酮体、尿微量白蛋白、胰岛素、C-肽、超敏 C 反应蛋白、同型半胱氨酸

续表

一级目录	二级目录	主要检查内容
慢性阻塞性肺疾病（COPD）风险筛查（50岁以上，吸烟者40岁以上）		吸烟史、慢性支气管炎、哮喘病史、慢性咳嗽、咳痰、气短、喘息、胸闷等
		肺功能检查、肺部X线检查、肺部CT检查血沉、白细胞、红细胞、红细胞压积等
慢性肾病（CKD）风险筛查（40岁以上）		肾脏疾病家族史，慢性肾炎及蛋白尿、高血压、糖尿病病史等，眼睑水肿、血尿、尿少、疲乏、厌食、恶心、呕吐等
		血压、肾脏超声检查、血肌酐、尿微量白蛋白
恶性肿瘤风险筛查	肺癌（50岁以上）	肺癌家族史、吸烟史、咳嗽、胸痛、痰中带血、长期低热等
		肺部低剂量CT，肿瘤标志物：NSE、CYFRA21-1、CEA、SCC
	乳腺癌（35岁以上女性）	乳腺癌家族史，乳腺疾病史、婚育史、月经史、乳房胀痛（与月经周期无关）、乳头异常分泌物等
		乳腺超声检查、乳腺钼钯检查，肿瘤标志物：CA-153、CA-125、CEA
	宫颈癌（21岁以上女性）	宫颈癌家族史，月经史、生育史、不洁性生活史、白带异常、阴道出血等
		宫颈超薄细胞学检查（TCT）、人乳头瘤病毒测试（HPV），肿瘤标志物：SCC、CEA
	直结肠癌（50岁以上）	直结肠癌家族史，慢性结肠炎及肠息肉病史，下腹痛、便血、黏液便、大便频次等
		肛诊、大便隐血、结肠镜、气钡双重造影，肿瘤标志物：CEA、CA-199、CA-242
	胃癌（50岁以上）	胃癌家族史，胃溃疡、胃肠息肉病史等，腹痛、腹泻、消瘦、柏油便等
		胃镜检查、气钡双重造影、幽门螺杆菌检查（HP）、胃蛋白酶原及胃泌素测定等，肿瘤标志物：CA72-4、CEA
	前列腺癌（45岁以上男性）	前列腺癌家族史，慢性炎症史，反复尿频、尿急及血尿等
		前列腺触诊检查、前列腺超声检查，肿瘤标志物：PSA、FPSA
其他项目		体适能检测、骨密度检测、心理测评、中医体质辨识、功能医学检测等

（四）套餐的个性化设置

随着健康管理意识的逐步提高，人们的主动预防理念正在形成，对自身的健康有了更高的要求，体检的需求也由"指定套餐体检"转向"个性化体检"。个性化体检是指不同人群或个体根据自身的需求，依托相关筛查条件而选择的具有针对性的健康检查。个性化体检目标明确、针对性强，能够有效筛查疾病，达到早发现、早诊断、早治疗的目的。

健康管理者要根据体检者年龄、性别、职业以及自诉、既往史、家族史、生活习惯和体征等，提出个性化体检项目。

1. 年　龄

不同年龄段容易罹患的疾病谱存在差异。儿童以先天性疾病、营养发育不良、各种急性病等为主；青年一般易患与生活习惯相关的疾病，如传染病、消化类疾病、颈椎病等；而中老年人则多见代谢性疾病、心脑血管疾病、呼吸系统疾病和肿瘤疾病。

2. 性　别

男女生理特点和生活习惯的差异，导致体验项目存在一些差异。男性除通用个性化项目外，还要重点检查前列腺，而女性则以乳腺和妇科检查为主。

3. 职　业

工作环境和工作性质的不同，体检中也要有所考虑。如受检人员的体检项目中核辐射引起的疾病重点检查，包括肿瘤筛查、甲状腺检查、血液系统疾病检查等；而露天工作接触雾霾和粉尘的机会多，体检就以呼吸系统疾病为主。

体检套餐设置同时需要考虑受检人员的主诉、既往史、家族史、生活习惯以及以往身体检查指标异常项目等信息，如有肝炎病史的需考虑乙肝五项、肝功能、病毒 DNA 等乙肝相关指标检查，综合考虑确定体检方向。

个性化套餐需要注意不能追求大而全，应做到少而精，有的放矢，但也不能漏检，没查到隐藏的疾病。这就需要主检医师和受检者综合考虑，共同选择临床检查项目。

三、健康体检与筛查实施环节与流程

（一）健康体检与筛查环节与流程

规范化体检流程包括体检前的准备过程，体检中的检查服务及体检后的诊断结论、数据分析、建立档案等一系列的内容。

1. 检前主要环节与流程

（1）预约。预约是检前流程的第一个环节，主要目的是确认体检人数、费用、具体时间并告知受检注意事项和做好准备工作等。预约的方式可以是电话预约、现场预约、网上预约（包括网站、微信平台或 App 进行预约）等。

（2）检前咨询。检前咨询是检前流程中最重要的环节，通过与受检者双向沟通，了解其健康信息，分析其体检需求，针对受检者健康状况选择符合其健康需求的体检项目，最后告知受检者注意事项。

（3）前台服务。登记信息，建立受检者个人健康档案，并根据所选定的体检项目帮助受检者进行体检费用结算，做好导检工作，避免受检者漏检或错检。

2．检中主要环节与流程

在体检过程中，要保障顺利有序地完成体检项目。通过《健康体检基本项目专家共识》的自测问卷调查受检者的健康状况和健康风险因素是健康体检非常重要的环节。根据进食对检查结果的干扰和影响，可将体检项目分成餐前检查（如生化、腹部B超等）及餐后检查（如心电图、X线检查等）。

3．检后主要环节与流程

汇总体检指标，核查体检数据，是检后的第一个主要环节。综合分析及判断异常数据，确定其临床意义并针对性提出相应的指导及健康建议，最后形成体检结论。

全科医生可以根据受检者体检报告深度解读异常数据，评价其疾病风险，完善相关检查，进一步明确诊断并制定干预方案进行疾病管理，或者告知受检者下一步的治疗方案（如就诊科室、专家等）。

（二）健康体检与筛查流程设计要点

1．检前设计要点

检前设计需要考虑人力、物力、财力、信息等各类资源的必要配置，还需要把握受检者对体检的整体需求，帮助受检者熟悉体检流程，告知受检者体检前的注意事项，包括检查是否需要空腹、是否憋尿、是否按时服用药物、是否做胃肠道准备，告知受检者颈部及胸部不要有影响X线检查的饰物、女性经期及妊娠期不能做妇科常规检查、自采自带尿便等体液标本的注意事项等。

2．检中设计要点

检中流程是健康体检流程的核心组成部分，各个环节的设置和时序的安排都要体现质量、效率。① 合理安排餐前项目及餐后项目。进餐会对部分检查项目的结果造成一定的干扰，绝大部分血液检查、腹部超声、消化道X线检查、胃肠镜检查和C^{13}尿素呼气试验等需要餐前进行。但为了避免同一个检查项目重复候诊，一般与同类检查项目一并做，如餐后项目甲状腺超声可与餐前腹部B超一起做。② 合理安排特殊项目与一般项目。如胃肠镜不宜安排在腹部超声之前，以免胃肠道积气干扰腹部B超检查。③ 重大阳性结果处理。在体检过程出现重大阳性结果（危急值），应有明确处理方案，尽快安排医生会诊、深度检查或后续治疗。

3．检后设计要点

检后流程对受检人员心理体验及满意度具有重要影响。体检报告的解读是检后流程的关键步骤，报告解读需要综合考虑，以便受检者了解自身健康存在的问题并采取相应的措施，为后续健康干预奠定基础。检后医疗协助也是检后工作的重要内容，检查人员根据自身专业知识可以指导潜在高危人群及患病人群进一步的治疗方向。

（三）健康体检与筛查流程对体检质量的影响

任何管理都应从细处着手。健康体检工作服务对象广，涉及科室多，抓住工作中的细小环节，将问题消灭于萌芽状态，把握体检质量，才能避免危险和纠纷。

1．体检前影响体检质量的环节

① 健康体检与看病就诊的区别。健康体检前，无论是接待团体还是个人，往往只注意到服务态度、流程、体检项目及费用等，而忽略了有些准备健康体检的人员可能是已经患病且需及时就诊的患者。所以，对前来健康体检的人员应仔细询问、观察，解释清楚健康体检与看病就诊的区别，并予以正确指导，以免延误治疗。② 体检的局限性。体检所查项目再多，也不能面面俱到。在体检前须向受检者清楚告知，不能单凭一次健康体检就断定是否患病，只要有不适情况发生，就必须及时就诊，以保障自身安全。

2．体检过程中影响体检质量的环节

特殊人群的照顾。健康体检一般按正常健康人接待和安排体检，往往会忽略健康体检人群中的一些特殊人群，如需要重点关注老年人摔倒风险，晕血晕针、低血糖的防范措施，同时加强各部门的巡视与观察，及时发现和处理各种异常情况。

3．体检后影响体检质量的环节

快速高效出具体检报告。在整理资料的同时快速解读体检结果，及时向受检者反馈异常情况并提出健康指导，是影响体检质量的重要环节。体检报告应包括体检计划的实施情况、主要健康问题、健康问题与职业特征的关系、健康教育与健康干预的重点内容以及下年度健康体检的注意事项等内容。

第二节　社区健康体检与筛查专项内容

社区健康体检针对的不仅仅是疾病，更加强调的是人对健康的担心、风险因子、亚健康、不适感觉、不适症状、体征、诊断性试验检查结果，以及与疾病和健康有关的心理、行为、社会、经济、文化等方面的问题。大部分健康问题尚处于早期未分化阶段，属于不典型症状、体征与阳性结果，无疾病证据与诊断，常伴随大量心理、社会问题。处理健康问题策略不同于临床专科，需要从人的心身整体角度、中医治未病以及西医预防理念进行思维与判断，需要心身整体干预与全人健康管理（whole-person management）的理念。

一、物理检查及辅助检查

（一）问诊与体格检查

1．问　诊

病史采集（history taking）即问诊，是通过医师与患者进行提问与回答来了解疾病发生与发展的过程。从诊断学角度来看，问诊是医师通过对患者或相关人员的系统询问获取病史资料，经过综合分析而做出临床判断的一种诊法。问诊是病史采集的主要手段，所获取的资料对了解疾病的发生、发展、诊治经过、既往健康状况和曾患疾病的情况，以及对目前所患疾病的诊断具有极其重要的意义，也为随后对患者进行的体格检查和各种诊断性检查的安排提供了最重要的线索和基本资料。问诊是医师诊治患者的第一步，其重要性还在于它是医患沟通、建立相互信任的医患关系最重要的时机。正确的方法和良好的问诊技巧使患者感到医师的亲切和可信，有信心与医师合作，这对诊治疾病十分重要。问诊的过程还有其他功能，如教育患者，向患者提供信息，甚至交流本身就是治疗的一部分。交流与沟通技能是现代医师重要的素质特征。

根据临床情景和目的的不同，问诊大致可分为全面系统的问诊和重点问诊。前者即对住院者所要求的全面系统的问诊，后者则主要应用于急诊和门诊及专科疾病的诊断。问诊主要包括：① 一般项目；② 主诉，即患者感受的最主要的痛苦或最明显的症状或（和）体征，也就是促使其就诊最主要的原因及其持续时间；③ 现病史，它是病史的主要部分，记述患者患病后的全过程，即发生、发展、演变和诊治经过；④ 既往史，包括患者既往的健康状况和曾经患过的疾病（包括各种传染病）、外伤手术、预防注射、过敏，特别是与目前所患疾病有密切联系的情况；⑤ 系统回顾，它由很长的一系列直接提问组成，用以作为最后一遍搜集病史资料，避免问诊过程中患者忽略或遗漏的症状或未曾诊断的疾病；⑥ 个人史和家族史，女性还应包括月经史和生育史。

2．体格检查

体格检查（physical examination）是指医师运用自己的感官，或借助于传统或简便的检查工具，如体温表、血压计、叩诊锤、听诊器、检眼镜等，客观地了解和评估患者的身体状况的一些最基本的检查方法。许多疾病通过体格检查再结合病史，就可以做出临床诊断。体格检查的方法主要有四种：视诊、触诊、叩诊和听诊。

（1）视诊（inspection）是医师用眼睛观察患者全身或局部表现的诊断方法。全身视诊可了解患者的一般状况，局部视诊可了解患者身体各部位的改变。

（2）触诊（palpation）是医师通过手接触被检查部位时的感觉来进行判断的一种方法，可检查体温、湿度、震颤、波动、摩擦感以及包块的位置、大小、轮廓、表面性质、硬度移动度等。触诊在腹部检查中非常重要。

（3）叩诊（percussion）是指用手指叩击身体表面某一部位，使之震动而产生声响，依据震动和声响的特点来判断被检查部位的脏器状态有无异常的一种方法。叩诊分为直接叩诊法和间接叩诊法，间接叩诊法应用最多。

（4）听诊（auscultation）是医师根据患者身体各部分活动时发出的声音来判断正常与否的一种诊断方法，可分为直接听诊法和间接听诊法两种。间接听诊法需要使用听诊器，要注意听诊器的正确使用，切忌隔着衣服听诊。

体格检查的主要内容包括：

（1）一般检查为整个体格检查过程中的第一步，以视诊为主，包括全身状态检查、皮肤、淋巴结。

（2）头部包括头颅、眼、耳、鼻、口。

（3）颈部检查包括颈部外形、颈部姿势与运动、颈部皮肤与包块、颈部血管、甲状腺及气管。注意手法轻柔。

（4）胸部检查的内容很多，包括胸廓外形、胸壁、乳房、胸壁血管、纵隔、支气管、肺、胸膜、心脏和淋巴结等。

（5）腹部主要由腹壁、腹腔和腹腔内脏器组成。腹部检查的顺序为视、听、叩、触，但记录时为了统一格式，仍按视、听、触、叩的顺序。

（6）生殖器、肛门、直肠。

（7）脊柱与四肢。

（8）神经系统，系统的神经系统检查，能获取对疾病的定位与定性诊断信息。

（二）医学检验与影像检查

1．实验室检验

实验室检验（laboratory examinations）主要运用物理学、化学和生物学等实验室技术和方法，通过感官、试剂反应、仪器分析和动物实验等手段，对患者的血液、体液、分泌液、排泄物以及组织细胞等标本进行检验，从而获得反映机体功能状态、病理变化或病因的客观资料。实验室检查结果为临床诊疗、防治和预后判断提供了有力的分析依据。

（1）实验室检查的主要内容。

① 临床血液学检测，主要包括红细胞的检测及血红蛋白的测定、白细胞的检测、网织红细胞的检测、血小板的检测等。

② 血栓与止血检测，主要包括出血时间测定、血块收缩试验、凝血酶原时间测定、D-二聚体测定、活化部分凝血活酶时间测定、血浆凝血酶原时间测定、纤维蛋白原测定等。

③ 排泄物、分泌物及体液检测，主要包括尿液检测、粪便检测、胸腹水检测、脑脊液检测等。

④ 肾功能实验室检测，主要包括肾小球功能检测、肾小管功能检测等。

⑤ 肝脏病的实验室检查，主要包括蛋白质代谢功能检查、胆红素代谢检测、血清酶检测等。

⑥ 生物化学检测，主要包括血糖及其代谢产物的检测、血清脂质和脂蛋白检测、心肌酶和心肌蛋白检测、血清电解质检测、内分泌激素检测等。

⑦ 免疫学检验，主要包括血清免疫球蛋白检测、血清补体检测、细胞免疫检测、肿瘤标志物检测、自身抗体检测等。

⑧ 病原体检测，主要包括病毒性肝炎检测、性传播疾病病原体检测等。

⑨ 其他检测，主要包括基因诊断、流式细胞术和染色体检测等。

（2）实验室检查的临床应用和评价。

① 正确选择实验室检查项目。医生一定要在认真而详细地询问病史和进行体格检查得到初步诊断的基础上，从疾病诊断的实际需要出发，选用针对性和特异性较强的项目进行检查，做到有的放矢，避免滥用和浪费。

② 常用诊断性试验的评价指标。常用的指标有诊断灵敏度、诊断特异性和诊断准确度。诊断灵敏度指某检验项目对某种疾病具有鉴别、确认的能力，其数学式为所有患者中获得真阳性结果的百分数。诊断特异性指某检验项目确认无某种疾病的能力，其数学式为所有非患者中获得真阴性结果的百分数。诊断准确度指某检验项目在实际使用中，所有检验结果中诊断准确结果的百分比。

（3）参考值范围。

参考值是指对抽样的个体进行某项目检测所得的值。所有抽样组测得值的平均值加减2个标准差即为参考范围。各实验室因使用的方法和设备不同，可有不尽一致的参考值。必须结合临床全面考虑，必要时还需进行动态观察。

2．影像学检查

社区可及的临床常用影像学检查有 X 线检查、超声成像、CT 成像和磁共振（MRI）成像。20 世纪 70 年代以来，由于单光子发射计算机断层和正电子发射计算机断层技术的发展，核医学显像成为临床医学影像诊断领域中一个重要组成部分。

（1）X 线成像。

X 线成像是基于 X 线对人体组织的穿透性，以及不同组织由于厚度、密度的差异，对 X 线吸收衰减不同而形成图像。高密度、高厚度组织在 X 线片上呈白色，低密度、低厚度组织则呈黑色。X 线片检查可获得永久性图像记录，对复查疾病的进展有重要帮助，是目前呼吸系统、骨关节系统、消化系统等疾病的首选影像学检查方法。但 X 线检查是一种有射线的检查方法，部分造影检查为有创性检查，碘造影剂有发生过敏反应的风险。

① 检查方法。按照检查手段不同，X 线检查可分为普通检查和造影检查两种。普通检查为不引入造影剂的一般性透视或摄片检查，造影检查为将造影剂引入体内的腔、隙、管、道内的检查。按照成像方式不同，X 线检查可分为透视检查和摄影检查。透视检查简单易行，可以通过不同体位观察，了解心脏大血管搏动、膈运动、胃肠蠕动等，但透视缺乏永久性图像记录，荧光屏亮度较差，组织器官的密度、厚度差较小或过大的部位如头颅、骨盆等均不宜透视。摄影检查是目前最常用的检查方法，将组织的厚度、密度改变永久性地记录在照片上，图像清晰，对比度好。它

的缺点是只能得到一个方向的重叠图像，为了立体观察常需要做互相垂直的两方向摄像，不能做动态观察。

② 数字 X 线成像和数字减影血管造影。数字 X 线成像（DR）是将普通 X 线摄影装置或透视装置同电子计算机相结合，使 X 线信息由模拟信息转换为数字信息，从而得到数字图像的成像技术。DR 依其结构上的差别可分为计算机 X 线成像（CR）、数字 X 线荧光成像（DF）和平板探测器数字 X 线成像。数字减影血管造影（DSA）是通过电子计算机进行辅助成像的血管造影方法。它是应用计算机程序进行两次成像完成的。在注入造影剂之前，首先进行第一次成像，并用计信号。两次数字相减，消除相同的信号，得到一个只有造影剂的血管图像。这种算机将图像转换成数字信号储存起来。注入造影剂后，再次成像并转换成数字图像，较以往所用的常规脑血管造影所显示的图像更清晰和直观，一些精细的血管结构亦能显示。

③ 疾病 X 线图像表现。疾病 X 线图像改变可有大小改变、形态改变、轮廓改变、密度改变、功能改变等。

（2）超声成像。

超声是指振动频率在 20 000 次/秒（Hz，赫兹）以上，超过人耳听觉阈值上限的声波。超声检查是利用超声波的物理特性和人体器官组织声学特性间的相互作用，获取信息并处理后，形成图形、曲线或其他数据，以诊断疾病。

① 超声诊断的种类。超声示波诊断法：即 A 型超声诊断法，是将回声以波幅的形式显示。此法目前已被其他方法取代。二维超声显像诊断法：即 B 型超声诊断法，此法是将回声信号以光点的形式显示出来，为灰度调制型。由于连续扫查，可以由点、线而扫描出脏器的解剖切面，是二维空间显示，又称二维法。超声光点扫描法：它是 B 型超声诊断法中的一种特殊显示方式，常用于探测心脏，通称 M 型超声心动图。多普勒超声诊法：即 D 型超声诊断法，它应用多普勒效应原理，将接收到的多普勒信导显示为频谱图和可闻声信号，以测定心脏血管内血流方向和速度，常用于检查心脏疾病、周围血管疾病、实质器官及其病变的血流灌注、胎儿血液循环及围生期监护。

② 超声检查的主要用途。超声检查的主要用途包括：检测实质性脏器的大小、形态及物理特性；检测某些囊性器官（如胆囊、胆道、膀胱和胃等）的形态、走向及功能状态；检测心脏、大血管和外周血管的结构、功能及血流动力学状态，包括对各种先天性、后天性心脏病，血管畸形及闭塞性血管病变的诊断；检测脏器内各种占位性病变的物理特性；根据占位性病变的声学分型，鉴别占位病变是实质性、囊性，还是囊实混合性，部分还可鉴别良、恶性；检测积液（如胸腔积液、心包积液、胆囊积液、肾盂积液及脓肿等）的存在与否，及对积液量的多少予以估计；产科上可确定妊娠，判断胎位、胎儿数量，确定胎龄并评价胎儿生长发育情况，发现胎儿畸形，评定胎儿生理功能，在超声引导下还可对羊水、脐血、胎儿组织取样进行染色体等实验室检查，或对胎儿进行宫内治疗；在超声引导下进行穿刺，进行针吸或组织活检，或进行某些引流及药物注入治疗。

（3）CT 检查。

CT 图像不同于 X 线检查所获得组织厚度和密度差的重叠图像，而是 X 线束穿过人体特定层面进行扫描，经计算机处理而获得的重建图像。CT 图像的分辨率由图像像素所代表的对应体素的大小决定，体素由扫描野的大小、矩阵的行列数及层厚决定，扫描范围越小，矩阵数越多，层厚越薄，其分辨率越高。CT 检查的优点：CT 图像为人体组织断面像，其密度分辨率明显优于 X 线检查图像，能良好地显示人体内各部位的器官结构，除发现形态改变外，还能检查组织的密度变化，扩大了影像学的检查范围。CT 检查的缺点：CT 检查是有射线的检查方法，较难发现器官组织结构的功能变化，个别部位如颅底部骨伪影可影响后颅凹脑组织检查；因成像野的限制，不宜检查四肢小关节，难以显示空腔器官的黏膜变化；做强化扫描时有造影剂的不良反应存在。

① 检查方法。按照 CT 检查时造影剂的应用与否，可将 CT 检查分为平扫、造影强化扫描和造影扫描。平扫：为不给予造影剂的单纯 CT 扫描，对腹部扫描有时给予口服造影剂如水、碘剂等，目前也属平扫范围。CT 造影强化扫描：为了观察病变组织的血供和与血管的关系，常进行此种强化扫描。一般从肘静脉注射 60% 碘剂造影剂约 100 mL 后进行病变区扫描。CT 造影扫描：为 X 线造影检查后进行的 CT 扫描，如脑池碘剂或空气造影，脊髓造影后进行脑、脊髓的 CT 检查。

② CT 特殊检查技术。螺旋 CT：常规 CT 采用间断进床式垂直层面扫描获得单层数据，螺旋扫描采用连续进床式螺旋层面扫描获得容积数据，其可进行薄层面重建及多方位图像重建。CT 直管造影：由肘静脉注射造影剂时进行受检部位的螺旋 CT 扫描，获得容积数据后采用表面覆盖法或最大密度投影法进行血管重建，观察血管改变及病变与血管的关系。CT 仿真内镜检查：采用病变部位螺旋扫描，获得容积数据，送工作站进行图像内腔重建。定量 CT 检查：主要适用于骨矿含量测量，使用标准体的骨密度做比较，定量骨矿含量。多层 CT 扫描：常规 CT 采用单层探测器做单层扫描，多层 CT 采用不同或相同尺寸的多排探测器组合，在一次扫描中完成多层数据采集，加快了扫描速度，降低了 X 线管的负荷，缩短了扫描时间。

（4）磁共振成像。

磁共振成像（MRI）是利用人体氢原子核（质子）在巨大、恒定、均匀的磁场中受射频脉冲激动后共振，经接收线圈接收后计算机处理的人体断面图像。

① 检查方法。按照 MRI 检查时造影剂的使用与否，可将 MRI 检查分为平扫和强化扫描两种。平扫：为不使用造影剂的一般扫描，在腹部检查时有时给患者口服一些顺磁性药物如枸橼酸铁胺等充盈，以分辨胃肠道，也属平扫范围。强化扫描：同 CT 检查强化扫描一样，用于观察病变的血供及其与血管的关系。目前，用于临床的 MRI 造影剂主要为 Gd-DTPA，经肘静脉注射该造影剂分布于血管外组织间隙，引起局部 MRI 信号增强，以发现病变的范围，确定病变性质。MRI 特殊成像技术：如 MR 血管成像（MRA）、MR 胰腺胆管成像（MRCP）、功能 MR 成像（FMR）等。

② MRI 图像优缺点。优点：MRI 图像无射线损害；图像不受人体正常组织的

干扰，不像 CT 有骨骼等干扰伪影；MRI 强化扫描使用钆造影剂，无不良反应。缺点：MRI 成像检查时间较长；因成像线圈和成像野的限制，小关节小部位的成像开展不普及；机器昂贵，运行费用高，检查费用高。

（5）核医学检查。

核医学是一门利用开放型放射性核素诊断和治疗疾病的学科。核医学诊断方法按放射性核素是否引入受检者体内，分为体外检查法和体内检查法。体内检查法根据最后是否成像又分为显像和非显像两种。利用放射性核素实现脏器和病变显像的方法称为放射性核素显像，这种显像有别于单纯形态结构的显像，是一种独特的功能显像，为核医学的重要特征之一。核医学的必备物质条件是放射性药物、放射性试剂和核医学仪器。

（三）各系统专项检查

1．心血管系统专项检查

（1）心电图。心电图（electrocardiogram，ECG）是指心脏在每个心动周期中，由起搏点、心房、心室相继兴奋，伴随着心电图生物电的变化，通过心电描记器从体表引出多种形式的电位变化的图形。心电图是心脏兴奋的发生、传播及恢复过程的客观指标，具有无创、快捷、简便、重复性好的特点，是健康体检中必不可少的项目之一。ECG 可以捕捉心脏生物电活动的瞬间变化，有利于早期发现心脏疾病，如心律失常、心室心房肥大、心肌梗死、心率异常、心肌缺血、电解质紊乱（对血钾不正常变化有快速直视的临床参考意义）。

（2）动态心电图（dynamic electrocardiogram，DCG）技术于 1947 年由 Holter 首先应用于监测心脏电活动的研究，所以又称 Holter 监测心电图仪，是一种可以长时间连续记录并编集分析人体心脏在活动和安静状态下心电图变化的方法，目前已成为心血管领域中非创伤性检查的重要诊断方法之一。动态心电图具有简单、经济实用的特点。操作动态心电图仪由三部分组成，即记录器、分析单元和打印机。通过贴在受检者胸部的 7 个电极，将受检者 24 小时静息、活动及立、卧、坐位等日常生活状态下的心电波形连续不断地记录于记录仪中，经过综合分析得出结论。动态心电图能在 24 小时内连续记录达 10 万次左右的全信息心电信号，这样可以提高对非持续性心律失常，尤其是对一过性心律失常及短暂的心肌缺血发作的检出率，因此扩大了心电图临床应用的范围。尤其是可记录受检者正常生活状态下（进餐、运动、大小粪便、情绪变化等）心电图的变化，为医疗诊断提供更确切的信息。动态心电图可确定患者的心悸、头晕、昏厥等症状是否与心律失常有关，如极度心动过缓、心脏停搏、房室传导阻滞、室性心动过速等，这是目前 24 小时动态心电图最重要、应用最广泛的情况之一。24 小时动态心电图是目前诊断心肌缺血最常用的无创检测方法。

（3）心脏超声（cardiac ultrasound）主要是利用雷达扫描技术和声波反射的特性，在荧光屏上显示超声波通过心脏各层结构时发生的反射，形成灰阶图像，借以观察心脏、大血管的形态结构和搏动状态，了解房室收缩、舒张与心脏瓣膜的关闭和开放的规律，为临床医师提供参考资料。心脏超声可检测心脏和大血管内不同部位的血流速度、方向和特性。这为临床定性和定量诊断狭窄、反流和分流病变，以及测定容积血流量，提供了新的无创伤性手段。心脏超声是由探头发出超声束，通过心脏各层组织，反射的回波在探头发射超声波的间隙被接收，通过正压电效应转变为电能，再经检波、放大，在荧光屏上显示为强弱不同的光点，超声波脉冲不断穿透组织及产生回波。不同时间反射回来的声波，依反射界面的先后而呈一系列纵向排列的光点显示于荧光屏上。心脏彩超也是唯一能直观显示心脏瓣膜疾病的仪器，通过心脏彩超，医师可了解心脏瓣膜疾病的程度，以决定保守治疗还是手术治疗。心肌病发病率近年来逐渐上升，心肌的增厚、心腔的扩大都要依赖心脏彩超来判断；对冠状动脉粥样硬化性心脏病，彩超能直观显示心肌的运动状况及心功能，向临床医师提示心肌缺血的部位。

（4）24小时动态血压监测（ambulatory blood pressure monitoring，ABPM）应用于1962年，它能详尽地反映受检者24小时生理状态下血压的变化情况，能体现日常生活及昼夜变化规律，且无"白大衣效应"。根据血压昼夜节律变化判断靶器官的损害程度，并通过监测血压与心率的变化，指导临床应用。生理状态下，人体血压表现为夜低昼高型，即夜间血压水平较低，醒后人体血压迅速增高并于$10\sim12$小时达到峰值，此后血压便逐渐降低，但日间一直维持在较高水平，夜间血压进一步下降，于$3:00\sim5:00$处于最低谷。动态血压研究参数及正常参考值：24小时动态血压$<130/80$ mmHg，白昼$<138/85$ mmHg，夜间$<125/75$ mmHg。24小时血压负荷值$<10\%$。24小时动态血压与心血管事件具有显著的相关性，监测ABPM更能反映出血压的昼夜节律模式及降压效果，所以它能为临床上降压疗效的评价、治疗时间和药物剂量的调整提供一定的指导。

（5）冠状动脉CT血管造影（coronary computed tomographic angiography，CCTA）检查是经静脉注射造影剂后利用螺旋CT，一般64排或以上效果好，即一次采集可以形成64层图像，扫描再经过计算机处理重建得出的冠状动脉成像的一种检查方法。它是把造影剂从静脉（一般为肘前静脉）注射，同时进行CT扫描，扫描范围从支气管隆嵴下至膈顶。注射对比剂后$12\sim20$秒开始连续螺旋扫描数据采集，能清晰显示冠状动脉主干及其分支，图像质量可与冠状动脉造影相媲美，是微创性检查冠状动脉病变的理想方法。此检查可显示冠状动脉发育异常，冠状动脉及其分支有无狭窄、闭塞，同时能分析狭窄和闭塞的原因是钙化斑块或软斑块，评价冠状动脉的血管通过情况及冠状动脉旁路移植术后或支架植入术后血管是否阻塞或通畅。

（6）无创中心动脉压测定。中心动脉压（center aortic pressure，CAP）是主动脉的血压，一般指升主动脉根部所承受的侧压力。研究表明：相对于周围动脉压，中心动脉压能够更准确地预测心血管风险。中心动脉压的测量方法包括有创测定和无创测定。有创测定为使用有创设备直接测量主动脉内压力，该项测量方法测量准确，是中心动脉压测定的金标准，但因为具有创伤性，限制了在临床中的应用，故目前很多体检机构选择无创法测量中心动脉压。无创测量是通过对颈动脉和桡动脉的平面脉搏波分析或颈动脉与肱动脉的扩张波分析等无创方法获得中动脉压。目前使用较多的是澳大利亚 AtCor Medical 公司生产的 SphygmoCor 动脉脉搏波分析仪和欧姆龙公司研制的 HEM-9000AI。它们采用无创的面张力测量法采集桡动脉波形，然后用通用转换函数产生中心动脉波形，计算出中心动脉反射波增强指数（AI）、中心动脉收缩压、中心脉压等参数。其中 AI 与中心动脉压成正比，能独立预测高血压患者的全因死亡，与心脏负荷密切相关，左心室肥厚的患者 AI 值也高。它也是判断末梢血管扩张药物和其他药物疗效的重要指标之一。中心动脉压无通用的固定正常值，计算机软件根据个体具体情况，可以计算出个体正常预计值，测量结果波动在预计值的正负 10% 以内视为正常。

（7）血管弹性检查。动脉弹性减退已成为心脑血管疾病的独立危险因素，被认为是心血管事件的替代终点之一。通过对大血管动脉僵硬度和动脉阻塞程度进行早期检测以及早发现动脉粥样硬化性病变，从而早期干预，从根本上降低了心脑血管疾病的发病率、致残率和病死率。日本欧姆龙科林公司开发出了动脉僵硬度检测和动脉阻塞程度的监测的设备——全自动动脉硬化诊断装置 BP203RPE-Ⅱ（VP-1000），该产品是应用此公司获得专利的"波形分析和血管评估"技术的最新发明，它应用示波法线性膨胀技术，使用高精度双层 Cuff（袖带），在检测心电图和心音图的同时，测量四肢血压和脉搏波波形，并测得踝臂血压指数（ABI）和脉搏波传导速度（PWV）等数值。该设备具有监测速度快、无创伤、准确灵敏、操作便捷、检测费用低等特点。

（8）经颅多普勒脑血流检查。经颅多普勒（transcranial doppler，TCD）是利用超声多普勒效应来检测颅内脑底动脉环上的各个主要动脉血流动力学及各种血管生理参数的一项无创性脑血管疾病的检查方法。应用低频脉冲多普勒技术，通过特定的透声窗（颞窗、眶窗、枕窗），直接记录颅内血管多普勒信号。它是一项简单易行、无创伤性的检查方法，可以客观地反映脑血管的弹性、脑血流量，判断脑血管的功能状态，对诊断颅内血管狭窄有较高的灵敏度和特异性。

（9）经颅双功能彩色多普勒超声（transcranial color-coded duplex sonography，TCCS）是用低频探头显示脑实质二维结构、结合彩色多普勒 CDFI 及频谱多普勒 PW 等显示颅内血管及血流速度的一种直观而有效的诊断工具，能用来评价颅内血管、脑实质及颅骨结构，还能直接检测颅内脑底主要动脉的血流动力学参数，较敏感地反映脑血管的功能状态，是一种可靠的、可重复的、价廉的、可以用于诊断和预测疗效的脑血流改变的重要工具。

2．呼吸系统专项检查

（1）肺功能检查是指采用一系列手段检测肺的气体交换功能。包括肺容量测定，肺通气功能测定，通气、血流在肺内分布及通气/血流比率测定，气体弥散、肺顺应性、呼吸道阻力、小气道功能等测定及运动试验、动脉血气分析等。肺功能仪也称为肺功能检查仪、肺功能测定仪，它是通过呼吸流量传感器测量人体的呼气功能和吸气功能，再经过分析、处理，由液晶显示器显示和打印机打印出结果。肺功能仪可以检测出人体的用力肺活量、肺活量、最大肺泡通气量、呼吸道阻力、正常值判定和肺功能障碍等数据。肺功能测定结果有助于判断有无通气功能障碍以及障碍的性质和程度，可作为某些肺疾病诊断的辅助手段。肺功能检查也可作为重要的疗效判断指标以指导和评价临床治疗；胸外科术前肺功能测定有助于判断手术安全性；在劳动卫生和职业病领域中可用于了解工作环境对肺功能的影响及劳动力鉴定。

（2）睡眠呼吸暂停综合征（sleep apnea syndrome，SAS）：指每晚7小时睡眠中，呼吸暂停反复发作30次以上或睡眠呼吸暂停低通气指数（AHI）≥5/h并伴有嗜睡等临床症状。它是一种常见的睡眠呼吸障碍性疾病，其危害较大，可引起心、脑、肺等脏器功能不全并发症，是具有潜在危险性疾病。目前，多导呼吸睡眠监测是诊断该病的金标准。呼吸睡眠监测仪器由主机、显示器、放大器、采集盒、EEG/ECG/EOG/EMG传感器、胸腹运动传感器、热敏气流传感器、血氧传感器、鼾声传感器、体位传感器、信号电缆、隔离电源组成。该检查通过监测一整夜睡眠脑电、眼电、肌电，可以客观评价受检者的睡眠质量，进行睡眠时间、睡眠效率及分期的监测，排除睡眠认知错误观念，使受检者正确认识自己的睡眠问题，对自己的睡眠质量有一个客观的评价和认识；同时，可以监测口鼻气流、血氧饱和度及鼾声，对睡眠、呼吸紊乱的受检者进行分期、分级的检查。此外，针对受检者不同的睡眠障碍事件，如周期性腿动、下肢不宁腿综合征等，设置不同的导联，对其进行相关监测，以确认引起失眠的病因。

（3）计算机X射线放射影像（CR）设备和数字X射线放射影像（DR）设备使成像系统发生了革命性变化，CR的影像板（IP板）、DR的平板探测器使X射线成像向数字化方向发展，多功能的图像后处理系统使影像质量进一步提高。这些不同灰度的影像是以密度来反映人体组织结构的解剖及病理状态。尽管现代成像技术如超声、CT和磁共振成像（MRI）在疾病诊断上显示出很大优越性，但不能完全取代X线检查。一些部位如胃肠道仍主要使用X线检查，骨骼和胸部也多首选X线检查。

（4）CT是电子计算机X射线断层扫描技术的简称，它是根据人体不同组织对X线的吸收与透过率的不同，应用灵敏度极高的仪器对人体进行测量，然后将测量所获取的数据输入电子计算机，在电子计算机对数据进行处理后，就可摄下人体被检查部位的断面或立体的图像，发现体内任何部位的细小病变。胸部的CT是通过X线计算机体层摄影（CT）对胸部进行检查的一种方法，其对于支气管肺癌的早期诊断和显示肺癌的内部结构，观察肺门和纵隔有无淋巴结转移，淋巴结结核及纵隔肿瘤的准确定位等均较普通X线具有显著的优越性；对于观察心包疾病、显示主动脉瘤和主动脉夹层的真假腔等亦有较大的优势。

3．消化系统专项检查

（1）碳13尿素呼气试验。碳13尿素呼气试验是一种非创伤、安全、无辐射，经济、方便且具有可重复性、高准确性，可全面反映胃内幽门螺杆菌（helicobacter pylori，HP）感染的非侵入性检测方法，其灵敏度、特异度、准确率为95%、96%、95.6%。HP是一种革兰阴性微需氧杆菌，是慢性胃炎、胃十二指肠溃疡的重要致病因素，与胃癌、胃黏膜相关淋巴组织淋巴瘤的发生密切相关，世界卫生组织已将其列为一类致病因子。

（2）腹部超声检查。超声在人体内传播，由于人体各种组织有声学的特性差异，超声波在两种不同组织界面处产生反射、折射、散射、绕射、衰减及声源与接收器相对运动产生多普勒频移等物理特性。应用不同类型的超声诊断仪，采用各种扫查方法，接收这些反射、散射信号，显示各种组织及其病变的形态，结合病理学、临床医学，观察、分析、总结不同的反射规律，从而对病变部位、性质和功能障碍程度做出诊断。B超对腹部脏器异常的诊断准确率高，且具有经济、快速、无创伤等优点，有重要的临床价值，且具有筛选的功能。

（3）纤维胃肠镜可直接观察消化道黏膜变化，是诊断消化系统疾病最重要的手段之一。纤维胃肠镜从20世纪50年代就应用于诊断疾病，它借助于一条纤细、柔软的管子伸入胃肠道，医师可以直接观察胃肠道病变，尤其对微小的病变，更可通过对可疑病变部位病理活检及细胞学检查进一步确诊，是上消化道病变的首选方法。普通胃肠镜检查是一种有创的技术操作，受检者清醒状态下常难以接受。近年来出现了无痛胃肠镜检查，即在胃肠镜检查时通过应用镇静药和（或）镇痛药，使受检者处于浅睡眠的麻醉状态，在舒适、无痛苦的过程中完成整个检查。这样既可缩短检查时间，也可减轻受检者的痛苦。在整个过程中，受检者不会有恶心、腹痛及不适的感觉。在检查过程中如发现息肉等早期增生性病变，可同步进行治疗；还可针对黏膜下隆起，进行超声内镜诊断。这样可避免因实施治疗而进行二次检查。

二、亚健康及功能学评估专项检查

亚健康是介于健康和疾病之间的一种状态。其含义是：身体没有疾病但却不健康。现代医学将这种介于健康与疾病之间的生理功能低下的状态称作人体第三状态，也称亚健康状态。亚健康状态处理得当，则身体可向健康转化；反之，则患病。WHO的一项全球性调查表明，真正健康的人占5%，患有疾病的人也只占20%，而75%的人处于亚健康状态。亚健康状态的普遍存在，严重影响着人类的学习、工作效率，对社会的可持续发展起着不可忽视的内在制约作用。因此，亚健康问题已成为社会关注的热点之一，也是21世纪生命科学研究的重要组成部分。亚健康是人们表现在身心情感方面的处于健康与疾病之间的健康低质量状态及体验。亚健康状态呈现出免疫力下降、生理功能低下、活力减低、适应能力减退的一种生理状态。借用精神病医学的灰色区理论，如果将完全健康的人比作白色，将完全不健康的人（接近死亡）比作黑色，那么在白色和黑色之间存在着一个巨大的缓冲区域——灰色区，世间大多数人都散落在这一灰色区域内，经历着从量变到质变的过程。因此，对亚健康的诊断，及时采取干预措施，有助于个体向健康状态转化，对阻止疾病的发生、发展具有重要价值。但是，只根据临床表现评价亚健康，很难发现躯体内潜在的疾病。自 20 世纪 80 年代后期，各国医学界对亚健康状态进行了大量研究，并提出一些预防和控制措施。

（一）疾病风险评估

疾病风险评估是对患某种疾病的可能程度的评估，它是健康管理中极为重要的环节，与家庭健康管理、饮食营养、运动、习惯、心理、环境共同组成健康管理体系，是健康评估中的重要内容之一。其作用是帮助评估对象发现某些疾病的患病可能性和程度，积极采取措施，或是改善现有生活中的饮食和习惯等方面，或是到医院进一步做临床检查。评估是按多普勒效应把各种患病风险进行累积汇总，最终由经验丰富的专家给出评估结果和评述。主要评估内容有：肺癌、胃癌、肝癌、大肠癌、2 型糖尿病、高血压病、脑卒中、冠状动脉粥样硬化性心脏病、乳腺癌。同时，它还可在实际风险和风险贡献度方面做出一定的预测。此项检测采用填写问卷做出分析的方法，问卷涉及受检者的一般信息、健康状况及家族病史、饮食习惯和生活方式（吸烟情况，饮酒情况，体力活动和体育锻炼，职业、精神及社会因素）、体检指标（一般检查、心电图检查、X 线和 B 超检查、实验室检查）。目前，疾病风险评估的工具越来越多，对越来越多的健康相关数据（包括健康风险评估信息）进行分析和储存。不少学者和机构开发了对冠心病、脑卒中、糖尿病、癌症等许多疾病的评估和预测模型。疾病的预测模型中比较成熟、准确的是对常见慢性病的预测，如对缺血性心脏病、糖尿病和脑卒中的预测等。它就像天气预报中对气温和降雨的预测一样，有很大的参考价值，例如只需要给出一个人的年龄、吸烟情况（每日吸烟支数与年限乘积）、心血管疾病史、家族史、体重或 BMI（体重指数）、血压、总胆固醇、高密度脂蛋白胆固醇、血糖等资料，经过评估模型的计算，便可以得到未来若干年内患某种慢性病，如冠心病和脑卒中的风险。

（二）精神心理测评

精神压力（HRV）是指人在思想上有负担，有思想包袱。现代人快节奏的工作和生活方式，以及复杂的人际关系、激烈的工作竞争，导致人处于紧张状态，这些紧张状态必然导致人体基本功能的失衡，产生种种不适状态和生理性疾病，人们把这类紧张状态统称为现代文明病或心身疾病。心身疾病，又称心理生理障碍，是指由心理因素起主导作用而引起的躯体疾病。精神压力的危害：人是自然和社会的统一体，是自然属性和社会属性的统一，心理社会因素作用于人体，由中枢神经系统产生紧张、恐惧等情绪体验，刺激下丘脑引起交感神经兴奋，使心率、呼吸加快，血压升高，胃肠蠕动减慢或紊乱，血糖升高，同时释放神经激素，引起功能代谢的广泛改变。

精神压力分析仪是一个研究自主神经系统非常有价值的工具。精神压力分析仪SA-3000P 是由韩国美迪克公司推出的第一款客观测量精神压力水平的分析仪。它以心率变异性（HRV）理论为原理。人体心脏冲动以非固定速度跳动，即使在安静状态下，健康心脏冲动的节奏也是没有规律的，医学上称之为心率变异。其通过对心率变异性的分析，能够自动测量自主神经系统的交感和副交感神经的功能，准确分析由于压力引起自主神经系统失去平衡所导致的多种功能紊乱，通过加速度脉搏测试分析获得血管弹性、硬化度等血液循环状态，早期预测动脉硬化、末梢血液循环障碍性疾病，早期发现心肌梗死、脑梗死等心血管疾病异常。心率变异是由自主神经系统控制以维持身体平衡，而心脏冲动间距的变化又受自主神经的影响，所以，通过检测心率变异性，可以了解自主神经系统的活性和平衡性，有效分析评估受测者的精神压力负荷和心理情绪状态。

心理测评是通过 PEM 心理健康管理系统，结合现代组织管理方法和新一代数字技术，为查体者提供专业化、系统化心理服务，通过强大的云服务平台和专业人员提供心身健康管理、心理评估、心理健康促进与干预等系统服务，提高体检者的心理危机意识与处理能力，预防心理危机事件发生，加强风险预测与风险管理能力，预防与消除心理风险。常用的心理量表有焦虑自评量表（SAS）、抑郁自评量表（SDS）、压力知觉量表（PSS）及匹兹堡睡眠质量指数（PSQI）。

（1）焦虑自评量表（self-rating anxiety scale，SAS）用于评估 18 岁以上人群是否存在焦虑状态和焦虑症状的严重程度。

（2）抑郁自评量表（self-rating depression scale，SDS）用于评估 18 岁以上人群是否存在抑郁症状和抑郁症状的严重程度及其在干预治疗前后的变化。

（3）压力知觉量表（perceived stress scale，PSS）主要评估人们因对生活不可预知、不可控制或者超负荷而引起压力的程度，被广泛应用于各种人群压力的研究。

（4）匹兹堡睡眠质量指数表（Pittsburgh sleep quality index，PSQI）用于评定被测试最近一个月的睡眠质量。

（三）人体代谢、成分检测及健康体适能

1. 人体代谢动态测评

身体总能量消耗由身体活动能量消耗、基础能量消耗（basal energy expenditure，BEE）和食物特殊动力作用（specific dynamic action，SDA）三部分组成。其中，各种身体活动的能量消耗量是变动量最大的部分，维持基本生理功能的能量消耗量（基础代谢率）是每日能量消耗最大的组成部分。因临床工作中不易达到基础代谢测定的严格条件，故用静息代谢率来代替。另外，每天食物特殊动力作用占机体总能量的比例及其变化很小，故忽略不计。静息代谢率（resting metabolic rate，RMR）是维持人体在安静休息状态下心脏冲动、呼吸等基本生理功能所需要消耗的能量。RMR 一般占能量消耗的 60%～75%。通过测量 RMR 可以了解每天身体所消耗的能量，从而决定实现预定目标的能量计划（即确定每天摄入食物量），建立个性化的运动及营养目标，使体重达到或维持在合理范围内。MedGem 测量仪是可携带式的先进仪器，可检测呼气与吸气的气流、氧气的浓度及环境的状况，以精确地量测出氧气消耗量（VO_2）并计算出静息代谢率和机体消耗所需的基本能量，用其数值来评估受检者的营养需求和体重管理。

2．人体成分测量

人体成分检测仪是一种用于诊断、预防和改善肥胖的多功能仪器。该仪器使用业务智能分析方法通过检测阻抗、多频率电波及节段分析来分析身体成分。人体成分分析仪统计法可获得人体重要的信息数据：体重、肥胖度、年龄，基础代谢率、肌肉量、推断骨骼量、身体脂肪率、内脏脂肪水平、锻炼模式等，甚至可精确到手足左右分别的各项健康指数，有效反映受检者的身体健康状况。其具有以下意义。

（1）了解营养状况，如蛋白质、无机质、脂肪质情况是否标准、不足或过量。

（2）了解体重、肌肉量、体脂肪量的情况是否标准。

（3）肥胖的评价，体脂肪率、体重指数（BMI）、腰臀围比率（WHR），提示受检者的肥胖程度标准、临界、肥胖、高度肥胖。

（4）体重调节，告知受检者体重、脂肪调节的量及应摄入的卡路里量。

（5）为疾病风险评估、诊断提供有效的基础信息。

3．健康体适能

健康体适能（health-related physical fitness）指人体具备的有充沛的精力从事日常工作（学习）而不感疲劳，同时有余力享受康乐休闲活动的乐趣，能够适应突发状况的能力。这一概念最早于20世纪60年代末提出，美国运动医学会认为：体适能包括健康体适能和技能体适能。在科技进步的文明社会中，人类身体活动的机会越来越少，营养摄取越来越高，工作与生活的压力和休闲时间相对增加，每个人更加感受到良好体适能和规律运动的重要性。

（1）健康体适能。它包括：① 身体成分，即人体内各种成分的百分比。身体成分保持在正常百分比范围内对预防某些慢性疾病，如糖尿病、高血压、动脉硬化等有重要意义。② 肌力和肌肉耐力。肌力是肌肉所能产生的最大力量，肌肉耐力是肌肉持续收缩的能力，是机体正常工作的基础。③ 心肺耐力，又称有氧耐力，是机体持久工作的基础，被认为是健康体适能中最重要的要素。④ 柔软素质，是指在无疼痛的情况下，关节所能活动的最大范围。它对于保持人体运动能力、防止运动损伤有重要意义。

（2）技能体适能。它包括灵敏、平衡、协调、速度、爆发力和反应时间等，这些要素是从事各种运动的基础，但没有证据表明它们与健康和疾病有直接关系。

（3）体适能的评价标准。体适能以体适能商的高低为评价标准。体适能商是健康体适能和运动体适能的综合反映，两者各占50分，体适能商越高就代表身体机能越好。

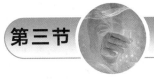

第三节　社区健康体检与健康档案管理

一、居民健康档案建立的必要性

近十几年来，我国居民的冠心病、脑卒中、恶性肿瘤和糖尿病等慢性病发病率一直呈现不断上升趋势，中国居民慢性病的主要危险因素有不健康的饮食、身体活动不足、长期的精神紧张和心理压力及吸烟、过量饮酒。慢性病的行为生活方式/行为危险因素密切相关的疾病，称为生活方式疾病（lifestyle diseases），如高血压、糖尿病、肺癌以及心脑血管等慢性疾病。原卫生部颁布的《慢性非传染性疾病预防医学诊疗规范（试行）》将高血压、糖尿病、肥胖、血脂异常等通过改变不良生活方式能预防和控制的疾病作为生活方式疾病的重点。健康教育和健康管理都是帮助人群进行健康改善的重要手段。通过信息化的存档与管理可有效提高居民健康水平，因此，建立居民健康档案和完善居民健康档案制度将有助于社区慢性病管理。

居民的健康档案信息客观上来源于众多医疗卫生服务机构，只有将这些分散在不同地点、以不同形式表示和存储的数据信息通过统一的标准汇集和交换，才能形成统一和完整的居民电子健康档案，实现信息共享。居民健康档案信息架构，是为了让区域卫生信息平台建设者依照统一的建模方法和技术路线，把分散的、不一致的信息资源规范和整合为一个完整的逻辑主体。信息架构是基于健康档案的区域卫生信息平台的核心，在构建信息架构时必须充分考虑到区域中各种卫生及相关业务活动的业务要求。社区健康体检作为居民健康档案中的重要内容，规范其记录内容对社区居民健康连续性管理具有重要意义。

二、健康体检与筛查记录内容与方法

（一）健康体检主检报告撰写

1．个人体检报告书写

个人健康体检报告一般包含以下内容：

（1）体检机构和体检项目名称（中英文对照）。

（2）受检者基本信息（个人信息、既往病史、生活方式和不良嗜好）。

（3）健康体检的各项检查结果（物理诊断、影像学检查、检验等）。

（4）综合健康体检结论。

（5）健康管理建议。

受检者基本信息要求：

（1）受检者的个人信息。包括基本内容、体检序号、影像资料、基础资料等。如姓名、性别、年龄（和出生日期）、身份证号、民族、婚姻状况、工作单位、联系方式、职业、出生地等；此次体检的体检编号或 ID 号、体检时间、体检套餐类型和体检次数；受检者照片；血型等生理基础资料。

（2）病史。包括既往病史、现病史、家族病史、个人史，如既往疾病诊断和治疗情况。具体包括高血压、冠心病、糖尿病等慢性疾病，恶性肿瘤，以及相关手术史等；现患疾病及治疗情况；明确有遗传倾向和遗传易感性的疾病；药物过敏史、预防接种史、传染病接触史等。女性还应包括婚育、月经史。

（3）生活方式和不良嗜好。包括饮食、运动、排便、睡眠、吸烟、饮酒等情况。

如主食量、饮食偏好；是否有规律运动、每周运动频率、每次运动时间、运动方式等；排便频率、性状、习惯变化等；睡眠时间和质量，睡眠问题，包括失眠、鼾症；服药情况；吸烟年限、吸烟量、戒烟时间；饮酒年限、平均每周饮酒次数、每次饮酒量等。

各项体检结果的书写记录要求：

（1）物理诊断检查结果。即医师通过视、触、叩、听四种基础物理诊断方法所得出的结论或印象。物理诊断为内科、外科、妇科、眼科、耳鼻咽喉科及口腔科等专业科室的主要检查手段。书写和记录要求包含专业描述、诊断和建议及医师签名。

（2）影像学检查结果。包括超声、放射线、心电图检查等，书写和记录要求包含专业描述、诊断和建议、影像资料及医生签名。影像资料的保存和提供对医疗机构和受检者都十分重要，可根据情况向体检团体和个人提供电子或纸质资料。

（3）检验结果。包括血、尿、便常规，血生化（血糖、血脂、肝功能、肾功能等）、血清学检查（肿瘤标志物）等。记录要求包含实测值、单位、参考范围和检验员签字。异常数据应重点标示检验项目，采用非常规方法时应注明检验方法、检验设备和试剂名称。

健康体检结论及健康管理建议的书写要求：

（1）筛选检查项目中的异常结果。将所有检查项目结果进行浏览，将有临床意义的异常结果筛选出来。

（2）做出疾病诊断或疑诊诊断。根据体检各项结果中符合疾病诊断的部分，结合个人病史等资料，综合做出规范的疾病诊断或疑诊诊断，并尽可能对疾病的程度进行评价。疾病诊断的书写应参照 ICD-10 的基本原则，如 2 型糖尿病，并提出专科就诊意见。

（3）做出健康分级评估、生活方式评估以及疾病风险评估。

（4）对亚健康与亚临床问题提出检后管理建议。对于已明确的亚健康状态以及不需要立即进行临床处置的临床问题，对其检后的复查、随诊提出建议和意见。如子宫肌瘤，建议半年复查盆腔超声，妇科随诊。

（5）对与疾病相关的生活方式问题提出建议。对于生活方式对疾病诊断影响较大的疾病，需要对其生活方式进行指导。如高尿酸血症，建议低嘌呤饮食（限制海鲜鱼虾类、动物内脏、肉汤、扁豆、菠菜、干豆类、啤酒等），可进食牛奶、鸡蛋，多饮水，半年复查血尿酸，必要时内科就诊药物治疗。

（6）列出阳性体征、阳性检查结果及建议。对于不能明确诊断但体检指标异常的阳性结果，应在体检结论中体现，并对进一步的检查、复查提出建议。如尿蛋白微量，建议复查尿常规，内科随诊。

（7）提出生活方式改进建议。根据生活方式评估问卷，对生活方式中存在的健康危险因素进行有针对性的改进建议和指导。如缺乏运动，建议逐步增加有氧运动，每周 3 次以上，每次 30 分钟，同时适度增加肌肉力量和柔韧度锻炼。

健康体检结论中要注意的几个问题：

（1）健康体检结论的排列顺序。健康体检结论应按照疾病或异常结果的轻重缓急顺序排列。① 重症病（急需治疗的疾病，如急性心肌梗死、糖尿病酮症酸中毒等）；② 重点疑诊诊断（如恶性肿瘤）；③ 已确诊疾病（如高血压、2 型糖尿病等）；④ 阳性检查结果（脂肪肝、胆囊结石等）。如左肺占位病变，建议行肺部 CT 检查，胸外科就诊，明确诊断；高血压病，建议血压控制理想，继续目前治疗，心内科随诊；脂肪肝，建议低脂、低热量饮食，限制饮酒，增加运动，每年复查肝脏超声；超重，建议低脂肪、低热量饮食，加强运动，减轻体重。

（2）运用知识和经验指导受检者进一步的检查和治疗。现代医学的发展越来越趋于专业化，尽量回避具体治疗方案，健康体检的主要目的是发现异常，目前体验分工越来越细，新的检查和治疗方法手段不断出现，所以本着对受检者负责的态度，应该指导性地建议进行临床专科的检查和治疗，在健康体检报告中应避免药物和手术等具体治疗手段的建议。

（3）结合受检者个人情况做出指导建议。信息化管理应用的一个弊端就是逐渐削弱了医生的主观能动性。健康体检结论和建议都呈固定模式维护在中，只需简单选择即可生成建议和意见雷同的体检报告。在健须体检报别注意结合受检者的生活习惯和健康状况，有针对性地进行指导和建议，均衡饮食，适量运动，控制体重。

2．团检分析报告书写要求

健康体检机构应对团检单位出具团检分析报告。团检分析报告中应主要对参检人员的总体健康状况和主要健康问题进行分析，并提出改善建议。团检分析报告主要包括以下内容。

（1）参检员工的自然情况。

（2）总体检人数、按年龄和性别分层情况和百分比。

（3）员工总体健康状况分析，包括未检出异常结果的人数/百分比，检出异常结果的人数/百分比。

（4）生活方式问题或健康危险因素流行情况。

（5）多发疾病和异常结果统计分析。总体前 5 位或前 10 位疾病统计分析（按年龄分层分析）；男性及女性多发疾病和异常结果统计分析（按年龄分层分析）；男性及女性专科疾病统计分析（按年龄分层分析）。

（6）疑诊恶性疾病统计。

（7）重点随访计划。

（8）健康体检状况对比分析（与历年或与前次体检对比、多发疾病趋势分析）。

（9）常见体检异常指标的临床意义。

（10）针对该单位参检人员的健康情况提出改善指导建议。如加强健康教育、改善职工餐厅、组织健身运动等。

（11）今后体检项目的推荐和改进建议。针对此次体检结果，异常疾病分布的人群、年龄、工作性质等特点，对此次体检项目进行适当调整，有针对性地提出下一次体检方案。

（二）健康体检重要异常结果管理

1. 健康体检异常结果管理

健康体检报告中对于异常结果的管理是一项重要任务，在此过程中需要注意：

（1）一次阳性结果不轻易下诊断。健康体检是针对多数人群的初筛，有些指标敏感性高，本身就处于动态水平，检测到的数值只代表某一刻的水平，很可能受其他因素的影响。所以仅凭报告单中的某几个数据和阳性体征是不能够直接下结论的，需要重复检测，或辅以其他指标、其他检测，"点""面"结合，综合分析，共同诊断。

（2）注意体检细节不误读。有些体检结果往往受体检环境和体检流程的影响而出现假阳性结果，单看体检报告必然引起误解。比如：血压在餐前、餐后就会有不同变化，有人在爬楼梯后立即量血压，这时血压高就不足为奇了。还有前列腺特异抗原（TPSA）对早期没有症状的前列腺癌的诊断有意义，但如果做了直肠指检及前列腺按摩后抽血做了这项检查，就很可能出现升高的假象，给体检者造成不必要的紧张。

（3）一个结果多种考虑。一个阳性结果往往代表多种可能，比如肝功能检查中的丙氨酸氨基转移酶（ALT）升高，有可能是肝炎，也可能是体检期间服用了某些对肝脏有损害的药物引起的药物性肝损害，还有脂肪肝引起的 ALT 升高以及熬夜、过度疲劳等多种情况。这些必须向受检者说明，并嘱其进一步随访、观察、检查。

（4）解读体检报告要透彻。在分析报告中，医生从不良生活方式、疾病史和遗传史入手，沿时间纵向分析，同时根据体检中采集的生理数据横向分析，最终找出危害因素间的相互关系，确定主次，给受检者以完整的思路，而非孤立地看待某一异常数据。如把高血压与遗传史、生活不规律、酗酒、摄入过多高能量食物、动脉硬化、动脉粥样硬化斑块形成、心脑供血不足等相关联，使受检者既知晓目前健康问题可能产生的危害，又明确如何纠正不健康的生活行为。

2. 健康体检异常结果反馈

将异常结果反馈给体检者同样需要注意技巧：

（1）面谈与报告结合。将体检报告当面对体检者进行解读，这是一个绝佳的解读时机，可以通过面谈，了解受检者更多的信息，并结合体检报告，帮助受检者解除认识上的一些误区，使其真正了解自己的健康状况，采取积极措施，步入健康生活轨道。

（2）寻找主要风险。由于受检者的性别、年龄、职业、个性、身体状况、行为和生活习惯、经济和文化背景等各有不同，通过面谈，可以更直观地了解疾病成因，找出影响健康的主要危险因素，预测健康发展趋势和疾病风险。

（3）警示风险危害。普通意义上的健康体检只是单纯地寻找疾病，以便早发现、早治疗，这固然是体检的一个重要目的，但随着健康管理理念的深入，体检更重要的意义在于寻找健康危险因素。很多人体检后只看结论，不重视边缘指标，如果没有特别的异常，便觉得万事大吉。通过面谈，找到风险并警示风险危害，使其在主观上高度重视自己的健康状况，变被动为主动，积极采取措施避免风险危害，真正达到预防疾病的目的。

（4）寻找干预措施。通过体检寻找健康的主要风险，并对这些风险提出警示，但更重要的是针对健康风险因素制订干预措施，包括饮食、运动、药物、心理、不良生活方式的改变、中医养生保健计划的实施等；以可变可控指标为重点，有目标、有计划、有措施地定期追踪，动态监测，保证健康管理系统工程的顺利实施。当然，从表面看这是一个完美的程式化的流程，但在实际操作中，往往建议雷同，没有个性。而且因为各种原因，很多人不能把措施落实到位或不能坚持。面谈为医生（或健康管理师）与受检者之间的沟通提供了一个有效的渠道，通过访谈，可以贴近受检者，对每个不同的个体提出各种切实可行的改进计划，使干预措施更加人性化、个性化，更具有实际操作性和指导性，更容易被接受并坚持。

三、"互联网+"健康体检与筛查模式

（一）"互联网+"模式下健康体检与筛查的发展

近年来，人民群众健康需求的变化促使健康体检与管理机构数量增多、形式多样、体制多元化，行业也进入快速发展阶段。中共中央、国务院印发的《"健康中国2030"规划纲要》指出要"继续发展健康咨询、体检等服务，个性化发展健康管理服务"，全国卫生与健康大会上也明确指出"以预防为主，将健康融入所有政策"，健康体检与管理是打造健康中国的重要环节。随着移动互联网、云计算、大数据等技术的应用与发展，互联网再次成为社会和业界关注的热点，健康体检与管理的模式已悄然发生变化。

"互联网+健康"成为社会关注和投资的重点，互联网技术应用于健康体检能改善体检工作和体检者的体验，促进居民的健康意识提升，增加居民定期体检率。网上或手机软件预约、体检套餐选择或自定义体检套餐可以为有体检意愿的个人或者集体提供更多的信息查询和体检预订的通道。云医疗、移动健康、大数据相关技术的发展，带动了各种基于互联网的医疗健康的应用和发展。加之可穿戴医疗健康监测设备的推广使用、云医院的建立，为未来医疗健康服务提供了更为便捷、高效的服务手段，也为医疗服务业升级和转型提供了技术保障。

（二）"互联网+"在健康体检与管理中的应用

1. 传统健康体检的拓展和延伸

互联网技术将原有的体检机构与信息化系统深入融合，在互联网上搭建服务平台，把现有的医疗资源以互联网的形式加以创新利用。体检中心可以在网上为不同需求的体检人群提供多元化的健康体检套餐，满足不同的体检需求，提升健康体检

与管理过程中的服务质量以及工作效率，为机构的可持续发展奠定了坚实的基础。对健康体检管理机构而言，它可以有效促进整个机构的运转效率，降低人力和设备成本，有效进行资源配置；对健康体检人群而言，互联网技术自助式的服务，缩短了等待时间，在体检之后，还可以方便快捷地从互联网平台查询电子报告，加强了参与性和主动性。

2．实时数据采集

实时数据采集是基于"互联网+"模式对健康体检与管理大数据的应用。通过随身携带或者佩戴的设备进行有效的记录，手机软件可以随时随地查看体检结果，与历史体检记录进行对比分析，对比自身健康状况的变化，有效分析相关的健康体检数据，建立全生命周期的健康服务。同时可以定期提醒健康体检时间、体检项目，智能形成自动推送，形成周期性健康体检提示。最终改变自身健康行为，形成根植于自我管理健康的意识。

3．远程医疗

"互联网+"在远程医疗诊疗服务系统中的应用，可以有效解决基层及边远地区医疗资源短缺的情况，对于边远地区的医疗需求满足、基层医疗卫生机构健康体检与管理能力的提升、疾病预防及干预方面有着重大的推进作用，一定程度上促进了分级诊疗的发展。

（三）"互联网+"在健康体检与管理中存在的问题

"互联网+"模式下的健康体检与管理服务发生在虚拟空间，在行业准入、资质鉴定、受检者隐私保护、信息安全等方面尚不完善，容易发生漏洞。互联网企业受检者资料在数据传输过程中较容易被泄露，使受检者的隐私公之于众，严重侵犯受检者的隐私权。加之现在尚未形成统一的服务标准和诊疗规范，健康体检与管理对于互联网的应用还处于碎片化、不规范的阶段，如何获取有效的指标来进行综合的评判，都是目前需要解决的重点问题。此外，对于医务人员在什么范围、采取何种方式来参与相关工作的边界尚不明确，导致在实践中把控难度的增大，也不利于进一步推进"互联网+健康体检与管理"的深度融合。

所以，在"互联网+"健康体检的进程中，如何防范和加强监管，制定相关标准规范，增加专业人员的参与感，是实现健康体检与管理的高质量发展的决定性因素。

思考题

1．决定健康体检与筛查实施环节与流程质量的因素主要有哪些？
2．"互联网+"健康体检在社区居民应用中存在哪些机遇与挑战？

第七章

社区健康生活方式干预

本章要点

掌握　主要营养素的生理功能和来源；中国居民膳食宝塔；身体活动推荐量；5A 戒烟法基本程序；如何饮酒适度。

熟悉　合理营养、有氧运动等基本概念；个人食谱的编制；运动伤害及处理；各人群的运动处方；吸烟对健康的危害；提高戒烟意愿的 5R 法；过度饮酒的指导。

了解　常见的食物中毒及其基本特征；身体活动量等基本概念；运动的分类；烟草的有害成分；饮酒的生理作用及过度饮酒的危害。

本章课程思政目标

通过对社区健康生活方式的学习，树立学生"大健康"理念，培养正确的生活方式观、严谨的科学态度，履行社会主义核心价值观，贯彻执行"健康中国"战略，一切以人民健康为中心，成为一名合格的医学人才。

　　随着社会发展，人们日常生活中接触的各种因素对健康有着越来越重要的影响。生活方式对社区居民健康的影响是点点滴滴的，虽然每次生活事件对影响健康作用很小，但其影响作用是恒常的、累积的，尤其是对慢性非传染性疾病的影响就更为明显。因此，要想有一个好的身体，就必须有一个健康的生活方式。人们的日常生活无非是衣、食、住、行。本章将重点介绍饮食、行为、烟酒对健康的影响。

第一节　营养与健康

一、合理营养概述

（一）营养与能量

1．营　养

营养（nutrition）是指机体从外界环境中摄取食物，经过体内的消化、吸收和代谢，以满足机体各种生理功能、生长发育和体力活动所必需的生物学过程。

2．营养素

营养素（nutrient）是指为维持机体繁殖、生长发育和生存等一切生命活动的过程，需要从外界环境中摄取的物质。营养素种类繁多，人类主要从食物中摄取 40 余种营养素，主要分为蛋白质、脂类、碳水化合物、矿物质和维生素五大类。

3．能量的需要与利用

国际通用的热能单位是焦耳（J）和千焦（kJ），而营养学常用的热能单位是卡（cal）和千卡（kcal）。其能量单位换算为：1 kJ = 0.239 kcal，1 kcal = 4.184 kJ。

（1）能量的产生。

机体的各种生命活动都需要消耗体内的能量。能够产生能量的营养素有蛋白质、脂类和碳水化合物。各种营养素经过体内的消化、吸收和代谢转化，实际能够提供的能量为：蛋白质 4 kcal/1g（16.74 kJ/1g）；脂类 9 kcal/1g（37.56 kJ/1g）；碳水化合物 4 kcal/1g（16.81 kJ/1g）。

根据中国居民膳食指南要求，蛋白质、脂类和碳水化合物提供能量应占总能量的比例分别为：10%～15%、20%～25% 和 60%～70%。

（2）能量的利用。

机体对能量的利用主要体现在基础代谢、身体活动和食物的热效应三个方面。处于生长发育阶段的婴幼儿、儿童、少年以及处于特殊生理阶段的孕妇、乳母等人群，需要消耗更多的能量。

基础代谢是维持最基本的生命活动所需要的能量消耗，占总能量的 60% ~ 70%。它常用基础代谢率表示，常受到年龄、性别和睡眠等情况的影响。

身体活动是指人们在生产、生活过程中消耗的能量。它受到活动强度等情况的影响。

食物的热效应是指人体为摄取食物的营养素而消耗的能量。在摄取营养素过程中，蛋白质需要消耗自身 30% 左右，脂类需要消耗自身 4% ~ 5%，碳水化合物需要消耗自身 5% ~ 6%。中国一般混合膳食需要消耗自身 10% 左右，因此在饭后马上测量体温要比平时略高一些。

（二）各营养素的生理功能和主要来源

1．蛋白质

（1）生理功能。

蛋白质由氨基酸组成，是构成人体组织和生物活性物质的重要成分。它可以调节生理功能，还可以为人体提供能量。

（2）食物来源。

蛋白质广泛存在于各类食品当中，动物性食品的蛋白质不但质量好，而且易被消化吸收，而植物性食品的蛋白质吸收利用效果不佳。蛋白吸收效果最好的食品为鸡蛋。普遍认为牛奶和大豆能提供优质蛋白。多种食品均衡膳食，可以帮助蛋白质的吸收。

2．脂　类

（1）生理功能。

脂类是构成机体的重要成分，具有保温及润滑作用，能够提供多不饱和脂肪酸和脂溶性维生素，储存和提供大量能量，有效节约蛋白质。现今，我国食物足以满足人们的需求，脂类的生理功能多体现在不饱和脂肪酸。

（2）食物来源。

脂类主要来源于动物性食品和植物的种子。禽畜等动物的脂肪中富含饱和脂肪酸和单不饱和脂肪酸。水产品和植物种子（油）富含不饱和脂肪酸。动物内脏和蛋类富含胆固醇。

3．碳水化合物

（1）生理功能。

碳水化合物可简单俗称为"糖"，它构成人体组织成分和活性物质，是提供能量的主要来源，且可有效地节约蛋白质。它具有抗生酮作用，并且其中的膳食纤维对降血糖、促排便、防肿瘤有着一定作用。

（2）食物来源。

粮谷类和薯类都含大量碳水化合物，全谷类和蔬菜水果等富含膳食纤维。

4．矿物质

常见矿物质及其生理功能和来源，见表 7-1。

表 7-1 常见矿物质主要生理功能及来源

矿物质	生理功能	来源
钙	构成骨骼和牙齿；维持肌肉和神经兴奋；调节酶的活性；参与凝血和激素分泌	奶及其制品含量高、吸收好，海产品的虾皮以及海带含量也较高；蛋白质、糖、维生素 D 可促进钙的吸收
铁	构成血红蛋白等重要成分；体内氧的转运；参与抗体产生等	动物肝脏和全血、禽畜肉类、鱼类、蛋黄、干果、海带、黑木耳等
锌	参与酶的组成；促进生长发育、性器官发育及增进食欲；促进免疫功能；参与维生素 A 代谢	动物性食品较为优良，特别是海产品、红色肉类及动物肝脏；植物性食品含量少，且难吸收
硒	保护心血管；抗氧化；增强免疫功能；抗肿瘤等	海产品和动物内脏是优质来源，植物食品与土壤中硒元素含量有关

5. 维生素

常见维生素及其生理功能和来源，见表 7-2。

表 7-2 常见维生素主要生理功能及来源

维生素	生理功能	来源
A	保护上皮组织结构和功能；增加抗感染能力；维持正常视力	动物肝脏、鱼肝油、奶、蛋；西兰花、杧果等富含胡萝卜素
D	促进钙、磷的吸收，有利于正常生长发育	海鱼、肝脏、蛋黄等；人奶和牛奶是较差来源；果蔬和谷类含量很少
C	抗氧化；促进铁的吸收；促进胶原蛋白合成；促进胆固醇代谢；一定的抗癌性	新鲜蔬菜和水果，尤其是柿子椒、番茄、菜花及各种深色叶菜；柠檬、青枣等水果含量也较为丰富
B_1	参与代谢；抑制胆碱酯酶活性；维护肠道蠕动	杂粮、豆类和坚果含量丰富；动物内脏、蛋类和瘦肉含量也不少

（三）合理营养

1. 基本概念

合理营养是指人体每天从食物中摄入的能量和各种营养素的量及其相互间的比例能满足在不同生理阶段、不同劳动环境及不同劳动强度下的需要，并使身体处于良好的健康状态。

因为各种不同的营养素在机体代谢过程中均有其独特的功能，一般不能替代，因此在数量上要满足机体对各种营养素及能量的需要；另一方面，各种营养素彼此间有着密切联系，起着相辅相成的作用，各种营养素之间要有一个适宜的比例。营养失去平衡会产生营养不良。营养不良包括两种表现，即营养缺乏和营养过剩。

合理膳食又称为平衡膳食，是指提供给机体种类齐全、数量充足、比例合适的能量和各种营养素，并与机体的需要保持平衡，进而达到合理营养、促进健康，防治疾病的膳食。为使社区居民达到良好的平衡膳食，人们各自研究符合自身特点的膳食结构。

平衡基本要求：食物种类齐全、数量充足、比例合适；保证食物安全；科学的烹调加工；合理的进餐制度和良好的饮食习惯；遵循《中国居民膳食指南》的原则。

2. 中国居民膳食指南

《中国居民膳食指南（2016）》是根据营养学的基本原则，结合我国具体国情、饮食习惯等制定的膳食结构。膳食的不断更新，充分体现了在党的领导下，我国经济平稳发展，人民生活水平显著提高，由过去吃得饱到现在吃得好，是社会主义核心价值观中"富强"的集中体现。《中国居民膳食指南（2016）》是教育社区居民采用平衡膳食，以摄取合理营养促进健康的指导性意见，以避免摄入过多脂肪、食糖、盐等，引导居民进行合理的食物消费。《中国居民膳食指南（2016）》主要由一般人群膳食指南、特定人群膳食指南、中国居民平衡膳食宝塔三部分组成。

（1）一般人群膳食指南。

① 食物多样，谷类为主。每天的膳食应包括谷薯类、蔬菜水果类、畜禽鱼蛋奶类、大豆坚果类等食物。建议平均每天摄入 12 种以上食物，每周 25 种以上。谷类为主是平衡膳食模式的重要特征，每天摄入谷薯类食物 250～400 g，其中全谷物和杂豆类 50～150 g，薯类 50～100 g；膳食中碳水化合物提供能量应占总能量的 50% 以上。

② 吃动平衡，健康体重。体重是评价人体营养和健康状况的重要指标，吃和动平衡是保持健康体重的关键。各个年龄段人群都应该坚持天天运动、维持能量平衡、保持健康体重。体重过轻和过重均易增加疾病的发生风险。推荐每周应至少进行 5 天中等强度身体活动，累计 150 分钟以上；坚持日常身体活动，平均每天主动身体活动 6000 步；尽量减少久坐时间，每小时起来动一动，动则有益。

③ 多吃蔬果、奶类、大豆。蔬菜、水果、奶类和大豆及其制品是平衡膳食的重要组成部分，坚果是膳食的有益补充。蔬菜和水果是维生素、矿物质、膳食纤维和植物化学物的重要来源，奶类和大豆类富含钙、优质蛋白质和 B 族维生素，对降低慢性病的发病风险具有重要作用。提倡餐餐有蔬菜，推荐每天摄入 300～500 g，深色蔬菜应占 1/2。天天吃水果，推荐每天摄入 200～350 g 的新鲜水果，果汁不能代替鲜果。吃各种奶制品，摄入量相当于每天液态奶 300 g。经常吃豆制品，每天相当于大豆 25 g 以上，适量吃坚果。

④ 适量吃鱼、禽、蛋、瘦肉。鱼、禽、蛋和瘦肉可提供人体所需要的优质蛋白质，维生素 A、C、D 等，有些也含有较高的脂肪和胆固醇。动物性食物优选鱼和禽类，鱼和禽类脂肪含量相对较低，鱼类含有较多的不饱和脂肪酸；蛋类各种营养成分齐全；吃畜肉应选择瘦肉，瘦肉脂肪含量较低。过多食用烟熏和腌制肉类可增加肿瘤的发生风险，应当少吃。推荐每周吃鱼 280～525 g，畜禽肉 280～525 g，蛋类 280～350 g，平均每天摄入鱼、禽、蛋和瘦肉总量 120～200 g。

⑤ 少盐少油，控糖限酒。我国大多数人群目前食盐、烹调油和脂肪摄入过多，这是高血压、肥胖和心血管疾病等慢性病发病率居高不下的重要因素，因此应当培养清淡饮食习惯，成人每天食盐不超过 6 g，每天烹调油 25～30 g。过多摄入添加糖可增加龋齿和超重发生的风险，推荐每天摄入糖不超过 50 g，最好控制在 25 g 以

下。水在生命活动中发挥着重要作用，应当足量饮水。建议成年人每天 7~8 杯，提倡饮用白开水和茶水，不喝或少喝含糖饮料。儿童少年、孕妇、乳母不应饮酒，成人如饮酒，一天饮酒的酒精量男性不超过 25 g，女性不超过 15 g。

⑥ 杜绝浪费，兴新食尚。按需选购食物，按需备餐，提倡分餐不浪费。选择新鲜卫生的食物和适宜的烹调方式，保障饮食卫生。学会阅读食品标签，合理选择食品。

（2）特定人群膳食指南。

特定人群包括孕妇、乳母、婴幼儿、儿童、青少年、老年人和素食人群，根据这些人群的生理特点及营养需要，制定了相应的膳食指南，0~2 岁的婴幼儿喂养指南全面地给出了核心推荐和喂养指导，其他特定人群均是在一般人群膳食指南的基础上对其膳食选择提出补充指导。

（3）中国居民平衡膳食宝塔。

中国居民平衡膳食宝塔（以下简称宝塔）是根据《中国居民膳食指南（2016）》的核心内容和推荐，结合中国居民膳食的实际情况，把平衡膳食的原则转化为各类食物的数量和比例的图形化表示，体现了一个在营养上比较理想的膳食模式。平衡膳食宝塔共分 5 层（图 7-1），各层面积大小不同，体现了 5 类食物和食物量的多少，其食物数量是根据不同能量需要而设计的。

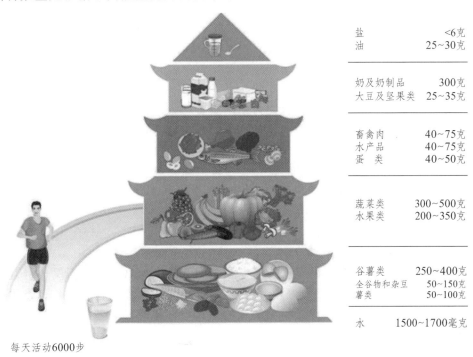

盐	<6克
油	25~30克
奶及奶制品	300克
大豆及坚果类	25~35克
畜禽肉	40~75克
水产品	40~75克
蛋类	40~50克
蔬菜类	300~500克
水果类	200~350克
谷薯类	250~400克
全谷物和杂豆	50~150克
薯类	50~100克
水	1500~1700毫克

每天活动6000步

图 7-1　中国居民平衡膳食宝塔

3. 膳食结构类型

为达到合理营养的目的，世界各地均根据自身特点制定了不同的膳食指南，主要有以下几类。

（1）东方膳食结构。以植物性食物为主，动物性食物为辅。大多数发展中国家属此类型。容易出现蛋白质能量营养不良，以致体质较弱，劳动能力降低，但心脑血管疾病、2型糖尿病、肿瘤等慢性病的发病率较低。

（2）经济发达国家膳食结构。以动物性食物为主，多数欧美发达国家属于此类型。以高能量、高脂肪、高白质、低膳食纤维为主要特点。这种膳食模式容易造成高血压、糖尿病等营养过剩性慢性病发病率上升。

（3）日本膳食结构。动植物食物较为平衡，以日本为代表。既保留了东方膳食的特点，又吸取了西方膳食的长处，少油、少盐、多海产品。营养素的供给既能避免缺乏又能防止过剩，膳食结构基本合理。

（4）地中海膳食结构。这是居住在地中海地区的居民所特有的膳食结构。其突出特点是饱和脂肪摄入量低，不饱和脂肪摄入量高，膳食含大量复合碳水化合物，蔬菜、水果摄入量较高。地中海地区居民心脑血管疾病、2型糖尿病等的发生率低。

4．常见慢性病患者应遵循的基本膳食结构

（1）心脑血管疾病患者应少吃盐和腌制食物，清淡饮食；尽量选择植物油，优化动物性膳食结构，减少脂肪和胆固醇摄入；多吃新鲜的蔬菜水果，保证维生素和矿物质的摄入；同时控制总能量的摄入，保持理想体重。

（2）糖尿病患者要降低总能量摄入，摄食定时定量，细嚼慢咽，调整膳食结构，适当增加优质蛋白质、粗粮和高纤维食物的摄入。

（3）肥胖症患者要严格控制饮食总热量，但要保持营养均衡，采用合适的烹饪方法，减少油炸等食品的摄入；多吃热量低、饱腹感强的食物，并适度运动。

（4）癌症患者应选择植物性食物为主的膳食，控制肉类食物的摄入，摄入低脂肪饮食，限制饮酒，控制食物中的添加剂等。母乳喂养可以有效降低女性乳腺癌的发生。

（5）痛风患者应选择低嘌呤的食物，碱性的素食需要较多摄入，保证充足的液体摄入量，促进代谢。

二、社区居民营养调查及干预措施

信息采集是开展营养健康干预的前提和基础手段，及时对社区居民进行营养调查、评价，可以有效地、全面地了解人群的膳食状况及饮食问题。营养调查主要包括：膳食调查、体格测量、营养相关疾病的临床检查和营养水平的生化检测。

（一）膳食调查

了解被调对象在一定的时间内通过膳食摄取的能量、各种营养素的数量和质量，据此评价被调查对象能量和各种营养供给的满足程度。主要调查方法有称重法、记账法、回顾法、食物频率法、化学分析法。回顾法是目前获得个人膳食量资料最常用的一种调查方法，此法适用于个人或家庭，简便易行。

（二）体格测量

人体测量是评价营养状况的综合观察指标，常用指标中以体重、身高最为重要。所有测定值与人体相应正常值进行比较，即可做出人体营养状况的评价。

1．体重与身高

体重尤其反映蛋白质和与脂肪有关的能量水平。评价体重状况可采用如下方法：

（1）理想体重（标准体重）：应用于成人。实际体重在理想体重的±10%为正常，在±10%～±20%为超重/瘦弱，在±20%以上为肥胖/极瘦弱。

理想体重（kg）＝身高（cm）－105

（2）体质指数。这是目前评价18岁以上成年人最常用的方法之一。BMI＜18.5为消瘦，18.5～23.9为正常，24.0～27.9为超重，≥28为肥胖。

BMI＝体重（kg）/[身高（m）]^2

（3）年龄别体重、年龄别身高和身高别体重：这组指标主要应用于儿童生长发育与营养状况评价。

2．腰围、臀围及腰臀比

腰围是判断腹部肥胖的重要标准，男性腰围≥85 cm，女性腰围≥80 cm诊断为腹部肥胖。腰臀比是腰围（cm）和臀围（cm）的比值，是判断中心型肥胖的重要指标。当男性腰臀比≥0.9，女性腰臀比≥0.8，可诊断为中心型肥胖；但随年龄、性别、人种不同而异。

3．皮褶厚度

皮褶厚度是通过测量皮下脂肪厚度来估计体脂含量的方法。皮褶厚度一般不单独作为肥胖的标准，通常与身高标准体重结合起来判定。

（三）营养相关疾病的临床检查

临床检查是为了依据症状和体征判断机体营养状况，发现营养不足或过剩所致营养相关疾病的发生和进展。常见临床体征与可能缺乏的营养素关系见表7-3。

表7-3　常见临床体征与可能缺乏的营养素关系

部位	体　征	可能缺乏的营养素
全身	消瘦或水肿，发育不良 贫血	能量、蛋白质、锌 蛋白质、铁、叶酸、维生素 B_2、B_6、B_{12}、C
皮肤	干燥，毛囊角化 毛囊四周出血点 癫皮病皮炎 阴囊炎，脂溢性皮炎	维生素 A 维生素 C 烟酸 维生素 B_2
头发	稀少，失去光泽	蛋白质、维生素 A
眼睛	比奥斑，角膜干燥，夜盲	维生素 A

续表

部位	体　征	可能缺乏的营养素
唇	口角炎，唇炎	维生素 B_2
口腔	齿龈炎，齿龈出血，齿龈松肿	维生素 C
	舌炎，舌猩红，舌肉红	维生素 B_2、烟酸
	地图舌	维生素 B_2、烟酸、锌
指甲	舟状甲	铁
骨骼	颅骨软化，方颅，鸡胸，串珠肋，"O"型腿，"X"型腿	维生素 D
	骨膜下出血	维生素 C
神经	肌内无力，四肢末端蚁行感，下肢肌肉疼痛	维生素 B

摘自孙长颢：《营养与食品卫生学》（7版），北京：人民卫生出版社 2012 年版，第 202 页。

（四）营养水平的生化检测

应用生化实验检测人体营养水平，常用于了解人体营养素水平，以便及早预防营养相关疾病的发生，常见检测指标见表 7-4。

表 7-4　人体营养状况的生化检测常用指标

营养素	检测指标
蛋白质	血清总蛋白、血清白蛋白（A）、血清球蛋白（G）、白/球（AC）、空腹血中氨基酸总量/必需氨基酸、尿羟脯氨酸系数、游离氨基酸、必要的氮损失等
血脂	总脂、甘油三酯、α 脂蛋白、β 脂蛋白、胆固醇（包括胆固醇酯）游离脂肪酸、血酮等
钙、磷及维生素 D	血清钙（包括游离钙）、血清无机磷、血清钙磷乘积、血清碱性磷酸酶、血浆 25-0H-D23、血浆 1，25-$(OH)_2$-D_3 等
锌	发锌、血浆锌、红细胞锌、血清碱性磷酸酶活性
铁	全血血红蛋白浓度、血清运铁蛋白饱和度、血清铁、血清铁蛋白、血液红细胞压积（HCT 或 PCV）、红细胞游离原卟啉、平均红细胞体积（MCV）、平均红细胞血红蛋白量（MCH）、平均红细胞血红蛋白浓度（MCHC）等
维生素类	维生素 A：血清视黄醇、血清胡萝卜素。维生素 B_1：RBC 转醇活力系数、5 mg 负荷尿试验。维生素 B_2：RBC 谷胱甘肽还原酶活性系数、5 mg 负荷试验。烟酸：50 mg 负荷尿试验。维生素 C：血浆维生素 C 含量、500 mg 负荷尿试验。叶酸：血浆叶酸、红细胞叶酸等
其他	尿糖、尿蛋白、尿肌酐、尿肌酐系数、全血丙酮酸等

摘自孙长颢：《营养与食品卫生学》（7版），北京：人民卫生出版社 2012 年版，第 201 页。

（五）营养干预策略

营养教育是指通过改变人们的饮食行为而达到改善营养目的的一种有计划活动，其目的是提高社区居民对营养与健康关系的认识，通过合理膳食，提升居民的身体素质，减少各种营养相关疾病患病的危险。营养干预的流程见图 7-2。个体及群体营养评价流程见图 7-3 和图 7-4。

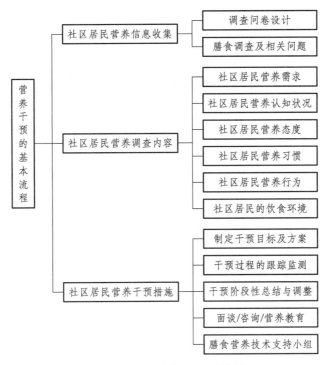

图 7-2　营养干预的基本流程

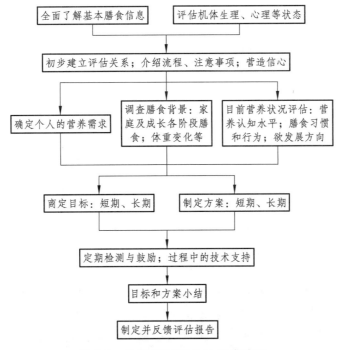

图 7-3　个体营养评价的基本流程

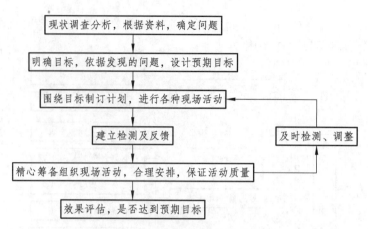

图 7-4　群体营养评价的基本流程

营养教育步骤为：确定干预个体或人群存在的营养问题；制订营养教育工作计划；根据存在营养问题的人群范围确定营养教育的对象；确定营养教育内容；选择或制作营养教育和指导所需材料；实施营养教育计划；进行营养教育的效果评价。营养教育方法包括营养信息传播和营养行为干预两类。

（六）个人食谱的编制

1．判断体型
计算个人的理想体重和 BMI，判断其体型。

2．计算全天总能量
根据体重和劳动强度计算总能量，见表 7-5。全天能量供给量（kcal）= 理想体重（kg）×能量需要量[kcal/(kg·d)]。

表 7-5　成人每日能量供给量估算表（kcal/kg）

体　型	体力活动水平			
	极轻体力活动	轻体力活动	中体力活动	重体力活动
消　瘦	35	40	45	45～55
正　常	25～30	35	40	45
超　重	20～25	30	35	40
肥　胖	15～20	20～25	30	35

3．计算供给量
根据碳水化合物、脂肪、蛋白质所占总能量比例计算供给量。

全日碳水化合物供给量（g）= 全日能量供给量（kcal）×（50%～60%）÷4 kal；

全日脂类供给量（g）= 全日能量供给量（kcal）×（20%～25%）÷9；

全日蛋白质供给量（g）= 全日能量供给量（kcal）×（15%～20%）÷4。

碳水化合物的摄入量应根据个体差异、病情、血糖等情况进行计算并调整至适当的量，适当增加膳食纤维丰富的食物。适当增加多不饱和脂肪酸的摄入，但也不宜超过总能量的 10%。蛋白质中至少 30% 来自高生物价的，肾功能损害者适当限制蛋白质摄入量。

4．计算主食、副食、油脂用量

根据患者饮食习惯先确定主食的品种和种类，并计算主食蛋白质含量，在此基础上用全天总蛋白质需要量减去主食蛋白质含量，即可确定副食应提供蛋白质的数量，从而确定副食的品种和数量。再计算主副食脂肪含量，用全天所需总脂肪量减去主副食脂肪含量，即可确定每日烹调油脂用量。

5．粗配食谱

根据主副食的数量，选择食物形成一日食谱，并按照比例分配到三餐中。加餐量应从正餐的总量中扣除，做到加餐不加量。

6．调整食谱

根据已形成的一日食谱计算其营养成分，与个体营养素供给量进行比较，如果 80%～100% 符合要求则可以确定，如不符合则需要进行调整，直至符合要求。

7．编制一周食谱

根据已确定的一日食谱，采用同类食物替换或改变烹调方法等，编制一周食谱。

8．食物交换份法

食物交换份法是国内外普遍采用的膳食计算方法，它可以快速、简便地制定食谱。食物交换份是将食物按照来源、性质分成六大类，即谷薯类、蔬菜类、水果类、鱼肉蛋类、豆类和乳类、油脂类。每一个食物交换份的任何食物所含的能量相似，约为 80～90 kcal，且同类食物在一定重量内所含的蛋白质、脂肪、碳水化合物和能量相近。因此制定食谱时，同类食物中的各种食物可以互相交换。

六类食物中，每一食物交换份所含能量、碳水化合物、脂肪、蛋白质等营养素及食物重量如下。

（1）谷薯类。每份大约能量 90 kcal，蛋白质 2 g，脂肪 0.5 g，碳水化合物 20 g。每份食物重量为：各种主食（生重）25 g，包括大米、小米、高粱米、面粉、玉米面、荞麦面、燕麦、面条、各种干豆及干粉条等；马铃薯、山药、红薯、白薯、鲜玉米粒等约 100 g。

（2）蔬菜类。每份蔬菜能量 80 kcal，蛋白质 5 g，碳水化合物 15 g。每份食物重量为：① 1%～3% 糖类蔬菜约 500 g。如叶菜类：白菜，圆白菜，菠菜，油菜；根茎类：芹菜，竹笋；瓜果类：西葫芦，丝瓜，冬瓜，茄子，黄瓜，西红柿，苦瓜；其他：绿豆芽，鲜蘑菇，茭白，龙须菜，冬笋，花菜。② ≥4% 糖类蔬菜约 100～350 g，如萝卜、倭瓜、柿子椒 350 g；鲜豇豆、扁豆 250 g；胡萝卜、蒜苗 200 g；毛豆、鲜豌豆 100 g。

（3）水果类。每份供热量 90 kcal，蛋白质 1 g，碳水化合物 21 g。每份食物重量为：西瓜 500 g；梨、桃、苹果、橘子、橙子、柚子、李子、杏、葡萄、猕猴桃 200 g；香蕉、杜果、柿子、鲜荔枝 150 g；草莓 300 g。

（4）鱼肉蛋类。每份供热量 80 kcal，蛋白质 9 g，脂肪 6 g。每份食物重量为：各种畜肉约 25 ~ 50 g（精瘦肉 50 g，肥瘦肉 25 g）；禽肉约 70 g；鱼虾类约 80 ~ 120 g；鸭蛋、大个鸡蛋 1 个或鹌鹑蛋 6 个；瘦香肠 20 g。

（5）豆类和乳类。豆类每份大约能量 90 kcal，蛋白质 9 g，脂肪 4 g，碳水化合物 4 g。每份食物重量为：大豆、油豆腐 25 g，豆干（丝）50 g，北豆腐 100 g，南豆腐 100 g，豆浆 250 g。乳类每份大约能量 90 kcal，蛋白质 5 g，脂肪 5 g，碳水化合物 6 g。每份食物重量为：牛奶 160 g，乳酪 25 g。

（6）油脂类。每份供热量 90 kcal，脂肪 10 g。每份食物重量约为 10 g。坚果类每份供热量 90 kcal，蛋白质 4 g，脂肪 7 g，碳水化合物 2 g。每份食物重量为：花生、腰果、杏仁、核桃仁 15 g；葵花、南瓜子、西瓜子、松子 25 ~ 40 g。

9．利用食物交换份法制定食谱

该方法分以下六步：第一步，计算理想体重；第二步，计算全日所需总热量；第三步，计算全天食物交换份份数；第四步，根据表 7-6 查出各类食物的分配比例；第五步，对设计的食谱进行评价和调整；第六步，根据自己的习惯和嗜好选择并交换食物。

表 7-6　不同能量饮食交换份额

总热卡（kcal）	总交换（份）	谷类（份）	蔬菜类（份）	肉类（份）	水果类（份）	乳类（份）	油脂类（份）
1 000	12	6	1	2	0	2	1
1 200	14.5	7	1	3	0	2	1.5
1 400	16.5	9	1	3	0	2	1.5
1 600	19	9	1	4	1	2	2
1 800	21	11	1	4	1	2	2
2 000	24	13	1.5	4.5	1	2	2
2 200	26	15	1.5	4.5	1	2	2
2 400	28.5	17	1.5	5	1	2	2

三、食品安全与健康

（一）食品污染

食品污染是指在各种条件下，导致外源性有毒有害物质进入食品，或食物成分发生化学反应而产生有毒有害物质，从而造成食品安全性或营养性发生改变的过程。食品从种植、养殖到加工运输直至端上餐桌等整个过程中任意环节都可能受到污染。其污染可以分为生物性污染、化学性污染和物理性污染。

（1）生物性污染。主要是病原体的污染，包括细菌、真菌、寄生虫等。细菌的种类最多、数量最大、分布最广。

（2）化学性污染。主要是化学有害物质的污染，包括：食品中残留的化学农药、兽药、化肥、有毒重金属等；在加工、包装过程接触到的涂料等；乱用各种食品添加剂或使用非法食品添加剂，如苏丹红、瘦肉精等。

（3）物理性污染。主要是杂物的污染，包括粮食中掺有草籽、沙石，肉中注水以及接触过多的放射线等。

（二）食品污染的预防

（1）细菌污染食品的预防。主要为：注重并保证食品生产、加工各环节的卫生条件；选择合理的储存及运输方式，防止细菌快速生长繁殖；选择正确的烹饪方法，彻底杀灭细菌；加强对食品细菌菌群的检测。

（2）农药、兽药污染食品的预防。主要包括：合理使用农药、兽药，防止农药、兽药残留指标过高；加强对农药、兽药的生产和经营管理。

（3）食品腐败变质的预防。主要包括：高温或低温保存、腌制或熏制保存、脱水和干燥保存等。

（三）食物中毒

食物中毒是指食用了被有毒有害物质污染的食品或含有有毒有害物质的食品。根据食物来源不同，食物中毒主要分为细菌性食物中毒、真菌及其毒素食物中毒、有毒动植物中毒和化学性食物中毒等。

1.常见的食物中毒分类

（1）细菌性食物中毒。这是最为常见的食物中毒，常见的病原菌有沙门菌、副溶血弧菌、金黄色葡萄球菌等。主要表现为急性胃肠道症状，如腹泻、恶心等，不同类型的有高烧或低烧发生。夏秋季节高发，常见的细菌性食物中毒发病率高、病程短、病死率低、恢复速度较快。

（2）真菌及其毒素食物中毒。常见于食用坚果、谷薯类等食品。一般的加热方式不能破坏食品中的真菌毒素，发病率和死亡率均较高，季节性和区域性也较为明显。疾病易发生霉变甘蔗中毒和赤霉病麦中毒。主要表现为在初期消化道功能紊乱，随后会有神经系统症状，重者会导致死亡。

（3）有毒动植物中毒。此类中毒的发病率和死亡率均排在第二位，常见的食品有河豚、海中的青皮红肉鱼类、贝类、毒蕈类、发芽马铃薯等。

（4）化学性食物中毒。主要包括：被有毒有害化学物质污染的食品、食品添加剂、营养强化剂等，添加了非食品级的或禁止食用的食品添加剂等。虽然发病人数不多，但死亡率较高。

2.常见食物中毒的共同特点

常见食物中毒有以下共同特点：发病潜伏期短，短时间内可能有多数人发病；

病人有食用同一有毒食物史，停止该食物供应后，流行即终止；临床表现基本相似，以胃肠道症状为主；一般情况下，人与人之间无直接传染。

3．食物中毒常见的预防措施

（1）细菌性食物中毒的主要预防措施为：彻底加热食物，以杀灭细菌；低温保存，降低细菌繁殖的可能性；防止食品在加工、运输等过程中被污染。

（2）真菌及其毒素食物中毒的主要预防措施为：利用通风、干燥等方法，防止食物发生霉变；将发生霉变的食物及时剔除，严禁使用。

（3）有毒动植物食物中毒的主要预防措施为：具有一定的识别有毒动植物的能力，避免误食；对未识别的野生动植物不随意食用。

（4）化学性食物中毒的主要预防措施为：不食用苦井水、不食用腐败的或腌制时间不足的蔬菜；食品添加剂使用要适量，如添加亚硝酸盐要限量。

4．食物中毒的调查与处理

接到社区人群中发生食物中毒的报告后，应立即组织相关流行病学专家调查，及早发现中毒因素并积极处置。工作主要步骤如下。

（1）流行病学调查。中毒事件根据《食物中毒诊断标准及技术处理总则》确定。对病人和共同进餐者进行流行病学调查，如收集患者的呕吐物等。注意采集的样本应具有代表性，并尽可能早，同时避免发生变质和再污染。对可疑食品加工现场进行卫生学调查，如采集可疑食品的剩余部分、食品加工器具及从业人员手等接触食品的涂抹样本等。应尽可能采样并现场快速检验，根据初步调查结果提出可能的发病原因、防控和救治措施。

（2）食物中毒的急救处理。将患者紧急送往医院救治，并立即向卫生监督机构报告，停止可疑中毒物质的食用；采集患者的呕吐物、排泄物等标本，送实验室检查。

（3）食物中毒的现场处理。对中毒食品及原料及时采取有效的封存措施；对已售出的可疑中毒食物应及时追回；对已确认的中毒食物进行无害化处理或销毁；对中毒现场要做彻底消毒处理，对接触有毒食品的餐具等采取煮沸或蒸汽消毒措施。

第二节　身体活动行为干预

生命在于运动。早在 1952 年，毛主席就题写了"发展体育运动，增强人民体质"。习近平总书记在 2013 年会见参加全国群众体育先进单位和先进个人表彰会、全国体育系统先进集体和先进工作者表彰会的代表时强调："全民健身是全体人民增强体魄、健康生活的基础和保障。"此后更有多次"运动促进健康"的相关讲话。2016 年中共中央政治局审议通过《"健康中国 2030"规划纲要》，将全民健身纳入其中。纲要指出："继续制定实施全民健身计划，普及科学健身知识和健身方法，推动全民健身生活化。"2019 年《健康中国行动（2019—2030 年）》出台，全民健身是其专项行动之一，特别指出体育运动是健康生活方式的重要内容，体育锻炼可以促进人的身体健康。这显示出党和国家对社区居民身体健康的关心，对人民群众的热爱。

随着经济的飞速发展，机械化、自动化已经在很多方面取代了人体的劳动，人们的劳动强度明显下降。同时，社会物资丰富，人群日常摄取食物增加，尤其是对动物性食品的摄取较过去明显增多。人群肥胖率升高，各种慢性疾病的发病和死亡率增高。日常体力活动能够有效消耗体内能量，是保持体内能量平衡和维持健康体重的基础。WHO 研究发现，长期缺乏身体活动已经成为第四位死因；此外，全世界 60% 的人口缺乏为健康而进行的必要的身体活动。

一、身体活动对人体健康影响概述

（一）基本概念

1．身体活动

身体活动也称体力活动，指由于骨骼肌收缩产生的机体能量消耗增加的任何活动。可包括工作、家务、交通等。不同的运动方式及运动的强度、频率和总量等对健康的影响略有不同。运动应该是有计划的、可重复的、适量的多种身体活动。

2．体适能

体适能是指人们拥有或获得的、与完成身体活动的能力相关的一组要素或特征。它体现在健康相关或技能相关两方面。健康相关的体适能主要有心脑血管功能、肌肉力量、柔韧性等；技能相关的体适能主要有力量性、灵活性、平衡性速度等。体适能是良好机体运动的基础，也是身体活动健康效益的具体体现。

3．适量运动

适量运动是指运动者要根据自身的身体状况、器材等，选择适合的运动项目，使运动负荷不超过人体承受能力。适量的运动能够增强机体体质，抵御疾病；而过量运动轻则影响工作和生活，重则导致免疫力下降，损害身体。适量运动就是动则有益、贵在坚持、多动更好、适度量力。

（二）身体活动的分类

身体活动可以有多种分类方法，主要如下。

1．按能量代谢分类

身体能量消耗主要包括基础代谢、食物热效应和身体活动三个方面，其中身体活动是最易改变的。机体能量主要由三磷酸腺苷提供，按其供应途径可以分为有氧代谢和无氧代谢两种方式。

（1）有氧运动是指躯干、四肢等大肌肉群参与为主的、有节律、时间较长、能够维持在一个稳定状态的身体活动。它包括慢跑、走步、骑行、太极拳等活动，也叫耐力运动，是目前最受推崇的运动。有氧运动可以明显改善心肺功能、调节血压和血糖、提高胰岛素的敏感性、改善机体调节功能（血脂和内分泌系统）、增加骨密度、消耗脂肪从而控制体重等。

（2）无氧运动是指以无氧代谢为主要供能途径的身体活动形式。一般体现在肌肉短时间内强力的收缩活动，如拳击、赛跑、哑铃练习，因此不能长期维持在一个稳定的状态，不宜作为健身保健。该种运动具有改善心血管健康和调节血糖等方面的能力，同时对骨骼、关节和肌肉具有增强作用，有助于预防老年人的骨折和跌倒，缓解因其造成的伤害，也有助于多种慢性非传染性疾病的预防和控制。

2．按日常生活分类

人们的日常身体活动可能消耗能量并不是很多，但其具有恒常性和累积性，日久天长，其作用也较为巨大。有研究发现，每天有半小时的日常身体活动的人比久坐不动的人心血管疾病的死亡风险降低24%，表明日常的低等强度的身体活动对于健康影响有着非常重要的作用。根据日常生活安排的目的和时间，可以将身体活动分为以下类别。

（1）职业身体活动，指在职业工作中的各种身体活动。职业活动不同，其能量消耗也有差异。

（2）交通往来身体活动，指在来往途中的各种身体活动。选择交通方式不同，其能量消耗也有差异。

（3）家务性身体活动，指洗衣、擦地等家务活动。在使用吸尘器等工具时，能量消耗会明显降低。

（4）体育锻炼活动，指有计划、有组织的重复性身体活动，以此达到促进身体健康、提高体适能的目的。

3．按生理功能分类

身体活动对于肌肉系统、骨骼系统以及心肺功能等都有很大影响。身体活动能够促进肌纤维蛋白的合成、提高肌力和延缓肌肉萎缩；同时也可以促进骨骼生长、保存及一定程度提高骨量；增强人体的呼吸系统和血液循环系统，促进心脏泵血和肺部吸入氧气的能力。根据身体活动对机体生理功能的影响，可以将其分为以下几类。

（1）抗阻力活动，指肌肉对抗阻力的重复运动，如俯卧撑、举哑铃等。抗阻力活动可有效改善血糖，同时对老年人肌肉萎缩具有明显的缓解作用，能够预防跌倒、提高独立生活能力。

（2）关节柔韧性活动，指通过躯体或四肢的伸展、旋转等。该种运动可以起到保持或增加关节的活动范围和灵活性的作用，对预防跌倒和外伤、对抗年龄增长所导致的关节活动范围降低有一定帮助。

（3）身体平衡和协调性练习，指改善人体平衡和协调性的组合活动，可以改善人体运动能力，预防跌倒和外伤，提高生活质量。

（三）运动伤害

身体活动能够增强体质、预防疾病，但运动锻炼安排不合理也很容易发生意外损伤。因此要全面考量，制订适合自己的运动计划，同时加强自身的运动管理，预防伤害的发生。运动伤害最常见的是外伤和急性心血管事件。运动本身既可以是造成运动伤害的一个诱因，也可以是直接病因。

心血管系统正常的普通个体进行中等强度身体活动不会增加心血管事件的风险，但已经有一定疾病的人员则可能因为运动而增加心脏负荷，导致心血管事件的发生。如合理安排活动计划，患病者也可耐受适量的体力负荷。所以，老年人、心血管病患者和运动很少的人等，在开始活动之前，需要进行一定的健康筛查和运动风险评估，它可以有效降低运动伤害的发生。

1. 常见运动损伤

常见运动损伤有：肌肉肌腱、韧带的慢性小损伤；关节软骨损伤；骨组织劳损，最常见的是应力性或疲劳性骨膜炎与骨折；骨软骨炎；神经血管损伤。

2. 预防损伤的方法

预防损伤发生一般进行如下步骤：

（1）热身活动：包括舒展四肢、绕踝及慢跑等，加速血液循环，保证血液运动时的供应。热身活动还可以增强机体的伸展性和弹性，扩大运动器官的活动范围。

（2）运动心理的准备：不思考与运动无关的事宜，专注于运动本身，享受运动带来的快乐，避免因"精神溜号"而带来运动负性事件。

（3）在运动中注重自我防护，佩戴必要的运动护具，在适宜的、无杂物的场地进行身体活动。

3. 运动损伤的处理

（1）早期（伤后 24 小时内）：制动、冰敷，在这个阶段，严禁给伤处按摩和热敷。

（2）中期（伤后 24 小时至两周）：热敷、按摩，也可同时服用活血化瘀药，但要在医生指导下服药。

（3）晚期（两周后）：主动锻炼，要注意以"不痛不累不难受"为原则，可继续采用理疗、按摩等方法。

二、科学的运动

科学的运动要有计划、有组织地执行。科学运动要遵循以下原则：① 要因人、因地、因时等，不强求一致；② 讲究适度，要在适宜的范围内运动；③ 运动的初期很难体现出健康效益，身体活动"贵在坚持"；④ 身体活动要循序渐进，由低强度至高强度，由简单运动至复杂运动。

（一）身体活动强度

1．运动强度对心率的影响

（1）在运动时，以心率为标准的计算：

60 岁以下的人：180 – 年龄（ ± 10 ）；

60 岁以上的人：170 – 年龄（ ± 10 ）。

如果在运动后感觉不适、疲倦或运动后 15 分钟心率仍未恢复到安静状态，即为运动量偏大，应及时加以调整。

（2）最大心率百分比。最大心率既可通过运动测得，也可用简易公式计算：

最大心率 = 220 – 年龄。

身体运动中达到的适宜心率与最大心率的比值称为最大心率百分比。目前推荐达到最大心率百分比的 60% ~ 70% 为中等强度，85% 是安全运动的限值。

2．自我感知运动强度

自我感知运动强度（RPE）是以受试者自我感觉来评价运动负荷的心理学指标，它以个体主观用力和疲劳感的程度来判断身体活动的强度。常应用 Borg 量表显示运动强度，分为 0 ~ 10 级，见表 7-7。

表 7-7 运动强度在 Borg 量表中的表达

运动强度	休息	弱或很弱	温和	自我感知或主观用力中等状态	有疲倦感	非常疲倦
分级	0	1 ~ 2	3 ~ 4	5 ~ 6	7 ~ 8	9 ~ 10

3．代谢当量

代谢当量（MET，也称梅脱）指身体活动时的能量消耗与安静坐姿时的能量消耗之比，即相当于安静休息时身体活动的能量代谢水平。机体不同活动时的代谢当量简表见表 7-8。

表 7-8 不同活动的代谢当量简表

低强度 <3MET	中等强度 3 ~ 6MET	高强度 6 ~ 10MET
步行 在家里、商场、办公室的缓慢走动 = 2.0	4 km/h，水平硬表面；下楼；下山 = 3.0 5.6 km/h，水平硬表面；中慢速上楼 = 4.0 6.4 km/h，水平硬表面；0.5 ~ 7 kg 负重上楼 = 5.0	5.6 千 km/h 上山；7.5 ~ 11 kg 负重上楼 = 6.0 7.2 km/h 的快步走 = 6.3

低强度 < 3MET	中等强度 3～6MET	高强度 6～10MET
骑自行车 家居或职业性活动 伏案工作 = 1.5 洗盘子，熨烫衣物 = 2.3 做饭或准备，走动，看孩子（轻度用力，坐位）= 2.5	12～16 km/h = 4.0 擦窗户，洗车 = 3.0 清扫地毯，拖地板，吸尘 = 3.0～3.5 木工活 = 3.6 和孩子游戏，中度用力（走/跑）= 4.0 操作步行割草机 = 5.5	16～19 km/h = 6.0 铲沙、铲煤 = 7.0 高强度农活如捆干草 = 8.0
闲暇时间 画图、手工、打牌 = 1.5 柔韧活动（压腿、拉韧带），瑜伽 = 2.5 演奏大部分乐器 = 2.0～2.5	舞厅舞，慢舞（如华尔兹、步），排球练习 = 3.0 早操，工间操 = 3.5 足球练习，踩水（中等用力），太极拳 = 4.0 爬绳，羽毛球练习，高尔夫球，迪斯科舞 = 4.5 网球练习 = 5.0 一般健身房运动，集体舞（骑兵舞、邀请舞），起蹲 = 5.5	走跑结合(慢跑成分少于10分钟)，篮球练习 = 6.0 慢跑，足球练习，轮滑旱冰 = 7.0 跑（8 km/h），跳绳（慢），游泳，滑冰 = 8.0 跑（9.6 km/h），跳绳（中速）= 10.0

依据以上三种测量指标，与不同身体活动强度关系见表 7-9。

表 7-9　身体活动强度分级

运动强度	最大心率百分比（%）	自我感知运动强度（RPE）	代谢当量（MET）
低强度	40～60	较轻	< 3
中强度	60～70	稍累	3～6
高强度	71～85	累	6～10
极高强度	> 85	很累	10～11

（二）身体活动持续时间和频率

持续时间是指一次身体活动所持续的时间，通常以"分钟"表示。每天至少有累计 30 分钟的低到中等强度运动。一般来说，延长活动时间可以获得更大的健康效益，但增加活动强度会升高运动伤害的风险。

频度通常是指每周身体活动的次数。最好几乎每天都有运动，只有身体活动的累积作用才会促进健康；当运动停止，带来的健康效应也随之减退。一般为每周 3～5 天；平缓运动可以每周累计 5～7 天。

（三）身体活动总量

身体活动总量是身体活动强度、持续时间和频率的综合体现，为三者的乘积。国际常用梅脱·分钟（MET-min）或梅脱·小时（MET-h）表示身体活动总量。如有人做 50 分钟的 3MET 的体力运动，则活动总量为：50 × 3 = 150Met-min，或者 150met-min ÷ 60 = 2.5met-h。人们将身体活动量按照国际身体活动量表和全球身体活动量表进行评估，分为四个等级：静态生活方式、身体活动不足、身体活动活跃和身体活动高度活跃。

（四）常见的有氧运动方式

（1）步行。步行是最简单的有氧运动方式。初期散步每次持续 5 ~ 10 分钟，随后逐次增加，每次不超过 5 分钟为宜，以习惯的频率不断增加散步的时长，最后慢慢增加至 30 分钟左右。

（2）慢跑。慢跑可以减肥，能够增加心肺功能，促进血液循环，降压、降脂。长期坚持一定强度的慢跑，还可增强消化能力，促进血压的平稳。

（3）蹲坐力量练习。练习方式是：双腿分开至肩宽，背部挺直，弯曲膝盖。

（4）游泳。游泳能调动全身的肌肉，增强心肌收缩功能，提高人体呼吸肌的功能，提高人体对疾病的抵抗力。

（5）跨马步。运动方式是：向前大跨一步，前腿弯曲 90°，身体保持自然状态，将重心放在后腿上面，慢慢地将后腿膝盖降低到地面。

（6）骑自行车。骑自行车能够锻炼腿部肌肉，提高机体敏捷性，预防大脑老化，改善心肺功能，还能起到减肥的效果。

（7）俯卧撑。做俯卧撑时，可以将手放在桌子上等较高位置开始，逐渐降低高度，增加难度，最后将身体伏在地上，撑起来。

（8）爬山。爬山可以消耗多余脂肪，促进四肢协调，它对改善视力和心肺功能都很有益处。

（9）仰卧起坐。标准做法是：仰卧姿势，两腿屈膝稍分开，大小腿成直角，两手交叉抱于脑后，受试者双脚被压住，要求起坐时双肘触及两膝，仰卧时两肩胛必须触垫。

（10）球类运动。球类运动主要可以预防近视和颈椎病。球类运动能够锻炼人的灵敏度，增强心肺功能；同时还可以释放压力，促进心理健康。常见的球类运动有羽毛球、乒乓球、篮球和排球等。

（11）深蹲。标准做法是：双腿以肩宽分开站立，然后慢慢蹲下，弯曲臀部。

（五）身体活动推荐量

（1）身体活动每天相当于 6 ~ 10 千步。身体活动消耗的能量以千步当量数值来统一度量，即以千步当量作为尺子。慢跑 3 分钟的活动量为 1 个千步当量，也相当于拖地板 8 分钟。千步当量相同，活动量即相同。

（2）经常进行中等强度的有氧运动。运动以中等强度为最佳，中等强度运动对心肺和血管有最适合的负荷，可起到锻炼和改善其功能的作用。推荐身体活动量达到每周 8 ~ 10 梅脱·小时，相当于 24 ~ 30 个千步当量。例如：8 梅脱·小时相当于以 6 ~ 7 km/h 速度慢跑 75 分钟；10 梅脱·小时相当于以 5 ~ 6 km/h 速度快走 150 分钟。

（3）日常生活"少静多动"。尽量多进行步行、上下楼等消耗体力的活动。短时间的步行等达到中等强度的活动也有锻炼心血管功能的作用。因此，要培养和保持少静多动的生活习惯。不设定每周活动量，但至少应包含 24~30 个千步当量的中等强度有氧运动。

（六）身体活动的健康效应

运动对于身体的健康效应包含以下原则：① 健康的效应改善与运动的类型、持续的时间及运动的强度、频度和总量有关；② 运动较少的人员，可以通过适当的中等体力活动改善其健康状况和生活质量；③ 较少的身体活动也能产生有限的健康效益；④ 适当增加身体活动总量（持续时间、活动频度、活动强度等）可以产生较大的健康效应。

目前认为最有效的活动强度是中等强度（3~6MET）的身体活动，已有显著证据证明其可以明显降低一些慢性病的发病风险和病死率。有研究显示：强度更大（大于等于7MET）的身体活动，也具有更强的促进健康作用，但要注意由此带来的运动损伤和运动伤害。身体活动对健康的改善，要依赖于个人的长期坚持。身体活动总量是决定健康效益的关键。每周 150 分钟中等强度或 75 分钟高强度运动，即每周 8~10MET-h 的身体活动总量可以增进机体素质；增加到每周 300 分钟中等强度或 150 分钟高强度（总量 1~20MET-h）运动，可以获得更多的健康效益。所以身体活动强度应达到中等及以上，频度应达到每周 3~5 天，即中等强度活动至少每周 5 天或高强度活动至少每周 3 天对于健康促进具有重要作用。

三、社区身体活动指导

（一）体适能评估和运动风险评估

1. 体适能评估

（1）收集病史及身体状态情况。

身体状态主要包括社区居民的身高、体重、肌肉的耐力和柔韧性等。疾病史主要体现在收集与心血管系统健康有关的资料，并结合身体状态情况对其进行评估。

主要评价：① 各种心脏疾患，包括心绞痛、埋置心脏起搏器等，以及在服用的降压或治疗心脏病的药物；② 感到胸痛不适，感到头部不适甚至失去知觉；③ 骨关节系统的疾患，运动会加重病情等；④ 其他健康因素而影响自身运动。

（2）收集运动史情况。

运动史情况通过问卷调查的形式收集，主要包括：正在从事或喜欢的运动、运动的频率和时间、运动习惯、较少运动的原因、喜欢个体运动还是群体运动等。

2. 运动风险评估

对于运动风险的评估一般采用美国运动医学会（ACSM）关于动脉粥样硬化性心血管疾病危险分层，其主要危险因素标准见表 7-10。

表 7-10　心血管疾病主要危险因素表

正性危险因素	确定的标准
年龄	男性 ≥ 45 岁，女性 ≥ 55 岁
家族史	心肌梗死、冠脉血管重建、父亲或其他男性一级亲属在 55 岁之前突然死亡，母亲或其他女性一级亲属在 65 岁之前突然死亡
吸烟	当前吸烟者或 6 个月内戒烟者，或暴露于吸烟的环境中
高血压	收缩压 ≥ 140 mmHg 或舒张压 ≥ 90 mmHg，至少在两个不同场所测量确认，或通过服用降压药物确认
血脂异常	LDL-c > 3.37 mmol/L 或 HDL-C < 1.04 mmo/L，或服用降脂药物。血清总胆固醇 > 5.18 mmol/L
空腹血糖受损	空腹血糖在 5.5 ~ 6.93 mmol/L，或 2 h OGTT 血糖 ≥ 7.0 mmol/L 且 < 11.1 mmol/L，至少在两个不同场所测定确认
肥胖症	BMI > 30 kg/m^2，或腰围男性 > 90 cm，女性 > 85 cm
静坐少动的生活方式	至少 3 个月未参加每周至少 3 d，每天不少于 30 min 的中等强度身体活动

根据 ACSM 推荐危险因素进行分层的标准见表 7-11。

表 7-11　心血管疾病危险因素分层表

风险度分层	确定标准
低度危险	没有症状，仅有 ≤ 1 个表 7-10 中列出的心血管疾病危险因素的男性和女性
中度危险	没有症状，有 ≥ 2 个表 7-10 中列出的危险因素的男性和女性
高度危险	已知患有心血管、肺部或代谢性疾病者或有一个或多个心血管症状或体征

低度危人群一般不需要运动前的医学检查和递增负荷运动试验（GXT），运动测试时也不需要进行医学监护。但建议男性 ≥ 45 岁或女性 ≥ 55 岁的社区居民，想要高强度运动时需要做医学检查，同时应尽可能在医学监督下进行运动测试。

中危人群在中等强度运动前不需要医学检查。运动强度发展为较大时，则需要医学检查。在次极量运动测试时，不需要医学监督；在极量运动测试时，需要医学监督。

高危人群在中等强度以上的运动前，均需医学检查；在任何运动测试时，均需要医学监督。

（二）社区居民个人身体活动指导

1. 运动量的选择

中等运动量的有氧运动是多数人的首选，它能够有效锻炼心肺功能和控制体重；肌肉训练一般每周 2 ~ 3 次，每次 15 ~ 20 分钟，这样的活动强度应能维持对肌肉的一定刺激；大关节在每天静力形式下伸展可以很好地帮助提高柔韧性；注重个性化的日常生活中的身体活动。

2．形式和内容

应以有氧运动为主，如步行、慢跑、跑步、走山路、舞蹈、骑自行车、练太极拳和游泳等；一般每周进行 2~3 次可以有效保持肌肉力量，如上楼等；重视伸展、屈曲、扭转肢体和躯干的柔韧性练习；同时不要忽视日常生活中的身体活动，包括工作、外出交通往来、做家务等。

3．身体运动计划的实施与整改

（1）身体运动计划的实施。

① 开始阶段：首先实施一些伸展、步行和低强度的有氧运动，如每次运动的总时间为 10~15 分钟，持续 4~6 周，然后逐渐增加。健康状况差的人活动进度可以慢一点；而健康状况良好的人进度可以快一点，或者直接进入适应阶段。

② 适应阶段：相比开始阶段，适应阶段采取较快速度的身体活动，运动强度在 2~3 周内逐渐增加并达到目标水平。健康情况差的人，适应期可以长一些；健康状况好的人，其适应期可以相应缩短。

③ 维持阶段：该阶段通过保持目标运动量，切实执行活动计划，并养成终生坚持运动的良好习惯。

（2）身体活动的评估和运动计划的整改。

① 身体活动的评估：可以使用通行的身体活动水平评价表进行综合评定，将身体活动水平分为缺乏、较少、中等和较多等不同情况。

② 校正运动危险行为：进行有关运动促进健康的知识教育，纠正错误认识，指导干预对象克服行为改变存在的困难和障碍。

（3）制定安全措施。

为减少发生外伤、心血管意外、运动猝死等意外伤害的危险性，有必要制定身体活动的安全措施。主要包括：运动前的准备活动和运动后的恢复活动；日常缺乏身体活动的人，在开始参加运动锻炼时，应做健康和体质评估；患有可以影响身体活动能力疾病的人，需要在医生指导下，根据自身的具体病情，按照特定的运动处方进行锻炼。

（三）社区居民群体身体活动指导

社区人群身体活动指导本质上是一项长期针对群众开展的健康服务，对社区人群的指导应该是系统性的、全面性的。经过一段时间（月、季、年等）实施，通过各方面因素的影响，将受指导的社区人群持久地引导至适量的运动，保持健康的身心。

社区人群身体活动除需要动员居民参与、制订科学的身体活动计划等基本指导外，更易受到基本设施条件、参与的社区居民、经营主体和管理主体、经费来源和效益五方面因素的影响。

（四）运动处方及普通社区居民的运动处方

1. 概念、内容与分类

运动处方是指康复医师或体疗师，对从事体育锻炼者或患者，根据医学检查资料（包括运动试验和体力测验），按其健康、体力及心血管功能状况，用处方的形式规定运动种类、运动强度、运动时间及运动频率，提出运动的注意事项。通过运动处方，患者能够明确训练目的，准确知晓治疗方法，得到的康复疗效也就更显著。

制订运动处方应遵循实用性、安全性、疗效性、针对性的原则。将社区居民的性别、年龄、既往史等身体状况充分考虑进去，制定因人而异的，采用处方的形式规定社区居民身体活动的内容和运动量的方法。处方的主要内容是：在健康检查的前提下，咨询师就运动目的、运动项目、运动强度、运动时间、运动频率和运动注意事项等情况与被干预者共同制订一个可执行的行动计划。

运动处方可以分为以下几类：

① 健身性运动处方。以提高身体素质、促进身体健康为目的。

② 治疗性运动处方。以防治一些慢性病为目的。

③ 康复性运动处方。以恢复机体活动能力和病后康复为目的。

④ 竞技训练运动处方。以增强专业运动能力为目的。

2. 运动后恢复

疲劳、恢复和适应是机体活动过程的三个重要环节。合理的运动计划会逐渐增加活动量而使身体能够逐渐适应，将运动后产生的疲劳及时消除，尤其要注意在运动中产生的不良事件。

3. 各类普通社区居民的运动处方

（1）青少年。

在针对青少年制订运动处方时，应注意以下四方面内容。

① 锻炼的内容：普通的青少年可根据自己的身体状况、喜好、特长、家庭条件等参加各种身体活动，如跑、跳、球类等多种形式，不必受到过多的限制。

② 持续的时间：单一种类的身体活动持续时间不宜过长，活动的内容和形式要做到多样化，防止单一的内容，逐渐延长身体活动的持续时间。

③ 运动量、运动强度：身体活动时间不宜过长，强度不宜过大，运动的强度要逐渐增加。同时，帮助青少年掌握正确的呼吸方法，应加大深呼吸的幅度，而不增加呼吸频率，并与运动频率相配合，以促进呼吸器官的发育。青少年的疲劳恢复较快，身体活动可每日1次或隔日1次。

④ 注意事项：身体活动要安排合理，以促青少年的身体健康发育；不宜有高强度的体育锻炼，不能影响其正常生长发育；要有充足的休息和睡眠，并提供足够的营养和能量；注意体育运动后青少年的反应。

（2）健康成年人。

① 运动前健康体适能评价：临床检查，有无既往病史；体质成分分析，握力、

体水分（细胞内液、胞外液）等；机能检查，呼吸系统（肺活量）；肌肉爆发力（立定跳远）等；体力测试，如台阶试验等。

②　运动目的：提高身体素质，降低慢性病的发病风险，促进健康；增强身体活动的安全性；提高工作效率；丰富文化娱乐生活，调节心理状态，提高生活质量。

③　运动内容：因人而异，可采取多种身体活动方式。

（3）老年人。

①　身体活动的目标：通过改善老年人的心肺和血管功能，提高机体摄取和利用氧的能力；通过不断对肌肉的刺激，保持肌肉力量、延缓肌肉量和骨量丢失的速度，减少身体脂肪的蓄积和控制体重；增强骨质，降低跌倒、骨折的风险；调整心理状态，延缓认知能力的退化，提高生活质量；预防慢病。

②　运动方式："承重训练"对中老年人及轻中度骨质疏松患者具有重大意义，它能够提高腰椎骨密度。中等强度的承重活动如慢跑、快速步行（特别是少量负重）等，可以很大程度上帮助中老年人与轻中度骨质疏松患者。"功能性体力活动"包括有氧活动、身体平衡和协调性练习等，如韵力操等体操均含有上肢、下肢、躯干、肩和臀部及关节屈伸练习，各种家务劳动、旅游等也属功能性活动。日常生活中注意保持姿势正确，否则易使脊柱变形，甚至导致骨折。

③　身体活动量：根据个体差异量力而行，老年人的体质如果较好，可适当增加运动强度。倡导老年人"宁走不站，宁站不坐"，以此获得更大的健康效益。注意需要定期测血压、血糖和进行医学检查，及早发现心脑血管的并发症，调整运动量。如有服用药的老年人，需注意药物对运动反应的影响。

（五）各类慢性疾病患者

1．2型糖尿病

2型糖尿病患者一般选择有氧耐力运动和肌肉力量练习，如能有大肌肉群参与其中最佳。达到50%～70%最大靶心率的中等强度，促进肌肉代谢降血糖的功能。运动处方制订要符合糖尿病人特点并随时反馈调整，在运动时注意防止骨折。要注意预防运动低血糖的出现，可根据血糖变化和运动量，适当减少一部分运动前胰岛素用量或增加主食摄入量，建议随身携带糖果，最好在初期有人陪同。

患糖尿病多年的患者，易发生足部微循环和感觉障碍。因此要提前准备柔软的袜子和适合的鞋子，并经常检查足部，防止皮肤破溃和感染。病情严重者建议进行足部无负担运动，如上肢锻炼等。

2．原发性高血压

原发性高血压患者运动能够改善心肺和代谢系统功能，稳定血压及预防并发症，控制体重，缓解精神压力等。根据个人健康和体质选择适合的运动方式，最好以大肌肉群参与的、中等运动强度的有氧耐力运动为主，如瑜伽、太极拳等运动。要预防身体活动后血压过高，发生心脑血管意外。

3. 超重与肥胖患者

肥胖判定标准在本章第一节已有表述。肥胖症患者的运动处方有如下内容。

（1）运动方式。

① 结合患者个人意愿，优先选择全身性的有氧运动，如游泳、快走、骑自行车、慢跑等。如无明显的局部疲劳，可将活动时间持续 30~60 分钟，以消耗较多的能量。

② 不要选择高强度的运动，因为普通人不但难以适应而且不能较长时间保持运动，消耗能量很有限。身体感受与运动消耗的能量并非成正比。如普通人做完 50 个俯卧撑，身体会感到很疲乏，但其只是锻炼力量，对于能量消耗很少；而做 10 分钟的步行运动（3 km/h），身体会感觉比较轻松，但其消耗的能量却是前者的 10 倍以上。

③ 局部运动不能替代全身运动：很多人认为上肢运动减臂围，仰卧起坐减腹部脂肪等，这种说法是不完全的。人体运动需要血液中的脂肪提供能量时，血液中的脂肪源于全身的脂肪组织，并非来自某一运动部位的脂肪。所以能量的代谢也是全身性的，不存在选择性。身体活动带来的体重减轻也一定是全身的，而不是局部减少脂肪。想要局部减少脂肪，只有在全身锻炼的基础上，再辅以局部运动，才能达到很好的预期效果。如想要瘦臂围，最佳的方式是全身运动与上肢运动等局部肌肉运动相结合，才会有曲线明显的臂围。

（2）运动量。

运动量主要取决于膳食摄入的能量，摄入的要比运动消耗的能量小，才能达到减体重目的。仅靠运动很难达到减重的目标，必须结合饮食控制才能实现成功减重。

① 强度：中等强度，不要选择高强度的运动。高强度运动时，消耗的不是脂肪而是人体存储的糖原。高强度的运动过后，血糖下降，引起食欲增强，摄入过多食物，致使运动消耗的能量少于摄入能量。中等强度的运动，能量来自糖原和脂肪的有氧氧化，活动持续较长时间，消耗能量较多。

② 时间：有氧运动能量首先来自人体内储存的糖原，只有在运动 30 分钟以后，才会有脂肪供给能量；只有在 1 小时后，能量才完全由脂肪供给。为此，如想减重，运动至少达到半个小时。

③ 频率：运动处方的目的是减少体内的能量，因此身体活动方式和时间可以是不断累计的。坚持多动少做，身体活动"贵在坚持"。如步行上班 40 分钟大约消耗 140 kcal 能力。各种日常生活、工作活动不断积累，消耗能量也十分可观。

（3）注意事项。

① 在进餐前 1~2 小时进行身体活动，已消耗多余脂肪，减肥效果优于饭后运动。

② 身体活动时应穿着舒适的衣物。不透气的衣物只能让机体损失大量水分，而不是燃烧体内脂肪，并且容易出现脱水等运动意外事件。

③ 肥胖是心血管疾病的危险因素，因而要有必要的保护措施。

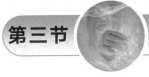

第三节　烟、酒行为与健康

有专家学者指出，"烟草是世界上唯一一个合法的，且对人体有百害而无益的事物"。我国是世界上最大的烟草生产国和消费国，尤其是目前吸烟人口有明显年轻化的趋势。有结果显示，2019 年中国吸烟人数约 3.5 亿人，其中有 1 亿人年龄超过 29 岁，且这些人多半会在 60 岁之前死亡；全球有 13 亿人为吸烟者，每年有 490 万人因吸烟而死亡，预计 2030 年达到 350 万人。为科学合理地控制吸烟，我国出台了一系列规章制度，如《烟草控制框架公约》《烟草广告管理暂行办法》《中华人民共和国广告法》和《国营贸易烟草类货物进出口内部管理办法》等，体现了我国依法治国的特征，更凸显了社会主义核心价值观的"法治"观念。党和国家通过制定各规章制度限制吸烟场所、减少烟草的流通和广泛宣传吸烟的危害等，尽可能减少吸烟人群，维护和提升社区居民的健康状态。

我国作为文明古国，酿酒历史可以追溯到 6000 多年前的新石器时代，是公认的酒的故乡。如今很多地方已经发展出"无酒不成席""无酒不成礼"等诸般说法。酒更是无数文人墨客灵感的重要来源，关于酒的诗词歌赋数不胜数，如"对酒当歌，人生几何"。但是有研究发现，酒精可使结核、交通事故损伤和自残自杀等情况死亡率明显提升，同时还可引发肝癌等疾病。为此，中国酒业协会发起并主办的"2020 全国理性饮酒宣传周"的口号——"适量饮酒，快乐生活"就是要继承和发扬我国的优良饮酒文化，在如今社会环境下形成新的饮酒文明，营造大健康环境，拥抱幸福生活。有调查显示，2012 年我国有长期饮酒者约 2 亿人，2015 年 36 个城市白酒消费者比例高达 22.97%，2017 年中国饮酒人数一直呈上升趋势，超过 5 亿人。我国饮酒人数不断增加，因此要给予足够的正确引导，以促进社区居民的身体健康。

一、吸烟行为对机体的影响

（一）烟草中主要的有害成分

在烟草的吸食过程中会产生很多有毒有害的化学物质，对身体健康的各方面产生不同程度的影响。

1. 尼古丁

尼古丁是烟草中含有的一种剧毒化学物质，能够通过口腔、呼吸道、消化道被迅速吸收。它是吸烟者产生烟草依赖和戒烟时"戒断症"的主要原因。

2. 烟焦油

烟焦油是烟草燃烧时产生的多种气态混合物，能够使手指和牙齿变黄，同时具有强烈的致癌性，是吸烟者易患恶性肿瘤的主要原因，影响机体健康。

3．其　他

烟草含有重金属、吸烟过程产生的 CO、加工过程使放射性物质增多等，影响机体对氧的运输以及破坏免疫系统等。

（二）对健康的危害

1．对吸烟者的危害

（1）恶性肿瘤。现今人们普遍知晓吸烟者容易患肺癌。除此之外，烟雾中有将近有 70 余种已知的致癌物，与膀胱癌、喉癌等关系密切。

（2）呼吸系统疾病。吸烟的烟雾接触呼吸系统，直接作用于呼吸道、肺部等，可产生多种疾病。

（3）心脑血管疾病。烟草燃烧产生的烟雾会损伤血管内皮，使吸烟者血管变窄等，引起心脑血管系统疾病。

（4）其他。烟雾可影响生殖系统，引起消化道溃疡，导致 2 型糖尿病等疾病。

2．对被动吸烟者的危害

吸烟者吐出的烟雾中含有大量的有害化学物质，他人与其接触后会被动吸入烟雾，从而引起肺癌、鼻部刺激症状等多种疾病。尤其是对孕妇和儿童影响会更为严重，会引起早产、胎儿畸形、支气管哮喘等疾病。

二、对社区居民吸烟行为的干预

（一）戒烟的有益作用

1．对自身的作用

戒烟者机体短期内就会有一定缓解，血压、血氧、咳嗽、气短、神经末梢功能等都会有明显的改善。持续戒烟，其癌症、心脑血管疾病、胎儿和婴儿疾病都会显著降低；吸烟者的生活质量也会得到明显提升，如可以消除"吸烟者面容"，寿命显著延长，增加"健康寿命年"。

2．对家庭、亲友的作用

吸烟者戒烟后，一方面，其亲朋好友、同事接触烟雾变少，各种疾患发病率会明显降低，对身体健康的影响会显著减少；另一方面，戒烟者可成为其家庭和亲友的榜样，尤其会影响青少年未来吸烟的情况。

（二）戒烟行为

1．普通的戒烟模式

Prochaska 和 Diclemente 采用的戒烟模式是较为常用的模式，处于不同戒烟阶段的吸烟者有各自的困难，因此要有针对性地采取不同措施。见图 7-5。

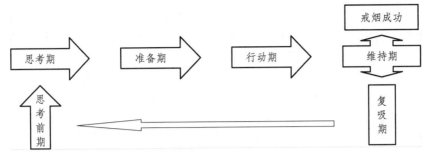

图 7-5　戒烟的五个时期

① 思考前期。该阶段无戒烟想法。

② 思考期。随着对吸烟危害认知不断加深，吸烟者一方面知晓需要戒烟，另一方面又因"戒断症"等仍与烟难以割舍。

③ 准备期和行动期。经过思考，决定戒烟，并付之行动。

④ 维持期。对戒烟性进行巩固。

⑤ 戒烟成功与复吸期。持续期坚持下去，即戒烟成功；反之，持续期不能巩固，则进入复吸期，再次考虑进入思考前期和思考期。

2．采用 5A 戒烟法帮助吸烟者

5A 戒烟法是目前国内外最常用的戒烟方法，5A 即询问（ask）、建议（advice）、评估（assess）、帮助（assist）和安排随访（arrange）。

（1）询问吸烟情况。

询问社区居民是否吸烟，对于不吸烟或已经戒烟者要给予充分肯定和鼓励；对吸烟者进行应有的、统一的记录系统，方便医务相关工作人员查询，评估吸烟者对尼古丁的依赖程度及其对戒烟的兴趣。吸烟者尼古丁依赖性评分表见表 7-12。

表 7-12　Fagerstrom 尼古丁依赖性评分表

评估内容	0 分	1 分	2 分	3 分
您早晨醒来后多长时间吸第 1 支烟？	＞60 分钟	31～60 分钟	6～30 分钟	≤5 分钟
您是否在许多禁烟场所很难控制吸烟的需求？	否	是		
您认为哪一支烟您最不愿意放弃？	其他时间	早晨第 1 支		
您每天抽多少支卷烟？	≤10 支	11～20 支	21～30 支	＞30 支
您早晨醒来后第 1 个小时是否比其他时间吸烟多？	否	是		
您卧病在床时仍旧吸烟吗？	否	是		

注：积分 0～3 分为轻度依赖，4～6 分为中度依赖，≥7 分提示高度依赖。

（2）建议所有吸烟者戒烟。

对吸烟者要有明确的、清晰的、坚定的戒烟态度，这是第一要点。要以强烈的语气告知其戒烟的重要性，如"作为医务人员，现在我必须忠告您停止吸烟""您从现在就应该开始戒烟。要完全戒掉，而不能只是减少吸烟量"。强调戒烟不仅能够降低其患各种疾病的危险因素，而且能够帮助其疾病愈后，同时会帮助其亲友、同事减少患疾病的因素。要结合吸烟者的个人身体、家庭、工作和社会关系情况综合分析，提供个体化建议，提升吸烟者的戒烟动机。

比如，很多年轻人吸烟是出于"面子"或"无知"，其并不知晓吸烟的危害，要让他们明确吸烟不仅会使他们容易患疾病，更容易让他们牙齿变黄、身有异味和降低运动能力等，极大影响其形象；女子吸烟会加快皮肤衰老甚至不孕等，而孕妇吸烟则会使流产、早产、胎儿异常等风险增高；家长戒烟有助于其子女降低呼吸道发病风险，有助于改善家庭成员的健康，并且为孩子树立良好形象；老年人戒烟可减少慢性病发病，延长寿命，去除身上异味，子孙更愿意亲近；让无症状吸烟者知晓吸烟易患各种疾病，味觉、嗅觉也会逐渐减退，而且禁烟场所和讨厌吸烟的亲友也会越来越多；对于患者和高危人群而言，戒烟可以有效缓解疾病症状或降低发病风险。

另外，选择戒烟忠告的恰当时机也是极为重要的。当患者所处的情况使他们更愿接受忠告时，这个时间就称为"可教育的时机"。如吸烟者所患疾病与吸烟密切相关时，劝导戒烟更为有效。

（3）评估，明确吸烟者戒烟的意愿。

要评估吸烟者戒烟的决心，可以提问"您打算本周（月）就戒烟吗？"或"您决定从近期哪天开始戒烟？"对于有明确戒烟意愿的吸烟者要给予足够的帮助，如提出具体戒烟办法、制订个体化的戒烟计划或推荐戒烟医院等，同时还要使戒烟者具有面临戒烟困难不退缩的勇气，发动其亲友提供不断的帮助、鼓励和监督。此外，对戒烟不坚定的吸烟者，不能强迫戒烟，要给予适当的干预措施，以提升其戒烟动机。常用 5R 法动机干预提升戒烟信心，从而引导吸烟者做出戒烟的选择，具体参见表 7-13。

表 7-13　提高戒烟动机的干预措施 5R 法

5R	具体做法
相关性（relevance）	使吸烟者认识到戒烟与他们的疾病密切相关，越个体化越好。如患者目前的身体状态或其疾病的危险因素与吸烟息息相关
风险（risk）	应该建议患者戒烟并强调吸烟会损害他们的身体健康。强调电子烟、低焦油烟等都会对身体产生损害，戒烟是避免吸烟造成危害最有效的方法
益处（rewards）	使得吸烟者及早认识到戒烟的益处，并强调任何年龄戒烟都可以获益，但戒烟越早获益越大
障碍（roadblocks）	向吸烟者明确戒烟过程中会存在的种种困难，并提供各种必要的手段。典型的障碍有戒断症状、周围吸烟者的影响、对戒烟失败的恐惧等
反复（repetition）	利用各种与吸烟者接触的机会，反复加强其戒烟的动机，不断鼓励吸烟者积极尝试戒烟。对于戒烟失败者，应向其明确大多数人都在多次尝试后才戒烟成功的

（4）帮助患者戒烟。

对有明确戒烟意愿的吸烟者，帮助其确定具体的戒烟日期以及提供其他必要的技术支持。吸烟者会在戒烟方面做一系列的尝试：选择一个特殊的或让自己放松的日期开始戒烟，处理掉与烟草相关的物品，告诉亲友自己戒烟的决定并得到他们的支持等。

常用 5D 来概括戒烟技巧：Declare，宣布戒烟计划，获取支持；烟瘾出现时，采用 Delay 延迟吸烟行为；Deep breathing，深呼吸降低焦虑；Drink water，饮水缓解不适；Do something else，做些事情，分散吸烟的注意力。

（5）安排随访。

对吸烟者进行随访，评估其各戒烟阶段，有助于提升其成功戒烟的机会。在戒烟前 2 个月，一般最好每周都能够与吸烟者进行交流；之后每个月一次随访，至少连续 3 个月。可以采用电话、面谈等多种方式相结合。随访期间一定要坚定吸烟者的戒烟决心，帮助处理戒烟过程中可能出现的各种问题，对其戒烟效果进行表扬和鼓励，必要时向其明确介绍相关戒烟药物，同时反复讨论分析不要放弃戒烟和防止复吸。

3. 常用的戒烟药物

尼古丁替代疗法（NRT）类药物、盐酸安非他酮和伐尼克兰都是较为常用的戒烟药物，相关戒烟药物的联合使用会使戒烟效果更佳。

三、适度饮酒与健康

适量饮酒不但可以有效御寒，预防感冒，而且可以振奋精神，提高积极性。

（一）适量饮酒的作用

1. 提供大量能量

一般的酒类饮料，其中有 40%～96% 是水，但含有较高的热量。酒精饮料除水及酒精外，还含少微量的氨基酸、糖、铁和铜等，但这些成分都不具有太大的营养价值。所以酒精可以大量提供热能，但几乎不含营养素。每克酒精可提供 7 kcal 热能，远超蛋白质和糖。虽然酒精在体内不能代谢转化为脂肪，但是其提供的能量可以帮助机体完成正常生理功能。因此节约了大量在食物中摄取的蛋白质、脂肪和糖，这些食物提供的能量就可以脂肪的形式储存在体内。因此，饮酒不利于减肥。

每升啤酒经过代谢可产生 400 kcal 的能量，其能量相当于 60 g 奶油、500 g 土豆、45 g 植物油和 200 g 面包，因此会有液体面包的称谓。甜葡萄酒和黄酒含有的能量要更高一些，大约是啤酒的 1.5 倍。所以，饮用过量的酒精饮料易引起肥胖。

2. 预防心脑血管疾病

酒精能够使心率加速、血管扩张，促进血液循环和降低血小板的凝集。尤其是适量饮用葡萄酒，更能影响高、低密度脂蛋白，降低冠心病发作风险，有效预防心脑血管疾病的发生。

3．慢性病的预防

多元酚对许多慢性疾病，如风湿病等具有重要意义，酒类饮料中的多元酚含量比绿茶还要高。

4．防　癌

有研究表明红葡萄酒和谷物酿造的酒中含有杀死癌细胞活性的物质，具有一定的防癌效果。

5．帮助消化

酒类饮料中的有机酸能够诱发人体食欲，并促进机体消化。

6．安定神经

少量酒精具有催眠、镇静的作用。来自法国的精神医学研究指出，酒类对老年人的精神安定具有一定的效果。

（二）适度饮酒

1．饮酒量的推荐标准

综合考量我国饮酒习惯以及其他国家对成年人饮酒的推荐标准，再结合酒精对人体有益、有害的生理作用，我国营养学会建议成年男性一天饮用酒精饮料中的酒精量不超过 25 g，成年女性不超过 15 g，且建议尽量选用低度酒。

25 g 酒精大约相当于 4% 的啤酒 800 ml，12% 的红酒 265 ml，35% 白酒 91 ml，60% 的白酒 53 ml。按照此比例，可指导人们饮用不同剂量的酒类饮品。

2．适度饮酒原则

（1）承认个体差异是健康饮酒的首要原则。

对个人而言，能够知晓适合自己的最佳饮酒量极为重要。一般而言，每千克体重最多饮用 1 g 酒精。

（2）最佳饮酒时机和良好身体状态是先决条件。

① 时间：一般体内的各种酶在下午浓度较高，晚饭较适宜适量饮酒。

② 机体、心理状态：机体状态好，心情愉悦时，分解酒精能力较强；反之，体虚、疾病、伤心等情形下，饮酒易伤身体。

③ 速度：饮酒速度要自己掌握，符合自身的代谢能力。

（3）合理的营养膳食。

首先，忌空腹饮酒，空腹时对酒精吸收速度过快，易喝醉。可以在饮酒前摄入适当的牛奶或油脂食物，如肥肉等。其次，在饮酒中，应选择新鲜的果蔬、鱼、肉、蛋等，少食用腊肉等熏制、腊制食品；同时，不饮用碳酸饮料和刺激性饮料，如可乐、柠檬水等。最后，饮酒后不喝浓茶，可喝点淡茶，其中的茶多酚对肝有一定的保护作用。

（4）饮酒频率。

为保护肝脏，不宜每天饮酒。因此，每周至少两天不喝酒，以防发生酒精性脂肪肝。

3．充分重视饮酒禁忌症

（1）药物对酒精的影响。

有些药物在饮酒后会引起过敏、引发胃溃疡或导致血糖过低。一般来说，各种药物与酒精类饮料共同作用后，都会产生副作用或使原本的副作用变大。

（2）饮酒时不吸烟。

酒精能够扩张血管，促进血液循环，加快吸收吸烟过程中产生的各种有害化学物，增加对机体的损伤。所以要遵守"喝酒不吸烟，吸烟不喝酒"的规律。

（3）饮酒时间不宜过晚。

酒精需要6小时左右才能在体内完全代谢，饮酒时间太晚容易影响第二日正常生活和工作。

（4）不强行劝酒。

不强行劝他人喝酒，以免对其身体健康产生不利影响，并由此产生社会问题。

四、酗酒的危害及矫治

（一）酗酒的危害

1．对机体的影响

（1）全身性影响。

过量饮酒可引起机体的急、慢性中毒，表现为语无伦次、精神不稳定甚至昏迷等，影响机体健康。除此之外，长期饮酒还可能导致对正常营养素，如碳水化合物、蛋白质和脂肪的摄入不足，严重时可引起营养不良。

（2）对肝脏的损害。

绝大多数进入机体的酒精要依靠肝脏进行代谢转化，长期过量饮酒增加了肝脏负担，可能导致肝静脉周围纤维化以及酒精性肝炎和肝硬化。饮酒者的肝硬化病死率是不饮酒者的8倍。

（3）对消化系统的影响。

酒精是通过胃肠道吸收进入人体的，它会对胃肠道黏膜产生直接刺激。酗酒不但会引起胃溃疡、腹泻，而且还会引起胰腺相关疾病和肠道肿瘤。

（4）对神经系统的影响。

饮酒较多会造成注意力不集中、记忆力减退、视物模糊、口齿不清，甚至于对机能及情绪反应造成严重伤害。

（5）对血管循环系统的影响。

过量饮酒一方面促进外周血液，增大了心脏的负担；另一方面致使脂肪和钙盐沉积，血管失去弹性，管腔变窄，营养难以送到体内组织，易造成脑卒中、心肌梗死等。

（6）对生殖系统的影响。

酗酒会降低男性精子质量，使男性性欲减退，甚至于阳痿。酗酒会致使女性的性激素代谢异常，易引起月经紊乱等，进而影响其生殖功能。因为酒精既会对精子产生影响，也会对卵子有害，所以父母任意一人酗酒，子一代都有可能出现智力低下、发育畸形等不良后果。

（7）对骨骼的影响。

长期大量饮酒会致使矿物质代谢发生显著变化，进而影响骨骼。

2．对生活和工作的影响

大量酗酒致使人容易乱发脾气、判断力不佳，不但容易在工作中造成事故，更是对工作失去热情；酗酒者对生活缺少希望，对其家人和周围亲友较为冷淡，且配偶和子女常成为其失控行为甚至暴力行为发泄攻击的对象，因此亲友也对酗酒者较为反感疏离。

3．酗酒易导致的社会问题

酒精依赖容易导致抑郁发作，在某些脆弱或危险的群体中可发生自杀等伤害事件，酒精依赖人员的自杀率是其他人群的数倍。过量饮酒引起的伤害包括道路车祸和自杀等伤害，多发生在较年轻的人群。长期过量饮酒会致使社区居民对外面的刺激较为敏感，易激动、易暴怒、易与他人发生冲突，容易导致社会犯罪率增加。饮酒使人反应迟钝，因此在驾驶车辆时易导致各种交通事故，引发社会问题。

（二）酗酒的矫治

适度饮酒有益健康。为了你和他人的幸福，不要过度劝酒。切忌有一醉方休或借酒浇愁的不良习惯，自觉地限量饮酒。

1．个体的自我保护

用餐开始时坚定声明自己不会饮酒，态度一定要坚决，并给自己的杯子装满茶水或其他饮品，不要让别人感觉到是在"客气"。饮酒过程中要量力而行。

2．协助限酒

首先，对大量饮酒的社区居民进行劝导，结合其个人生活习惯和喜好，让其明确过量饮酒对个人和家庭的危害，如可导致畸胎或智力低下胎儿、导致肝硬化转变为肝癌等。同时，帮助社区居民分析适量饮酒对健康的帮助。其次，根据社区酗酒居民的饮酒史、家庭状况和社会因素等情况，帮助社区居民进行限酒。在让社区居民知晓饮酒与健康的相关知识的基础上，鼓励其下定戒酒的决心。戒断症状会一定程度上出现在戒酒初期，不过这是一时性的、可以克服的。在这一时期，酗酒者的亲朋好友一定要对其进行不断支持及鼓励。再次，戒酒需要循序渐进，饮酒次数、饮酒量要逐渐减少，逐步转变成平日不饮酒，只有在节假日或亲友聚会时才适量饮酒。同时，家中不买酒、不存酒，不把酒瓶放到显眼位置。想要饮酒时用其他方式分散注意力，如喝茶、吃零食或做一些散步等身体活动。也可以让其参与一些工作和分担一定家务，转移饮酒的想法。最后，经常让嗜酒者在一起交流，互相鼓励克服酒精依赖的心理。定期与过量饮酒的社区居民交流，对其戒酒行为给予肯定和鼓励，并反馈其戒酒效果，帮助其调整戒酒行为。

3．心理指导

通过与过量饮酒的社区居民交流，对其进行心理分析，识别其潜在的欲望和动机，帮助其矫正人格缺陷，形成健康的生活方式，自我克制，减轻对酒精的依赖心理。创建良好的家庭环境，亲友不要当着酗酒者的面喝酒；同时，在饮酒时要营造良好的限酒环境，控制聚餐时的饮酒总量。运用心理疗法帮助酗酒者脱离酒精依赖的方法较多，主要有以下方法：个体心理疗法主要是促使酗酒者积极参与治疗；系统脱敏疗法近年来应用较多，具有痛苦少、患者易接受程度高、戒除酒瘾效果好的特点；厌恶疗法常用于对酒精依赖患者的治疗，此疗法的厌恶刺激应该达到一定程度，要能够使患者感到足够的痛苦和厌恶，此法具有治疗期限短、治疗效果好的特点；集体心理疗法也是对酒精依赖极为有效的治疗方法，让酗酒者彼此交流饮酒的理由等，从而引以为戒，此法对患者的文化水平要求较高；此外，还有家庭心理疗法、内观疗法等。

4．药物干预

按照药理作用的特点，同时结合中医用药的理论，对经常过量饮酒的社区居民进行一定剂量的药物治疗。药物干预能够有效缓解焦虑、手抖等症状。

5．住院治疗

对于酒精依赖程度较高的社区居民，建议去医院进行强制性限酒和治疗。

6．随　访

对于限酒人员，可采用电话、短信等多种形式进行定期随访，初期应该随访较多。要肯定并鼓励其限酒行为，帮助其解决遇到的各种问题，防止其饮酒复发。

思考题

1．中国居民膳食指南的主要内容有哪些？

2．如何为普通社区居民编制个人食谱？为糖尿病患者编制个人食谱有哪些需要注意的问题？

3．怎样为普通社区居民制订合理的运动计划？

4．怎样利用 5A 法帮助吸烟者戒烟？

5．如何科学饮酒？怎样帮助过度饮酒者？

第八章

社区常见慢性病健康管理

本章要点

掌握　常见慢性病预防及管理流程。

熟悉　社区慢性病的特点；社区常见慢性病防治的策略及四级预防的概念和意义。

了解　社区常见慢性病防治的概况。

本章课程思政目标

通过学习慢性疾病发展现状、慢性病特点、防治策略及常见慢性病的管理等内容，培养学生珍爱生命、关爱他人的人道主义精神，将以人为中心的健康卫生理念融入基层卫生工作体系中。

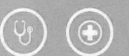

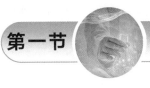

第一节　慢性病疾病发展及管理概述

一、社区常见慢性病流行现状

慢性病是严重威胁居民健康的一类疾病，它所带来的人力、社会和经济负担严重影响世界上各个国家，这种负担对低中发展国家尤为可怕。据调查，国家和个人慢性病防治的消耗远远超出实施一整套干预措施所需的费用，是各国减贫和可持续发展的重要障碍。因此，有效遏制慢性病带来的破坏性卫生和社会经济影响是实现可持续发展目标的关键。

（一）慢性病基本概念及特点

慢性非传染性疾病（noncommunicable diseases，NCDs）简称慢性病，是一类起病隐匿，病程长且病情迁延不愈，缺乏明确的传染性生物病因证据，病因复杂或病因尚未完全被确认的疾病的概括性总称，以心脑血管疾病、恶性肿瘤、糖尿病、慢性阻塞性肺疾病等为代表。慢性病具有以下特点。

（1）发病隐匿，潜伏期长。　慢性病发病比较隐匿，病因复杂不明，早期症状往往较轻，通常经过长时间致病因素作用才被发现，发现时症状可能较为严重。

（2）一果多因，多种疾病共存。　慢性病的病因是生活环境、不良生活方式、遗传等多方面相互影响，即慢性病可能是多种致病因素共同作用的结果。慢性病的发生发展与危险因素之间有着复杂的关系，一种慢性病也可能造成患者多种慢性病共存的情况。

（3）可防可控，早期干预效果好。　生活方式、生活环境的干预，以及现代医学技术的发展，可以预防或延缓慢性病的发生、发展。而且经实践证明，慢性病发现的早晚与预后密切相关，发现早，干预早，治疗成效好。

（二）社区常见慢性病流行现状

随着城镇化、工业化、人口老龄化进程，慢性病患者基数不断扩大，慢性病死亡的比例也在持续增加。根据 2020 年世界卫生组织统计，2016 年因心脑血管、癌症、糖尿病和慢性呼吸系统疾病等为代表的慢性病导致的死亡人数高达 4 100 万人，占全球死亡人数的 71%，其中 1 500 万人为慢性病引起的过早死亡（定义为 30 岁至 70 岁之间的死亡率）。《中国居民营养与慢性病状况报告（2020 年）》指出 2019 年因慢性病导致的死亡占总死亡的 88.5%，其中心脑血管病、癌症、慢性呼吸系统疾病死亡比例为 80.7%，慢性病防控工作面临巨大的挑战。

1．心脑血管疾病

《世界卫生组织全球疾病负担评估报告》显示，我国自 1990—2016 年心血管疾病患病率呈明显上升趋势，升幅达 15.8%，截至 2016 年心脑血管疾病导致的死亡始终为我国居民主要的死亡原因。根据《中国防治慢性病中长期规划（2017—2025年）》，我国心脑血管疾病的死亡率为 241.3/10 万。

2．癌　症

国家癌症中心 2019 年全国癌症统计数据显示，2015 年恶性肿瘤发病约 392.9万人，死亡约 233.8 万人，平均每天超过 1 万人被确诊为癌症。与历史数据相比，近 10 多年来，恶性肿瘤发病率每年保持约 3.9% 的增幅，死亡率每年保持 2.5% 的增幅。2015 年全国新发恶性肿瘤病例数约为 392.9 万例，其中男性约为 215.1 万例，女性约为 177.8 万例。恶性肿瘤的发病与死亡存在性别差异，肺癌、肝癌、上消化系统肿瘤及结直肠癌、女性乳腺癌等是我国主要的恶性肿瘤，肺癌位居男性发病第1 位，而乳腺癌为女性发病首位。

3．糖尿病

2020 年《英国医学杂志》发表的"中国人群糖尿病患病率的最新全国流行病学调查"显示，以世界卫生组织（1999）推行的国际标准，即空腹血糖 ≥ 7.0 mmol/L，餐后 2 h 血糖 ≥ 11.1 mmol/L 为诊断标准，中国成年人患病率为 11.2%；如果再把美国糖尿病协会（ADA）2018 标准，即糖化血红蛋白，HbA1c ≥ 6.5% 也纳入诊断标准，那么中国成年人患病率为 12.8%。截至 2017 年，我国糖尿病患者管理人数为2 614 万人，但糖尿病患病人群中，未确诊比例高达 63%。2015—2017 年，由国内诸多知名专家共同完成的关于糖尿病患病率的全国性横断面研究表明，糖尿病加糖耐量异常人群，近一半成人存在血糖异常，中国已经成为全球糖尿病新增以及总数最多的国家。

4．慢性呼吸系统疾病

Lancet Respiratory Medicine 关于 1990—2017 年慢性呼吸系统疾病的全球疾病负担显示，2017 年全球估计有 5.449 亿人患有慢性呼吸系统疾病，比 1990 年的3.897 亿增加了 39.8%。慢性阻塞性肺病仍然是慢性呼吸系统疾病中患病率最高的疾病，患病率为 3.9%。男性慢性呼吸疾病患者中有 55.1% 为慢性阻塞性肺疾病，女性患者中有 54.8%。我国 40 岁以上慢性阻塞性肺病患病率为 9.9%，其中男性 13.6%，显著高于女性的 6.3%。2012—2014 年一项调查研究表明，全国慢性阻塞性肺病患病人数逾8 000 万，慢阻肺已成为中国第 3 ~ 4 位死亡原因，每年因慢阻肺死亡人数达 128 万。

二、社区常见慢性病综合防治进展

（一）全球慢性病防控政策和项目

慢性病给全球带来的负担和威胁是 21 世纪发展的主要挑战之一，为应对慢性病高患病率、高死亡率以及高昂的医疗费用，国际组织及各地区制定了一系列防控举措。

2000 年第 53 届世界卫生大会通过《预防和控制慢性非传染性疾病全球战略》，确定慢性病全球防治策略是监测、健康促进和加强卫生保健，充分强调了心血管病、癌症、慢性阻塞性肺病和糖尿病与烟草使用、不健康饮食和缺少活动等危险因素的关系，同时先后通过了《烟草控制框架公约》《饮食、身体活动与健康全球策略》《减少有害使用酒精全球战略》，形成慢性病防治的全球战略框架。

2013 年，第 66 届联合国大会提出预防是全球防治慢病对策的基石，通过了《全球非传染性疾病预防和控制综合监测框架（含指标）和自愿性目标（2013—2025）》，以监测落实有关非传染性疾病的战略和计划趋势，并评估有关进展情况，同时还通过了世卫组织编制的《预防控制非传染性疾病全球行动计划（2013—2020）》，落实联合国大会对预防和控制非传染性疾病的战略。

2019 年，第 72 届世界卫生大会《政治宣言》提出"行动起来，兑现承诺：加快应对非传染性疾病问题，促进今世后代的健康和福祉"，扩大了对四种主要非传染性疾病和四大风险因素的承诺范围（即所谓的"4×4 非传染性疾病议程"），增加了减少空气污染以及促进心理健康和福祉的承诺。发布了《世卫组织 SAFER 酒精控制行动》《世卫组织儿童期癌症全球行动》《世卫组织关于采取行动应对儿童期肥胖的世界肥胖报告》等慢病防控成果。联合国秘书处还制定一系列执行计划，确保《2019—2023 年第十三个工作总规划》的最佳实施。

（二）国内社区常见慢性病防控工作进展

随着我国人口老龄化的加剧，慢病发病人数快速上升，慢病导致的死亡人数已占到我国总死亡人数的 85%，其疾病负担已占我国总疾病负担的 70%。慢病管理已经成为我国当前医疗改革面临的新挑战。

为落实我国慢病管理工作，针对慢病早期筛查、慢病风险预测、预警与综合干预以及慢病人群的综合管理、慢病管理效果评估等，国家发布了一系列政策，包括《中国防治慢性病中长期规划（2017—2025 年）》，对目前我国的慢性病防控做出了长期规划：到 2020 年，慢性病防控环境显著改善，降低因慢性病导致的过早死亡率，力争 30～70 岁人群因心脑血管疾病、癌症、慢性呼吸系统疾病和糖尿病导致的过早死亡率较 2015 年降低 10%。到 2025 年，慢性病危险因素得到有效控制，实现全人群全生命周期健康管理，力争 30～70 岁人群因心脑血管疾病、癌症、慢性呼吸系统疾病和糖尿病导致的过早死亡率较 2015 年降低 20%。逐步提高居民健康期望寿命，有效控制慢性病疾病负担。此外，为尽快实现健康中国 2030，从家庭医生签约、医疗支付方式、提高全民健康水平等角度，通过了《全民健身计划（2016—2020）》《国家慢性病综合防控示范区建设管理办法》《"十三五"深化医药卫生体制改革规划》《关于做实做好 2017 年家庭医生签约服务工作的通知》等着力控制我国慢病患病率，提高我国人民的健康水平。

对于慢性病预防和控制，国内外实施了一些慢性病社区干预项目，最有学术影响和社会影响的两个项目分别是芬兰的北卡累利阿项目（以下简称"北卡项目"）和美国的斯坦福五城市项目（以下简称"五城市项目"）。这两个项目以较小的成本，达到了有效降低心血管疾病的目的，大大节约了医疗成本。而在过去20年，我国卫生部也先后实施了"慢性病社区综合防治示范点"建设工作（1997年）、"慢性病（社区）综合干预项目"（2007年）和"慢性病综合防控示范区"创建工作（2010）等，其中最具有代表性的是1991—1996年天津市慢性病综合干预项目，项目所采取的策略和干预活动取得了良好的经济效果，平均每增加一个质量调整寿命年（quality-adjusted life-years，QALY）所需的成本逐年降低，效益—成本比为2.48（即每投入1元人民币，可产生的效益为2.48元）。基于社区的慢病干预依然是慢性病预防和控制的有效路径，具有巨大潜力。

三、人工智能在社区慢性病管理中的应用

（一）医用可穿戴设备在社区慢病管理中的应用

医用可穿戴设备是医疗科技应用的最主要领域之一，是医疗保健变革的重要基础，为健康促进向数字化、智能化转变提供了不可或缺的力量支持。医用可穿戴设备是直接穿戴在身上的便携式医疗电子设备，能够便捷地采集数据，并通过移动应用程序感知、记录、分析、调控、干预，达到医疗保健服务的目的。

2012年美国谷歌公司谷歌眼镜的亮相，开启了智能可穿戴设备产业的大门。目前医用可穿戴设备在慢病患者管理工作中发挥着重要作用，主要应用于身体指标的监测，包括体温、心率（脉搏）、血压、呼吸频率等生命体征，此外还可监测血糖、心电、脑电、血氧饱和度等，以下就几类医用可穿戴设备进行简单介绍。

1．可穿戴体温计

体温是人体健康状况、免疫状态最简单、直接的反应，智能可穿戴体温计能快速准确地进行体温测量，实时监测，远程数据同步，报警提醒等。Fever Smart是全球首款柔性可穿戴体温计，目前已投入量产，解决了需不断进行体温测量的难题。可穿戴体温计能直接贴在腋下进行持续体温监测，配套手机App使用在50米距离内随时记录体温信息，省去了定时检查体温的烦恼，同时能够在体温达到一定临界值时发出预警。

社区慢性病管理中智能可穿戴体温计可在不影响睡眠及活动的情况下，实时测量体温，超过预警体温自动发出警报，利于并发感染等病情变化的监测，尤其是对老年患者及婴幼儿具有较大应用价值。此外，北京微芯研究院开发的智能可穿戴体温计在新冠疫情防控中也发挥了重要作用，智能可穿戴体温计对于居家隔离、餐饮等重点防控人群能进行高精度的体温监测、平台监控及分层管理，有效节约了医疗卫生资源。

2．可穿戴心率（脉搏）监测设备

心率会因为性别、年龄、生理状态等发生变化，一般成年人安静时心率在 60～100 次/分，可穿戴心率监测设备通过心率变化能直接或间接地反映人体的健康状态。华为智能手表、Apple Watch 等智能手环、智能手表利用光吸收原理通过光电接收器感知毛细血管及动静脉在心脏作用下容积的变化，从而反映心率（脉搏）的变化。

可穿戴心率（脉搏）监测设备对于社区慢性病患者管理的意义在于通过检测静息心率是否在正常范围，监测心率异常变化、心脏停搏等，起到预防疾病变化的作用。在运动状态下，佩戴心率（脉搏）监测设备可以帮助患者在安全有效的运动强度下进行锻炼。如果心率太快，则说明运动强度过大，身体水分会蒸发太快；而轻度运动心率说明达不到有效运动量，那么这种运动对身体也是无益的。

3．可穿戴血糖监测设备

血糖监测是糖尿病患者管理的重要内容，传统血糖检测的方式主要是采指血或者血液，该种血糖检测方式既痛苦，又不方便。可穿戴血糖监测设备采用无创或微创的方式，大大增加了采集数据的频率。目前国内连续血糖检测仪已经上市，通过葡萄糖传感器介入佩戴者皮下，数据可实时蓝牙传输到手机，在手机上以图谱或数字形式呈现血糖数值。此外，也有研究通过测量汗液、组织间液或唾液的葡萄糖值的可穿戴血糖监测设备，依据血糖和组织间液的相关性再进行校准，换算得到血糖值。

对于社区糖尿病患者，可穿戴血糖监测设备的应用可以实现糖尿病患者血糖的动态监测及预警，减少测血糖本身给糖尿病患者带来的身体及精神负担，提高了患者持续血糖监测的依从性和积极性。同时，可穿戴血糖监测设备打破地域限制，实现血糖的远程管理及分级诊疗。

（二）医疗健康大数据在社区慢病管理中的应用

大数据是多源收集而来的庞大数据组，是对所有数据进行分析，需要采用新处理模式才能使其具有更强的决策力、洞察发现力和流程优化能力的海量、高增长率和多样化的信息资产。随着信息化产业的全面推进，居民健康档案的普及，各种可穿戴设备的开发，基于医疗健康大数据的健康管理决策成为未来健康管理重要的发展方向。

在传统医疗服务模式中，个人健康与医疗数据是一个信息孤岛，患者的隐私问题，公司之间的利益冲突，缺乏电子病历等问题，让每一次治疗都像一个孤立的事件，使分级诊疗及建立大健康、大卫生管理模式存在巨大阻碍。而医疗健康大数据可通过对海量数据进行融合分析、挖掘及可视化，得到准确的预测、推论和高效的决策支持。

大数据基于个人数据和诊疗数据来进行疾病预防，实现慢性病的"治未病"。通过职能硬件和软件收集用户行为感官数据，智能应用和医师可将用户数据（如运动数据）与人口统计数据库进行比对分析，从而识别筛选出高危群体；此外，通过基因检测分析基因数据和健康数据，进行合理挖掘分析，预测出个体高发疾病的种类，并针对高危人群、个体易患疾病进行健康教育或提供防止疾病的协助，例如制定个人运动提醒，实现"未病"先治。在慢病患者随访，互联网、可穿戴设备与大数据分析融合形成的交叉领域，可以随时获得患者的健康数据，高效跟踪患者的康复情况，进行跟踪治疗。

目前通过大数据分析的慢病个体化随访管理，不仅能有效降低慢病发病率，减少医疗费用，利于改善疾病的预后，提高患者的生活质量，也适应了新医改的发展方向，有利于解决医疗卫生资源分布不均的情况。但是大数据的汹涌而来，也意味着数据安全、隐私安全越来越重要。我国尚未形成具体的法律框架来确保患者隐私安全，迫切需要一个符合它自身发展又保障用户权利的规则，所以如何有效利用医疗健康大数据，从中提取信息，建立起有效、规范、合理的慢病管理新模式等仍需深入探讨。

四、零级预防的提出及四级预防体系

（一）零级预防的概念及内涵

零级预防（primordial prevention）是通过人群干预阻止风险因素的出现从而预防整个社会发生危险因素的流行。零级预防的提出起源于国外学者 Toma Strasser 对心血管疾病预防的研究，它强调心血管预防不应局限于一级预防，还要采取措施阻止危险因素的出现，从而预防危险因素在人群中的流行。就心血管疾病而言，有研究证实动脉粥样硬化开始于儿童时期，PDAY（年轻人动脉粥样硬化病生理决定因素）研究也表明在生命早期阶段脂质条纹已经在主动脉或冠状动脉上出现，所以目前有学者认为如果从青少年起就能保持健康的生活方式，就不会产生高血压、糖尿病、血脂异常、肥胖、吸烟等危险因素，从年轻时候就预防这五个因素，从而阻断心脑血管病发生的堤坝。

零级预防概念提出后得到相关学术界的支持，随着健康管理的兴起，零级预防的理念应用不仅仅局限于心血管疾病，还外延至其他疾病。零级预防的内涵以人的健康为中心，以健康或疾病风险因素发生前的防控为重点，强调从"新的生命出生之前""风险未出现时""病变未发生时""身体未衰老时"的全人群初始健康管理。有学者以抗洪救灾做比喻来解释零级预防，即零级预防就是植树造林，一级预防是高筑堤坝，二级预防是抗洪救灾，三级预防是重建家园，从源头治理，防患于未然。

1998 年新加坡召开的第三届国际心脏健康大会就把主题定为"预防心脏健康风险，从子宫到坟墓"，这就是零级预防全生命周期理念的体现。零级预防是基于对现代医学目的和医学研究范围的认识，是现代医学关口的前移，重点强调从生命孕育、发育、成长、衰老到死亡全过程的健康管理。

（二）四级预防与三级预防

三级预防是疾病预防和控制的三道防线，是在疾病的病前（易感期）、病中（发病前期）和病后（发病期和转归期）等疾病自然史的不同阶段，采取不同的措施，来阻止疾病的发生、发展或恶化。

一级预防（primary prevention）又称病因预防，是在疾病尚未发生时针对致病因素（或危险因素）采取措施。

二级预防（secondary prevention）又称"三早"预防，即早发现、早诊断、早治疗，是防止或减缓疾病发展而采取的措施。

三级预防（tertiary prevention）又称为临床预防，是指对某种疾病的患者采取措施，积极治疗，防止病情进一步发展和恶化。

四级预防是将零级预防与现有三级预防体系相结合，两者既有区别又有联系。四级预防与三级预防的区别主要体现在零级预防与现有疾病预防的区别。在干预时间上，零级预防比一级预防更早一些，一级预防是对危险因素进行干预，而零级预防是在危险因素流行之前进行干预；此外，零级预防与传统意义上的三级预防理念不同，前者强调以人的健康为中心，是从健康医学角度进行思考，后者则强调以疾病为中心，以预防疾病发生发展为重点。

四级预防体系是原有三级预防的补充，是疾病防控的前移。将零级与三级预防体系有机结合形成的四级预防体系是覆盖全生命周期的健康管理，是一种更为积极、主动的健康促进模式。

（三）零级预防在健康管理中的应用

零级预防是以健康促进为中心，对于心血管疾病的零级预防包括饮食控制、活动等行为方式干预，在公共卫生方面可以得到较高的成本—效益比，而对于零级预防在环境卫生领域、生殖健康的健康促进也具有积极意义。

环境健康领域的零级预防主要侧重于保护有益健康的良好环境，比如空气污染的零级预防策略。空气污染是呼吸系统等很多疾病的危险因素，对于空气污染的零级预防包括：从政府和社会角度，加强政府监管及社会监督，减少化工厂、汽车尾气等空气污染源的排放；开展节能减排、倡导清洁能源使用的公众健康教育；及时发布空气污染预警，提醒公众防护；等等。对于个人而言，则是身体力行，低碳出行，节约水电，做好口罩佩戴、家庭空气净化等自身防护。

大部分心血管疾病的风险因素取决于青少年及儿童时期的生活行为方式，在某一生命阶段实施疾病预防措施都会对自身下一阶段甚至下一代产生重要影响。孕妇戒烟不但会对孕妇自身健康产生积极影响，还可显著降低胎儿及婴幼儿的哮喘、呼吸系统感染、猝死等发生率。对于婴幼儿、青少年的零级预防主要通过保证饮食的营养均衡，发挥成年人的示范效应和教育，培养良好的生活习惯。

第二节 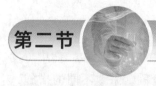 心脑血管疾病的预防及管理

一、高血压的预防及管理

在全球范围内，高血压仍然是造成死亡的主要原因，每年有 1 040 万人死于高血压，2010 年高血压的患病人数就有 13.9 亿人，而且全球高血压的患病率及其对心血管的影响都在不断增加。

（一）高血压诊断标准

高血压诊断标准（2020 世界高血压学会全球高血压实践指南）：在未使用降压药情况下，多次重复测量后诊室收缩压≥140 mmHg 和/或诊室舒张压≥90 mmHg。家庭自测血压收缩压≥135 mmHg 和/或舒张压≥85 mmHg；或者动态血压 24 小时平均值收缩压≥130 mmHg 和/或舒张压≥80 mmHg，白天（或清醒状态）的平均值收缩压≥135 mmHg 和/或舒张压≥85 mmHg，夜晚（或睡眠状态）的平均值收缩压≥120 mmHg 和/或舒张压≥70 mmHg，3 项至少符合以下 1 项，即可诊断高血压。为了便于高血压患者进行预后评估及分类管理，将 18 岁以上成人血压按不同水平定义和分级（表 8-1）。

表 8-1　高血压分级（mmHg）

级　别	收缩压		舒张压
正常血压	< 130	和	< 85
正常血压高值	130 ~ 139	和（或）	85 ~ 89
1 级高血压	140 ~ 159	和（或）	90 ~ 99
2 级高血压	≥160	和（或）	≥100

注：当收缩压和舒张压分属不同分级时，以较高级别为准。

（二）血压测量

诊室血压测量是高血压诊断和随访的基础，也是最常用的血压测量方式。如果条件允许，不应该仅靠一次诊室血压测量就做出诊断。高血压确诊通常需要 2 ~ 3 次诊室血压测量，通常间隔 1 ~ 4 周进行 2 ~ 3 次随访（取决于血压水平）。如果血压≥180/110 mmHg 并且有患心血管疾病的证据，也可根据单次诊室血压测量结果做出诊断。在进行诊室血压测量时需要测量双臂血压，如果多次测量后双臂血压差值一直 > 10 mmHg，使用血压值较高的手臂进行测量。如果双臂血压差值 > 20 mmHg，需要进一步检查。如果有症状提示患者可能有体位性低血压，需进行站立位血压测量。此外，对于白大衣高血压（诊室血压升高，动态血压或家庭血压不高）和隐匿性高血压（诊室血压不高，但诊室外血压升高），建议进行动态血压监测。

血压测量有如下要点。

（1）房间安静，温度舒适，测量前 30 分钟避免吸烟、摄入咖啡因、运动；排空膀胱；静坐、放松 3~5 分钟，测量前、测量时以及两次测量之间都避免交谈。

（2）患者手臂置于桌上，上臂中点与心脏水平；背靠椅背；双腿不交叉，双脚平放于地板上。

（3）根据被测者的手臂周长选择大小合适的袖带（袖带过紧会高估血压值，袖带过松会低估血压值）。

（4）每次就诊时连续测量 3 次，每次间隔 1 分钟。计算最后 2 次测量的平均值。如果第 1 次测量的血压值 < 130/85 mmHg，则不需要再进行测量。

（三）高血压评估

当诊断高血压时，应通过以下筛查手段评估患者情况：靶器官损害程度；是否存在心血管或肾脏疾病；是否有其他心血管危险因素；可能促发高血压的生活方式因素；潜在的干扰物质，如长期使用 NSAID 或口服避孕药。

（1）病史。询问病史时应注意确定有无诱发因素或加重因素（包括处方药、非处方 NSAID 和饮酒）、高血压持续时间、既往尝试的治疗、靶器官损害程度以及有无其他已知心血管疾病危险因素的线索。

（2）体格检查。其主要目的是评估有无终末器官损害征象，评估明确心血管疾病以及有无继发性高血压潜在病因的证据。体格检查时除血压监测、心率、心律、心脏杂音、大动脉搏动、血管杂音、体重指数、腰臀围等，还应充分利用眼底检查，以评估有无高血压视网膜病变。

（3）实验室及辅助检查。所有新诊断高血压患者都应进行下列检查：电解质（包括血钙、血钾，低钾可能提示继发性高血压）和血清肌酐（用于计算肾小球滤过率）、血糖和血脂与高血压正相关，尿液分析及全血细胞计数判断是否存在肾脏损害，心电图了解是否存在高血压导致的心肌肥厚、心律失常等，而超声心动图识别心脏结构变化比心电图敏感；尿白蛋白/肌酐比，尿白蛋白增加是心血管疾病的独立危险因素，所有糖尿病和慢性肾病患者都应行这一检查。高血压常合并动脉粥样硬化，颈动脉 B 超是评价动脉粥样硬化的重要窗口。其他辅助检查还可选择动脉造影、肾上腺超声、CT、MRI 等，进行继发性高血压检测。

（四）高血压管理

血压管理的最终目标是减少心血管事件，对于心血管风险越高者，则采用更为积极的血压管理。对于大多数降压治疗的患者，血压目标值应至少降低 20/10 mmHg；对于 65 岁以下患者，目标血压 < 130/80 mmHg 但 > 120/70 mmHg，而 65 岁以上患者应考虑设定个体化降压目标。所有血压升高或高血压的患者都建议调整生活方式，但并不是所有高血压患者都需要药物治疗。

1. 非药物治疗

（1）限钠对血压、心血管疾病和死亡率具有重要影响。对于高血压和血压正常个体，有严格的随机对照研究表明适度减少钠摄入可使血压分别降低 4.8/2.5 mmHg 和 1.9/1.1 mmHg。

（2）对于超重或肥胖者，减重可使血压明显下降，这一效应独立于运动。通常体重减轻与血压下降的关系，是每减 1 kg 体重，血压可下降 0.5 ~ 2 mmHg。

（3）DASH（dietary approaches to stop hypertension）饮食模式是指增加蔬菜、水果、低脂奶制品、全谷类、家禽肉、鱼肉和坚果的摄入，而少摄入糖类、含糖饮料和红肉。这种模式富含钾、镁、钙、蛋白质和纤维，而饱和脂肪、总脂肪和胆固醇含量低，可以有效地降低血压。

（4）有氧运动可分别使收缩压和舒张压平均降低 4 ~ 6 mmHg 和 3 mmHg，抗组训练也可能有这一作用。建议的运动模式是：每周 3 ~ 4 次持续约 40 分钟的中等强度有氧运动。

（5）饮酒成年人（男性每日饮酒 ≥ 3 标准杯，女性每日饮用酒精饮料 ≥ 2 标准杯）的高血压发病率明显高于不饮酒者。建议成年男性和女性高血压患者每日饮酒量应分别不超过 2 标准杯和 1 标准杯。

2. 药物治疗

药物治疗的决定应因人而异，但大多数指南和建议将噻嗪样或噻嗪型利尿剂、长效钙通道阻滞剂（最常见的是二氢吡啶类，如氨氯地平）、血管紧张素转换酶（ACE）抑制剂、血管紧张素 II 受体阻滞剂（ARB）四类降压药作为初始治疗用药。而大部分基线收缩压比目标值高 ≥ 15 mmHg 的患者采用单药治疗往往不能充分控制血压，联合治疗的降压效果远大于单药剂量加倍。当需要两种药物来控制血压时，推荐采用长效 ACEI 或 ARB 与长效二氢吡啶类钙通道阻断剂联合治疗。

二、冠心病的管理

冠状动脉粥样硬化性心脏病（coronary atherosclerotic heart disease）简称冠心病，是冠状动脉发生粥样硬化引起的管腔狭窄或闭塞，导致心肌缺血、缺氧或坏死而引起心脏病。世界卫生组织将冠心病分为隐匿型或无症状型冠心病、心绞痛、心肌梗死、缺血性心肌病和猝死五类。由冠心病导致的死亡率在许多国家已大幅下降，但其有较高的并发症发生率和死亡率，仍是发达国家成人的主要死因，并且也是发展中国家成人死亡快速增长的原因。

（一）冠心病评估

冠心病的亚临床阶段检出疾病，识别出可能发生严重不良心脏事件的个体，从而针对危险因素给予适当治疗（内科治疗或冠状动脉血运重建），对高风险患者的预后改善具有重要意义。

（1）病史。大多数无症状患者都应定期健康检查，询问病史的重点应是发现心绞痛等危险症状，评估生活方式相关因素，包括定期运动水平和整体健康状况、饮食情况及吸烟、饮酒等情况。此外，动脉粥样硬化疾病或心脏性猝死的家族史通常增加冠心病的风险。

（2）体格检查。除常规物理检查外，应重点关注心率、心律、心音、心脏杂音以及体重指数、腰围、臀围等与冠心病风险因素相关的体征。

（3）实验室检查。冠心病实验室检查除血尿常规、血生化、尿蛋白/尿肌酐比值测定外，许多循环生物标志物也与心血管风险增加相关。以血清肌酸激酶同工酶（CK-MB）为代表的心肌酶谱在心肌损伤或坏死后可有不同程度增高，而心肌肌钙蛋白（cTn）因其特异性强、灵敏度高、发病后持续时间长的特点，是目前应用最为广泛的心肌坏死标志物。

（4）辅助检查。心电图是冠心病筛查最常用的手段，与心电图正常个体相比，静息心电图异常（如 ST 压低、T 波倒置、左心室肥大或劳损，以及室性期前收缩）的无症状个体发生冠心病的风险增加至 2 ~ 10 倍。动态心电图及运动负荷试验等也可用来评估心肌缺血。超声检查包括心脏超声及血管超声对于冠心病的早期诊断和风险评估具有十分重要的价值。放射性核素检查可直接或间接了解心肌血流灌注情况，评估心肌活力。

冠状动脉 CT 成像（CTA）通过冠脉重建评估冠状动脉粥样硬化的范围和严重程度，但是若没有提示冠心病的症状或体征，不推荐使用 CTA 筛查以获得冠状动脉钙化（coronary artery calcium，CAC）积分。CAC 积分是使用 CT 对冠脉整体的钙化情况进行量化评估，钙化积分与斑块负荷之间存在强烈的正相关（表 8-2）。

表 8-2　钙化积分与动脉斑块负荷

钙化积分	斑块负荷
0 分	无明显斑块负荷
1 ~ 99 分	轻度斑块负荷
100 ~ 399 分	中度斑块负荷
≥400 分	重度斑块负荷

冠脉造影是有创检查方法，可以直观看到冠脉狭窄程度及部位，一直都是冠心病诊断的"金标准"，但通常认为对无症状患者行有创操作的风险会超过任何潜在益处。根据狭窄程度可以分为四级：① Ⅰ级：25% ~ 49%；② Ⅱ级：50% ~ 74%；③ Ⅲ级：75% ~ 99%（严重狭窄）；④ Ⅳ级：100%（完全闭塞）。对于管径减少 50% ~ 70% 有心脏缺血意义，而管腔狭窄 70% ~ 75% 会严重影响血供。

（二）冠心病的预防及管理

冠心病患者管理应充分考虑个体差异性，根据危险因素、患者职业、经济效益以及检查结果而进行相关干预。若患者有冠心病直接证据（即 CAC 积分或冠脉 CTA

发现解剖异常），应及时转诊。远期预后改善的重要方式是血运重建，血运重建操作术式有经皮冠状动脉介入术（percutaneous coronary intervention，PCI）和冠状动脉旁路移植（coronary artery bypass graft，CABG）。对于血运重建方式的选择则取决于冠脉解剖情况、左心室功能及有无糖尿病。

对于动脉粥样硬化疾病，除通过负荷试验、心脏成像和血管造影来评估冠状动脉疾病的范围和严重程度等，还应采取适当的二级预防措施，包括预防心绞痛治疗及预防疾病进展治疗。

1. 预防心绞痛治疗

常用于治疗心绞痛的抗缺血药物有三类：β受体阻滞剂、钙通道阻滞剂以及硝酸酯类。

（1）β受体阻滞剂。β受体阻滞剂为一线治疗，可以减少心绞痛发作并提高运动耐量。β受体阻滞剂通过减慢心率和降低心肌收缩力来减轻心绞痛症状。对于劳力性心绞痛，所有类型的β受体阻滞剂效果相同，但β受体阻滞剂不应该用于血管痉挛性或变异型（prinzmetal）心绞痛患者。对于这些患者，这类药物不仅无效，还可能因α受体活性不受拮抗而增加诱发冠脉痉挛的倾向。

（2）钙通道阻滞剂。钙通道阻滞剂可引起冠状动脉和外周血管扩张并降低心肌收缩力，从而改善心绞痛症状，其改善程度因所用的钙通道阻滞剂类型而有所差异。钙通道阻滞剂可替代β受体阻滞剂作为单药治疗或用于联合治疗。首选长效的地尔硫卓或维拉帕米，或第二代二氢吡啶类药物（氨氯地平或非洛地平）。应避免使用短效二氢吡啶类药物（特别是硝苯地平），除非与β受体阻滞剂联合治疗。有证据表明心梗后使用该药可增加死亡率，并且高血压患者使用该药可增加急性心梗的发生率。

（3）长效硝酸酯类。长效硝酸酯类可替代β受体阻滞剂作为单药治疗，或用于联合治疗。对于劳力性稳定型心绞痛患者，硝酸酯类药物可改善运动负荷试验时的运动耐量，推迟心绞痛发作时间，并改善ST段压低。然而长期使用硝酸酯类药物可诱导硝酸酯类耐受。

若单药治疗效果不佳，可以采用联合疗法治疗。通常β受体阻滞剂、钙通道阻滞剂和长效硝酸酯类可任意组合。然而若患者由于低血压或心动过缓，无法耐受β受体阻滞剂和钙通道阻滞剂，可以加用钠通道阻滞剂雷诺嗪（抑制晚期钠内流通道）作为第三种药物。

2. 预防疾病进展治疗

减少危险因素应是冠心病患者治疗的核心部分，包括控制高血压、戒烟、减轻体重和控制糖尿病患者的血糖等。

（1）吸烟和高血压除了促使动脉粥样硬化进展外，还可通过增加需氧量和减少氧供诱发急性冠状动脉缺血。减少患者压力，如需要可以考虑治疗潜在的抑郁和焦虑。规律运动对冠心病预防有益，推荐患者参加心脏康复项目和进行常规锻炼。

（2）抗血小板治疗。若无禁忌证，所有患者均应接受阿司匹林治疗。对阿司匹林过敏的患者，可以选择氯吡格雷。

（3）降脂治疗。无论基线 LDL-c 水平如何，推荐所有冠心病患者采用他汀类药物治疗。

ACEI 或 ARB。已知 ACEI 或 ARB 对有高血压、糖尿病、左室射血分数降低（低于 40%）或慢性肾脏病的患者有益。

3．随　访

冠心病患者需定期随访。建议每 6～12 个月随访 1 次。在每次随访时，需仔细询问病史并进行体格检查。尤其需要注意体力活动的变化，心绞痛发作频率、严重程度或模式的任何变化，患者对内科治疗的耐受性和依从性，危险因素的控制情况，新发共存疾病或共存疾病加重。此外，除非有禁忌证，建议冠心病患者应每年接种流感疫苗。

三、缺血性脑卒中的预防及管理

缺血性脑卒中（cerebral ischemic stroke）是脑的供血动脉（颈动脉和椎动脉）狭窄或闭塞、脑供血不足导致的脑组织坏死的总称。它有以下四种类型：短暂性脑缺血发作（transient ischemic attack，TIA）；可逆性神经功能障碍（reversible ischemic neurologic deficit，RIND）；进展性卒中（stroke in progression，SIE）；完全性卒中（complete stroke，CS）。脑卒中的症状可能是短暂性的，持续几秒到几分钟，也可能持续更长时间。一旦脑部发生不可逆性损伤，脑卒中的症状和体征则无限期持续存在。脑卒中是全世界第二大死亡原因，也是全世界第三大致残病因，而中国是世界上脑卒中疾病负担最重的国家，其年龄标准化的患病率、发病率和死亡率估计分别为 1 115/10 万人年、247/10 万人年和 115/10 万人年。脑卒中患者的亚急性期和长期评估及治疗以物理治疗和预防复发为主，而脑卒中患者近期管理目标为尽量减少脑损伤、治疗并发症。

（一）缺血性脑卒中评估

局灶性脑功能突然丧失是缺血性脑卒中发作的核心特征，然而突发的脑功能丧失也可能是非脑缺血疾病的患者。所以，快速而有效的初步评估对于脑卒中的鉴别具有重要意义。

脑卒中的初始评估应确保病情稳定的同时特别关注气道、呼吸和循环。意识水平下降或延髓功能障碍的患者可能无法自我保护气道，而椎基底动脉缺血或双侧脑半球缺血导致颅内压增高的患者可出现呕吐、呼吸驱动力下降。对于这些病例，为保障充分的通气和避免误吸，需要进行气管插管，同时应监测患者的氧饱和度。

1. 病史

确定缺血性脑卒中症状发作的时间至关重要，这是患者选择静脉溶栓治疗和血管内取栓术的主要决定因素。对于不能提供可靠发作时间的患者，发作时间被定义为患者最后一次表现正常或处于基线神经功能状态的时间。通过家属、同事或急救人员（询问发病时的目击者）的信息或许可以确定患者最后一次表现正常的时间。询问是否使用胰岛素或口服降糖药，是否有癫痫史、药物过量或药物滥用史或者近期创伤史。

2. 体格检查

除生命体征的监测外，应注意肢端皮温、颜色可提示栓塞；血管杂音、心脏检查，尤其是心房颤动、心脏杂音和心脏扩大需考虑心源性栓塞的诊断；仔细检查眼底可能发现胆固醇结晶、白色的血小板-纤维蛋白或红色血块栓子。神经系统检查是脑卒中患者接诊的重要内容，不同的血管分布区域缺血可表现为特定的综合征。神经系统检查应该尽量提供可量化的检查，为之后的进一步评估做准备。应用最广泛且经过验证的量表之一是美国国立卫生研究院脑卒中量表（National Institutes of Health Stroke Scale，NIHSS）。

3. 实验室检查

血糖，全血细胞计数，包括血红蛋白、血细胞比容、白细胞计数和血小板计数，凝血酶原时间、国际标准化比值（international normalized ratio，INR）及活化部分凝血活酶时间，血脂检测，包括总胆固醇、高密度脂蛋白（high-density lipoprotein，HDL）胆固醇、低密度脂蛋白（low-density lipoprotein，LDL）胆固醇及甘油三酯。此外，急性脑卒中也引起抗磷脂抗体升高，具体机制尚不清楚。

4. 辅助检查

对大多数疑似急性缺血性脑卒中或 TIA 患者，应该进行脑部影像学检查和全面的神经血管评估，包括经颅多普勒超声（TCD）、头颅 CT、头颅 MRI 及脑血管造影。确定缺血性脑卒中的栓塞的可能来源以及检测鉴别出血性脑卒中患者可能存在的动脉瘤或血管畸形。

心脏评估对大多数脑缺血患者很重要。因为在脑卒中患者中心源性和主动脉源性栓子常见，经胸壁和经食管超声心动图可发现心源性和主动脉源性原因，而且许多脑血管闭塞性疾病患者同时存在冠状动脉性心脏病，在这里心电图的应用就极为重要。

（二）缺血性脑卒中管理

1. 急性脑梗死

急性脑卒中早期血压管理建议适合静脉溶栓治疗的急性缺血性脑卒中患者，在溶栓治疗开始前，推荐血压控制至收缩压≤185mmHg 且舒张压≤110mmHg。对于糖尿病患者，低血糖可导致类似于脑卒中的局灶性神经功能障碍，并且单纯的重度低血糖就可导致神经元损伤。尽快检测血糖并快速纠正低血糖是非常重要的。全科医生接诊急性脑卒中患者时，转诊至专设的脑卒中单元接受治疗，患者会有更好的结局。

2．TIA 或轻型缺血性脑卒中

对于 TIA 或轻型（非致残性）缺血性脑卒中患者，需及时进行适当的诊断评估和脑卒中预防治疗。2009 年美国心脏协会（American Heart Association，AHA）和美国脑卒中协会（American Stroke Association，ASA）关于 TIA 的定义与评估指南提出，在症状出现 72 小时内就诊且符合下列任一标准的 TIA 患者应收治入院专科治疗：① ABCD2 评分≥3；② ABCD2 评分为 0～2，但门诊无法 2 天完成诊断性检查；③ ABCD2 评分为 0～2，有局灶性脑缺血证据。

ABCD2 评分：

① 年龄（≥60 岁 = 1 分）；

② TIA 评估时血压升高（收缩压≥140 mmHg 或舒张压≥90 mmHg = 1 分）；

③ 临床特征（单侧无力 = 2 分；孤立的言语障碍 = 1 分；无 = 0 分）；

④ TIA 症状持续时间（≥60 分钟 = 2 分；10～59 分钟 = 1 分；< 10 分钟 = 0 分）；

⑤ 糖尿病（是 = 1 分；否 = 0 分）。

四、脑卒中预防治疗

1．生活方式改变

许多行为和生活方式改变可能有益于降低缺血性脑卒中和心血管疾病的风险，包括戒烟、限酒、控制体重、定期进行有氧运动、限制盐摄入以及采取地中海膳食。

2．降压治疗

TIA 及轻型缺血性脑梗死收缩压≥140 mmHg 或舒张压≥90 mmHg，推荐启用降压治疗。

3．抗血栓治疗

抗血小板药可有效预防复发性缺血性脑卒中，所以几乎所有此类患者均应采用抗血小板药物治疗。预防复发性非心源性缺血性脑卒中时，可选择长期使用阿司匹林（50～100 mg/d）、氯吡格雷（75 mg/d）和阿司匹林-缓释双嘧达莫（一次 25 mg/200 mg，一日 2 次）。对于发生过缺血性脑卒中或 TIA 的慢性非瓣膜性心房颤动患者，推荐长期预防性使用华法林或直接口服抗凝药。

4．调脂治疗

高脂血症患者他汀类药物治疗能降低脑卒中风险，他汀类药物的保护效应不是单纯通过降低胆固醇来实现，而是由于抗动脉粥样硬化血栓形成、抗炎等多效特性。而贝特类药物、树脂类或改善膳食等其他降脂方法对脑卒中发病率没有显著影响。

5．血糖控制治疗

对于曾发生过缺血性脑卒中或 TIA 的糖尿病患者，建议将血糖控制至接近正常血糖水平，HbAIc 值不超过 7%，严格血糖控制能减少微血管并发症。

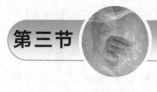

第三节　社区常见恶性肿瘤的早期筛查及管理

一、肺癌早期筛查及管理

肺癌在男性和女性中均是癌症相关死亡的主要原因。据统计，全球每年有 160 万人死于肺癌。美国癌症协会（American Cancer Society，ACS）估计，美国每年新诊断的肺癌病例有超过 23.4 万例，肺癌相关死亡超过 15.4 万例。在中国，肺癌的发病率和死亡率居所有癌症的首位。根据中国国家癌症中心最近的估计，中国每年新发肺癌病例约为 78.7 万例，其中男性和女性分别约为 52.0 万例和 26.7 万例，城市和农村分别约为 46.0 万例和 32.7 万例；每年因肺癌死亡例数约为 63.1 万，其中男性和女性分别约为 43.3 万例和 19.7 万例，城市和农村分别约为 36.6 万例和 26.5 万例。肺癌的诊治最有效、最关键的是时间，只有早发现、早诊断、早治疗才能有效提高病人愈后生存率。

（一）肺癌筛查方式

1．低剂量 CT

低剂量 CT（low-dose computed tomography，LDCT）作为肺癌筛查的标准方式，在肺癌筛查中的核心地位已经确立。其肺癌检出率是 X 线胸片的 4 倍左右，不推荐使用 X 线胸片进行筛查。

2．其他方式

未来肺癌筛查方法和技术研究的方向还有 PET、生物标志物等。目前有关于采用 PET 对 LDCT 评估直径 ≥7 mm 非钙化灶患者情况随访的研究，还有研究 p16 ink4a 启动子超甲基化和 p53 基因突变等，以分子和蛋白为基础的肿瘤生物标志物进行肺癌早期诊断。

（二）肺癌危险因素评估

肺癌筛查主要是要确定肺癌的危险因素，筛查高危人群，从而进行进一步的检查，改善患者预后。

1．危险因素

肺癌的危险因素包括：吸烟（包括二手烟），职业性致癌物质的暴露（砷、铬、石棉、镍、镉、铍、二氧化硅、柴油废气、煤油烟等），既往恶性肿瘤病史（如肺癌、淋巴瘤及膀胱癌等吸烟相关恶性肿瘤），肿瘤家族史，肺部相关疾病史（慢性阻塞性肺疾病、肺纤维化），激素替代治疗（女性）等。

2．肺癌风险评估

提高肺癌筛查效率，减少不必要的精神和经济负担，根据患者的实际情况，筛查前对目标人群进行评估和危险程度分级，分为高、中、低危险组。低中危险组不推荐进行低剂量 CT 筛查，高危险组应进行进一步的筛查和检测。

低危：50 岁以下；20 包/年以下吸烟史。

中危：50 岁或者以上；20 包/年或以上吸烟史（包括二手烟暴露）；无其他高危因素。

高危：55～77 岁，30 包/年或以上吸烟史，具有吸烟史，而戒烟时间短于 15 年；或者 50 岁或者以上；20 包/年或以上吸烟史；有至少一条危险因素。

（三）肺结节分类管理

当肺部低剂量 CT 发现病灶，需要根据病灶的类型和大小进行分类（如实性、部分实性及非实性），采取不同的筛查和随访策略。2020 年 NCCN 肺癌筛查指南建议对目标人群通过以下流程进行随访管理。

1．纯磨玻璃结节

对于≤19 mm 的非实性结节，指南推荐每年进行低剂量 CT 随访，直至筛查对象不再为肺癌潜在患者；对于≥20 mm 的非实性结节，间隔 6 个月进行低剂量 CT 随访。

2．部分实性结节

对于≤5 mm 的部分实性结节，指南推荐每年进行低剂量 CT 随访；对于≥6 mm，实性成分≤5 mm 的部分实性结节，间隔 6 个月进行低剂量 CT 随访；对于≥6 mm，实性成分为 6～7 mm 的部分实性结节，指南推荐间隔 3 个月进行低剂量 CT 随访或者直接进行 PET-CT 筛查，对于 PET-CT 高度怀疑恶性者，考虑活检或者手术切除，而恶性低可能性者推荐间隔 3 个月进行低剂量 CT 随访；对于实性成分≥8 mm，增强 CT 和/或 PET-CT 筛查高度怀疑恶性者，考虑活检或者手术切除，而恶性低可能性者推荐间隔 3 个月进行低剂量 CT 随访。

3．实性结节

对于≤5 mm 的实性结节，指南推荐每年进行低剂量 CT 随访；对于 6～7 mm 的实性结节，指南推荐间隔 6 个月进行低剂量 CT 随访；对于 8～14 mm 的实性结节，指南推荐间隔 3 个月进行低剂量 CT 随访或者 PET-CT 筛查；对于 >15 mm 的实性结节，指南推荐进行常规剂量增强 CT 和/或 PET-CT 筛查，同样高度怀疑恶性者，考虑活检或者手术切除，而恶性低可能性者推荐间隔 3 个月进行低剂量 CT 随访；支气管腔内实性结节，建议 1 个月内复查低剂量 CT，如无变化，建议行支气管镜检查。

在回访过程中，对于病灶大小无变化的可以适当延长随访时间，随访过程中出现新增病灶或原有病灶增大，根据其大小采取不同时间的影像学随访。因高度怀疑为恶性肿瘤行活检或手术切除明确为良性的人群，仍然需要每年进行低剂量 CT 筛查。对于多发结节的随访，主要是根据优势病灶（体积最大或者实性成分最多）的情况采取相应的随访策略。

二、消化道常见肿瘤（胃癌、肝癌）早期筛查及管理

（一）胃癌早期筛查及管理

胃癌（gastric cancer，GC）是最常见的消化道肿瘤之一，发病率在全球仍高居男性肿瘤第 4 位，死亡率排在第 3 位，男性发病率是女性的 2 倍。我国是胃癌高发国家，根据 2015 年中国癌症数据报告，我国每年胃癌预估新发病例 67.9 万例，死亡病例 49.8 万例，其发病率和病死率在恶性肿瘤中均高居第 2 位。目前我国发现的胃癌约 90%属于进展期，而胃癌的预后与诊治时机密切相关，早期胃癌治疗后五年生存率可超过 90%，甚至达到治愈效果。因此，早期筛查胃癌是改变我国胃癌诊治严峻形势可行且高效的途径。

1．胃癌筛查方式

（1）血清胃蛋白酶原（pepsinogen，PG）检测：PG 是胃蛋白酶的无活性前体。PG 可分为 PG I 和 PG II 2 种亚型。PG I 主要由胃体和胃底腺的主细胞和颈黏液细胞分泌，而 PG II 除了由胃底腺分泌外，胃窦幽门腺和近端十二指肠 Brunner 腺也可以分泌。当胃黏膜发生萎缩时，血清 PG I 和（或）PGR（PG I 与 PG II 比值）水平降低。有研究将 PG I ≤70 μg/L 且 PGR≤3 作为胃癌筛查界限值。

（2）血清胃泌素 17（gastrin-17，G-17）检测：G-17 是由胃窦 G 细胞合成和分泌的酰胺化胃泌素，刺激胃酸分泌、促进胃黏膜细胞增殖与分化。G-17 是反映胃窦内分泌功能的敏感指标，可以提示胃窦黏膜萎缩状况或是否存在异常增殖，在胃癌的发生、发展过程中也有促进作用。G-17 水平升高，可以提示存在胃癌发生风险。

（3）Hp 感染检测：目前认为 Hp 感染是肠型胃癌（占胃癌绝大多数）发生的必要条件，但不是唯一条件。常用筛查方式包括血清 Hp 抗体检测、尿素呼气试验（UBT）。

（4）血清肿瘤标志物检测：目前常用肿瘤标志物包括癌胚抗原（CEA）、CA19-9、CA72-4、CA125、CA242 等。在早期胃癌中的阳性率低于 10%，因此对于早期胃癌的筛查价值有限。

（5）内镜筛查：胃镜及其活检是目前诊断胃癌的金标准，但是胃镜检查依赖设备和内镜医师资源，且检查费用相对较高，会造成一定痛苦，故患者接受度较差。

2．胃癌筛查对象

《中国早期胃癌筛查及内镜诊治共识意见（2014 年，长沙）》确定胃癌筛查对象

为年龄≥40岁，且符合下列任意一条者：① 胃癌高发地区人群；② Hp 感染者；③ 既往患有慢性萎缩性胃炎、胃溃疡、胃息肉、术后残胃、肥厚性胃炎、恶性贫血等胃的癌前疾病；④ 胃癌患者一级亲属；⑤ 存在胃癌其他风险因素，如摄入高盐、腌制饮食、吸烟、重度饮酒等。

3．胃癌筛查策略

胃癌风险人群中，年龄、性别、Hp 抗体、PG、G-17 是与胃癌发生最相关的 5 个因素。通过上述危险因素建立胃癌筛查评分系统（表 8-3），该系统包含 5 个变量，根据分值可将胃癌筛查目标人群分为 3 个等级：胃癌高危人群（17～23 分），胃癌发生风险极高，推荐胃镜精查，之后每年复查；胃癌中危人群（12～16 分），有一定胃癌发生风险，予胃镜精查，每 2 年复查；胃癌低危人群（0～11 分），胃癌发生风险一般，可 3 年做一次胃镜检查。

表 8-3　胃癌筛查评分系统

危险因素	分　值	危险因素	分　值
年龄（岁）		性别	
40～49	0	女	0
50～59	5	男	4
60～69	6	Hp 抗体	
>69	10	阴性	0
G-17（pmol/L）		阳性	1
<1.50	0	PGR	
1.50～5.70	3	≥3.89	0
>5.70	5	<3.89	3

（二）肝癌早期筛查及管理

原发性肝癌简称肝癌，主要为起源于肝细胞的肝细胞癌、起源于肝内胆管细胞的肝内胆管癌和肝细胞胆管细胞混合癌，肝细胞癌占 85%～90%。全球肝癌新发约792 031 例，人口年龄标化率（age-standardized rates，ASR）为 8.9/10 万，位居恶性肿瘤发病谱第 6 位。中国人群肝癌的 ASR 发病率为 17.7/10 万，ASR 死亡率为16.4/10 万，居全球第 9 位。因此，肝癌的筛查与监测应纳入国家公共卫生计划，旨在降低与肝癌相关死亡和总体肝病相关死亡。

1．肝癌筛查方式

（1）腹部 US：由于其操作简便、灵活、无创和价格低，被很多国家的指南推荐作为肝癌的筛查方法。直径 >2 cm 的肝脏肿瘤，根据病灶血供等特征，US 有助于鉴别其良恶性。

（2）CT 和 MRI：诊断肝癌及临床分期最重要的工具，可显著提高早期肝癌的诊断灵敏度和特异度，但设备价格高，难以在基层医院应用。

（3）AFP：AFP 水平与肿瘤大小有关，部分良性肝病、肝母细胞瘤和胃肠道恶性肿瘤患者血清 AFP 也会升高。在中晚期肝细胞癌诊断价值较早期肝癌高。AFP 和 US 联合检查，可提高肝细胞癌诊断的灵敏度。

2．肝癌筛查对象及危险分层

肝硬化及未抗病毒治疗或未获得持续病毒学应答（SVR）的慢性 HBV 或 HCV 感染者，是我国肝细胞的主要高危人群。

低危人群：① 免疫耐受期 HBV 感染者；② 抗病毒治疗获得 SVR 的 HBV 或 HCV 相关慢性肝炎；③ ALT、血小板正常非病毒性肝病。

中危人群：① 年龄＜40 岁，未抗病毒治疗或抗病毒治疗后低病毒血症的 HBV 或 HCV 相关慢性肝炎；抗病毒治疗获得 SVR 的 HBV 或 HCV 相关肝硬化。② ALT 正常非病毒性肝硬化或 ALT 异常慢性非病毒性肝炎。

高危人群：① 未抗病毒治疗或抗病毒治疗后低病毒血症的 HBV 或 HCV 相关肝硬化；② 非病毒性肝硬化患者伴糖尿病或（和）一级亲属肝癌家族史；③ 男性，年龄＞40 岁；女性，年龄＞50 岁；未抗病毒治疗 HBV 或 HCV 相关慢性肝炎。

极高危人群：① 腹部超声检查肝脏结节（1~2 cm）或病理学为低级别不典型增生结节、高级别不典型增生结节；② HBV 或 HCV 相关肝硬化结节（＜1 cm）；③ 未接受抗病毒药物治疗、治疗后低病毒血症的 HBV 或 HCV 相关肝硬化伴糖尿病或一级亲属有肝癌家族史等协同危险因素。

3．肝癌监测

全球各指南推荐肝癌监测间隔不一致。2019 年，国家卫健委发布的《原发性肝癌诊疗规范》推荐肝癌高危人群间隔 6 个月监测 1 次。总的来说，肝癌低危人群，1 年或以上 1 次常规监测（US+AFP）；肝癌中危人群，监测频率 1 年 1 次；肝癌高危人群，6 个月 1 次常规监测；肝癌极高危人群，3 个月 1 次 常规监测，6~12 个月增强 CT 或 MRI 检查，以提高早期肝癌诊断率。

三、乳腺癌早期筛查及管理

乳腺癌是威胁女性患者生命的首要恶性肿瘤。在全球范围内，每年新发乳腺癌 208.8 万，死亡约 62.7 万。目前包括我国在内的亚太地区，乳腺癌的发病仍然呈增长趋势。2009 年至 2014 年乳腺癌发病率的上升趋势依然明显。目前，乳腺癌已成为中国城市女性首位、农村女性第二位的常见恶性肿瘤。

（一）乳腺癌筛查方式

（1）乳腺触诊。单独采用乳腺触诊筛查乳腺癌，由于目前证据不充分，尚不推荐。但对于从未接受乳腺癌筛查的女性，乳腺触诊仍有可能提高乳腺癌检出率，因此推荐乳腺触诊作为乳腺影像学筛查之前的初始手段。

（2）乳腺 X 线筛查。它被证实能有效降低乳腺癌死亡率。因此，推荐其作为一般风险女性主要的乳腺癌筛查方法。乳腺 X 线筛查阴性的致密型乳腺女性，补充乳腺超声筛查能有效提高乳腺癌检出率，推荐补充乳腺超声筛查。

（3）乳腺超声筛查。它用于无早发乳腺癌家族史或不携带有乳腺癌致病性遗传突变的 40 ~ 44 岁的其他乳腺癌高危风险女性的筛查；推荐乳腺 X 线联合乳腺超声筛查用于 45 岁以后该类高危风险女性的筛查。

（4）乳腺磁共振检查。它用于有早发乳腺癌家族史且自身携带有乳腺癌致病性遗传突变的乳腺癌高危风险女性的规律性筛查；或推荐用于乳腺 X 线及乳腺超声筛查均阴性的其他乳腺癌高危风险女性的补充性筛查。

（二）乳腺癌筛查对象

乳腺癌筛查指通过有效、简便、经济的乳腺检查措施，将健康人群中那些可能患有乳腺癌但表面健康的女性，与那些可能不患有乳腺癌的女性相鉴别的筛查过程，以期早期发现、早期诊断及早期治疗，最终降低人群乳腺癌的死亡率。乳腺癌高危风险女性，至少符合下述 1 个条件。

（1）至少 2 位一级或二级女性亲属曾患乳腺癌。

（2）至少 1 位一级亲属携带有已知 BRCA1/2 基因致病性遗传突变。

（3）至少 1 位符合下述 1 个条件的乳腺癌一级亲属：① 发病年龄 ≤ 45 岁；② 发病年龄在 45 ~ 50 岁，同时至少 1 个一级亲属患有任何年龄的卵巢上皮癌、输卵管癌或原发性腹膜癌；③ 患有 2 个原发性乳腺癌，同时首次发病年龄 ≤ 50 岁；④ 发病年龄不限，同时至少 2 个一级亲属患有任何年龄的卵巢上皮癌、输卵管癌或原发性腹膜癌；⑤ 男性乳腺癌。

（4）自身携带有乳腺癌致病性遗传突变。

（5）一级亲属中有遗传性肿瘤综合征（如遗传性乳腺及卵巢综合征、Cowden 综合征、Li-Fraumeni 综合征、Peutz-Jeghers 综合征和林奇综合征等）。

（6）曾患乳腺导管、小叶中重度不典型增生或小叶原位癌。

（7）曾接受胸部放疗。

（三）乳腺癌监测管理

合理膳食、适量运动、戒烟限酒和心理平衡是 WHO 提出的人类健康的"四大基石"，也是乳腺癌高危风险女性生活方式的基本指导原则。《中国女性乳腺癌筛查指南》推荐一般风险女性每 2 年 1 次乳腺 X 线筛查；对有早发乳腺癌家族史且自身携带有乳腺癌致病性遗传突变的乳腺癌高危风险女性，推荐每年 1 次乳腺磁共振检查；对 40 ~ 44 岁无早发乳腺癌家族史或不携带有乳腺癌致病性遗传突变的其他乳腺癌高危风险女性，推荐每年 1 次乳腺超声筛查，当乳腺超声筛查阴性时，建议补充乳腺磁共振检查；45 岁以上其他乳腺癌高危风险女性，推荐每年 1 次乳腺 X 线联合乳腺超声筛查，当乳腺 X 线及乳腺超声筛查均阴性时，建议补充乳腺磁共振检查。

四、宫颈癌早期筛查及管理

宫颈癌（cervical cancer）是导致女性癌症相关死亡的第 4 大常见原因。据估计，2018 年全球约有 56.9 万新确诊病例，31.1 万人死亡。我国癌症中心发布的全国癌症统计数据报告显示，宫颈癌发病率居女性生殖系统恶性肿瘤发病率第 2 位，仅次于乳腺癌，每年新发病例为 13 万例，占世界宫颈癌每年总新发病例的 28%。

（一）宫颈癌筛查方案

临床指南建议 HPV 检测或细胞学检查作为宫颈癌筛查主要方式，但不同年龄区间建议筛查方案存在差异。

（1）年龄小于 21 岁的女性无论有无性生活史，均不建议常规筛查。但具有高危因素（性生活早、性伴侣多、既往多次流产史、不良生活习惯等）、伴有临床症状者（接触性阴道流血等），依然建议常规筛查。

（2）21～29 岁的女性可每 3 年行 1 次单纯宫颈细胞学筛查。

（3）30～65 岁的女性可每 3 年行 1 次单纯宫颈细胞学筛查，每 5 年行 1 次单纯高危型人乳头瘤病毒（hrHPV）检测，或每 5 年进行 1 次 hrHPV 联合宫颈细胞学筛查。

（4）65 岁以上既往接受充分筛查且无宫颈癌高危因素者无需再常规筛查；年龄大于 65 岁，既往未接受充分筛查且合并宫颈癌高危因素（高级别癌前病变或宫颈癌病史；宫腔暴露于己烯雌酚；免疫系统受损）者需进行规范的筛查。

（二）HPV 疫苗与宫颈癌筛查

目前 FDA 批准 3 种疫苗已经证实对预防 HPV 的感染是有效的。二价疫苗包括 HPV-16 和 HPV-18；四价疫苗除了 HPV-16 和 HPV-18，还包括 HPV-6 和 HPV-11。四价疫苗在接种 3 年后，对于既往无 16 或 18 型 HPV 感染的女性，疫苗防止 16 或 18 型 HPV 感染引起 CINⅡ和 CINⅢ的有效率为 99%，但对已有感染女性有效率仅为 44%。

2014 年 FDA 批准了九价疫苗上市，是在上述疫苗基础上涵盖另外的 5 种高危型 HPV 亚型。九价疫苗涵盖的另外 5 种高危 HPV 亚型，预防其所致的超过 20% 的高危型 HPV 的感染。疾病控制预防中心的接种咨询委员会（advisory committee on immunization practices，ACIP）推荐 9～26 岁女性注射疫苗；对有机会感染 HPV 的成人和青少年，工作组推荐 9～26 岁时接种疫苗。

HPV 疫苗是宫颈癌预防的重要一步，但它不影响常规宫颈癌筛查的必要性。接种 HPV 疫苗的女性仍应同样按照未接种 HPV 疫苗的女性进行筛查。

第四节 慢性呼吸系统疾病预防及管理

一、慢性阻塞性肺疾病预防及管理

慢性阻塞性肺疾病（chronic obstructive pulmonary disease，COPD）是可预防和治疗的疾病，以持续性呼吸系统症状和气流受限为特征，通常由暴露于有害颗粒或气体引起的气道和/或肺泡异常，是由小气道疾病（如阻塞性毛细支气管炎）和肺实质破坏（肺气肿）混合导致的。COPD患病率在5%以上，且该病的并发症发病率和死亡率高。在美国，COPD是慢性病排名第3位的死因，每年造成12万多人死亡。而2018年发布的我国慢性阻塞性肺疾病流行病学调查结果显示，慢性阻塞性肺疾病的患病率占40岁以上人群的13.7%，是导致慢性呼吸衰竭和慢性肺源性心脏病最常见的病因，约占全部病例的80%。COPD患者因肺功能进行性减退需要长期治疗（如辅助供氧治疗、药物治疗），频繁就诊，甚至急性加重而住院，因此消耗了大量医疗资源。

（一）慢性阻塞性肺疾病评估

慢性阻塞性肺病评估适用于出现COPD症状患者，尤其是合并危险因素的暴露史时（如吸烟、职业性粉尘、烟雾和有害气体接触），该类患者都应进行肺功能测定和/或实验室及影像学检查。而对无症状成人进行COPD相关筛查检查是否有益尚无明显证据。

1．病 史

确定慢性阻塞性肺病患者吸烟（包括被动吸烟）或职业性粉尘、烟雾和有害气体使用等暴露病史。吸烟量和持续时间是疾病严重程度的促成因素，因此，确定患者吸烟的包年数（即每日吸烟包数×吸烟年数）及采集患者环境/职业史是评估疑似COPD患者的一个关键步骤。相关研究表明，虽然引起COPD的吸烟持续时间/强度的确切阈值因人而异，但在没有遗传、环境及职业易感因素的情况下，吸烟量少于10~15包年者不太可能发生COPD。COPD的三个主要症状是呼吸困难、慢性咳嗽和咳痰，最常见的早期症状是劳力性呼吸困难，也可见喘鸣和胸闷。这些症状都可以程度不一地单独出现，也可以同时出现。

2．体格检查

COPD的查体常因疾病的严重程度而不同。在疾病早期，体格检查可能正常，或仅显示呼气相延长或用力呼气时有哮鸣音；随着气道阻塞程度的加深，体格检查可发现肺过度充气表现（如叩诊呈过清音）、呼吸音减弱、哮鸣音、肺底湿啰音和/或心音遥远。病程较长者可出现"桶状胸"（胸廓前后径增大），胸部叩诊时发现横膈下降且活动受限；对于终末期COPD患者，体格检查时甚至可以发现发绀、重度高碳酸血症所致扑翼样震颤和右心衰竭所致肝脏增大和触痛。胸内压增高时，还可能观察到颈静脉怒张，尤其是呼气时。对于长期大量吸烟的患者，可见到由燃烧的烟草中的尼古丁和焦油引起的手指黄渍，杵状指不是 COPD（即使伴低氧血症）的特征，但如有杵状指则考虑肺癌、间质性肺疾病或支气管扩张症等疾病共存。

3．实验室检查

实验室检查主要用来排除呼吸困难的其他病因和共存疾病，可通过血糖、尿素氮、肌酐、电解质、钙、磷和促甲状腺激素等进行鉴别。脑钠肽（brain natriuretic peptide，BNP）或氨基末端脑钠肽前体（N-terminal pro-brain natriuretic peptide，NT-proBNP）的浓度有助于评估是否心力衰竭。COPD 患者存在呼吸困难时，评估有无贫血是一个重要步骤，但进行动脉血气测定可以直接判断是否存在高碳酸血症及低氧血症。持续性气流阻塞的成人患者都应行 α-1-抗胰蛋白酶（α-1-antitrypsin，α-1-AT，AAT）检测，尤其是年轻（年龄≤45 岁）时出现肺气肿、非吸烟者或吸烟极少者出现肺气肿、胸片以肺底部改变为主的肺气肿或有家族史的肺气肿患者。此外，GOLD2020 主要提到了两类生物标志物：一是嗜酸粒细胞用于指导吸入性糖皮质激素对急性加重的预测效果，二是 C 反应蛋白（CRP）和降钙素原在慢阻肺急性加重期可考虑用于指导抗生素的使用。

4．辅助检查

（1）肺功能检查（pulmonary function test，PFT）是疑似 COPD 患者诊断性评估的基础，还可用于确定气流受限的严重程度、评估患者对药物的反应以及病情进展情况。

（2）影像学检查。当呼吸困难或咳痰的病因不明，以及在 COPD 急性加重时，通常对 COPD 患者进行胸片和 CT 检查，用来排除并发疾病（如肺炎、气胸、心力衰竭）。提示 COPD 的影像学特征（通常见于疾病晚期）包括：① 肺血管影变细、肺野的透亮度增加、横膈扁平、心影狭长；② 侧位片示肺过度充气，横膈轮廓扁平、胸骨后间隙增大；③ 肺大疱（定义为被弧形细线影环绕的直径超过 1cm 的透亮区），可能伴或不伴广泛的肺气肿；④ COPD 合并肺高压和肺源性心脏病时，可见肺门血管影等。

（二）慢性阻塞性肺疾病诊断及分期

1．诊　　断

肺功能是 COPD 诊断的金标准。肺功能的诊断标准是：采用吸入支气管舒张剂（比如硫酸沙丁胺醇气雾剂）后仍不完全可逆的气流受限，即一秒呼气容积（forced expiratory volume in one second，FEV1）/用力呼气容积（forced vital capacity，FVC）＜0.7，并且 FEV1<预测值的 80%，来进行定性诊断。

2．分　　期

最初的慢性阻塞性肺疾病全球倡议（Global Initiative for Chronic Obstructive Lung Disease，GOLD）指南采用 FEV1 来对疾病严重程度进行分期，即轻度：FEV1

占预计值的百分比大于80%;中度:小于80%大于50%;重度:小于50%大于30%;极重度:小于30%或者小于50%但伴有呼吸衰竭的症状。GOLD2020指南的治疗策略建议,应根据患者的症状和危险因素并通过肺功能检查进行明确。初始评估包括评估患者的呼吸困难症状、气流受限严重程度、发生急性加重的风险和合并症,然后根据症状、急性加重风险,将患者分为A、B、C、D四个组别。

依据过去12个月中急性加重的次数和因加重而住院的次数判断今后加重的风险。如果过去12个月中急性加重的次数为0或1,提示今后加重的风险较低;如果有≥2次加重,或是有因加重而住院,就提示今后加重的风险较高。

症状和风险可组合形成以下四组。

(1)A组:风险低,症状少。病情恶化次数为0~1次/年且先前未因病情恶化而住院;CAT评分(表8-4)小于10分或mMRC分级(表8-5)为0~1级。

(2)B组:风险低,症状多。病情加重次数为0~1次/年且先前未因病情加重而住院;CAT评分大于等于10分或mMRC分级大于等于2级。

(3)C组:风险高,症状少。病情加重次数大于等于2次/年或因病情加重而住院的次数大于等于1次;CAT评分小于10分或mMRC分级为0~1级。

(4)D组:风险高,症状多。病情加重次数大于等于2次/年或因病情加重而住院的次数大于等于1次;CAT评分大于等于10分或mMRC分级大于等于2级。

表8-4 慢性阻塞性肺疾病评估测试(COPD assessment test,CAT)

我从不咳嗽	0	1	2	3	4	5	我一直在咳嗽
我一点痰也没有	0	1	2	3	4	5	我有很多很多痰
我一点也没有胸闷的感觉	0	1	2	3	4	5	我有很重的胸闷的感觉
当我爬坡或爬一层楼梯时,我并不感到喘不过气来	0	1	2	3	4	5	当我爬坡或爬一层楼梯时,我感觉非常喘不过气来
在家里的任何劳动都不受慢阻肺的影响	0	1	2	3	4	5	我在家里的任何劳动都很受慢阻肺的影响
每当我想外出时我就能外出	0	1	2	3	4	5	因为我有慢阻肺,所以从来没有外出过
我睡眠非常好	0	1	2	3	4	5	因为我有慢阻肺,我的睡眠非常不好
我精力旺盛	0	1	2	3	4	5	我一点精力都没有

表8-5 改良英国医学研究学会呼吸困难指数(modified British medical research council,mMRC)

分级	评估呼吸困难严重程度
0级	我仅在费力运动时出现呼吸困难
1级	我平地快步行走或步行爬小坡时出现气短
2级	我由于气短平地行走时比同龄人慢或者需要停下来休息
3级	我在平地行走100米左右或数分钟后需要停下来休息
4级	我因严重呼吸困难以至于不能离家,或在穿脱衣服时出现呼吸困难

（三）慢性阻塞性肺疾病管理

COPD 关键的预防措施是戒烟，鼓励所有吸烟者戒烟。管理策略主要基于症状的个性化评估和未来急性加重的风险评估，主要的治疗目标是减少症状及未来急性加重的风险。COPD 管理策略不应局限于药物治疗，还要重视适当的非药物干预。

1．非药物治疗

COPD 患者非药物治疗包括：GOLD 各组（A、B、C、D 组）均应该戒烟，推荐躯体活动锻炼，根据各地区指南推荐情况注射流感疫苗、肺炎疫苗，对于 B、C、D 组应予以肺康复治疗。对于稳定期 COPD 患者，静息或运动导致的氧饱和度降低不常规推荐长期氧疗。然而评估患者是否需要氧疗还要考虑患者个人因素。

对于 COPD 患者，还可实施肺康复治疗。肺康复是以运动为核心的综合康复，其主要内容包括：① 教育，包括患者自我管理；② 运动"处方"，包括四肢运动锻炼、减轻或控制呼吸困难的呼吸锻炼及增加运动强度和耐力的锻炼；③ 精神和心理的康复；④ 呼吸治疗和胸部物理治疗，如胸部叩击和体位引流、有效咳嗽锻炼、气溶胶吸入、氧气疗法、家庭内通气或无创性通气等；⑤ 日常生活能力锻炼和职业康复，以让患者能独立生活和工作为目标；⑥ 其他措施，如戒烟、适当营养和控制体重，避免有害气体吸入，避免感染，进行流感、肺炎疫苗注射及必要的药物治疗；⑦ 定期检查。

肺康复治疗适用于大部分 COPD 患者，在中至重度患者中获益最明显。肺康复治疗可以改善 COPD 患者的焦虑抑郁症状。合适的健康指导可以提高患者的自我管理能力，对发生 COPD 急性加重而住院的患者，出院时及早开始健康指导，可降低因病情急性加重再次住院的风险。

2．慢性阻塞性肺病的治疗方案

（1）初始药物治疗方案。

根据 A、B、C、D 组个体化评估症状和急性加重风险的 COPD 初始药物治疗管理路径如下。

A 组患者（症状少，低风险患者）：根据药物改善患者呼吸困难的实际效果，给予短效或长效支气管扩张剂。如有效则进行维持治疗。

B 组患者（症状多，低风险患者）：推荐初始用药为长效支气管扩张剂、长效抗胆碱能拮抗剂（LAMA）或长效 β2 受体激动剂（LABA）。若患者存在严重呼吸困难，双支气管扩张剂可作为初始用药。

C 组患者（症状少，高风险患者）：初始用药推荐长效支气管扩张剂单药治疗，推荐 LAMA。

D 组患者（症状多，高风险患者）：LAMA 能有效缓解呼吸困难、减少急性加重，D 组患者可选择 LAMA 单药作为初始用药。对于症状严重的患者（CAT≥20 分），尤其是呼吸困难和/或运动严重受限的患者，双支气管扩张剂可作为初始治疗用药。对于急性加重高风险（既往 1 年≥2 次中度急性加重或 1 次重度急性加重）、血嗜酸粒细胞计数≥300/μl，治疗应该考虑采用含吸入性糖皮质激素（ICS）+LABA 的方案。

（2）随访治疗方案。

后续随访治疗是基于患者的症状（呼吸困难/活动受限）和急性加重的管理。

① 呼吸困难。

A. 使用了长效支气管扩张剂单药治疗后仍存在呼吸困难或运动受限的患者，推荐使用双支气管扩张剂。如果升级后症状仍未能改善，则应推荐降级至单药治疗，换吸入装置或不同的药物。

B. 对于在已经应用了 ICS+LABA 的基础上仍存在呼吸困难或运动受限的患者，推荐升级至三联吸入治疗（LAMA+LABA+ICS）。

C. 以下情况下可考虑由 ICS+LABA 转换为双支气管扩张剂治疗：无急性加重病史患者的症状治疗、ICS 治疗效果不佳、出现 ICS 的不良反应需要停药的患者。

D. 在任何情况下，均应当寻找并治疗其他原因（非 COPD）引起的呼吸困难。通常，吸入技术不佳和依从性差是导致疗效不佳的可能原因。

② 急性加重。

A. 对于使用长效支气管扩张剂单药治疗后发生急性加重的患者，推荐升级至双支气管扩张剂治疗或 ICS+LABA 联合治疗。

B. 对于接受双支气管扩张剂治疗后发生急性加重的患者，根据血嗜酸粒细胞计数推荐以下两种方案，升级至三联吸入治疗：血嗜酸粒细胞计数 ≥100/μl 的患者添加 ICS 可能获益，血嗜酸粒细胞计数越高，治疗反应越好；若血嗜酸粒细胞计数 <100/μl，建议增加罗氟司特（磷酸二酯酶-4 抑制剂）或阿奇霉素。

C. 对于 ICS+LABA 联合治疗后发生急性加重的患者，推荐升级至三联吸入治疗。但如果出现 ICS 治疗效果不佳或者出现 ICS 相关不良反应，应当考虑换为双支气管扩张剂治疗。对于接受三联吸入治疗后发生急性加重的患者，可考虑以下方案：a. 加用罗氟司特治疗：FEV1 <50% 和有慢性支气管炎的患者，特别是近 1 年有 1 次以上急性加重导致住院的患者。b. 加用大环内酯类抗生素：阿奇霉素的证据最强，尤其是对于那些目前非吸烟的患者，可减少其病情的急性加重，但治疗决策中还需要考虑细菌耐药的产生。c. 降级治疗、停用 ICS：在出现 ICS 相关的不良反应（例如肺炎）或治疗效果不佳的情况下，应考虑停用 ICS。

（3）外科治疗。

局灶肺气肿患者可以考虑肺减容手术。对于进展性肺气肿患者，可以考虑经内镜肺减容介入治疗干预，必要时可以考虑肺移植。

二、哮喘预防及管理

支气管哮喘，简称哮喘（asthma），是一种异质性疾病，通常以慢性气道炎症为特征。通常出现广泛而多变的可逆性呼气气流受限，导致反复发作的喘息、气促、胸闷和（或）咳嗽等症状，强度随时间变化。多在夜间和（或）清晨发作、加剧，多数患者可自行缓解或经治疗缓解。支气管哮喘如诊治不及时，随病程的延长可产生气道不可逆性缩窄和气道重塑。

根据流行病学调查研究显示，哮喘患病率逐年上升。2014年亚洲哮喘研究荟萃分析显示：亚洲成人哮喘患病率在0.7%~11.9%，平均不超过5%。2015年全球疾病负担研究调查全球哮喘患者达3.58亿，较1990年增加了12.6%。而我国2019年肺健康显示20岁以上哮喘患者为4570万，患病率为4.2%。对于哮喘控制情况，2012年一项研究对欧洲11个国家18~50岁的8000例哮喘患者进行调查，只有20.1%的哮喘患者达到控制，34.8%的哮喘患者达到部分控制，45.1%的哮喘患者未控制；2017年我国30个省市城区门诊支气管哮喘患者控制水平，城区哮喘患者总体控制率只有28.5%。社区哮喘有效管理对哮喘控制至关重要，目前对于哮喘主要根据患者情况开展患者教育、控制哮喘诱因、监测症状或肺功能变化和药物治疗等方面的内容管理。

（一）哮喘评估

哮喘的评估遵循多次重复原则，在诊断前后或诊断时都应进行评估。根据哮喘症状（发作频率和强度）、呼吸受损情况和不良结局风险等的评估结果来指导初始治疗。

1. 病　史

哮喘的典型特点为：患者暴露于诱发因素（如变应原、运动和病毒感染）后出现一系列呼吸道症状，如哮鸣（高调的口哨声，常在呼气时出现）、咳嗽（常在夜间加重）、呼吸急促或呼吸困难等，解除诱发因素或应用哮喘药物后症状消退。症状通常反复间歇性出现，时程达数小时至数日，也可见于症状只夜间发作或加重。同时需要注意成人新发哮喘中，多达10%的病例由工作场所相关的暴露引发（职业性哮喘）。

哮喘患者的临床控制情况对哮喘评估具有重要意义，哮喘控制测试（asthma control test，ACT）问卷（表8-6）是基层医院初步评估哮喘患者的重要工具。

表8-6　ACT问卷及其评分标准

问题	1	2	3	4	5
在过去4周内，在工作、学习或家中，有多少时候哮喘妨碍您进行日常活动？	所有时间	大多数时候	有些时候	很少时候	没有
在过去4周内，您有多少次呼吸困难？	每天不止1次	每天1次	每周3~6次	每周1~2次	完全没有
在过去4周内，因为哮喘症状（喘息、咳嗽、呼吸困难、胸闷或头疼）您有多少次在夜间醒来或早上比平时早醒？	每周4个晚上或更多	每周2~3个晚上	每周1次	1~2次	没有
在过去4周内您有多少次使用急救药物治疗（如沙丁胺醇）？	每天3次以上	每天1~2次	每周2~3次	每周1次或更少	没有
您如何评估过去4周内哮喘控制情况？	没有控制	控制很差	有所控制	控制良好	完全控制

注：评分方法如下。第一步，记录每个问题的得分。第二步，将每一题的分数相加得出总分。第三步，根据得分进行评估：评分20~25分代表哮喘控制良好；16~19分代表哮喘控制不佳；5~15分代表哮喘控制很差。

2．体格检查

广泛分布的高调哮鸣音为哮喘的典型特征。哮喘患者的肺外体格检查也可支持哮喘诊断。若咽后壁呈鹅卵石样外观，并且耳镜检查发现鼻腔黏膜苍白肿胀，则提示存在变态反应性鼻炎。成人哮喘患者可伴发特应性皮炎，表现为典型的苔藓样斑块，分布于皮肤摩擦部位，尤其是肘前窝和腘窝、手腕的掌面、踝部和颈部。

3．实验室检查

（1）全血细胞计数和白细胞分类计数可帮助哮喘诊断。嗜酸性粒细胞的百分比或计数显著升高可能是过敏性哮喘引起的；哮喘治疗无反应时应考虑严重贫血导致的呼吸困难。

（2）变态反应的检测：血清总 IgE 缺乏特异性，但过敏原特异性 IgE 增高是诊断过敏性哮喘的重要依据之一，其水平高低可以反映哮喘患者过敏状态。患者过敏因素检测有助于指导哮喘的治疗，包括体内皮肤过敏原点刺试验及体外特异性 IgE 检测。

（3）呼出气体中的一氧化氮（fractional concentration of exhaled nitric oxide，FeNO）诊断哮喘的辅助方法，可以作为评估气道炎症类型和哮喘控制水平的指标，但该方法尚未普及。

4．辅助检查

肺通气功能指标 FEV1 和 PEF 反映气道阻塞的严重程度，是客观判断哮喘病情最常用的评估指标。支气管舒张试验、支气管激发试验、呼气流量峰值（peak expiratory flow，PEF）平均每日昼夜变异率主要用于哮喘诊断。没有合并其他疾病时，哮喘患者的影像学检查几乎都是正常，主要用于鉴别诊断。

（二）哮喘诊断及分级

1．诊　断

存在典型症状和体征，同时具备可变气流受限客观检查中的任一条，并排除其他疾病所引起的喘息、气促、胸闷及咳嗽，可以诊断为哮喘。

（1）典型哮喘的临床症状和体征：① 反复发作性喘息、气促，伴或不伴胸闷或咳嗽，夜间及晨间多发，常与接触变应原、冷空气，物理、化学性刺激以及上呼吸道感染、运动等有关；② 发作时及部分未控制的慢性持续性哮喘，双肺可闻及散在或弥漫性哮鸣音，呼气相延长；③ 上述症状和体征可经治疗缓解或自行缓解。

（2）可变气流受限的客观检查：① 支气管舒张试验阳性（吸入支气管舒张剂后，FEV1 增加 > 12%，且 FEV1 绝对值增加 > 200 ml）；或抗炎治疗 4 周后与基线值比较 FEV1 增加 > 12%，且 FEV1 绝对值增加 > 200 ml（除外呼吸道感染）。② 支气管激发试验阳性；吸入激发剂乙酰甲胆碱或组胺后，FEV1 下降 ≥20%，判断结果为阳性，提示存在气道高反应性。③ PEF 平均每日昼夜变异率（至少连续 7 d 每日 PEF 昼夜变异率之和/总天数 7）> 10%，或 PEF 周变异率（2 周内最高 PEF 值 − 最低 PEF

值）/［（2周内最高 PEF 值+最低 PEF）×1/2］×100% ﹜>20%。

除此之外，还存在不典型哮喘——咳嗽变异性哮喘（cough variant asthma，CVA）、胸闷变异性哮喘（chest tightness variant asthma，CTVA），咳嗽或胸闷作为唯一或主要症状，无喘息、气促等症状。而无反复发作喘息、气促、胸闷或咳嗽的表现，但长期存在气道反应性增高者为隐匿性哮喘。

2. 分　级

慢性持续期哮喘根据病情严重程度分为间歇状态、轻度持续、中度持续和重度持续 4 级。

间歇状态：症状<每周 1 次；短暂出现；夜间哮喘症状≤每月 2 次；FEV1 占预计值%≥80% 或 PEF≥80% 个人最佳值，PEF 变异率<20%。

轻度持续：症状≥每周 1 次，但<每日 1 次；可能影响活动和睡眠；夜间哮喘症状>每月 2 次，但<每周 1 次；FEV1 预计值%≥80% 或 PEF≥80% 个人最佳值，PEF 变异率为 20%~30%。

中度持续：每日有症状；影响活动和睡眠；夜间哮喘症状≥每周 1 次；FEV1 占预计值%为 60%~79% 或 PEF 为 60%~79% 个人最佳值，PEF 变异率>30%。

重度持续：每日有症状；频繁出现；经常出现夜间哮喘症状；体力活动受限；FEV1 占预计值%<60% 或 PEF<60% 个人最佳值，PEF 变异率>30%。

（三）哮喘管理

1. 哮喘管理目标

哮喘症状控制良好以及最大程度降低风险（哮喘发作、肺功能欠佳、药物不良反应）是哮喘长期管理的目标。同时，哮喘管理的决策也应考虑到患者本人意愿。

2. 哮喘患者教育

哮喘控制的一个关键部分是患者积极参与哮喘管理，成功的医患配合取决于充分且持续的哮喘教育，特别是社区医生进行直接一对一教育。哮喘患者教育包括以下几项内容。① 明确哮喘是什么，有哪些症状。② 患者的哮喘诱因有哪些，如何减轻？应使用哪些药物快速缓解哮喘症状，哪些药物控制哮喘？③ 各种药物吸入器如何正确使用？④ 帮助去除阻碍患者规律用药的因素。

3. 哮喘药物治疗

（1）急性发作期。对哮喘症状发作患者，推荐立即使用吸入性 SABA（短效 β 受体激动剂），如沙丁胺醇或等效药物。刚开始常需要短程全身性糖皮质激素治疗，同时根据近期症状选择启用长期控制药物。

（2）慢性持续期。间歇性哮喘患者通按需使用 SABA；轻度哮喘，可选择哮喘患者阶梯治疗方案（表 8-7）第 1 级、第 2 级治疗；中度哮喘，通过第 3 级治疗可达到完全控制；重度哮喘，需要第 4 级或第 5 级治疗，若经过第 4 级或第 5 级治疗仍不能达到控制者，根据治疗效果，需要加入白三烯调节剂、噻托溴铵或生物制剂等。

表 8-7 哮喘患者阶梯治疗方案

药物	1 级	2 级	3 级	4 级	5 级
推荐选择控制药物	按需 ICS-福莫特罗	低剂量 ICS 或按需 ICS+福莫特罗	低剂量 ICS+LABA	中剂量 ICS+LABA	参考临床表型加抗 IgE 单克隆抗体，或加抗 IL-5，或加抗 IL-5R，或加抗 IL-4R 单克隆抗体
其他选择控制药物	按需使用 SABA 时即联合低剂量 ICS	白三烯受体拮抗剂（LTRA）低剂量茶碱	中剂量 ICS 或低剂量 ICS 加茶碱或加 LTRA	高剂量 ICS 加 LAMA 或加 LTRA 或加茶碱	高剂量 ICS+LABA 加其他治疗，如加 LAMA，或加茶碱或加低剂量口服激素
首选缓解药物	按需使用低剂量 ICS+福莫特罗，处方维持和缓解治疗的患者按需使用低剂量 ICS+福莫特罗				
其他可选缓解药物	按需使用 SABA				

（四）哮喘患者随访

对活动性哮喘患者进行常规随访，根据哮喘的严重程度每 1~6 个月随访 1 次，评估哮喘控制情况、肺功能、哮喘发作情况、吸入器使用方法、依从性、药物不良反应、生活质量和患者对治疗的满意度等。对哮喘控制不佳的患者应进行治疗升级；采用稳定方案控制良好持续 3~6 个月的哮喘患者，可逐级减少控制药物。哮喘控制良好的特征为：白天症状发作频率不超过一周 2 次，夜间因哮喘而憋醒的频率不超过一月 2 次。

（五）转 诊

转诊指征要依靠社区医生哮喘诊治的经验水平和把握程度，但出现以下情况建议转诊。① 难以确认是否为哮喘，需要进一步诊断性检查；② 患者有危及生命的哮喘发作史（需要入住 ICU 或气管插管）；③ 因哮喘而需要住院、1 年中使用口服糖皮质激素超过 2 个疗程，或无法停用口服糖皮质激素；④ 需要 5 级或更高级治疗；⑤ 经过 3~6 个月的积极治疗及恰当监测后仍然控制不佳；⑥ 哮喘患者发生全身性过敏反应；⑦ 有使哮喘控制变得复杂的共存疾病，例如鼻息肉、慢性鼻-鼻窦炎等可诱导喉梗阻；⑧ 患者可能适合接受变应原免疫治疗或生物制剂等。

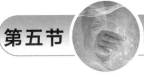

第五节　代谢相关疾病的预防及管理

一、糖尿病预防及管理

根据流行病学调查，我国约有 1.14 亿糖尿病患者，约占全球糖尿病患者的 27%，是世界上糖尿病患者最多的国家。糖尿病控制不佳，可导致视网膜、肾脏、神经系统和心脑血管系统的损伤，造成严重的疾病负担。

（一）糖尿病诊断及分型

1．诊　断

对于糖尿病诊断，目前我国采用世界卫生组织（1999年）的诊断标准。

（1）糖尿病前期。

空腹血糖受损（impaired fasting glucose，IFG）是指空腹血糖（fasting plasma glucose，FPG）为6.1～6.9 mmol/L。

糖耐量受损（impaired glucose tolerance，IGT）是指75 g OGTT（口服葡萄糖耐量试验 OGTT：晨7:00—9:00开始，受试者空腹8～10 h后口服溶于300 ml水内的无水葡萄糖粉75 g，在5 min之内服完。服糖第1口开始计时，于服糖前和服糖后2 h分别在前臂采血测血糖）2 h血糖为7.8～11.0mmol/L，且FPG < 7.0 mmol/L。

（2）糖尿病。

① 症状性糖尿病。若患者有高血糖的典型症状（烦渴多饮、多尿、多食、不明原因的体重下降），且随机血糖≥11.1 mmol/L。

② 无症状性高血糖。对于无症状个体，满足以下任一标准即可确诊为糖尿病：FPG≥7.0mmol/L 或 75g OGTT中2小时血糖≥11.1mmol/L。

2．分　型

WHO根据糖尿病的病因分型，将糖尿病分为4类，即1型糖尿病、2型糖尿病、特殊类型糖尿病和妊娠期糖尿病，2型糖尿病仍是临床上最常见的糖尿病类型。

（二）糖尿病评估

对糖尿病患者进行评估的主要目的是区分病因，主要是区分2型糖尿病与其他病因所致糖尿病，及评估糖尿病病情及发生并发症的风险。

1．病　史

详细询问症状、营养史和体重史，评估身体活动、心血管危险因素、糖尿病相关并发症史、糖尿病酮症酸中毒发生率（通常是1型糖尿病）、家族史和当前治疗。

2．体格检查

体格检查包括身高、体重、体重指数（body mass index，BMI）、腰围、血压、足背动脉搏动和视力等。

3．辅助检查

辅助检查包括血糖监测（包括空腹及餐后2 h血糖）、糖化血红蛋白（HbA1c）血脂、肝肾功能、尿常规、心电图和神经病变等相关检查，此外还需要尿白蛋白/肌酐比值（urinary albumin-to-creatinine ratio，UACR）、眼底检查、头颅MR等关注肾脏、眼底及脑微血管病变。

（三）糖尿病管理

1．糖尿病筛查随访

存在以下任意一个危险因素的为糖尿病高危人群，建议每年至少 1 次进行糖尿病筛查。① 年龄≥40 岁；② 有糖尿病前期（IGT、IFG 或两者同时存在）史；③ 超重（BMI≥24 kg/m²）或肥胖（BMI≥28 kg/m²）或向心性肥胖（男性腰围≥90 cm，女性腰围≥85 cm）；④ 静坐生活方式；⑤ 一级亲属中有 2 型糖尿病家族史；⑥ 有妊娠期糖尿病史的妇女；⑦ 高血压，或正在接受降压治疗；⑧ 血脂异常（HDL-C ≤0.91 mmol/L 和/或 TG≥2.22 mmol/L），或正在接受调脂治疗；⑨ ASCVD 患者；⑩ 有一过性类固醇糖尿病病史者。

糖尿病患者基层随访根据其合并症及并发症情况个体化制定，对于糖尿病血糖控制情况每月至少 2 次血糖监测（包括空腹及餐后 2 h 血糖）；合并超重/肥胖或高血压患者每月 1 次随访；糖化血红蛋白监测可每 3 月 1 次，控制情况良好可延长至每半年 1 次；对于糖尿病视网膜、肾脏、大血管、糖尿病足、神经病变等并发症随访建议每年 1 次。

2．治疗目标

糖尿病控制目标建议空腹血糖在 4.4～7.0 mmol/L，非空腹＜10.0 mmol/L。HbA1c 大多数非妊娠成年 2 型糖尿病患者建议＜7.0%；病程较短、预期寿命较长、无并发症、未合并心血管疾病的 2 型糖尿病患者可控制在 6.5% 以下；有严重低血糖史、预期寿命较短、有显著的微血管或大血管并发症的可适当放宽至 8.0% 以下。

3．生活方式干预

生活方式干预是 2 型糖尿病的基础治疗措施，糖尿病患者应立即进行生活方式干预，包括控制体重，超重及肥胖患者 3～6 个月减轻体重的 5%～10%；合理膳食，均衡营养，建议碳水占摄入总能量的约 50%～65%，脂肪占比 20%～30%，蛋白占比 15%～20%；每周开展中等强度有氧运动，例如太极、骑车等；戒烟限酒，清淡饮食，每日食盐摄入量控制在 6 g 以内；保持心情舒畅对疾病控制和管理具有积极意义。

4．药物治疗

采取单纯生活方式干预无法达标的患者应立即开始药物治疗，降糖药物的选择应根据具体病情确定。

（1）二甲双胍：主要减少肝脏葡萄糖的输出，改善外周胰岛素抵抗，是 2 型糖尿病患者的基础用药。主要不良反应是胃肠道反应，肝肾功能不全、严重感染、缺氧、接受大手术、酗酒者等禁用。使用碘化对比剂造影检查时，应暂时停用二甲双胍。

（2）磺脲类和格列奈类药物：胰岛素促泌剂促进体内胰岛素分泌，主要不良反应是低血糖和体重增加。已明确诊断的 1 型糖尿病患者、2 型糖尿病伴酮症酸中毒、感染、外伤、重大手术等应激情况，严重肝肾功能不全，对该类药物过敏或有严重不良反应者等禁用。

（3）α-糖苷酶抑制剂：抑制碳水化合物在小肠上部的吸收。胃肠道反应如腹胀、排气等是其主要不良反应。有明显消化和吸收障碍的慢性胃肠功能紊乱或由于肠胀气可能恶化的疾患（如严重疝气、肠梗阻和肠溃疡）者、对该类药物过敏者等禁用。

（4）噻唑烷二酮类（TZDs）药物：属于胰岛素增敏剂，增加机体对胰岛素作用的敏感性。可能导致体重增加和水肿，增加骨折和心力衰竭发生的风险。心功能分级Ⅱ级以上、活动性肝病或转氨酶升高超过正常上限 2.5 倍及严重骨质疏松和有骨折病史的患者禁用。

（5）其他降糖药物，如二肽基肽酶Ⅳ（dipeptidyl peptidase Ⅳ，DPP-4）抑制剂、钠-葡萄糖共转运蛋白 2（sodium-glucose cotransporter 2，SGLT2）抑制剂、胰高糖素样肽-1（glucagon-like peptide-1，GLP-1）受体激动剂，属于相对新型降糖药，对降低心血管事件及肾脏保护具有一定意义。

（6）胰岛素治疗。胰岛素治疗是控制高血糖的重要手段。适应证：出现严重的高血糖症（HbA1c≥9.0% 或空腹血糖≥11.1 mmol/L 同时伴明显高血糖症状或患有酮尿症）的新诊断 2 型糖尿病患者；难以区分 1 型糖尿病和 2 型糖尿病的患者；胰腺功能不全（包括来自囊性纤维化、慢性胰腺炎或胰腺切除术后）的继发性糖尿病患者，也应使用胰岛素。

5．治疗原则

生活方式干预是 2 型糖尿病的基础治疗措施，应贯穿于糖尿病治疗的始终，当单纯生活方式干预血糖控制不佳时开始单药治疗。2 型糖尿病药物治疗的首选是二甲双胍，不适合二甲双胍的治疗者可选择 α-糖苷酶抑制剂或胰岛素促泌剂。

二联治疗：单独使用二甲双胍的治疗血糖仍未达标，则可进行二联治疗，加用胰岛素促泌剂、α-糖苷酶抑制剂、TZDs、胰岛素等。

三联治疗：二联降糖药物控制效果仍不佳，可以 3 种药物联合使用。

三联治疗控制血糖仍不达标，则应调整治疗方案，采用胰岛素治疗。使用多次胰岛素治疗时应停用胰岛素促泌剂。

二、血脂异常预防及管理

随着城市化进程不断推进，社会老龄化不断加深，动脉粥样硬化性心血管疾病（atherosclerotic cardiovasculardisease，ASCVD）的负担日益加重，已成为重大的公共卫生问题。高脂血脂是动脉粥样硬化最重要的危险因素之一。WHO 最新资料显示，全球超过 50% 的冠心病的发生与胆固醇水平升高有关。而且美国 20 世纪 80 年代借助于完成降脂治疗任务，成功降低了冠心病死亡率。所以，有效控制血脂异常，对我国 ASCVD 防控具有重要意义。

血脂是血清中的胆固醇、甘油三酯（triglyceride，TG）和类脂（如磷脂）等的总称。血脂不溶于水，必须与特殊的蛋白质即载脂蛋白（apolipoprotein，Apo）结合形成脂蛋白（Lp）。血浆脂蛋白应用超速离心方法，可将血浆脂蛋白分为乳糜微粒（chylomicron，CM）、极低密度脂蛋白（very low density lipoprotein，VLDL）、中间密度脂蛋白（intermediate density lipoprotein，IDL）、低密度脂蛋白（low density lipoprotein，LDL）和高密度脂蛋白（high density lipoprotein，HDL）。血脂异常通常指血清中胆固醇（total cholesterol，TC）和（或）TG 水平升高，俗称高脂血症。但血脂异常也泛指包括低高密度脂蛋白胆固醇（high-density lipoprotein cholesterol HDL.C）血症在内的各种血脂异常。

（一）血脂异常分类及危险分层

1. 分　类

血脂异常可根据临床血脂监测结果及病因分类。

（1）临床分类。

血脂异常可根据临床血脂检测的基本项目 TC、TG、低密度脂蛋白胆固醇（low-density lipoprotein cholesterol，LDL-C）和 HDL-C 的值分类。① 高胆固醇血症：单纯胆固醇升高。② 高 TG 血症：单纯 TG 升高。③ 混合型高脂血症：总胆固醇和 TG 均有升高。④ 低 HDL-C 血症：HDL-C 偏低。

（2）病因分类。

① 原发性高脂血症：是单一基因或多个基因突变所致。多具有家族聚集性，有明显的遗传倾向，特别是单一基因突变者，故临床上通常称为家族性高脂血症。

② 继发性高脂血症：是指其他疾病所引起的血脂异常。可引起血脂异常的疾病主要有肥胖、糖尿病、肾病综合征、甲状腺功能减退症、肾功能衰竭、多囊卵巢综合征等。此外，一些药物如利尿剂、非心脏选择性 B 受体阻滞剂、糖皮质激素等也可能引起继发性血脂异常。

2. 危险分层

血脂异常干预是为预防 ASCVD。LDL-C 水平对个体或群体 ASCVD 发病危险具有独立的预测作用，根据个体 ASCVD 危险因素判断血脂异常危险分层以及目标值水平（表 8-8）。

表 8-8　血脂异常危险分层以及目标值

危险分层	疾病或危险因素	LDL-C 目标值
极高危	ASCVD 患者 LDL-C≥4.9 mmol/L 或 TC≥7.2 mmol/L	< 1.8 mmol/L
高　危	糖尿病患者 1.8 mmol/L≤LDL-C < 4.9mmol/L 或 3.1 mmol/L ≤TC < 7.2 mmol/L 且年龄≥40 岁； 高血压+2 项及以上危险因素	< 2.6 mmol/L
中　危	无高血压+2 项及以上危险因素； 高血压+1 项危险因素	< 3.4 mmol/L
低　危	无高血压，0~1 项危险因素； 高血压，无危险因素	< 3.4 mmol/L

注：ASCVD 指动脉粥样硬化性心血管疾病，包括急性冠脉综合（ACS）、稳定性冠心病、血运重建术后、缺血性心肌病、缺血性脑卒中、短暂性脑缺血发作、外周动脉粥样硬化病等；危险因素有吸烟、年龄（男性 > 45 岁、女性 > 55 岁）、HDL-C < 1.0 mmol/L（40 mgJdl）。

（二）血脂异常管理

1．血脂异常的筛查及随访

早发现、早诊断、早治疗是疾病有效预防的重要手段，早期筛检及随访血脂异常患者是有效实施 ASCVD 防治措施的重要基础。

筛查重点人群：① 有 ASCVD 病史者；② 存在多项 ASCVD 危险因素（如高血压、糖尿病、肥胖、吸烟）的人群；③ 有早发性心血管病家族史者（男性在 55 岁以前以前发病，女性在 65 岁以前发病），或有家族性高脂血症患者；④ 皮肤或肌腱黄色瘤及跟腱增厚者。

筛查时间：① 20 ~ 40 岁成年人至少每 5 年检测 1 次血脂；② 40 岁以上男性和绝经期后女性每年检测血脂；③ ASCVD 患者及其高危人群，应每 3 ~ 6 个月检测 1 次血脂；④ 因 ASCVD 住院患者，应在入院时或入院 24 h 内检测血脂。

随访：血脂异常开始治疗后 4 ~ 8 周需要复查血脂、肝功能、肌酸激酶等，若无明显不良反应且血脂达标可延长复查时间至每 6 ~ 12 个月复查 1 次；长期达标者可每年复查 1 次。如血脂未达标则需调整治疗方案，每当调整降脂药种类或剂量时，都应在治疗 6 周内复查。

2．生活方式干预

控制饮食和改善生活方式是血脂异常干预的基础，健康的生活方式可以降低所有年龄段人群的 ASCVD 风险，延缓年轻人群危险因素发展的进程。健康的生活方式包括：抗动脉粥样硬化饮食，控制体重，规律锻炼，戒烟。

（1）平衡膳食模式要摄入多样食物，以谷类为主，建议每日摄入胆固醇 < 300 mg，尤其是 ASCVD 等高危患者，摄入脂肪不超过总能量的 20% ~ 30%，且优先选择富含 n-3 多不饱和脂肪酸的食物（如深海鱼、植物油）。

（2）坚持日常身体活动，维持健康体重（BMI：20.0 ~ 23.9 kg/m^2）。以规律的中等强度运动为宜，即每周运动 5 ~ 7 天，每次 30 分钟。减少久坐时间，每小时起来动一动。

（3）足量饮水，成年人建议每天 7 ~ 8 杯（1 500 ~ 1 700 ml），提倡饮用白开水和茶水；戒烟，限酒，如饮酒，每日饮用酒精量男性不超过 25 g，女性不超过 15 g。

3．降脂药物

（1）他汀类药物（statins，简称他汀）亦称 3-羟基-3-甲基戊二酰辅酶 A（3-hydroxy-3-methylglutaryl-coenzyme A，HMG—CoA）还原酶抑制剂，可在胆固醇合成的早期阶段竞争性抑制 HMG-CoA 还原酶的活性，从而使内源性胆固醇的合成减少，降低血清 LDL-C、TG 并可能轻度升高 HDL-C 水平。目前推荐中等强度的他汀治疗作为我国血脂异常管理的常用药物，他汀不耐受或 LDL-C 水平不达标者应考虑与非他汀类降脂药物联合应用。

中等强度的他汀（每天的剂量）包括：阿托伐他汀 10～20 mg；瑞舒伐他汀 5～10 mg；氟伐他汀 80 mg；洛伐他汀 40 mg；匹伐他汀 2～4 mg；普伐他汀 40 mg；辛伐他汀 20～40 mg；血脂康 1.2 g。

绝大多数患者他汀的耐受性良好，同时需要注意在治疗过程中出现与他汀相关的不良反应。

① 肝功能异常：表现为血清丙氨酸氨基转移酶（ALT）和（或）天冬氨酸氨基转移酶（AST）等肝酶升高。建议他汀治疗开始后 4～8 周复查肝功能，如无异常，则可调整为 6～12 个月复查 1 次。当 ALT 和（或）升高正常值上限 3 倍以上，或合并总胆红素升高患者，应减量或停药。但仍需每周复查肝功能，直至恢复正常。失代偿性肝硬化、急性肝功能衰竭时禁用他汀。

② 他汀相关肌肉不良反应：包括肌痛、肌炎和横纹肌溶解。若出现上述症状，可减少他汀剂量，或换用其他种类他汀，或停药单用依折麦布。

③ 长期服用他汀可能增加新发糖尿病的危险，但其对心血管的益处大于其新发糖尿病危险。他汀的其他不良反应还可引起认知功能异常、头痛、失眠、抑郁以及消化不良、腹泻、腹痛、恶心等消化道症状。

（2）胆固醇吸收抑制剂，代表药物依折麦布，与他汀联合治疗可使血清 LDL-C 在他汀治疗的基础上再下降 18% 左右，且不增加他汀的不良反应。

（3）贝特类药物：常用的药物有非诺贝特、微粒化非诺贝特和苯扎贝特。主要降低血清 TG 水平和升高 HDL-C，其常见不良反应与他汀类似。

（4）高纯度鱼油制剂：主要成分为 n-3 脂肪酸，主要用于治疗高 TG 血症。

（5）PCSK9 抑制剂：代表药物依洛优单克隆抗体，是近年血脂领域的研究热点。阻止 LDL 受体降解，促进 LDL-C 的清除，具有强大的降胆固醇作用。

三、骨质疏松预防及管理

骨质疏松症（osteoporosis）是一种以骨量减低、骨组织微结构损坏，导致骨脆性增加、易发生骨折为特征的全身性、代谢性骨病。它与年龄成正相关关系，发病率随年龄增长而增高。我国 50 岁以上人群骨质疏松症患病率女性为 20.7%，男性为 14.4%；60 岁以上人群骨质疏松症患病率明显增高，女性尤为突出。骨质疏松症已成为我国面临的重要公共卫生问题。

（一）骨质疏松分类及诊断

1. 分 类

骨质疏松根据病因分为原发性和继发性两大类，原发性骨质疏松症包括绝经后骨质疏松症（Ⅰ型）、老年骨质疏松症（Ⅱ型）和特发性骨质疏松症（包括青少年型）。

绝经后骨质疏松症一般发生在女性绝经后 5～10 年内；老年骨质疏松症指 70 岁以后发生的骨质疏松；特发性骨质疏松症主要发生在青少年时期，病因尚未明。继发性骨质疏松主要是影响骨代谢的疾病和/或药物及其他明确病因导致的骨质疏松。

2．诊　断

骨质疏松诊断主要依靠双能 X 线吸收法（dual-energy x-ray absorptiometry，DXA）测定的骨密度（bone mineral density，BMD）或者是否发生脆性骨折。

（1）脆性骨折为自发性或由轻微创伤（如从站立或更低高度跌倒）导致脊柱、髋部、腕部、肱骨、肋骨和骨盆等骨折。

（2）WHO 采用 DXA 测定的 BMD 分类标准，依据患者的 BMD 与年轻成人参考人群 BMD 之间的标准差（standard deviation，SD）得到 T 评分。

① 排除了可造成 BMD 降低的其他原因（如骨软化症），测得 BMD 的 T 评分比年轻成人均值低 2.5SD 或更多为骨质疏松；

② T 评分比均值低 1~2.5SD，称为低骨量（骨质减少）；

③ T 评分处于年轻成人参考人群均值的 1SD 范围内为正常。

（二）骨质疏松评估

骨质疏松评估的主要目的是发现除年龄和雌激素缺乏以外造成骨量低的原因，例如骨软化症、甲状腺功能亢进和甲状旁腺功能亢进症，并发现潜在可矫正的病因或骨质疏松的其他促成因素。

1．病史及体格检查

骨质疏松症初期通常没有明显的临床表现，随着病情进展，患者会出现骨痛。通过详细的病史采集和体格检查，可以排除引发骨质疏松的大部分情况及促进骨丢失的生活方式因素，包括吸烟、酗酒、缺乏体力活动和营养不良等。

2．实验室检查

原发性骨质疏松症患者通常血钙、磷和碱性磷酸酶水平在正常范围内，但骨折时血清碱性磷酸酶水平可有轻度升高。可以借助红细胞沉降率、性腺激素、25-羟维生素 D、甲状旁腺激素、甲状腺功能等检查进行鉴别诊断。

骨转换标志物是骨组织本身的代谢产物，分为骨形成标志物和骨吸收标志物。前者主要有血清碱性磷酸酶、骨钙素、血清 I 型原胶原 C-端前肽（P1CP）、血清 I 型原胶原 N-端前肽（P1NP）等。骨吸收标志物代表破骨细胞活性，主要有空腹 2 h 尿钙/肌酐比（UCa/Cr）、血清 I 型胶原 C 末端肽交联（S-CTX）等。原发性骨质疏松症患者的骨转换标志物水平往往正常或轻度升高，有助于鉴别原发性和继发性骨质疏松症、监测治疗反应。

3．辅助检查

骨密度指单位体积（体积密度）或单位面积（面积密度）所含的骨量。DXA 骨密度测量可用于骨质疏松症的诊断、骨折风险性预测和药物疗效评估。

（三）骨质疏松管理

1．治疗目标及随访

骨质疏松治疗主要改善骨骼生长发育，维持骨量和骨质量，预防增龄性骨丢失，避免跌倒和骨折。对骨质疏松患者的随访包括生活方式、营养及运动管理与防跌倒措施等，需要定期进行医患沟通，及早发现存在的问题。患者 DXA 检测每年检测 1 次骨密度，骨密度达到稳定后可以适当延长至每 2 年监测 1 次。

2．基础措施

（1）调整生活方式，均衡膳食，建议摄入富含钙质、低盐和适量蛋白质的均衡膳食；规律锻炼；补充日照，建议上午 11 点至下午 3 点之间；戒烟限酒，避免过量饮用咖啡及碳酸饮料。

（2）骨健康补充剂：钙剂，充足的钙摄入对获得理想骨峰值、减缓骨丢失、改善骨矿化和维护骨骼健康有益，推荐碳酸钙 D_3 片，每片含碳酸钙 1.5g（相当于钙 600 mg），维生素 D_3 125 U，每次 1 片，1～2 次/d；维生素 D，推荐成人摄入量为 400IU（10 μg）/d，65 岁及以上老年人推荐摄入量为 600IU（15 μg）/d，治疗量 800～1 200 IU/d。定期监测血钙、尿钙，防止发生高钙血症和高磷血症。

3．抗骨质疏松药物

抗骨质疏松症药物疗程应个体化，所有治疗应至少坚持 1 年，一般为 3～5 年。钙剂及维生素 D 作为基础治疗药物，可以与骨吸收抑制剂或骨形成促进剂联合使用。

（1）骨吸收抑制剂。

双膦酸盐类：目前临床上应用最为广泛的抗骨质疏松药物，能够抑制破骨细胞功能，从而抑制骨吸收。常用口服制剂阿仑膦酸钠片，空腹服用，服药后 30 min 保持坐位或站位，避免进食；静脉用药如唑来膦酸静脉注射剂，药物使用前应充分水化。不良反应主要为：① 胃肠道反应。② 一过性"流感样"症状：首次口服或静脉输注含氮双膦酸盐可出现一过性"流感样"不良反应，如 3 d 内不能缓解，可用非甾体抗炎药或其他解热镇痛药对症治疗。③ 肾脏毒性：肌酐清除率＜35 ml/min 患者禁用。④ 下颌骨坏死：有严重口腔疾病或需要接受牙科手术的患者，不建议使用该类药物。⑤ 非典型股骨骨折：一旦出现大腿或者腹股沟部位疼痛，应进行双股骨 X 线摄片检查，一旦确诊应立即停止使用双膦酸盐等抗骨吸收药物。

降钙素类：降钙素能抑制破骨细胞的生物活性、减少破骨细胞数量，减少骨量丢失并增加骨量。对骨质疏松症及骨折引起的骨痛有效，临床常用鲑鱼降钙素注射液。总体安全性良好，少数患者可有面部潮红、恶心等不良反应，偶有过敏现象。

性激素补充治疗：包括雌激素补充和雌、孕激素补充疗法，能减少骨丢失，降低骨质疏松性椎体、非椎体及髋部骨折的风险，是防治绝经后骨质疏松症的有效措施。每年要进行乳腺和子宫检查，评估其风险。

（2）骨形成促进剂。

甲状旁腺激素类似物，降低椎体和非椎体骨折的发生风险。常见的不良反应为恶心、肢体疼痛、头痛和眩晕。

（3）其他机制类药物。

活性维生素 D 及其类似物、维生素 K_2 类、锶盐等。最常用的是活性维生素 D

及其类似物，目前有 1α-羟维生素 D_3（α-骨化醇）和 1，25-双羟维生素 D_3（骨化三醇）两种。

4．分级管理

基层医疗进行骨质疏松管理要开展高危人群筛查，进行相关危险因素的健康教育；对明确诊断的病情稳定、控制良好的患者做好随访；对诊断不明者、严重并发症者、需要专科医师调整治疗方案者及时转往上级医院诊疗，出现以下情况建议及时转诊。

（1）首次发现骨质疏松症，病因和分类未明者，或疑似继发性骨质疏松症者。

（2）重度骨质疏松症者或伴全身疼痛症状明显者。

（3）骨质疏松症诊断明确，经规范治疗后症状无明显改善，或病情控制中出现需上级医院诊疗的情况。

（4）有骨质疏松症相关症状，但不能明确诊断者，转上级医院明确诊断，确定治疗方案及随诊。

（5）骨质疏松症伴有严重并发症者。

 思考题

1．零级预防及三级预防的区别是什么？是否有必要进行慢性病的四级预防管理？

2．社区慢性病管理与专科疾病管理的侧重点有何不同？社区慢病管理的意义是什么？

3．人工智能给社区慢性病管理带来了哪些机遇与挑战？

第九章

社区重点人群健康管理

本章要点

掌握 社区重点人群健康问题的流行情况和基本特征，以更好地提供针对性的医疗保健服务。

熟悉 社区重点人群中各类人群的生理、心理和社会适应特点，常见健康问题及其保健重点。

了解 社区重点人群的定义，实施社区重点人群健康管理的策略。

本章课程思政目标

通过学习社区重点人群健康管理策略及重点人群健康问题的特点，培养学生的公共服务精神，提高学生的责任意识，使其能够胜任以人为中心的健康卫生服务体系中的工作，能够与健康需求者交流沟通，帮助他们参与配合。

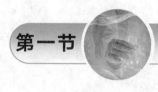

第一节 社区重点人群概述

一、社区卫生服务中的重点人群

社区重点人群健康管理，是根据社区居民不同年龄、性别、身体状态和疾病等特点，将其划分成相应的重点人群，并根据不同人群需要，有针对性地开展相应的健康管理活动。一般所指的社区重点人群包括儿童、妇女、老人和伤残人。然而在不同的文献或教科书中，对于重点人群有着不同的界定或定义。如以性别界定，则女性因有特殊的生理特点、生理周期及生育功能，在这些特定时期较之男性有更多的健康危险因素，故被列为重点人群。若以年龄界定，则儿童与老年人具有更大的生理弱点与危险性，较之成年人而言更容易患病与死亡，所以要将其纳入重点保护的对象。若以职业界定，则某些特定工种的职工经常处于某种伤害或危险的威胁之下，如光、电、化学、微波、烟尘乃至塌方等，他们的生命与健康更容易受到侵害，因此他们是劳动保护的重点人群。

社区卫生服务是为基层全体民众服务的，其服务人群的主要健康问题（包括危险和压力）就是服务的中心目标。在一个社区中，对社区人群的界定需要具体问题具体分析。如在生活社区中，居民成分涵盖了各个性别与年龄段，则妇女、儿童和老年人往往人数最多，他们自然就是该社区卫生服务的重点人群；如在功能社区中，则根据人口的生理、心理、工作环境中的健康危险因素等来确定重点人群。如功能社区为学校，则重点人群可能是师生双方。

二、社区卫生服务与重点人群保健

在社区卫生服务中，社区医务人员在做好医疗工作的同时，需要特别重视本社区重点人群的卫生服务需要与需求，并据此随时调整自己的工作计划。在社区中，妇女、儿童、老年人是人数最多的重点人群，也就是社区保健的重点服务对象，做好这部分人群的社区保健工作，有利于提高整个社区人群的健康水平。此外，还有其他人群的重点问题需要去发掘。社区医务人员可通过采取以下策略来主动做好重点人群的健康管理。

（一）个体—群体结合

在日常诊疗过程中，可以通过个体患者发现其背后的群体的健康问题；或通过患者个体对于社区人群整体情况的了解，更加有效地促进个体患者"知、信、行"的改变。如在诊治高血压患者的过程中，发现其中一些认为无症状则不必测量血压的患者，以及一些长期服药方法不正确的患者，究其原因，是缺乏保健知识或存在错误观念。了解这些信息，对社区医生提供针对性的健康教育有所帮助。社区医务人员如能在个体患者照顾中保持对群体问题的敏感性，主动发现群体问题，用与此相关的个体案例及时进行人群健康教育，则易于形成社区中人人关心健康、保护健康的氛围，从而提高个体健康照顾的效率和质量。

（二）完善现行保健工作

政府部门所规定的重点人群保健内容是对人群的健康危险因素和有限的经济投入进行通盘考虑的结果，对于人群更高的卫生保健服务需求并不一定能够完全满足。例如妇女保健中的围绝经期问题、儿童保健中的心理行为评价与干预问题、青少年的不良行为问题，乃至空巢老年人的孤独与家庭护理等问题，现行常规保健项目对这些问题的关注程度可能会显得不够。社区医务人员要善于评价重点人群的各种保健需求，如有可能，应组织团队，通过科学评估，制订针对性的服务计划，来满足这些新出现的服务需求，并在实践中不断充实完善现行保健工作的内容。如针对刺激性化学物致慢性阻塞性肺疾病的患者，追溯职业特性，就能抓住职业危险因素，如长期接触烟、煤尘、菜市场尘、木尘、谷物粉尘、动物粉尘、有害气体等，从危险因素的防控入手，更好地管理这类患者。

（三）强化社区参与

社区参与是社区卫生服务成功实施的一个不可缺少的重要因素，对于重点人群保健更是如此。实施重点人群保健需要各种社区资源，如医疗保健及其他服务机构，包括社区卫生服务中心（站）、老年病医院、护理院、养老院、临终关怀院、托儿（老）所、助残机构、营养餐厅等；还有其他涉及社区居民生活质量的服务内容，如营养咨询、心理咨询、家庭护理、送餐服务、环境改良服务等。此外，由居民自发组织起来的自助与互助式的各种志愿者组织、患者俱乐部等，也是吸引或动员社区积极参与卫生保健活动的重要形式。我国社区卫生服务发展时间不长，目前上述社区资源发育尚不健全，亟待在短时期内发展完善，社区医务人员应在社区资源建设中发挥积极的引导与支持作用。

（四）建设合作团队

重点人群保健涉及医疗、预防、教育、康复、心理、营养、环境、劳动保护等方面，仅靠医护人员是不可能实施的。即使是以医疗为主的问题，例如慢性病患者的规范化管理，也有许多保健和日常生活管理的知识、技能需要通过生动细致的教育为患者及其家庭提供指导。对于此类问题的判断与处理，护士往往比医生更加娴熟。而其他与人群健康状态评估和健康干预相关问题，除了需要全科医学生、专科医生外，也可能需要动员公共卫生人员到现场参与相关活动。同时，社区团队中社会工作者的作用有时是不能忽视的，他们在社会学和公共关系方面具有专长，无论对患者个体、家庭还是社区人群参与健康活动，都将可能起到非常重要的宣传、发动、协调和促进作用。

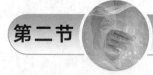

第二节　职业健康风险及健康管理

在生产劳动中，接触生产中产生的有毒化学物质、粉尘气雾或长期处于异常的环境中，如高低气压、噪声、振动、微波、X射线、γ射线，或长期强迫体位操作，局部组织器官持续受压等，均可引起职业病，一般将这类职业病称为广义的职业病。而其中某些危害性较大、诊断标准明确、由政府有关部门审定公布的职业病，被称为狭义的职业病或法定（规定）职业病。职业健康管理作为社区卫生服务的一项重要内容，以定期健康检查为手段，动态分析接触工人的健康状况，早期发现职业禁忌人员和职业健康损害情况，以便及早采取干预措施。本节主要介绍职业性呼吸系统疾病、职业性肿瘤及其他常见职业疾病风险因素的监测和管理。

一、职业性呼吸系统疾病风险因素监测和管理

根据《职业病分类和目录》（国卫疾控发〔2013〕48号），职业性呼吸系统疾病主要包括肺尘埃沉着病（矽肺、煤工尘肺、石墨尘肺、炭黑尘肺、石棉肺、滑石尘肺、水泥尘肺、云母尘肺、陶工尘肺、铝尘肺、电焊工尘肺、铸工尘肺、根据《尘肺病诊断标准》和《尘肺病理诊断标准》可以诊断的其他尘肺病）和其他呼吸系统疾病，如过敏性肺炎、棉尘病、哮喘、金属及其化合物粉尘肺沉着病（锡、铁、锑、钡及其化合物等）、刺激性化学物所致慢性阻塞性肺疾病、硬金属肺病等。

（一）职业性呼吸系统疾病风险监测和评估

1．职业健康监护

职业健康监护指根据劳动者职业性呼吸系统疾病危险因素接触史，通过建立职业健康档案及定期或不定期的医学健康检查和健康相关资料的收集，连续性地监测职业健康状况，分析职业健康变化与所接触的职业病危害因素的关系，并及时地将健康检查和资料分析结果报告给用人单位和劳动者本人，以便及时采取干预措施。

2．职业健康检查及评估

职业健康检查包括上岗前、在岗期间、离岗时和离岗后医学随访以及应急健康检查。其中主要的检查项目包括：问卷筛查、内科常规查体、血常规、尿常规、肝功能、心电图、肺功能、胸片或胸部CT等。根据各项检查结果，综合进行健康状况的评估及职业性呼吸系统疾病的诊断。

3．呼吸系统疾病问卷调查筛选

对于职业性呼吸系统疾病，可以定期采用问卷筛查方式，获取职业人群呼吸系统健康信息，并根据问卷结果筛选出高危职业型呼吸系统疾病人群。《中华人民共和国国家职业卫生标准》（GBZ 188-2007）提供了无机粉尘作业劳动者呼吸系统症状

调查问卷、棉尘作业劳动者呼吸系统症状调查问卷，问卷内容详尽全面。此外，针对某些职业性呼吸系统疾病，如职业型 COPD、职业型哮喘等，也可以尝试使用针对 COPD 目前常用的筛查问卷，包括 BOLD（the Burden of Obstructive Lung Disease Program）问卷、基于症状的 COPD 筛查问卷、肺功能问卷表（Lung Function Questionnaire，LFQ）等。

（二）职业性呼吸系统疾病风险干预

1. 企业健康干预

（1）初级医疗保健：以全科医生和职业健康护士为主体，为工作社区提供基本的日常疾患诊治服务。主要包括：日常简单疾病诊治、疾病转诊、返岗评估、病假管理、健康筛查、健康档案管理等。

（2）职业健康安全管理：职业健康管理识别控制企业内部职业安全健康风险，主要包括：职业危害因素及其识别和预防、职业危害评价、监测和控效评估、与职业相关疾病的防控方案、职业健康与安全教育、培训和宣传、劳动防护用品管理等。优化工艺技术，消除粉尘危害的主要途径，减少环境危险因素。

（3）建立健全健康监护制度：包括上岗前、在岗期间、离岗时职业健康检查，对患有职业禁忌证者应妥善处理和安置，如患有活动性肺结核病、慢性阻塞性肺病、慢性间质性肺病、伴肺功能损害的疾病，则不能从事粉尘作业。

（4）加强健康教育与健康促进：对用人单位负责人、职业卫生管理人员和接触职业病危害的劳动者进行培训教育，指导劳动者正确使用职业病防护设备和职业病防护用品，佩戴防尘护工具等；在健康促进方面，要加强职工健康咨询、提供健康教育培训、提供个性化健康促进计划及跟踪维护。

（5）提供员工援助计划：通过专业心理辅导人员对员工进行诊断和建议，提供专业指导、培训和咨询，帮助员工及其家庭成员解决心理和行为问题，提高绩效及改善组织气氛和管理。如进行员工心理评估，消除诱发问题来源及开展职业心理健康教育培训。

2. 职工个人健康干预

（1）营养干预：低胆固醇、低脂肪、低糖、低盐、忌酸辣饮食，补充富含优质蛋白、维生素的食物，注重营养均衡，预防营养不良，保证人体充足的能量。

（2）身体活动：日常积极从事体力活动，提高机体的免疫能力和心肺贮备能力；注意休息，调整工作和生活节奏。

（3）行为方式：不要吸烟或咀嚼烟草，避免被动吸烟；限制酒精饮料摄入，男性每天不超过 2 份（约 20～30g 乙醇），女性不超过 1 份。

（4）心理干预：及时消除不良生活事件、个性特征等因素造成的自身负面心理因素（紧张、焦虑、抑郁、痛苦等），保持良好的心态和乐观处世的态度，提高自身的免疫功能和疾病的预后能力。

二、职业性肿瘤风险因素监测和管理

根据《职业病分类与目录》，职业性肿瘤主要包括：石棉所致肺癌、间皮瘤，联苯胺所致膀胱癌，苯所致白血病，氯甲醚、双氯甲醚所致肺癌，砷及其化合物所致肺癌、皮肤癌、氯乙烯所致肝血管肉瘤，焦炉逸散物所致肺癌，六价铬化合物所致肺癌，毛沸石所致肺癌、胸膜间皮瘤，煤焦油、煤焦油沥青、石油沥青所致皮肤癌，β-萘胺所致膀胱癌。此外，还包括放射性肿瘤（含矿工高氡暴露所致肺癌）。职业性致癌因素包括化学的、物理的和生物的。根据癌症类型，可以分为肺癌、间皮瘤、膀胱癌、白血病、皮肤癌、肝血管肉瘤。

（一）职业性肿瘤健康风险监测和评估

对于职工职业性肿瘤，主要通过定期或不定期的医学健康检查和健康相关资料的收集，连续性地监测职业人员健康状况，以便及时采取干预措施。依据《中华人民共和国国家职业卫生标准》（GBZ 188-2007）的相关规定，针对不同的职业危害因素导致的各类职业性肿瘤健康监测项目主要包括症状询问、体格检查、实验室检查和其他检查，如职业性砷所致肺癌、皮肤癌的健康监测包括：呼吸系统症状，如咳嗽、咳痰或痰中带血、胸闷、呼吸困难等在内的症状检查；内科、神经肌力、皮肤等在内的体格检查；血常规、尿常规、ALT、血清总胆红素、心电图、肝脾B超、乙肝、胸部X线摄片、神经-肌电图、尿砷、病毒性肝炎血清标志物等在内的实验室和其他项目。职业性苯所致白血病的健康监测主要包括神经系统和血液系统症状在内的症状检查，如头痛、头晕、乏力、多梦、记忆力减退、皮肤黏膜出血、月经异常等；以内科为主要内容的体格检查；血常规（注意细胞形态及分类）、尿常规、血清ALT、心电脑肝脾B超、尿中反-反式粘糠酸测定、尿酚、骨髓穿刺、溶血试验在内的实验室检查等。

哈佛癌症风险指数（Harvard Cancer Risk Index）是哈佛公共卫生学院癌症预防中心于20世纪90年代中期研制的健康风险评估模型，用于预测美国40岁以上人群12种不同类型的癌症，包括膀胱癌、肺癌、黑色素瘤、胰腺癌、前列腺癌、胃癌、子宫癌等发病危险因素。实际应用显示此量表在激励并改变个体行为相关的危险因素上卓有成效。针对肺癌，我国的研究人员基于哈佛癌症风险指数所提出的算法，在2007年查找了近20年中国人群肺癌的流行病学相关资料，进一步建立了我国肺癌发病危险评估的模型，该模型新纳入既往肺病史作为危险因素，并考虑到我国人群种族单纯的特点，同时计算了相对风险和绝对风险供使用者参考。我国肺癌发病危险评估的模型目前已得到广泛的使用和推广。

（二）职业性肿瘤风险干预

国家层面应积极完善职业性肿瘤高危工业原料使用的相关法律和制度，切实保证相关职业人群的健康安全。如根据《中国禁止或严格限制的有毒化学品名录（第一批）》，应当禁止或严格限制使用青石棉、砷和砷化合物。职工工作单位应严格控制致癌物的使用，工业生产中尽量禁止或避免使用致癌物；淘汰落后工艺，改革工艺技术，尤其是生产致癌物的工艺技术，对于暂时不能淘汰的工艺技术，应改变工艺路线，控制致癌物产生或降低致癌物活性；对致癌物采取严格的管理措施；建立健全健康监护制度；通过职业安全卫生知识的培训，加强职工初级医疗保健、健康教育及职业场所的健康促进。职工自身除注意个人防护，减少职业危险因素对机体的危害之外，还应该从营养膳食、身体活动、行为方式及心理健康等方面进行健康干预。

1．营养干预

营养干预是癌症预防和控制的重要策略。以植物来源食物为主，限制精加工淀粉性食物；增加食物中蔬菜（非淀粉类 400 g）、水果的摄入量，尤其多食富含胡萝卜素、维生素 A 族、维生素 B 族、叶酸、微量元素硒等食品。限制牛肉、猪肉、羊肉等红肉摄入（每人每周应少于 500 g），避免烟熏、腌制或加化学防腐剂保存的肉类。限制盐的摄入（不高于 5 g/日），避免发霉谷类和豆类。控制蛋白质、脂肪、碳水化合物摄入，限制高能量的食物，避免含糖饮料，限制果汁摄入，尽量少吃快餐。保持合适体重。

2．身体活动

日常积极从事身体活动，每天至少进行 30 分钟中度身体活动，避免看电视久坐等习惯。注意休息，调整工作和生活状态。

3．行为方式

限制酒精饮料摄入，男性每天不超过 2 份（约 20～30 g 乙醇），女性不超过 1 份。不要吸烟或咀嚼烟草。

4．心理干预

癌症与精神压力、个性特征及社会性因素密切相关。及时调整心理，释放心理压力；认清自身的性格特点，尽量保持良好的心态和乐观处世的态度。注重社会心理因素的影响，消除不良生活事件、个性特征等因素造成的自身负面心理因素（紧张、焦虑、抑郁、痛苦等）。如有必要，及时进行心理咨询和心理治疗，维持自身良好的免疫功能和疾病的预后能力。

三、其他职业病风险因素监测和管理

（一）职业性皮肤病

1．健康风险的监测、评估

职业性皮肤病需要根据明确的职业接触史、皮损特点及临床表现，必要时结合皮肤斑贴试验或其他特殊检查结果，参考现场职业卫生学调查和同工种发病情况，综合分析，并排除非职业因素引起的类似皮肤病方可诊断。诊断要点为：① 发病前应有明确的职业接触史；② 根据皮损部位、形态进行诊断；③ 皮损的初发部位常与接触致病物的部位相一致；④ 皮损符合本标准的临床类型之一者；⑤ 排除非职业性因素引起的相似皮肤病；⑥ 参考作业环境的调查和同工种发病情况；⑦ 必要时进行皮肤斑贴试验或者其他特殊检查；⑧对疑有职业性接触性皮炎而诊断根据不足者，可采取暂时脱离接触，动态观察，经反复证明脱离接触则病愈、恢复接触即发病者可予以诊断。

2．健康风险的干预

职业性皮肤病既会影响到劳动者的正常生产作业，也给其日常的生活带来痛苦与烦恼。企业在安全生产、职业健康工作中，对此应当给予足够的重视，控制企业职工职业性皮肤病的发病率。

（1）一般干预措施。① 积极改善劳动条件：操作过程采用自动化、机械化、管道化、密闭化措施，加强生产设备的清洁维修与管理，防止污染作业环境，是预防职业性皮肤病的根本措施。② 个人防护用品的正确使用：为防止或减少皮肤接触溶液、蒸气、粉尘等刺激性物质，根据生产条件和工作性质配备相应的头巾、面罩、工作服、围裙、套袖、手套、胶靴等个人防护用品；在使用中须保持清洁，经常洗涤，特别是贴近皮肤的用品和日常衣服放置处要保洁，防止被污染。③ 加强职业健康教育：对员工进行职业病防治知识培训，使其掌握个人防护措施及个人防护用品的正确使用、保养方法。④ 职业健康检查：做好工人上岗前的职业健康检查，严禁患有皮肤疾病者从事接触职业性皮肤病致病因素的作业，定期组织工人进行健康检查，以及时发现职业禁忌人员和遭受职业损害人员，并妥善安置。对体质特殊敏感的人员要妥善安排，以减少个体因素的影响。

（2）特殊情况的干预措施。职业性皮肤病一般病情对症处理。不丧失劳动能力，在加强防护条件下可照常工作，特殊情况处理如下：① 职业性药疹样皮炎、职业性黑变病、职业性白斑和职业性皮肤癌确诊后应调换工种，脱离发病环境。② 有严重变应性反应或反复发病长期不愈者，聚合型或合并多发性毛囊炎、囊肿的职业性痤疮，长期治疗无效者可脱离发病环境。③ 皮炎急性期、溃疡及某些感染性皮肤病等在治疗期间酌情休息或暂时调换工种。

（二）职业性化学中毒

1．健康风险的监测、评估

（1）职业性化学中毒诊断标准。职业性化学中毒所用的检测方法主要有电离/离子迁移谱技术、火焰光度法检测技术、红外光谱学技术、电化学检测技术、湿化学检测技术、表面声波技术等。根据短期内接触较大量化学物的职业史，出现相应靶器官损害为主的临床表现，结合实验室、辅助检查等结果，参考职业卫生学调查资料，进行综合分析，排除其他病因所致类似疾病后方可诊断。包括短期内接触一定量化学物后为有轻微症状，但无相应靶器官（系统）损伤的阳性体征、实验室检查及其他相关辅助检查异常者。

（2）职业性化学中毒严重程度分级。① 轻度中毒：短期内接触较大量化学物后，出现吸收化学物所致相应靶器官（系统）轻度器质性损伤者。② 中度中毒：在轻度中毒症状基础上，具有下列情况之一者：a. 出现吸收化学物所致两个及以上器官（系统）轻度器质性损伤者；b. 出现吸收化学物所致相应靶器官（系统）功能不全。③ 重度中毒：在中度中毒症状基础上，具有下列情况之一者：a. 出现吸收化学物所致多器官（系统）功能不全者；b. 出现吸收化学物所致相应靶器官（系统）功能衰竭。

2．健康风险的干预

（1）迅速脱离现场，脱去污染衣物，立即以大量清水彻底冲洗污染皮肤；眼部污染应充分以清水冲洗，可根据化学物的性质、病情严重程度，合理给予血液净化、特殊解毒药等措施进行对症及支持治疗，尽快将进入人体内的化学物排出体外。

（2）对短期内接触较大量化学物，当时虽无明显临床表现或仅有轻微症状者，一般需医学监护1~3天。对接触致病潜伏期较长的化学物者，可适当延长医学监护时间，最长不超过7天，给予必要的检查及处理。

（3）加强职业健康教育培训，使其掌握个人防护品的正确使用方法及规范的操作规程，提高职业人群自我防护意识，保障广大职工的健康权益。

（4）做好企业职工上岗前的职业健康检查，定期组织职工进行健康体检，及时发现职业禁忌人群及遭受职业损害人员，并妥善安置。

（三）职业性噪声聋

1．健康风险的监测、评估

（1）诊断标准：根据连续3年以上职业性噪声作业史，出现渐进性听力下降、耳鸣等症状，纯音测听为感音神经性聋，结合职业健康监护资料和现场职业卫生学调查，进行综合分析，排除其他原因所致听觉损害，方可诊断。

（2）诊断分级：符合双耳高频（3 000 Hz、4 000 Hz、6 000 Hz）平均听阈≥40dB者，根据较好耳语频（500 Hz、1 000 Hz、2 000 Hz）和高频4 000 Hz听阈加权值进行诊断和诊断升级。职业性噪声聋应与药物性耳聋、先天性耳聋、感染性耳聋、老年性耳聋以及突发性耳聋鉴别。拖延日久将造成不可逆的神经病理损害，可以终身失聪。轻度噪声聋为26~40 dB；中度噪声聋为41~55 dB；重度噪声聋为≥56 dB。

2．健康风险的干预

（1）控制和消除噪声源，减少噪声接触时间。这是从根本上解决噪声危害的一种方法。企业在采购设备时，一定要选择低噪声设备；在噪声传播过程中，应用吸声和消声技术，可以获得较好的效果，比如在作业场所设置消音房；为了防止通过固体传播的噪声，在建筑施工中将机器或振动体的基础与地板、墙体连接处设隔振或减振装置，也可起到降低噪声的效果，使职业性噪声的强度降低到国家标准。

（2）加强职业卫生培训和职业健康教育。采用多种形式，耐心宣传工业噪声对人体的危害性和使用个体防噪声用品的意义及效果，保证防护用品的正确使用。一般在 80 dB 噪声环境长期工作即应配用简便耳塞，90 dB 以上时必须使用防护工具。简便者可用棉花塞紧外耳道口，再涂抹凡士林，其隔音值可达 30 dB。

（3）职业健康检查。职业健康检查是十分重要的，加强接触噪声人员的职业健康监护工作，认真做好上岗前、岗中和离岗时的职业健康检查，及时发现职业禁忌证和职业病患者，做到早预防、早发现、早治疗。

（4）噪声聋患者均应调离噪声工作场所。对噪声敏感者（上岗前职业健康体检纯音听力检查各频率听力损失均≤25 dB，但噪声作业 1 年之内，高频段 3 000 Hz、4 000 Hz、6 000 Hz 中任意一耳，任一频率听阈≥65 dB）应调离噪声作业场所。

（5）其他。该病仍无真正有效的疗法，早期仅有 4 000 Hz 听力下降者，休息数日或数周，应用维生素及血管扩张药物，有望听力恢复。若病期已久，螺旋器及螺旋神经节细胞已变性，则治疗亦难奏效。影响日常生活的对话障碍者可佩戴助听器。

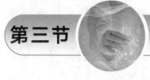

第三节　社区女性健康管理

妇女保健（women's health care）是妇幼卫生工作的重要组成部分，是以维护和促进妇女健康为目的的一项卫生保健工作，妇女保健工作是我国人民卫生保健事业的重要组成部分。妇女保健主要包括婚前保健、计划生育指导与避孕保健、经期卫生及劳动保护、女性更年期保健、妇女病普查及妇科癌症筛查。

一、女性不同时期的生理和心理特点

（一）青春期

青春期是指从乳房发育、第二性征出现至生殖器官逐渐发育成熟，获得生殖能力的一段生长发育期，是儿童到成人的转变期。WHO 规定青春期为 10～19 岁，此期的心理特点主要是：由于生理的巨大改变，可能产生恐惧、羞怯、焦虑等反应，思想情绪也常不稳定。家庭和学校应注意其身心健康。

（二）孕产期

孕产期是指从生命的准备阶段即受孕前的准备阶段开始，到新生儿的早期阶段，包括孕前、妊娠期、分娩期和产褥期。这是妇女一生中生理和心理变化较大的时期，也是使妇女暴露于与妊娠和分娩有关的各种危险因素和疾病的时期。妊娠期妇女生理变化较大，这一时期妇女心理状态可分为三个时期：较难受期、适应期和过度负荷期。妊娠期孕妇常见的心理问题为焦虑和抑郁状态。

（三）围绝经期

围绝经期以卵巢功能衰退为主要表现。卵巢功能衰退致雌激素水平下降，引起此时期的妇女从生育功能旺盛走向衰退的过渡时期，是一个逐渐变化的过程，一般可以分为绝经前期、绝经期以及绝经后期。目前，我国学者一般将 40～60 岁定为围绝经期的年龄范围，通常围绝经期的全过程约为 8～12 年。妇女在生殖生理上的主要特征是性腺功能逐步衰退，主要生理变化是卵巢内卵泡明显减少，导致排卵减少、停止排卵，卵巢合成的性激素减少或停止，引起月经周期紊乱、经量减少，最终进入绝经期。妇女进入围绝经期，多年的心理平衡被打乱，而尚未建立新的心理平衡，势必带来心理上的重大变化。加之体内激素的改变，使这一时期的妇女常发生精神状态的改变，如出现悲观、忧郁、烦躁不安、失眠、神经质等围绝经期综合征。

二、女性不同时期的主要健康问题

（一）青春期

青春期主要的健康问题为由于缺乏经期卫生保健知识，没有良好的卫生习惯，而发生月经病甚至妇科感染性疾病等问题。随着性功能的发育，此期的少女朦胧地产生了性意识，并渴望探究其中的奥秘；若缺乏必要的性知识及道德法治观念，不能控制自己的性冲动，则容易发生不正当的性行为，甚至触犯法律导致性犯罪，影响健康及今后的生育功能。

（二）孕产期

妊娠期孕妇常见的心理问题为焦虑和抑郁状态。孕期妇女全身器官负担加重，易发生各种妊娠并发症，孕妇原有的一些疾病也会因妊娠而加重。孕期生理的改变有可能导致孕妇情绪上的相应改变，而孕妇的情绪对胎儿的发育有很大的影响。例如，当孕妇的情绪过度紧张，肾上腺皮质激素就会分泌过多，就可能阻碍胎儿上颌的发育而形成腭裂；长期处于忧郁状态的孕妇，血液中营养成分不足，常会引起早产或造成胎儿瘦小体弱。妇女严重的生理和心理的改变甚至可能发生流产、早产、死胎、难产等异常结局。因此一定要注意孕期的卫生保健工作。分娩期常见的心理问题是不适应心理、焦虑紧张心理、恐惧心理和依赖心理。分娩时易发生的问题包括难产、产道的撕裂伤、产后大出血、产后感染等。在产褥期，产妇既要进行自身的恢复，又要担负起哺育和照看新生儿的重任，可能因角色由青春期女性成为母亲的这种突然转变、照顾和哺养儿童的负担而容易出现心理障碍，如产后抑郁症。在澳大利亚，妇女的产后抑郁症发生率高达 20% 左右，国内报道的产后抑郁症的发生率与国外相似。此外，这个时期还容易发生生殖道的感染、出血及乳腺炎等。

（三）围绝经期

妇女围绝经期由于激素水平的变化，可能出现自主神经功能紊乱，血管舒缩异常，雌激素的减少可能导致骨质疏松、骨折；多年的心理平衡被打乱，心理上会出现重大变化，加之体内激素的改变，使这一时期的妇女常发生精神状态的改变；心脑血管疾病、恶性肿瘤的发病率都有增高。

三、女性孕产期健康管理

（一）孕产妇健康管理

通过全面实施孕产妇健康管理服务，为孕产妇提供安全、有效、规范、便捷的保健服务，提高孕产妇保健管理率，降低孕产妇、围产儿死亡率。做到孕前避免不宜和不适合妊娠，孕期保障正常和筛出异常，产褥期正确指导，保障母亲安全和新生儿健康。孕产妇健康管理的服务要求：服务对象要求覆盖辖区内居住的全部孕产妇。开展孕产妇健康管理的社区卫生服务中心和乡镇卫生院应当具备服务所需的基本设备和条件。从事孕产妇健康管理服务工作的人员应取得相应的执业资格，并接受过孕产妇保健专业技术培训，按照国家孕产妇保健有关规范要求，进行孕产妇全程追踪与管理工作。加强与社（村）委会、妇联、计生等相关部门的联系，掌握辖区内孕产妇人口信息。加强宣传，在基层医疗卫生机构公示免费服务内容，使更多的育龄妇女愿意接受服务，提高早孕建册率。将每次保健服务信息及检查结果准确、完整地记录在《孕产妇保健手册》和检查或随访记录上，并纳入健康档案管理。积极运用中医药方法（如饮食起居、情志调摄、食疗药膳、产后康复等），开展孕期、产褥期和哺乳期保健服务。

（二）孕产妇健康管理的内容及流程

孕产妇全程健康管理从准备生育开始到产褥期结束，其中孕早期至少进行 1 次，孕中期至少 2 次（建议在孕 16～20 周、孕 21～24 周各进行 1 次），孕晚期至少 2 次（其中至少在孕 36 周后进行 1 次），发现异常者应当酌情增加检查次数，及早发现妊娠合并症和并发症。

1．准备生育夫妇的健康教育

准备生育夫妇的健康教育是社区启动孕产妇健康管理的第一步，目的是普及孕前保健知识，打好孕产期服务基础。掌握准备生育夫妇信息，组织开展宣传教育，宣传生育的基本知识，告知孕产期保健流程和内容、提供服务的地点和联系方式，提供优生咨询等。

2．孕前保健

孕前保健服务从计划怀孕前半年开始，目的是了解夫妇双方的健康状况是否适合怀孕。孕前保健服务内容和流程包括对孕前妇女健康状况做出评估，根据评估结果进行保健指导和提出处理意见。

（1）询问和观察。询问年龄、现病史、既往史、月经史、婚育史、生殖道异常和手术史等；急慢性传染病史；夫妇双方家族史和遗传史；职业状况和工作环境中不良因素暴露史等；观察体态、体型、营养状况和精神状态等。

（2）检查和检验。测量身高、体重和血压，心肺听诊，进行妇科检查，必要时进行心理量表测定；进行尿常规和肝肾功能检查、白带检查，自愿咨询检查梅毒筛查和 HIV 检查，必要时进行宫颈涂片和精液检查。

（3）管理。督促夫妇双方进行健康体检；督促夫妇双方建立良好的生活方式；指导丈夫参与，通过关心、体贴妻子和和谐性生活，使夫妇双方身心达到最佳状态；通过服务和支持，营造社会和家庭支持的良好氛围。通过检查评估发现问题的妇女，根据不同情况提出建议和处理：① 有接触有毒有害物质不良因素暴露史的，建议暂缓生育，指导、督促其离开不良生活和工作环境；② 年龄已超过 35 岁的妇女，或已有不良生育史，以及有遗传病家族史的，转上级医院孕前或遗传咨询门诊接受指导，明确是否能够妊娠；③ 发现有重要器官疾病、传染病和精神性疾病等症状的妇女，转上级医院相关专科，进一步诊断，接受治疗，明确是否能够妊娠；④ 有急慢性传染病、生殖系统感染性疾病和性传播疾病的，转上级医院诊治，并明确告知在治疗和控制疾病后才可生育。保健指导：① 建立健康的生活方式，保持适宜活动和充足的睡眠。② 避免接触有毒有害物质。有毒物质会引起无脑儿、脊柱裂、唇腭裂、四肢异常等出生缺陷。准备怀孕的妇女在生活与职业环境中都应主动地避免接触这些不利因素，并采取相应的保护措施。③ 远离宠物、预防弓形虫病。④ 调整避孕方式：采用口服避孕药避孕者要停服，如采用宫内节育器避孕者，应取出节育器。一般在停药和取器后 6 个月再受孕。在此 6 个月内需采用其他避孕方法，如用避孕套及自然避孕法。⑤ 补充叶酸：准备怀孕的女性从孕前 3 个月开始，应每天补充 0.4 mg 叶酸，一直坚持到孕后 3 个月，以预防胎儿神经管畸形。有条件的可以在整个孕期均遵医嘱服用叶酸，以确保体内的叶酸维持在适宜水平。⑥ 孕前进行一次口腔检查：女性在计划怀孕时就应主动接受口腔健康检查，及时发现并处理口腔内的疾病或隐患，不要将口腔问题带到孕期。⑦ 指导有关疫苗的接种：准备怀孕的妇女必要时接种风疹、乙肝、流感等疫苗，以预防孕期病毒感染。孕前检查没有风疹、乙肝、流感等病毒抗体时，应接种相应疫苗，接种疫苗后到医院检查，待体内产生抗体后，再进行怀孕的准备。

3．早孕保健

从怀孕开始到 12 周末为孕早期，这是胎儿各器官发育形成的重要时期。这一时期保健重点是了解孕妇的健康状况，筛查不适合怀孕的疾病，确定孕龄，防止致畸因素。孕 12 周前由孕妇居住地的乡镇卫生院、社区卫生服务中心进行早孕登记和第 1 次产前随访，通过询问病史和观察、检查，对孕妇进行评估。

（1）询问和观察。除同孕前保健内容外，特别需询问月经初潮、周期、经量和末次月经（即最后一次月经的开始之日）准确时间等情况，并根据停经史，推算孕周和预产期。孕周计算方法：首先计算月差（检查当日的月数减去末次月经的月数）和日差（检查当日的日数减去末次月经的日数），再根据孕周推算表转化成孕周。例如某孕妇的末次月经是 2012 年 7 月 1 日，检查日期为 2012 年 10 月 10 日，两者相差 3 个月零 9 天，再根据孕周推算表，得到孕妇目前的孕周为 14 周零 1 天。预产期计算方法：自末次月经开始之日，月份减去 3 或加上 9，日期加上 7。例如：末次月经是 2006 年 7 月 1 日，月份减 3 等于 4，日期上加 7 等于 8，孕妇的预产期是 2007 年 4 月 8 日。

（2）检查和检验。身体检查内容同孕前保健，在妇科检查时注意子宫大小与孕周是否相符。

（3）管理。根据检查评估结果填写第 1 次产前随访服务记录表，同时登记《社区孕产妇保健服务登记本》。通过检查评估未发现问题的孕妇，进行如何避免致畸因素、预防疾病以及卫生、营养和心理方面的孕期保健指导，特别要强调避免致畸因素和疾病对胚胎的不良影响，要求丈夫、家庭给予孕期保健的支持，进行产前筛查和产前诊断的宣传告知，重点告知 16～20 周唐氏综合征筛查及≥35 岁者羊水染色体检查意义，同时预约第二次产前保健服务时间（16～20 周）。通过检查评估发现以下问题的孕妇，除以上内容外还需要增加有以下问题的针对性保健指导，并转到上级医院的早孕或产科门诊明确疾病诊断：① 年龄≥35 岁或＜18 岁；② 二次以上不明原因流产史，生育过畸形儿、以往死胎、死产、新生儿死亡史和骨骼发育异常，尤其是骨盆狭窄或畸形；③ 早孕反应严重，出现尿酮体阳性者；④ 血红蛋白＜110 g/L、BMI 指数异常、RPR 阳性；⑤ 服用致畸药物史；⑥ 肝肾功能异常、妊娠期合并症、并发症和生殖道异常或手术史；⑦ 内分泌、精神神经疾病、免疫性疾病和传染性疾病（含 STIs/RTIs 等）。上级医院明确诊断有合并症和并发症者留在上级医院进行健康管理；明确诊断患心、肝、肾等严重疾病和精神病等不适宜妊娠者及早终止妊娠。在检查评估发现有阴道出血、妊娠呕吐、急腹症等危重征象，具有妊娠危险因素和可能有妊娠禁忌证或严重并发症的孕妇，及时转诊到上级医疗卫生机构，并在 2 周内随访转诊结果。

（4）保健指导。① 注意卫生保健：勤洗澡和勤换衣，洗澡应采用淋浴，怀孕的前 3 个月要避免性生活。② 保证充分休息：孕早期可以正常工作和活动，但应注意休息和按时睡眠，避免重体力劳动及剧烈活动。③ 全面均衡营养：孕早期是胚胎发育阶段，生长比较缓慢，所需营养几乎与妊娠前没有多少差别或略微增加，最重要的是全面营养、合理调配，避免营养不良或缺乏，以及避免营养摄入过量对胚胎发育的不良影响。需注意的是，孕期叶酸需要量是非孕期的一倍以上，所以在孕期尤其是孕早期更应多吃富含叶酸的动植物食物。④ 避免不良环境因素：避免到拥挤的公共场所以减少感染疾病的机会，不接触猫、狗和不吃未经煮熟的鱼、肉、虾、蟹等食物，避免接触放射性及铅、苯、汞及农药等有毒有害物质。另外，注意避免噪声、振动、高温、极低温、微波等，不洗桑拿或长时间浸泡热水澡，戒烟并远离吸烟环境。⑤ 保持良好心理状态：加强自身修养，学会自我心理调节，善于控制和缓解不健康情绪，保持稳定、乐观、愉快的心境。⑥ 丈夫参与和家庭、社会支持：妻子怀孕期间，丈夫应耐心、细致地呵护关怀，尤其是心理上的安慰。社区医护人员在服务中给予相应的关心与支持，尤其是在孕妇第一次接受保健服务时要给予热情的关心问候、充分的解释沟通和支持帮助。⑦ 少服药或不服药：妇女怀孕后，应少服药或不服药，如果患病确实需要用药物治疗，应遵医嘱认真服药，不要延误治疗。⑧ 早孕反应处理：早孕期出现的恶心、呕吐、食欲下降、头晕、乏力等全身症状，一般在停经 6 周后开始，到孕 12 周后逐渐减少乃至消失。出现早孕反应时，孕妇不必担心、紧张，应放松心情。采取少食多餐的办法，并注意均衡营养。应保证每天至少摄入 150 g 碳水化合物（约合谷物200 g），以预防出现酮症酸中毒。少数孕妇呕吐严重，不能进食，可能会影响到孕妇及胎儿健康，应及时就医。⑨ 腹痛、阴道出血等情况处理：出现发热、阴道见红、剧烈呕吐、腹痛等异常情况，应立即到医院就医，进行相应检查，明确诊断，及时治疗。就诊时告知医生已经怀孕。特别是腹痛及阴道出血应警惕异位妊娠及流产，不应盲目自行服药保胎。

4．中孕期保健

中孕期保健重点是产前筛查及产前诊断，及早诊断异常胎儿，并给予医学指导。于孕 16～20 周（第二次）、21～24 周（第三次）各进行 1 次随访，通过询问病史和观察、检查，对孕妇的健康状况和胎儿的生长发育情况进行评估和指导，并进行产前随访服务记录。

（1）询问和观察。主要询问生理、心理情况，有无异常感觉及特殊情况，了解胎动出现时间。观察内容除同早孕保健外，还要观察腹部的大小、形状是否与孕期相符合，是否有水肿及手术瘢痕等。

（2）检查和检验。重点测量体重是否正常（自妊娠 13 周起平均每周增加 350 g，一周内体重增加≥500 g 者应予重视）、血压是否增高（血压≥140/90 mmHg 或与基础血压相比升高值≥30/15 mmHg 者应予重视）；检查膝反射和下肢有无水肿。必要时做心理量表测定。每次化验尿常规，必要时做 24 小时尿蛋白定量。在知情选择后进行唐氏筛查，对高危孕妇进行产前诊断。

（3）产科检查。测量宫高，用软尺沿腹部皮肤测量自耻骨联合上缘至宫底的高度，腹部过大或增大过快，注意有无羊水过多或多胎。使用木质胎心听筒听胎心（或使用 Doppler 胎心仪），胎心音从胎背与母体腹壁最接近的部位传出最为清晰。在孕中期时，胎儿还小，一般取左下腹或右下腹听到胎心音。

（4）管理。在产前随访服务记录表上分别记录第二次、第三次检查结果、评估和处理情况，做好健康档案记录和登记本记录。通过检查评估未发现问题的孕妇，除给予个人卫生、营养、运动、心理指导、预防出生缺陷产前筛查和产前诊断宣传，以及要求丈夫和家庭积极支持外，第二次随访服务要求进行孕妇体操和胎教指导，第三次随访服务要求增加自我监护、母乳喂养和分娩准备方面的教育。继续做好避免致畸因素、预防疾病以及卫生、营养和心理方面的孕期保健指导。在第三次随访时告诉孕妇 28 周转去上级指定医院检查随访，落实分娩地点。需要进行产前筛查、产前诊断的孕妇，抽血样送到或将孕妇转到有资质承担产前筛查/诊断的医疗机构进行唐氏筛查或羊水染色体检查及 B 超等产前诊断。通过检查评估发现以下问题的孕妇，针对问题进行治疗并加强指导，并转到产科门诊及相关专科门诊明确诊断、门诊或住院监测治疗：① 体重和宫高增长过快、腹痛、不规则宫缩；② 阴道出血；③ 日常体力活动即出现疲劳、心慌、气急；④ 上腹痛、肝功能异常；⑤ 高血压、水肿、蛋白尿；⑥ 皮肤瘙痒、轻度黄疸。在检查评估中发现胎动不正常或消失、阴道大出血或伴休克、胸闷、气急、不能平卧、上腹痛或伴黄疸、高血压伴头昏眼花、视物不清、无原因的恶心或咳嗽、抽搐和昏迷等危机征象的孕妇，应立即转上级医疗机构。

（5）保健指导。① 生活与卫生保健：除应经常洗头、洗澡、勤换衣服、每天清洗外阴、早晚刷牙等个人卫生外，应避免盆浴，禁止性生活。应保证每天 8～9 小时的睡眠时间，多采用左侧卧位。② 运动：不盲目过度运动，伸展运动不要过于激烈，以免拉伤韧带，运动时要戴上合体的孕妇乳罩以提供舒适稳妥的支托。孕前不爱运动的妇女，到孕中期可以循序渐进地运动，孕晚期需要减缓活动。运动前后 40 分钟各饮一杯水，运动前 5 分钟先做热身的准备活动。有先兆流产、早产史、多胎、羊水过多、前置胎盘、严重内科合并症等的孕妇不宜做体操。③ 营养：孕中期必须保证足量米面等主粮摄入，以确保摄入足够的热能和维生素；增加动物性食品，提供的蛋白质应占总蛋白质质量的 1/2～1/3 以上。④ 胎教：播放轻柔、舒缓的音乐，使整个环境充满温馨、悦耳的声音。每日 2 次，每次 15～30 分钟。⑤ 用胎动计数进行自我监护：数胎动可以从孕 26 周起进行，每天早、中、晚固定时间测 3 次，每次 1 小时。发现胎动不正常或消失，应急诊转院。⑥ 心理调适：指导孕妇通过生活、工作和休息的适当调整，保证良好的心理状态，用各种自己喜欢的方式让自己快乐。通过接受产前检查时与医生的交流，了解自身和胎儿的情况，有利于调整焦虑情绪。另外，指导孕妇通过胎教，建立与胎儿的亲密关系。继续做好丈夫参与和家庭、社会支持工作（同早孕保健）。

（6）孕期可能出现问题的指导。① 贫血：除多食含铁量高、富有蛋白质和维生素的食物外，孕 4 个月后，可服硫酸亚铁 0.3 g，每日 3 次，或 10% 枸橼酸铁铵 10 ml，每日 3 次。如已中重度贫血，应当及时转院。② 子痫前期：做产前检查和病情随访，建议每天侧卧位休息 10～12 小时，高蛋白、低盐饮食；血压如进一步升高，水肿和蛋白尿加重，则需及早转院治疗；一旦出现头痛、眼花、胸闷、视物不清、右上腹疼痛、夜间不能平卧，甚至抽搐和昏迷等危机症状，需急诊转院。③ 妊娠合并心脏病：妊娠 20 周前每 2 周、20 周后每周进行一次产前检查，以及时了解病情变化。避免体力劳动和情绪激动，保证睡眠时间、充分休息，口服维生素 B 族、C 族及促进造血药物，食用高蛋白、高维生素、低盐低脂肪饮食，同时预防体重增加过多。出现心慌、气短、气急、胸闷甚至端坐呼吸、咳嗽且痰中带血等心力衰竭症状需急诊转院。④ 妊娠合并慢性肾炎：指导孕妇进行心理调节，不要紧张忧虑，注意休养，卧床休息和睡眠时行侧卧位。另外，要积极预防妊娠期高血压疾病妊娠合并肝炎，发现疾病后要马上转院，出现消化道症状或黄疸者需急诊转院。除注意饮食、饮水卫生外，要加强消毒隔离。应加强营养，饮食要富含蛋白质、糖和维生素 C、维生素 K。⑤ 妊娠期肝内胆汁淤积症：适当卧床休息，尤其应采用左侧卧位以增加胎盘血流量，可服用茵陈冲剂等中药治疗。加强自我监测，以便及早发现胎儿异常。如伴黄疸、合并尿路感染或高血压应急诊转院。⑥ 妊娠糖尿病：按照医嘱认真进行饮食疗法和胰岛素治疗，加强自我监测，以便及早发现胎儿异常，出现酮症酸中毒和昏迷应急诊转院。⑦ 甲状腺危象倾向：在妊娠期出现发热尤其是高热、心动过速、紧张焦虑、烦躁不安、恶心厌食、食欲不振、体重减轻等，要考虑甲状腺危象倾向，应及时转上级医院诊治处理。

5. 晚孕期保健

晚孕期保健重点是筛查、治疗母体妊娠并发症，检测胎儿生长发育和安危状况，提供分娩方式和地点建议，进行住院分娩和母乳喂养知识的宣传。于孕 28～36 周（第四次）、37～40 周（第五次）指导孕妇去有助产资质的医疗卫生机构各进行 1 次随访，开展孕产妇自我监护方法、促进自然分娩、母乳喂养以及孕期并发症防治指导，并进行产前随访服务记录。对随访中发现的高危孕妇应根据就诊医疗卫生机构的建议，督促其酌情增加去上级医院随访的次数。如发现有意外情况，建议其及时去上级医院。

6. 产褥期保健

产褥期是指产妇分娩结束到全身各系统（除乳房外）恢复到非妊娠状态。孕产期系统保健服务中要求在产褥期进行一次产后访视，进行产褥期健康管理，加强母乳喂养和新生儿护理指导，同时进行新生儿访视，做好产后访视记录。

（1）访问和观察。询问分娩方式、胎产次、会阴或腹部切口、有无产后出血、感染；观察产妇一般情况，精神、心理、恶露、哺乳情况，以及是否有抑郁症状；观察产妇喂奶的全过程。

（2）检查。测量体温、血压，检查乳房、乳头、乳汁情况和乳量，查子宫底高度、有无压痛等子宫复旧情况，进行会阴或腹部伤口的检查；观察恶露的量、色、性状。必要时做心理量表测定。

（3）管理。根据访问、观察和检查结果评估进行分类指导，同时填写孕产妇手册、健康档案和登记本。评估为产后康复正常者，进行包括产褥卫生、母乳喂养、营养、心理、丈夫、家庭参与支持等产褥期保健指导。评估存在会阴伤口愈合不良、痔疮、产后便秘和尿潴留、早期乳腺炎和母乳喂养困难等一般异常情况者并给予相应的处理与指导。检查发现产后感染、产后出血、子宫复旧不佳和存在产后忧郁等心理问题以及妊娠并发症未恢复者，应及时转至上级医疗卫生机构进一步检查、诊断和治疗。

（4）保健指导。① 休养环境：房间要安静、舒适、清洁，保持空气流通。室温调节要合理，夏天防中暑，冬天防煤气中毒。② 休息与运动：为保证产后体力恢复，要保证充足的睡眠时间，经常变换卧床姿势，不要长时间仰卧，以防子宫后倾。正常分娩的健康产妇在产后第二天可下床活动，根据身体状况可逐步增加活动范围，同时开始做产后体操，须循序渐进。③ 个人卫生：注意勤擦身以保持皮肤清洁和干燥，勤换衣服和被褥。每天至少两次用温开水清洁会阴部，经常更换卫生巾。注意口腔卫生，做到早晚刷牙，每次进食后要漱口。洗澡勿用盆浴。④ 乳母饮食与营养：膳食营养要注意增加热能摄入量，补充优质蛋白质，摄入充足的脂肪和保证矿物质供给。应尽量做到搭配合理、摄入量充足，保证充足的水分摄入。⑤ 心理保健指导：指导丈夫参与和通过社会支持进行心理调适。打破传统的"坐月子"观念，尽早做适量的家务劳动和体育锻炼。医护人员和其他与产妇相关人员在关心孕产妇的心理状态的同时，也要留心她们的家庭、社会环境，做好亲属思想工作，共同来关心孕妇的心理状态。

（5）产褥期问题的处理与指导。① 产后便秘：可服用一些缓泻药，如麻仁丸、蓖麻油、液体石蜡等。鼓励下床活动，多吃蔬菜水果，必要时可用缓泻剂。② 产后尿潴留：鼓励产妇多饮水，增加尿量，定时小便。③ 子宫复旧不全：鼓励产后早起床、早活动，做产后保健操等，注意休息，取半卧位，以利于恶露引流。④ 会阴伤口愈合不良或硬结：保持会阴部清洁、干爽，常换常洗内裤。⑤ 痔疮：产后及早下床活动，饮食上要适当多吃纤维素含量较多的蔬菜，避免吃辛辣等刺激性食物，保持大便通畅。⑥ 早期乳腺炎：用胸罩将乳房托起，尽量使乳汁排空。可用如意金黄散热敷、局部冷敷，同时用抗菌药物治疗。⑦ 产后抑郁：产后抑郁是产褥期最常见的心理问题，多在产后 3 天内出现，持续 7 天左右，以后多数产妇的症状可减轻或消失，但也有的持续时间较长。主要表现是产妇在产褥早期出现的以哭泣、抑郁、烦闷为主的情绪障碍。可使用抑郁自评量表进行测定诊断，给予心理保健指导。

7. 产后健康检查

（1）时间和地点。产后健康检查在产后 42 天进行，正常产妇在社区卫生服务或乡（镇）医疗卫生服务机构进行，异常产妇到原分娩医疗卫生机构检查。做好产后42 天健康检查记录，做好健康档案和登记本并结案。

（2）询问和观察。询问产后康复及母乳喂养情况，观察母亲的情绪和神态，对患有糖尿病、肝病、心脏病、肾病等内科合并症的母亲应了解其相关疾病的症状是否缓解。

（3）检查和检验。测血压、称体重，查心、肺、肝、脾等脏器有无异常，检查乳房和乳头有无炎症；剖宫产者注意观察腹部伤口愈合情况，有无硬结或异常隆起。观察会阴伤口愈合情况，有无阴道前壁或后壁膨出、子宫脱垂等。阴道窥器观察阴道分泌物的量、色、味，宫颈有无裂伤，宫颈糜烂程度。双合诊/三合诊检查子宫是否恢复至非孕状态，输卵管、卵巢等有无炎症、包块。若发现异常，可做 B 超进一步检查。必要时做心理量表测定。针对有异常情况者进行必要的实验室检查。对有妊高征、糖尿病、贫血者，复查血压、尿蛋白、血红蛋白、血糖等。

（4）管理。检查评估康复正常者，除进行避孕节育、性保健、预防生殖道感染、坚持母乳喂养等保健指导外，将检查结果详细、完整地记录在《产后 42 天产妇健康检查记录表》，并在《社区孕产妇保健服务登记本》和《孕产妇保健手册》

的相关项目内做好记录。检查评估发现生殖系统尚未恢复正常或发现有异常情况者，则需转至原分娩医院继续治疗，并随访结果转归。检查评估仍存在产后忧郁、仍存在并发症以及有关脏器功能尚未恢复正常者，转相关专科医院进一步诊治。恢复性生活问题：产后健康检查未发现异常者可恢复性生活；产后检查发现恶露未净、会阴伤口触痛、子宫偏大偏软和复旧欠佳的，应暂缓性生活。为避免意外妊娠，在恢复性生活的同时，就应采取避孕措施。节制生育指导：哺乳期内不采取避孕措施会导致意外妊娠，大多需进行人工流产，此时的子宫软而脆，刮宫手术风险较大，特别容易发生子宫穿孔、出血。因此，产后无论哺乳与否，在准备恢复性生活前均应积极采取避孕措施，以免增加不必要的痛苦与风险。坚持纯母乳喂养：每个健康的母亲都会有足够的乳汁来喂哺自己的婴儿，因此，不要担心孩子口渴或吃不饱。母乳中含有足够的水分，即使夏天也能满足婴儿的需要。加了水或奶以后，会减少婴儿吸吮母乳的要求，吸吮少了，乳汁的分泌会减少，从而影响母乳喂养的成功。应坚持纯母乳喂养 6 个月，其间不要轻易给婴儿加水或奶制品，更不要用奶瓶和奶头。

四、女性围绝经期健康管理

社区医护团队通过患者教育和群体宣教，使围绝经期妇女了解妇女此时期的卫生保健知识，重视自我保健，消除无谓的恐惧忧虑，培养开朗的性格，对生活、工作充满信心；积极参加各项社会工作及增加人际交往；饮食适当，生活规律；坚持体格锻炼，保持充沛的精力等。通过心理辅导和咨询等，帮助她们顺利度过这段时期。此外，也要向家属及社会宣传普及围绝经期保健知识，使家庭和社会都能给予更年期妇女更多的关心、安慰、理解、支持和鼓励，使她们能顺利地度过这个阶段。

根据症状的类型、程度和机体状态，制定治疗方案。① 非激素类药物治疗：对于仅仅出现较轻的一般症状，如心悸、头痛、头晕、乏力及失眠、烦躁等的妇女，在辅以心理指导的同时可服用谷维素、维生素及安定等药物，这对多数症状轻微者都是有效的。② 激素替代疗法：激素替代疗法仍为治疗绝经期雌激素水平低下所致症状的最佳方法，它可以帮助妇女顺利度过围绝经期，并可有效地预防老年期的骨质疏松，有利于胆固醇的代谢等。从国际范围来看，绝经期使用激素替代的妇女约占此期妇女的 10%~20%，且大多数以短期用药治疗绝经期的近期症状为主，一般用药多在 1 年以内。全科医生应发挥个体能动性，利用循证医学手段，实现患者的知情选择。激素替代治疗的禁忌证包括：① 有恶性肿瘤史；② 有雌激素依赖性疾病，如子宫肌瘤、子宫内膜异位症、卵巢肿瘤等；③ 严重肝、肾功能不良；④ 胆石症；⑤脑血管意外；⑥ 严重乳腺增生症。

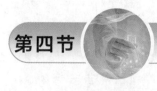

第四节　社区儿童健康管理

儿童是指 0~14 岁的人群。从胎儿、新生儿、婴儿、幼儿、学龄前儿童发展到学龄儿童，形体上、生理上和心理上不断发生变化，这一阶段是一生中生长发育最快的阶段，也是奠定身心健康的基础阶段。儿童的免疫功能尚不健全，缺乏独立生活和保护自己的能力。因此，儿童作为社区重点人群，必须通过全面系统的保健工作，才能保障他们的身心健康，提高健康水平。

一、儿童生长发育特点及常见健康问题

根据不同年龄段儿童生长发育过程中所表现的不同特点，可将儿童分为胎儿期、新生儿期、婴儿期、幼儿期、学龄前期和学龄期，各期儿童的身心发育特点及卫生问题有所不同。

1．胎儿期

从受精卵形成直到小儿出生统称为胎儿期。胎儿期完全依靠母体生存，以组织与器官的迅速生长和功能渐趋成熟为主要生理特点，尤其妊娠早期是胎儿机体各器官形成的关键期，此时如果受各种不利因素的影响，便可影响胎儿的正常分化，从而造成流产或各种畸形。因此，孕期保健必须从妊娠早期开始。

2．新生儿期

自出生后脐带结扎起至生后 28 天内称为新生儿期。此期是小儿开始独立生活，适应外界环境的阶段。由于生理调节和适应能力不够成熟，受内、外环境的影响较大。因此，此期小儿的发病率、死亡率高，常有产伤、感染、窒息、出血、溶血及先天畸形等疾病发生。

3．婴儿期

从出生到满 1 周岁为婴儿期。此期是小儿生长发育最迅速的时期，需要摄入的热量和营养素非常高，但由于婴儿大脑皮质功能不成熟，全身各器官系统的功能不完善，对高热、毒素及其他有害因素的抵抗力弱，容易发生抽搐、呕吐、腹泻、呼吸道感染、营养不良等问题。婴儿期是整个儿童期死亡率较高的时期。

4．幼儿期

从满 1 周岁到满 3 周岁称为幼儿期。此期儿童生长速度稍减慢，但智能发育较前突出，语言、思维和交往能力增强。这一时期由于自身免疫功能尚未发育完善，幼儿较易患感染性疾病；由于活动范围的加大，而又缺乏自我照顾能力，幼儿容易发生意外事故或伤害；如喂养不当，可能发生营养不良、贫血问题。

5．学龄前期

3 周岁以后到 6～7 周岁内为学龄前期。本期儿童抵抗力比幼儿期又有所增强，此期生长速度减慢，但智能发育更趋完善，然而仍然易发生传染性疾病和寄生虫病、意外事故。如果教养不当，可能出现行为异常。

6．学龄期

从 6～7 岁到 12～13 岁为学龄期。此期儿童身体的生长发育稳步增长，除生殖系统外，其他器官的发育到本期末已接近成人水平；智能发育也更加成熟，是接受文化科学教育的重要时期。此期发病率较前有所降低，但近视和龋齿发病率较高。

二、不同时期儿童健康管理的重点

1．胎儿期

胎儿期保健以孕母保健为重点。保证营养，合理安排生活、工作；积极预防感染、妊娠期高血压疾病、流产、早产、异常产等情况；妥善处理孕母心、肺、肾等慢性病；慎用药物，以免对胎儿发育产生不良影响。通过遗传咨询、产前诊断、新生儿期先天性代谢病筛查、补充叶酸等手段，降低异常产、早产、宫内生长迟滞、新生儿窒息和感染等的发生率。

2．新生儿期

新生儿期保健特别强调护理，尤其要重视第 1 周内新生儿的护理，护理重点强调合理喂养、保暖及预防感染。如：居室保持空气新鲜；提倡母乳喂养；新生儿的用具每日煮沸消毒；做听力筛查，尽早发现有先天性听力障碍的新生儿等。

3．婴儿期

婴儿期是死亡率较高的时期，半岁后因从母体获得的被动免疫力逐渐消失，而自身免疫功能尚未成熟，易患感染性疾病，故应提倡母乳喂养。科学育儿，同时应做好计划免疫。

4．幼儿期

幼儿活动范围大，但对危险事物识别能力差，故此期在做好生长发育监测的同时，更应注意防止发生意外创伤和中毒；断乳和添加其他食物应在幼儿早期完成，因此要注意保证营养，防止营养不良；预防感染仍是这个时期的重点保健内容之一，如注意早期发现中耳炎、泌尿生殖系统感染等。同时，教育幼儿家长注意弱视、斜视的早期症状，及时就医。

5．学龄前期

此期儿童好奇多问、求知欲旺，具有较大的可塑性，因此要注意培养其良好的道德品质、生活习惯，为入学做好准备。学龄前期儿童易患肾炎、风湿热等疾病，应注意防治。此外，应对此期儿童进行视敏度筛检，包括弱视和斜视检查，因为幼儿不能用言语表达其视力情况，家长不易发现，主观视力检查很困难，发现不及时，错过最佳治疗和康复时机的情况时有发生。如弱视儿童平时表现与一般近视、远视等症状很相似，不易被发现，常被家长疏忽。而弱视的危害极大，如能在4周岁以前及时发现，就能取得较为满意的治疗效果。但如果错过了最佳治疗时期（10岁以前未能治疗），将对孩子今后的视功能造成严重的影响。目前普遍认为婴幼儿视力的定性检查较定量检查更具有临床意义，常用定性方法有遮盖法、主导眼观察法、拣豆法和摄影验光法等。

6．学龄期

此期保健应注意保证营养，创造良好的生活学习环境，养成良好生活和学习习惯，养成正确的坐、立、行走、阅读姿势，加强体育锻炼，预防疾病和意外损伤，注重德、智、体、美全面发展。特别要注意健康人格的形成。

三、儿童健康管理的常用方法

（一）儿童保健系统

为了更好地保证社区儿童的健康，需要对儿童保健进行主动的系统管理。国内开展了主要针对7岁以内的儿童、重点是新生儿和3岁以下婴幼儿的儿童保健系统管理。儿童保健系统管理的运行程序，在城市是以街道或居委会为单位，由所在辖区的医疗保健机构承担工作，并根据其能力大小实行就近划片包干责任制；在农村依靠三级妇幼保健网络，以乡为单位，实行分级分工负责制，乡村配合，共同做好儿童保健系统管理工作，疑难病儿转县（市）级以上医疗保健机构处理。其保健系统管理措施包括以下内容。

1．在医院儿童保健科建立儿童保健卡（手册）

婴儿出生后即建立系统保健卡（册），做到一人一卡（册），并交由承担系统保健的机构管理。

2．开展新生儿访视

婴儿出生并返家后，由妇幼保健人员到产妇家中随访，做好记录，填写系统保健卡（册）。在新生儿期要求访视3~4次，至少应访视2次（初访、满月访），对体弱儿应酌情增加随访次数，并专案管理。访视中，除了解和观察一般情况外，要进行全身检查，指导合理喂养和护理。

3．定期健康体检

儿童保健系统管理要求对0~6岁儿童，重点是3岁以下婴幼儿进行定期的健康体检。时间为1岁以内每季度3次，1~2岁每半年1次，3~6岁每年1次，体检时填写保健卡（册、表）。有条件的地方可适当增加体检次数和项目。对体弱儿应专案管理。

4．生长发育监测

为了及早发现生长缓慢现象，适时采取干预措施，保证儿童健康成长，儿童保健系统管理要求根据实际情况推广使用小儿生长发育监测图来进行生长发育监测。这种方法指标单一，简便易行，只需连续地测量小儿体重，绘出体重曲线，便可动态观察婴幼儿生长发育趋势。要求 1 岁以内测体重 5 次，1～2 岁测 3 次，2～3 岁测 2 次。近年来各地兴起的对 0～2 岁儿童心理行为能力发育的评价和干预项目，虽然不属于政府规定的儿童保健计划，但已经得到广大家庭的参与和肯定，将形成一个有潜力的儿童保健市场。

5．体弱儿的管理

对儿童保健门诊和系统管理中发现和筛选出的体弱儿要进行专案管理。体弱儿是指低体重儿（出生体重小于 2 500 g）、早产儿、弱智儿、佝偻病活动期、Ⅰ度以上营养不良、中度以上缺铁性贫血、反复感染，以及患先天性心脏病、先天畸形、遗传代谢病等疾病的儿童。对体弱儿要采取针对性措施，定期访视，指导家长正确护理喂养，注意保暖，防治感染等。要督促患儿就医，建立专案病历，制定治疗方案，定期复诊治疗。待恢复正常情况和疾病治愈后，转入健康儿童系统管理。

6．健康教育

在儿童保健特别是系统管理中，健康教育是必不可少的。要采取多种形式，利用各种媒介大力宣传优生、新生儿护理、科学喂养、营养、疾病防治、健康行为等儿童保健知识和儿童优教知识，提高广大群众的保健意识，养成良好的卫生习惯，适时利用医疗保健服务，促进儿童健康成长。

（二）儿童常见健康问题及干预

对健康管理中发现的有营养不良、贫血、单纯性肥胖等情况的儿童应当分析其原因，给出指导或转诊的建议。

1．营养不良

儿童营养不良主要是喂养不当、不良饮食习惯和疾病因素影响所致。它主要表现为生长发育停滞，脂肪消失，肌肉萎缩，同时也可造成全身各系统的功能紊乱。儿童营养不良主要通过以下措施预防。

（1）提倡母乳喂养，注意喂养方法，按年龄及时添加辅食，掌握先稀后干、先素后荤、先少后多的原则。1 岁左右断乳，给予易于消化而具有营养的食品。

（2）注意户外锻炼，呼吸新鲜空气，多晒太阳，增强体质。

（3）按原饮食逐渐增加。每次增加的量不可过多；如有消化不良症状出现，应酌量减量。

（4）注意饮食质、量之合理分配。

（5）如经常发生各种感染炎症，应转上级医院诊治。

2．营养性缺铁性贫血

营养性缺铁性贫血多发生在6个月到3岁的婴幼儿，是影响小儿生长发育的重要因素之一，也是反复诱发小儿感染，使病症迁延不愈的重要原因。发病原因主要与体内贮铁不足、铁摄入量不足、铁吸收减少或消耗过多和铁需要量增加有关。营养性缺铁性贫血主要通过以下措施预防。

（1）做好孕期保健工作，注意孕母的营养及合理膳食，定期测定血红蛋白以早期发现贫血，及时治疗；预防早产及低出生体重儿；哺乳的母亲应注意多食含铁丰富的食物，以保证婴儿对铁的需要。

（2）指导婴幼儿合理喂养，大力提倡母乳喂养至少4~6个月；无论是母乳喂养还是人工喂养的婴儿，在3~4个月以后均应及时添加辅食，对幼儿和年长儿童应尽量多采用含铁丰富、吸收率高的食物，如动物性食物、黑木耳、海带、大豆等；纠正偏食、挑食及吃零食的不良习惯。

（3）预防并及时治疗感染性疾病和肠道寄生虫病。

（4）通过儿童系统管理，开展贫血监测，从生后6~9个月开始定期测定血红蛋白，以早期发现轻症贫血患儿，及时治疗。

3．单纯性肥胖

肥胖病或单纯性肥胖指皮下脂肪积聚过多。脂肪积累以乳、腹、髋、肩部为显著，腹部往往出现粉红色皮肤浅纹，四肢肥大，尤以上臂和股部特别明显，骨龄正常或超过同龄小儿，智力良好，性发育正常或较早；活动不便，极少运动。单纯性肥胖主要通过以下措施预防。

（1）母亲孕后期就应避免增重过多，以防分娩出生体重过大的巨大新生儿。

（2）出生后应坚持母乳喂养，4~5月前不喂半固体或固体淀粉类食物。

（3）定时做生长发育监测，以早期发现过重肥胖倾向，及时加以纠正。

（4）养成良好的饮食习惯，执行平衡膳食，对超重小儿要限制食物摄入量，使体重接近于标准范围。膳食要遵循少糖、少油、保证蛋白质和多食水果蔬菜的原则，尤其要少吃甜类食品和饮料。

（5）积极参加活动，增加运动量，并持之以恒。

4．其他常见健康问题的处理

出现其他常见健康问题，包括唇腭裂、高腭弓、诞生牙等口腔发育异常、龋齿、视力低常或听力异常的儿童应及时转诊。

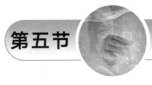

第五节 社区老年人健康管理

一、人口老龄化概念及趋势

（一）老年的界定

关于老年人的标准，目前世界上尚未统一。WHO 建议亚太地区和发展中国家用 60 岁作为老年人标准。我国人口学上将老年人不同年龄阶段分为：45～59 岁为老年前期（中老年人）、60～79 岁为老年期（老年人）、80 岁以上为高龄期（高龄老人）、90 岁以上为长寿期（长寿老人）、100 岁以上为百岁老人。也有专家界定为：69 岁以下者为低龄老人，70～79 岁者为中龄老人，80 岁以上者为高龄老人。

（二）老龄化的概念

根据联合国划分人口老龄化程度的标准，人口老龄化的基本内涵是：总人口数中 60 岁以上的人口所占的比例超过 10%，或者 65 岁以上的人口所占的比例超过 7%，总人口年龄中位数超过 30 岁，0～14 岁的少儿人口占总人口的比例低于 30%，老年人口与少儿人口的比值在 30% 以上。我国在 2000 年 60 岁以上人口占总人口的比重达到了 10%，就已经进入老龄化社会。预计到 2050 年将达到峰值 4.4 亿，约占全国总人口的 1/4。我国人口老龄化与其他国家特别是经济发达国家相比具有以下特征。

1．老年人口规模巨大，老龄化发展迅速

2004 年年底，我国 60 岁及以上老年人口为 1.43 亿，2026 年将达 3 亿，2037 年超过 4 亿，2050 年最后达到最大值，之后一直维持在 3 亿～4 亿的规模。根据联合国预测，21 世纪上半叶，我国一直是世界上老年人最多的国家。

2．地区发展不平衡，城乡倒置

我国人口老龄化发展具有明显的由东向西的区域梯次特征，东部沿海经济发达地区明显快于西部经济欠发达地区。在最早进入人口老龄化行列的上海（1979 年）和最迟进入人口老龄化行列的宁夏（2012 年）之间，时间跨度长达 33 年。发达国家人口老龄化的特征是城市人口老龄化水平一般高于农村，而我国的情况则不同。目前，农村的老龄化水平高于城镇 1.24 个百分点；据预测，这种城乡倒置的状况将一直持续到 2040 年。

3．女性老年人口数量多于男性

目前，我国老年人口中，女性比男性多出 464 万人。

4．人口老龄化速度大于社会经济发展速度

发达国家进入老龄社会时人均国内生产总值一般都在 5 000 到 1 万美元。而我国应对人口老龄化的经济实力与其他国家相比非常薄弱。据预测，我国人口老龄化将伴随 21 世纪始终，2030—2050 年是我国人口老龄化最严峻的时期，重度人口老龄化和高龄化将日益突出，我国将面临人口老龄化和人口总量过多的双重压力。因此，如何提高老年人的生活质量，如何建立健全各层次老年卫生保健康复体系，如何将我国政府给予老年人的关怀落实到每个老年人身上，是社区全科医生面临的新课题，也是义不容辞的社会责任。

（三）健康老龄化

1992 年联合国第 47 届大会提出了"健康老龄化（healthy aging）"的概念，其强调长寿和健康并重，生存的质和量统一，并将此作为全社会的奋斗目标。健康老龄化的外延包括老年人的个体健康、老年人群体的整体健康和老龄化社会人文环境的健康等内容。人们希望长寿的美好愿望，通过社会的发展和科学的进步，在逐步地得到实现。只有长寿是不够的，老年人应该健康、快乐地享受生活。一个完全失去了生活自理能力的老人不仅自己承受痛苦，也为家庭和社会带来沉重负担。因此，健康老龄化就是伴随着健康的长寿，即提高长寿者生活的质量。

二、老年人生理和心理特征及常见健康问题

（一）老年人生理特点

健康是一个相对概念。衰老、疾病和健康并无明显界限，老年人健康问题往往是长期的、复杂的，但其中又有很多规律和特征。全科医生只有了解老年人的生理、心理特征，才能为这一重点人群提供更好的医疗保健工作。老年人生理上的变化表现有：毛发变白、脱发、皮肤增多、弹性减弱等体表外形主联越官、呼吸系统、循环系统、消化系统、泌尿系统、内分泌系统、生殖系统、免疫系统、肌肉骨骼系统、神经系统等的系统功能出现不可逆转的退行性改变，人体免疫功能明显下降，罹患各类感染性疾病的概率大大增加。

老年期个体差异很大，适应性和代偿能力、反应性等各不相同，所以在临床上表现有所不同。但是从老年人的整体患病特点上来看，普遍具有以下特征：① 临床症状不典型：很多老年人没有疾病典型的临床症状，常表现为全身不适、乏力、表情淡漠甚至昏迷等，容易造成漏诊。② 老年人整体反应力低下，在很多疾病的发生发展过程中，疾病的临床体征不典型，主观感觉与客观体征不一致，易发生误诊。老年人虽发病隐匿，病情却发展迅速。③ 已出现多脏器衰竭：老年人尤其是高龄老人的很多脏器功能都处于边缘状态，稍有应激就会出现脏器功能失代偿，而出现多脏器功能衰竭，出现危象。④ 治愈率低：老年人各脏器功能衰退，神经内分泌调节机制减弱，应激能力下降，疾病的治愈率明显降低，且不易恢复。如老年慢性支气管炎是最好的例子。⑤ 多种疾病共存：衰老和疾病造成了老年人病情复杂，涉及多系统。多种疾病共存是老年患者的重要特点之一，这给疾病的诊断、治疗都带来困难；老年人脏器功能老化，处于边缘状态的特点，使他们在治疗过程中容易出现各种并发症，如感染容易引起某一主要脏器的功能衰竭。

（二）老年人心理特征

老年人的心理健康状况随着生理功能的衰弱、生活环境和社会角色的变化而变化，由于个体的家庭环境、教育背景、经济状况和健康状况的差异，表现出比生理健康更为复杂多样的变化。一般表现为感知觉下降、智力衰退、记忆思维能力下降、人格特征和情感的改变等。丰富的生活经历使他们在漫长的生活中形成了一些对事物的固定看法，晚年可能由于家庭及社会环境的变迁等因素影响，会表现出一些不同性质的精神行为障碍，如孤独、多疑、自卑、抑郁以及情绪不稳、脾气暴躁等。随着步入高龄，表现出记忆力减退，注意力、判断力、计算力等都有所下降，定向力发生障碍。同时，有些老人还伴有人格丧失和异常行为等，构成老年人的社会和家庭问题。

（三）老年人的主要健康问题

有调查显示，约 70% 的老年人同时患有 2 种或 2 种以上的疾病。老年人 2 周因病持续天数是全人口平均值的 1.23 倍；半年活动受限率（81‰）和受限天数（12.4 天）也分别是全人口平均值的 2.6 倍和 1.3 倍。尽管老年人存在着个体差异，但是老年人的健康问题主要集中在常见慢性病及其急性合并症，所患疾病涉及全身各个系统。老年人所患的慢性疾病或健康问题，多见于：骨关节病变、高血压、心脑血管病、恶性肿瘤、糖尿病、伤害与意外事故的不良影响、慢性肝病与肝硬化、眩晕、听力障碍、视力障碍、白内障、尿失禁、静脉曲张、动脉硬化、慢性肺部疾病、痔疮、便秘、慢性肾病、甲状腺功能低下、帕金森病，精神疾病如抑郁症与痴呆、皮肤炎症，以及各种功能障碍。老年人常患的急性问题，多见于：脑卒中、急性心肌梗死、急腹症、流感、肺炎、伤害与意外事故、骨折、腹泻等。此外，跌倒、药物不良反应、功能老化、高龄等情况，均可导致急慢性病况的发生，故也应列为其健康问题。全科医生应做好老年人的健康和疾病的评估、治疗、适当转诊、随访等工作。

（四）老年人预防保健服务

老年期的生理、心理和社会特点，决定了老年人群复杂多样的医疗服务需求，既包括预防保健、医疗、护理和康复需求，也包含心理服务需求，给社区老年卫生保健工作提出了挑战。社区医护人员应该在对社区老年人群科学评估的基础上，充分利用社区资源和相关医疗卫生资源，做好老年人健康管理。老年人的预防保健服务包括：疾病预防、自我保健、健康教育、周期性健康检查、营养与膳食指导等。

1. 开展社区老年综合功能评估

老年综合功能评估（comprehensive functional-assessment，CFA）是从躯体、精神、社会心理、自理能力等多个维度测量老年人整体健康功能水平的一种健康测量方法。它能鉴定出老年人医疗、社会心理、自理能力丧失等多方面的问题，反映出老年人的保健需求。评估能使全科医生的工作更全面、科学和有针对性。

2．健康教育

老年人的适应能力、抗病能力和代谢能力都有明显的降低，有必要接受有关专业人员的指导。通过健康教育，老年人自己能制订合理的生活方式，如保持适量的活动。生活要有规律；保持充分的睡眠；平衡膳食，注意营养素的搭配；适量饮茶；保持心情舒畅平静，不宜过于激动等。

3．健康检查

老年人要定期做身体检查，每年至少一次。全科医生应根据周期性健康检查的要求，对老年人开展体检。发现问题并及时采取保健措施，必要时向上级医院转送。

4．日常活动管理

社区医护人员应对老年人的日常生活给予必要的指导。

（1）饮食：由于老年人胃肠功能减退以及营养不良、偏食等原因，进食量逐渐减少，同时代谢量及运动量也逐渐减少，所以老年人饮食宜清淡，应减少盐的摄入量，每天不超 5 g。此外，还应多吃蔬菜、水果，增加钙的摄入，多吃一些海藻、小虾、牛奶等含钙量丰富的食物。

（2）排便：老年人常因食量减少，纤维素摄入不足，胃肠功能低下以及腹肌收缩力降低等原因引起便秘。为防止便秘，可适当多吃一些富含纤维素的食物，也可以采用清晨饮一杯水、果汁或蜂蜜水等通便措施。多鼓励老人在有便意时排便，必要时可采取栓剂或灌肠。

（3）排尿：部分老年人肾功能减退，膀胱颈部硬化或患有神经性膀胱炎、前列腺增生而易引起排尿障碍，常出现尿少、尿频、夜间尿频、尿失禁以及尿线变细等症状，应采取措施加强指导，如控制晚餐后摄入过多的水分，注意保暖，床边备有夜间使用的便壶等。

（4）控制体重：肥胖是影响健康和长寿的重要因素，还会给支持体重的关节增加负担。减轻体重的原则有两条：一是降低摄取的热量，控制碳水化合物以及脂肪的摄入量，但不应减少蛋白质的摄入；二是增大运动量，但注意运动要适当，应根据老年人的特点和每个人的具体情况进行指导，并注意运动过程中的安全。

5．医疗服务

人在老年期患病特点尤其具有特殊性，全科医生应熟悉老年患者的特点，正确判别疾病和疾病的严重程度，根据病情提供适当的诊疗服务。尤其要根据患者的病情需要组织以患者为中心的医疗照顾团队，为患者提供针对性的医疗服务。

三、老年人健康管理技术

（一）一般测量技术

一般测量技术包括体温、脉搏、呼吸、血压、身高、体重和腰围测量。

（二）主要体格检查技术

主要体格检查技术包括皮肤、巩膜、淋巴结、乳腺、肺部、心脏、腹部检查、关节、四肢、肛门指诊和下肢水肿检查等。

（三）评估技术

1. 老年人认知功能评估

（1）粗筛方法：告诉被检查者"我将要说三件物品的名称（如铅笔、卡车、书），请您立刻重复"。过1分钟后请其重复。被检查者无法立即重复或1分钟后无法完整回忆三件物品名称为粗筛阳性，需进一步行"简易智力状态检查量表"检查。

（2）简易智力状态检查：简易智力状态检查（mini-mental state examination，MMSE），是最具影响的认知缺损筛选工具之一，具有快速、简便的优点，对评定员的要求不高，只需经过简单的训练便可操作，适用于社区和基层，可为进一步检查和诊断提供依据。

2. 老年人情感状态评估

（1）粗筛方法：告诉被检查者"我想了解您最近2周左右的心情"，问被检查者"您经常感到伤心或抑郁吗？"或"您的情绪怎么样？"。如被检查者回答"是"或"我想不是十分好"，为粗筛阳性，需进一步行"老年人抑郁评分"检查。

（2）老年抑郁评分：采用老年抑郁量表对老年人进行抑郁的筛查，临床主要评价56岁以上老年人相关症状，如：情绪低落、活动减少易激惹、退缩，以及对过去、现在和未来的消极评分。使用该量表有时易误评为抑郁症。因此分数超过11分者应做进一步检查。

（四）同伴支持自我管理技术

同伴支持（peer support）是指具有相同年龄、性别、生活环境和经历、文化和社会地位或由于某些原因使其具有共同语言的人在一起分享信息、观念、情感或行为技能的教育形式，是一种同伴互助式健康教育方式。同伴支持自我管理操作过程包括：① 社区动员：获取社区领导支持，动员社区各组织、团体及全体居民积极参与。采用自愿报名形式，选择同伴支持者，人员可包括退休教师、医生、干部、其他职业的普通居民等。② 同伴支持者培训：可由医院或公共卫生专家进行培训授课，内容主要包括同伴组长角色期望、自我管理技能等。在培训中确保同伴支持者充分理解授课内容并能进行演示重复。③ 同伴支持自我管理活动：可采用专题讲座、小组讨论、趣味活动。④ 效果评估：每隔一个阶段，应采用定性与定量研究相结合的方式对活动效果进行评价。

（五）肿瘤筛查

1. 乳腺癌

（1）教育所有参加管理的老年妇女有关乳腺癌的可能危险因素（包括乳腺癌家

族史、不生育、不哺乳、工作压力大、肥胖、长期服用雌激素等）。

（2）指导老年妇女乳房自检方法，可固定选择每月的某一天进行检查。

（3）每 1~2 年由医生行乳腺检查，必要时行乳腺 X 线检查；有乳腺癌家族史者每年行乳腺检查及乳腺 X 线检查。

２．宫颈癌

（1）对于 65 岁以上初次进行管理的妇女，建议进行两次筛查，连续两年正常可停止筛查。

（2）筛查方法为宫颈刮片细胞学检查，如社区卫生服务机构无相应条件，建议定期去上级医院检查。

（3）宫颈刮片细胞学检查发现不典型增生，转上级医院处理。

（4）每年筛查一次，连续两次刮片完全正常，可 3 年筛查一次。

３．结直肠癌

（1）每年行大便隐血检查及肛门指诊检查。

（2）对大便隐血阳性的老年人，检查有无贫血，有贫血者转上级医院诊治。询问有无痔疮病史，进行肛诊判断有无痔疮，如有治疗后复查，如发现肿物或存在危险因素，转上级医院进一步检查；如肛诊无异常发现，每周复查大便隐血（共 3次），仍阳性，转上级医院进一步检查。

（3）父母在 60 岁前患结直肠癌或兄弟姐妹及子女中有人患结直肠癌，有大肠腺瘤性息肉、溃疡性结肠炎、家族性结肠息肉综合征病史是结直肠癌的危险因素，应及早进行筛查。

（六）双向转诊

社区（乡镇）卫生医疗服务机构应在卫生管理部门指导下，积极主动地与所在区域建立畅通、互利的双向转诊渠道和机制，使需要转诊的老年病人得到应有的专科医疗服务，避免耽误病情。同时使经上级医院治疗好转的患者能够顺利转回社区，从而减少病人的就医负担。

１．转诊原则

（1）确保患者的安全和有效治疗。

（2）尽量减轻患者的经济负担。

（3）最大限度地发挥社区医生和专科医生各自的优势和协同作用。

２．转出（转向上级医院）要求

（1）在对老年人进行体检和健康评估中发现的问题超出社区（乡镇）卫生医疗服务机构技术能力，或涉及慢性疾病需要做出诊断、专科处理情况，社区医生要提出转诊意见，并协助转诊。

（2）任何情况下发现老年人心率、血压、血糖变化过大，或怀疑急性冠脉综合征，应紧急转上级医院。

（3）转出后社区医生应在 2 周内与上级医院联系，了解诊治情况。已经上级医院明确诊断的慢性病病人纳入相应社区慢性病病例管理。

3．转回（从上级医院转回）要求

上级医院应将诊断明确、治疗方案确定、临床情况已控制稳定的病人转回社区（乡镇）卫生医疗服务机构，由社区医生进行长期监测、随访和管理。病人转回的同时，上级医院应主动与社区医生联系，告诉病人在医院的诊治情况，交代注意事项。

 思考题

1. 儿童期的生理、心理特点和常见健康问题有哪些？儿童期的健康管理重点是什么？

2. 女性孕产期健康管理的重点是什么？

3. 老年人的生理、心理特征有哪些？老年人的患病特点是什么？如何为老人提供全科医疗保健服务？

第十章

社区中医健康管理

 本章要点

掌握　中医健康管理的定义和方式。

熟悉　中医健康管理的常用方法；重点人群的中医健康管理；慢性病中医健康管理；亚健康人群的中医健康管理。

了解　开展社区中医健康管理的目的和意义；社区中医健康管理流程、步骤。

本章课程思政目标

通过学习社区中医健康管理概述、基本内容和实施过程，引导学生热爱中国传统文化，深入了解中医治未病的优势，增强民族自豪感，培养学生的社会责任感。

第一节 社区中医健康管理概述

中国医药学是一个伟大的宝库，几千年来为中华民族的繁衍和昌盛做出了不可磨灭的贡献。早在春秋战国时期的经典著作《黄帝内经》中，就明确地提出了"阴平阳秘，精神乃治"的健康观，这对我们今天提出的健康管理和服务理念具有现实指导意义和临床应用价值。《素问·四气调神大论》中就说："是故圣人不治已病，治未病，不治已乱，治未乱，此之谓也。夫病已成而后药之，乱已成而后治之，譬犹渴而穿井，斗而铸锥，不亦晚乎？"《中医药发展战略规划纲要（2016—2030）》明确提出："到 2030 年……中医药健康服务能力显著增强，在治未病中的主导作用、在重大疾病治疗中的协同作用、在疾病康复中的核心作用得到充分发挥。"随着健康观念的变化、医学模式的转变和医学目的的调整，以及社会经济的发展、生活水平的不断提高，人们对生活治疗的要求越来越高，中医健康服务管理受到党和国家前所未有的重视。

一、中医健康管理的定义

中医健康管理就是运用中医的四诊方法，结合现代健康管理学的理论方法，对人群进行全面的信息采集、分析、评估、监测，以平衡观、整体观、辨证观、治未病为指导思想，提供中医健康咨询指导、健康教育和对健康危险因素进行干预的过程。

（一）中医健康管理服务对象

1. 中医体质偏颇人群

由于先天禀赋和在生长、发育过程中，受到家庭、社会、自然等各种因素的影响，每个个体在形态结构、生理功能和心理状态上形成了自己的特质，多数情况都存在着一定的偏颇情况。

2. 亚健康人群

质量互变规律是唯物辩证法的规律之一，它揭示了事物发展内部矛盾的普遍性，说明事物发展是质变和量变的统一，是连续性和阶段性的统一。人的健康状态也是如此，疾病的产生常常是亚健康量变积累发展的结果，亚健康阶段虽然不能诊断为某种病，但是有各种不适主诉，常常严重地影响人们的生活质量和工作效率。

3. 慢性疾病需实施健康管理的人群

随着科技的进步、社会经济的发展，卫生健康状况也发生改变，我国已由过去以感染性疾病为主转变为以慢性非感染性疾病为主，慢性疾病呈缓慢发展和进展过程，多与不良的生活方式有关，既需要规范地治疗，更需要长期管理跟踪监测和专家的指导。

4．病后康复人群

许多疾病尤其是慢性疾病不能根治，而常呈反复发作之势，这就需要在急性发作控制之后，予以康复治疗，防止再次发作加重病情。通过中医健康管理调治，可以达到瘥后防复，延缓病情进展的目的。

5．特殊人群

儿童处在生长发育阶段，育龄妇女有经带胎产的生理特点，老人存在自然衰老、五脏皆虚、器官功能逐渐衰退的状态，这些人群无论是处于健康状态还是疾病状态，由于年龄或性别等因素，影响其健康和疾病特征，是中医健康管理的重点人群。

（二）中医健康管理的方式

1．四诊合参

人体是一个有机的整体，其四肢百骸、五官九窍、经络气血与内脏息息相关，局部影响及全身，内脏的情况可从神、色、形、态及五官、四肢等反映于外，即"有诸内者，必形诸外"。通过望、闻、问、切四种方法，可对人体做全面的健康检查。望诊，可以观察人的神色和形态以及面部、舌苔等；闻诊，可以了解人的气味和声音；问诊，可以了解个体的饮食生活习性、家族病史、当前症状、既往病史等；切诊，可以了解肌肤温度湿度、胸腹疼痛包块、脉象等情况。

四诊，是通过望、闻、问、切四种诊察方法收集信息资料。望、闻、问、切四诊从不同的角度诊察收集资料，各有其特点和意义，不能互相取代，因此必须"四诊合参"，相互参照结合起来，通过多途径地采集信息，在中医基本理论指导下进行信息整合，才能够全面地了解和正确地判断健康状况，对健康状态进行全面评估，提高诊断的准确性。否则"省疾问病，务在口给。相对斯须，便处汤药。按寸不及尺，握手不及足，人迎趺阳，三部不参……明堂阙庭，尽不见察，所谓窥管而已。夫欲视死别生，实为难矣"。（《伤寒论·序》）近年，多地开展诊断信息客观化研究，在一定程度上减少主观干扰，借助于现代化诊断仪器采集中医健康状态信息，如体质分析仪、舌象仪、面色分析仪、脉诊仪等，对采集到的信息进行存储、数据分析。

2．辨证施管

中医学的特点之一是辨证论治，这是中医学认识疾病和处理疾病的基本原则，其治疗方法是基于"证"。中医学在认识和处理疾病的过程中，既强调辨证论治，又讲究辨证与辨病相结合。所谓辨证，是把四诊所收集的资料、症状和体征等信息资料，通过分析综合，辨清体质、原因、性质、部位以及邪正之间的关系，对检测者的健康状态和可能趋势及相关危险因素的预警有较客观准确的评估，概括判断为某种性质的证；论治，又称为"施治"，即根据辨证的结果，确定相应的治疗方法。辨证论治的过程，就是认识疾病和解决疾病的过程。辨证和论治，是诊治疾病过程中相互联系、不可分割的两个方面，是理论和实践相结合的体现，是理法方药在临床上的具体运用，是指导中医临床的基本原则。辨证论治的原则体现了中医治疗疾病的个体化、人性化的特点，这一特点符合现代健康管理的目标。辨证论治应用在健康管理中，就是辨证施管，在于辨证评估、分类管理和指导。这一辨证施管过程，包括体质辨识、证候判断、心理分析评估、营养状况评估、疾病治疗评估、影响健康不利因素分析、预警信息评估等，通过各种评估和数据分析，对服务对象予以健康、亚健康或疾病状态体质类型等的判断，予以分类指导，施以相应的调治方法。

3．三因制宜

三因制宜指因时、因地、因人制宜，制订适宜的治法和方药。因时制宜，即根据不同季节气候特点来考虑治疗用药的原则。如"用寒远寒，用凉远凉，用温远温，用热远热。食宜同法"。因地制宜，即根据不同地区的地理特点来考虑用药的原则。如"西北之气，散而寒之；东南之气，收而温之。所谓同病异治也"，即西北地区天气寒凉，其病多外寒而里热，应散其外寒，而清其里热；东南地区天气温热，因阳气外泄，而易生内寒，故应收敛其外泄阳气，而温其内寒。因人制宜，即根据患者的年龄、性别、体质、生活习惯等不同特点来考虑治疗用药的原则。

整体观念和辨证施管、三因制宜体现了中医在对人的功能、疾病认识以及对疾病治疗、养生过程中原则性和灵活性的完美结合。

二、开展社区中医健康管理的目的和意义

（一）开展社区中医健康管理的目的

很多发达国家和一些发展中国家的经验都已证明了以社区卫生服务机构为平台开展健康管理的经济有效性。我国社区卫生服务集预防、医疗、保健、康复、健康教育、计划生育指导六位一体，其宗旨在于给社区居民提供经济、方便、有效、综合、连续的卫生服务，其服务对象不仅是患者，还包括亚健康人群和健康人群。社区卫生服务机构的服务内容和对象与健康管理有着密切的联系。同时，健康管理实施过程的连续性、长期性等特点，也适合以社区卫生服务机构为平台稳步可持续发展。结合社区医疗卫生服务的特点和需求，健康管理可在以下方面提供帮助和支持：建立健康档案，识别、控制健康危险因素，实施健康教育，进行健康和医疗需求指导，搭建个人健康信息网络平台，方便社区和指定大医院之间的患者信息共享。我国现代的健康管理是最近十年才有的一个新兴管理服务，处于探索和起步阶段，很多人关注到健康管理这一行业的良好发展前景，各种健康管理机构纷纷建立，但从事工作的方法与内容存在很大差别，大家"各自为政"，很多机构甚至不顾国情完全照搬外国的健康管理模式，出现水土不服。

中医药特色健康管理社区是以"健管家"服务团队为单位，以中医全科医师为核心，以中医药特色健康干预及慢性病管理为重点，通过开展为社区居民建立个人电子健康档案、签订健康管理协议、开展中医体质测评、培养家庭保健员、

举办中医药预防慢性病宣传讲座等系列活动而创建的健康社区。中医药特色健康管理社区将全面实施以健康管理为目标，以中医药为特色，以机构合作为途径，以社区居民广泛参与为基础的健康管理社区战略，使广大人民群众了解中医、认识中医、使用中医、享受中医，不断提高社区居民健康水平。通过多种形式的中医健康教育活动，向社区居民普及中医药基本知识与养生保健技术，增强社区居民的健康意识和自我保健能力，促进人们自觉采纳有益于健康的运动方法、起居规律、饮食习惯、环境保护与利用方式等。中医药"治未病"理念和技术对消除或减轻影响健康的危险因素、预防疾病、促进健康、提高生活质量具有科学性、有效性和经济性的作用。

（二）开展社区中医健康管理的意义

中医药文化内涵博大精深，其源于人类生活的哲学理念，适合于对社区居民进行健康教育，特别是中医的"治未病"思想更是切合社区健康管理的预防保健理念。中医药长期发展形成的"治未病、简便效廉、整体施治、辨证论治"等丰富的健康理念，包含"未病先防""既病防变""病后防复"三个层次以及治疗、预防、康复等多个现代健康管理理念核心要素，符合社区健康管理的发展目标，大力发展中医药健康管理是对人们健康风险的全方位监控和治理，是达到社区健康管理目的的有效途径。因此，将中医药融入社区健康管理，可以充分发挥中医药介入健康管理的优势和作用。

第二节　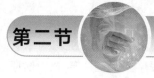社区中医健康管理的主要内容

一、中医健康管理的常用方法

（一）中医体质辨识

中医体质学认为，体质是人类生命活动的一种重要表现形式。体质决定了我们的健康，决定我们对某些致病因子和疾病的易感性，也决定了患病之后的反应形式以及治疗效果和预后转归。为此，应用中医体质分类理论，根据不同体质类型采取分类管理的方法，选择相应的预防、治疗养生方法进行体质调护，对实现个性化的有针对性的中医健康管理具有重要的现实意义。

中医体质辨识，即以人的体质为认知对象，从体质状态及不同体质分类的特性，把握其健康与疾病的整体要素与个体差异的手段，从而制定防治原则，选择相应的治疗预防、养生方法，进行"因人制宜"的干预。中医体质辨识是体质健康管理的核心环节，体质健康管理的步骤包括：收集体质健康信息、辨识体质类型，实现体质调护、评价体质调护效果。体质辨识是制订体质调护计划的基础，是实施体质三

级预防的依据。2009 年中医体质辨识已纳入原卫生部《国家基本公共卫生服务规范》，进入国家公共卫生体系。

中医体质辨识可补充西医体检在亚健康诊断和干预方面的不足。根据中医诊断学理论，通过望、闻、问、切，对受检者的神色形态进行观察，加上舌质、舌苔以及脉象等的检查，中医师可对受检者的身体状况做出综合判断，然后根据体质分型的结果，对受检者的日常生活、饮食、情绪、起居等进行恰当的指导。

1. 体质的分类方法

体质的分类方法是认识和掌握体质差异性的重要手段。中医学体质的分类，是以整体观念为指导思想，主要是根据中医学阴阳五行、脏腑、精气血津液等基本理论来确定人群中不同个体的体质差异性。古今医家从不同角度对体质做了不同的分类。为了使体质辨识方法更科学、规范与实用，目前，研究人员开发了《中医体质量表》，制定了《中医体质分类与判定》标准，将人体体质分成 9 种类型：平和质、气虚质、阳虚质、阴虚质、痰湿质、湿热质、血瘀质、气郁质及特禀质。这种体质分类法是结合人体机构、生理功能、心理特点等综合因素后提出的，现已为中医界广泛认同。

2. 九种常见体质类型特征

（1）平和质（A 型）。

总体特征：阴阳气血调和，以体态适中、面色红润、精力充沛等为主要特征。

形体特征：体形匀称健壮。

常见表现：面色、肤色润泽，头发稠密有光泽，目光有神，鼻色明润，嗅觉通利，唇色红润，不易疲劳，精力充沛，耐受寒热，睡眠良好，胃纳佳，二便正常，舌色淡红，苔薄白，脉和缓有力。

心理特征：性格随和开朗。

发病倾向：平素患病较少。

对外界环境适应能力：对自然环境和社会环境适应能力较强。

（2）气虚质（B 型）。

总体特征：元气不足，以乏力、气短、自汗等气虚表现为主要特征。

形体特征：肌肉松软不实。

常见表现：平素语音低弱，气短懒言，容易疲乏，精神不振，易出汗，舌淡红，舌边有齿痕，脉弱。

心理特征：性格内向，不喜冒险。

发病倾向：易患感冒、内脏下垂等病；病后康复缓慢。

对外界环境适应能力：不耐受风、寒、暑、湿邪。

（3）阳虚质（C 型）。

总体特征：阳气不足，以畏寒怕冷、手足不温等虚寒表现为主要特征。

形体特征：肌肉松软不实。

常见表现：平素畏冷，手足不温，喜热饮食，精神不振，舌淡胖嫩，脉沉迟。

心理特征：性格多沉静、内向。

发病倾向：易患痰饮肿胀、泄泻等病；感邪易从寒化。

对外界环境适应能力：耐夏不耐冬；易感风、寒、湿邪。

（4）阴虚质（D型）。

总体特征：阴液亏少，以口燥咽干、手足心热等虚热表现为主要特征。

形体特征：体形偏瘦。

常见表现：手足心热，口燥咽干，鼻微干，喜冷饮，大便干燥，舌红少津，脉细数。

心理特征：性情急躁，外向好动，活泼。

发病倾向：易患虚劳、失精、不寐等病；感邪易从热化。

对外界环境适应能力：耐冬不耐夏，不耐受暑、热、燥邪。

（5）痰湿质（E型）。

总体特征：痰湿凝聚，以形体肥胖、腹部肥满、口黏苔腻等痰湿表现为主要特征。

形体特征：体形肥胖，腹部肥满松软。

常见表现：面部皮肤油脂较多，多汗且黏，胸闷，痰多，口黏腻或甜，喜食肥甘甜黏，苔腻，脉滑。

心理特征：性格偏温和稳重，多善于忍耐。

发病倾向：易患消渴中风、胸痹等病。

对外界环境适应能力：对梅雨季节及湿重环境适应能力差。

（6）湿热质（F型）。

总体特征：湿热内蕴，以面垢油光、口苦、苔黄腻等湿热表现为主要特征。

形体特征：形体中等或偏瘦。

常见表现：面垢油光，易生痤疮，口苦口干，身重困倦，大便黏滞不畅或燥结，小便短黄，男性易阴囊潮湿，女性易带下增多，舌质偏红，苔黄腻，脉滑数。

心理特征：容易心烦急躁。

发病倾向：易患疮疖、黄疸、热淋等病。

对外界环境适应能力：对夏末秋初湿热气候、湿重或气温偏高环境较难适应。

（7）血瘀质（G型）。

总体特征：血行不畅，以肤色晦暗、舌质紫黯等血瘀表现为主要特征。

形体特征：胖瘦均见。

常见表现：肤色晦暗，色素沉着，容易出现瘀斑，口唇黯淡，舌黯或有瘀点，舌下络脉紫黯或增粗，脉涩。

心理特征：易烦，健忘。

发病倾向：易患症瘕及痛证、血证等。

对外界环境适应能力：不耐受寒邪。

（8）气郁质（H型）。

总体特征：气机郁滞，以神情抑郁、忧虑脆弱等气郁表现为主要特征。

形体特征：形体瘦者为多。

常见表现：神情抑郁，情感脆弱，烦闷。

心理特征：性格内向。

发病倾向：易患脏躁、梅核气、百合病及郁证等。

对外界环境适应能力：对精神刺激适应能力较差；不适应阴雨天气。

（9）特禀质（Ⅰ型）。

总体特征：先天失常，以生理缺陷、过敏反应等为主要特征。

形体特征：过敏体质者一般无特殊；先天禀赋异常者或有畸形，或有生理缺陷。

常见表现：过敏体质者常见哮喘、风团、咽痒、鼻塞、喷嚏等；患遗传性疾病者有垂直遗传、先天性、家族性特征；患胎传性疾病者具有母体影响胎儿个体生长发育及相关疾病特征。

心理特征：随禀质不同情况各异。

发病倾向：过敏体质者易患哮喘、荨麻疹、花粉症及药物过敏等；遗传性疾病如血友病、21-三体综合征等；胎传性疾病如五迟（立迟、行迟、发迟、齿迟和语迟）、五软（头软、项软、手足软、肌肉软、口软）、解颅、胎惊等。

对外界环境适应能力：适应能力差，如过敏体质者对易致过敏季节适应能力差，易引发宿疾。

（二）药　膳

药膳是在中医药理论指导下，将不同药物与食物进行合理的组合，采用传统和现代的科学加工技术进行制作，具有独特色、香、味、形、效的膳食品。药膳将药物与食物融为一体，取药物之性，用食物之味，食借药力，药助食功，相得益彰。

1．药膳原料的选择

药膳的原料主要分为食物和中药两部分。食物的种类十分广泛，涉及人们常见的"谷肉果菜"，如各种谷物粮食和薯芋、豆类；禽兽肉类，鱼类和龟鳖、蚌蛤、蟹虾以及部分虫、蛇类；水果、干果和部分野果；各种蔬菜野菜。除此之外，调味品、香料、茶和代茶饮品实际上也属于食物。用于药膳的中药除用其功效外，应有不同程度的可食性，故不如食物那样广泛。它们必须具备以下特点：首先，原料中药或经制备、烹饪的中药须无毒性，如党参、枸杞子、人参等。其次，原料中药或经制备、烹饪的中药可以咀嚼食下，如党参、山药、茯苓等；或者原料中药有较好的气味，比较可口，如小茴香、甘松、砂仁、草果、桂皮等。所以药膳应用的中药只是全部中药的一小部分。从中药功能分类看，主要分布在补虚药、温里药、化湿药、消食药中，其他类别中药较少，至于药性猛烈、有毒的中药，绝不能用于药膳。其中一些中药是可食的，既有营养作用，又有药物作用，在药膳中具有双重性质，是构成药膳的基础。

2．常用中药及其在药膳中的应用

补气药：人参、党参、太子参、黄芪、白术、山药、扁豆、饴糖、甘草等。

补阳药：鹿茸、鹿鞭、黄狗肾、海马、蛤蚧、紫河车、杜仲、肉苁蓉、冬虫夏草、胡桃仁等。

补血药：当归、熟地、何首乌、桑葚子、龙眼肉、枸杞子等。

滋阴药：沙参、明党参、麦冬、百合、龟板、鳖甲、黄精等。

活血通络药：三七、川芎、丹参、牛膝、三七根等。

舒筋活络药：木瓜、伸筋草、丝瓜络、白花蛇、乌梢蛇等。

平肝药：天麻、地龙、白芍等。

利水消肿药：茯苓、泽泻、薏苡仁、赤小豆、冬瓜皮、玉米须、车前草、金钱草、猪苓等。

行气通便药：佛手、木香、檀香、荔枝核、薤白、火麻仁、番泻叶、芦荟、蜂蜜、草果、砂仁、橘皮等。

消食药：山楂、鸡内金、麦芽、谷芽、莱菔子等。

安神药：酸枣仁、柏子仁、灵芝、夜交藤、莲子、灯芯草等。

壮腰健肾药：桑寄生、益智仁、芡实、菟丝子、仙茅、山萸肉。

清热解毒药：薄荷、菊花、土茯苓、葛根、桑叶、芦根、莲子心、生地、夏枯草、银杏、元参、丹皮、银花、蒲公英、鱼腥草、金荞麦、决明子等。

3．药膳对亚健康状态病理性体质的调理

（1）气虚质。

① 山药莲子葡萄粥。

原料：山药 500 克，葡萄干 30 克，莲子 25 克，白糖适量。

功效：适用于脾胃虚弱、食欲不振的人。中满痞胀、糖尿病患者、便秘者以及肥胖之人不宜多吃；阴虚内热、津液不足者忌食。

② 黄芪童子鸡。

原料：黄芪 50 克，童子鸡 1 只，香菇 3~5 个，天目山笋干 3~5 条。

功效：一般人群均可食用，老人、病人、体弱者更宜食用。感冒发热、内火偏旺、痰湿偏重、肥胖症、热毒疖肿、高血压、血脂偏高者忌食；患有胆囊炎、胆石症的人忌食；痛风症病人不宜喝鸡汤。

（2）阳虚质。

① 当归生姜羊肉汤。

原料：当归 20 克，生姜 30 克，羊肉（瘦）400 克。

功效：本汤可以改善畏寒肢冷、胃脘冷痛的症状，特别适合冬季食用。但阴虚有热、温盛中满者不宜用本汤，发烧、上火、咽喉疼痛的人忌用。

② 肉苁蓉羊肉粥。

原料：羊肉 200 克，粳米 100 克，肉苁蓉 50 克，姜 10 克，盐适量。

功效：这道药膳温阳补肾，适合手脚不温、肾阳不足的人食用。肝炎患者不宜多食，大便泄泻者慎食。

（3）阴虚质。

① 莲子百合煲瘦肉。

原料：莲子20克，百合20克，猪瘦肉100克。

功效：用于阴虚质见干咳、失眠、心烦、心悸等症者。一般人群均可食用，但平素大便干结难解或腹部胀满之人忌食。

② 桑葚红枣粥。

原料：桑葚干30克，红枣30克，百合20克，粳米50克。

功效：这道药膳尤其适合阴虚体质的女性食用。体虚便溏者、糖尿病患者不宜食用，湿热内盛者、痰湿偏盛的人及腹部胀满者、舌苔厚腻者忌食。

（4）痰湿质。

① 山药冬瓜汤。

原料：山药50克，冬瓜150克。

功效：这道药膳具健脾、益气、利湿之效，适合一般人群，但是糖尿病患者要避免多食。

② 菖蒲薏仁粥。

原料：菖蒲15克，薏苡仁50克，粳米50克，冰糖少许。

功效：这道药膳可开窍通络、理气去燥、静心养神、逐痰祛湿，有助于痰湿体质的人改善痰多、头晕、胸闷等不适症状。脾虚无湿、大便燥结者及孕妇慎服。

（5）湿热质。

① 泥鳅炖豆腐。

原料：泥鳅500克，豆腐250克。

功效：这道药膳适合身体虚弱、年老羸瘦者，高脂血症、高胆固醇及血管硬化，糖尿病患者，尤其适用于急性肝炎患者。但泥鳅和豆腐都是高蛋白食物，豆腐中又富含嘌呤，所以痛风病人、血尿酸浓度增高者禁食。

② 茯苓麦冬粥。

原料：茯苓15克，麦冬15克，小米50克。

功效：这道药膳对于脾虚湿热兼有心阴不足、心胸烦热、惊悸失眠、口干舌燥等症状有很好的改善。阴虚无湿热者、暴感风寒咳嗽者禁服。

（6）血瘀质。

① 当归田七乌鸡汤。

原料：乌鸡1只，当归15克，田七5克，生姜1块。

功效：当归、三七本身具有很好的活血功效，乌鸡能补虚、温中，三者配伍能够活血化瘀同时防止伤及正气。这道药膳能够改善瘀血情况，阴虚火旺、脾胃虚弱者禁食。

② 益母枣肉汤。

原料：鲜益母草200克，猪瘦肉100克，花生25克，红枣15克，盐适量。

功效：这道药膳有助于散瘀活血、补血调经。孕妇禁用，血脂偏高者慎用。

（7）气郁质。

① 香附牛肉汤。

原料：牛肉 100 克，香附 15 克，盐适量。

功效：这款药膳可理气、解郁、补气血。阴虚血热者禁服。

② 柴胡陈皮粥。

原料：柴胡 10 克，陈皮 10 克，姜 10 克，小米 50 克。

功效：这道药膳尤其适合神情忧郁、急躁易怒的人。肝阳上亢、肝风内动、阴虚火旺及气机上逆者忌用或慎用。

（8）特禀质。

① 固表粥。

原料：乌梅 15 克，黄芪 20 克，当归 12 克，粳米 100 克。

功效：这道药膳可固表、养血、扶正、消风，长期食用可有效改善特禀体质。感冒发热、咳嗽多痰、胸膈痞闷之人忌食，孕妇禁食。

② 杜仲黄芪瘦肉汤。

原料：杜仲 30 克，黄芪 30 克，猪瘦肉 150 克。

功效：这道药膳可益气、固表，尤其适合冬季易感冒、哮喘的人。感冒、经期禁服；阴虚、湿热者禁服。

（三）推　拿

推拿是我国传统的保健养生方法之一，是通过各种手法刺激体表经络或腧穴，以疏通经络，调畅气血，调整脏腑，达到防病治病、促进病体康复的目的。由于其方法简便，防治结合，效果安全可靠，成为深受广大群众喜爱的养生保健措施。

1. 推拿方法

（1）推拿养生介质。

推拿介质的选择，可以根据推拿者的习惯、经验以及季节，结合患者的具体情况合理选用。夏季可以选用一些具有活血化瘀、消肿止痛、散风祛湿等功效的擦剂，如红花油擦剂、痛肿灵擦剂等。秋冬和春季一般用滑石粉作为介质，有很好的润滑作用。也有人用姜汁、鸡蛋清、茶油、香油、白酒作为介质的。还有些针对性较强的用于特殊部位的介质，如用于面部的按摩乳、膏摩方等。近些年，随着精油在中国的兴起，也可以用精油作为介质，或在其他介质中加入精油。

（2）推拿手法。

常用的基本手法可分为按压类、摆动类、摩擦类、捏拿类、捶振类和活动关节类六大类，每一类手法作用各不相同，临床上可根据具体的需要，选用不同的推拿方法。

① 按压类手法，包括按法、揉法、点法、压法、指法等方法。按法将手指或掌面置于体表，逐渐用力下压，也称为"抑法"；用拇指或食指、中指、无名指端或指

腹面按压，称为"指按法"，其中又以拇指按法较为常用；用掌根、鱼际或全掌按压，称为"掌按法"，其作用面较大，但其局部刺激强度则弱于指按法。按法常可与其他手法结合使用，如与揉法结合，称为"按揉法"。

② 摆动类手法，包括一指禅推法、一指禅缠法、㨰法、揉法等。它是通过腕部有节奏地摆动，使压力轻重交替地呈脉冲式持续作用于机体的一类手法。如一指禅推法，是将拇指指端、指腹或桡侧偏峰置于体表，运用腕部的来回摆动带动拇指指间关节的屈伸，使压力轻重交替、持续不断地作用于治疗部位上。每分钟 120～160次。本法接触面小，渗透力强，可广泛用于全身各部穴位上。

③ 摩擦类手法，是以在肌肤表面摩擦的方式进行的一类手法。其中，有些手法是使之摩擦发热，有些手法是推动向前，有些手法是以轮回旋转的形式揉摩。包括摩法、擦法、推法、搓法、抹法等。其中擦法是将手掌紧贴于皮肤表面，稍用力做来回直线摩擦，使其局部发热。用全掌着力摩擦者，称为"掌擦法"，适用于胸胁及腹部；用大鱼际着力摩擦者，称为"鱼际擦法"，适用于四肢部；用小鱼际着力摩擦时，称为"侧擦法"，适用于肩背、腰臀及下肢部。《备急千金要方》中"老子按摩法"所说的"掘法"，即用两手拳背在脊柱两旁施行擦法。

④ 捏拿类手法，是用挤压提捏肌肤的方式作用于机体的一类手法，包括拿法、捏法、挤法、拧法、扭法、扯法等方法。如拿法是用拇指和食指、中指的指腹，或拇指和其余四指腹，对合紧挟患病部位并将其肌肤提起。该法适用于肩背及四肢部。

⑤ 捶振类手法，是以拍击的方式作用于机体，或使机体产生振动感应的一类手法，包括拍、击、捶（叩）、劈、啄、捣、振、抖等手法。其中拍法是用虚掌有节奏地拍打患部。如用掌根或拳背部击打，称为"击法"；用桑枝棒进行击打，称为"棒击法"；用空拳有节奏地击打，称为"捶法"（叩法）；用手掌尺侧部击打，称为"劈法"；用合拢的五指指端敲击，称为"啄法"；用屈曲的食指或中指的近侧指间关节的背面进行叩击，称为"捣法"。这些手法适用于肩背及四肢部。

⑥ 活动关节类手法，是指对患者的肢体关节进行屈伸、内收、外展、旋转、牵拉等的一类手法，也称为被动运动。其形式可根据关节的结构特点和病症治疗的需要选用。操作时，患者肌肉要尽量放松，活动关节的幅度、力量要恰当。不可突然强力牵拉，以免加重肌痉挛和引起损伤。包括摇法、拉法、扳法等手法。例如摇法用一手固定关节的一端，一手在关节的另一端对可动关节做顺时针或逆时针方向的摇动，也称"运法"，适用于颈、腰及四肢关节部。活动幅度较大的摇法，又称"盘法"。小儿推拿疗法中所称的"运法"，除了本操作法外，是指"指摩法"及"旋推法"。

2．推拿常用部位及方法

（1）揉太阳。用两手中指端，按两侧太阳穴旋转揉动，先顺时针转，后逆时针转，各 10～15 次。此法具有清神醒脑的作用，可以防治头痛头晕、眼花视力下降。

（2）点睛明。用两手食指指端分别点压双睛明穴，共 20 次左右。此法能够养睛明目，防治近视眼、视疲劳。

（3）揉丹田。将双手搓热后，用右手中间三指在脐下 3 寸旋转推拿 50～60 次。丹田，道家认为是男子精室、女子胞宫所在处。养丹田，可助两肾，填精补髓，祛病延寿。常行此法具有健肾固精、改善胃肠功能的作用。

（4）摩中脘。双手搓热，重叠放在中脘穴处，顺时针方向摩 30 次，然后逆时针方向摩 30 次。中脘位于肚脐与剑突下连线中点，居于人体中部，为连接上下的枢纽，摩中脘具有调整胃肠道功能的作用。

（5）搓大包。双手搓热，以一手掌摩搓对侧大包及胁部，双手交替各 30 次。大包是脾之大络，位处胁肋部，为肝胆经脉所行之处。每日操作此法，有调理脾胃、疏肝理气、清肝利阳之功效，可防治肝胆疾病、岔气、肋间神经痛等疾病。

（6）揉肩井。肩井位于肩部，当大椎穴（督脉）与肩峰连线的中点取穴，手足少阳、阳维之交会穴。以双手全掌交替揉摩双肩，以拇指、食指、中指拿捏肩井，每日 20～30 次。此法具有防治肩周炎、颈椎病的作用。

（7）擦颈劳。颈劳位于颈项部，第三颈椎棘突下旁开 0.5 寸。双手搓热，以拇指、食指捏揉颈劳穴，再以全掌交替擦颈项部 30 次。颈项是人体经脉通往头部和肢体的重要通道。每日常行此法有舒筋活络、消除颈部疲劳，防治颈椎病、血管性头痛、脑血管病的功效。

（8）搓劳宫。以双手掌心相对，顺时针搓压劳宫穴 30 次；再用一手的拇指、食指相对搓另一手的手指，从指根向指尖，五指依次一遍，再用一手掌擦另一手的手背，双手交替进行，直至将两手掌心劳宫穴相互搓热。劳宫为心包经的荥穴，每日常行此法，可起到养心安神、调和内脏、活血润肤等功效。

（9）按肾俞。先将双手搓热，再以手掌上下来回推拿肾俞穴 50～60 次，两侧同时或交替进行。此法可于睡前或醒后进行，也可日常休息时操作。肾俞位于腰部，中医学认为，"腰者肾之府"，肾为先天之本，主骨藏精。每日用双手摩腰部，使腰部发热，可以强肾壮腰，防治肾虚腰痛、风湿腰痛、强直性脊柱炎、腰椎间盘突出症等腰部疾患。

（10）点环跳。先以左手拇指端点压左臀环跳穴，再用右手点右臀环跳穴，交叉进行，每侧 10 次。此法可以舒筋活络，通利关节，能防治坐骨神经痛、下肢活动不利、腰膝酸软等症。

（11）擦涌泉。先将两手互相搓热，再用左手手掌擦右足涌泉穴，右手手掌擦左足涌泉穴，可反复擦搓 30～50 次，以足心感觉发热为度。此法适宜在临睡前或醒后进行。若能在操作前以温水泡脚，则效果更佳。此法具有温肾健脑、调肝健脾、安眠、改善血液循环、健步的功效，可强身健体，也可防治失眠心悸、头晕耳鸣等症。

3．推拿养生注意事项

推拿时除思想应集中外，尤其要心平气和、全身放松，即身心都放松。掌握常用穴位的取穴方法和操作手法，以求取穴准确，手法正确。注意推拿力度先轻后重，轻重适度。因为过小起不到应有的刺激作用，过大易产生疲劳，且易损伤皮肤。推拿手法的次数要由少到多，推拿力量由轻逐渐加重，推拿穴位可逐渐增加。推拿后有出汗现象时，应注意避风，以免感冒。

（四）灸 疗

艾灸，是用艾条或艾炷在身体某些特定穴位上施灸，以达到和气血经络、养脏腑、益寿延年的目的。灸疗不仅可用于强身保健，亦可用于久病体虚之人的调养，是我国独特的养生康复方法之一。《扁鹊心书》中就指出："人于无病时，常灸关元、气海、命门、中脘……虽未得长生，亦可保百余年寿矣。"

1. 艾灸方法

艾灸法可分为艾炷灸、艾条灸和温针灸三种方法。

（1）艾炷灸法。

① 直接灸，即将艾炷直接放在穴位上施灸，待艾炷快燃尽时，即人感到烫时，立刻换一个艾炷点燃。每燃一个艾炷叫一壮。根据病情决定施灸壮数。一般每穴一次可灸3壮、5壮、9壮不等，并根据穴位所在的部位，酌情选用大小适宜的艾炷。头部宜用麦粒大小的艾炷，腹部宜用大一些的艾炷。

② 间接灸，即灸时隔以姜片、蒜片、盐粒等点燃施灸的方法。隔姜灸多用于阳虚证，如体弱或动则气喘、出汗、无力等；隔蒜灸多用于治疗外科疾患，如疖肿初起等；隔盐灸常用于治疗虚脱等。

（2）艾条灸法。

① 温和灸，即将艾条一端点燃后，对准穴位，距穴位所在皮肤2厘米左右进行熏烤，以使穴位外产生温热而不感到灼热为度。

② 回旋灸，即将点燃后的艾条对准穴位或患部熏烤，患者感到温热后，就将灸条缓慢地来回移动或作环形移动，扩大温热刺激的范围。

③ 雀啄灸，即将燃着的艾条对准穴位，像鸟雀啄食一样，有节奏地一起一落，出现热烫感觉就抬起。如此反复多次，给予穴位多次短暂的热刺激。

（3）温针灸法。

温针灸法是针、灸并用的一种方法，先将针刺入穴位，得气后，取2~3厘米长的艾段，套在针柄上，点燃其下端，使艾条的热通过针体传到穴位。

2. 艾灸疗法常用穴位

（1）神阙。神阙位于当脐正中处。神阙为任脉之要穴，具有补阳益气、温肾健脾的作用。每次可灸7~15壮，灸时用间接灸法，如将盐填脐心上，置艾炷灸之，有益寿延年之功。

（2）足三里。常灸足三里，可健脾益胃，促进消化吸收，强壮身体，中老年人常灸足三里可预防中风。用艾条、艾炷灸均可，时间可掌握在5~10分钟。养生家还主张常在此穴施疤痕灸，使灸疮延久不愈，可以强身益寿。

（3）中脘。中脘位于腹正中线脐上4寸处，为强壮要穴。常灸中脘穴，具有健脾益胃、培补后天的作用。一般可灸5~7壮。

（4）膏肓。膏肓位于第四胸椎棘突下旁开 3 寸处，常灸膏肓穴，有强壮作用。常用艾条灸，15～30 分钟，或艾炷灸 7～15 壮。

（5）涌泉。脚趾卷屈，在前脚掌中心凹陷处取穴。此穴有补肾壮阳、养心安神的作用。常灸此穴，可健身强心、益寿延年。一般可灸 3～7 壮。

（6）气海、关元。其均为人体强壮保健要穴，每天艾灸一次，能调整和提高人体免疫机能，增强人的抗病能力。

3．艾灸疗法注意事项

（1）把握施灸禁忌。灸法能益阳伤阴，阴虚阳亢的患者及邪热内炽的病人禁施灸法；颜面五官，有大血管的部位，孕妇的腹部、腰骶部及阴部，均不宜施灸。

（2）注意施灸顺序。艾灸时一般是先灸上部，后灸下部；先灸阳部，后灸阴部。壮数一般是先少后多，艾炷先小后大。

（3）掌握艾灸剂量。每穴一般灸 2～3 壮，即具补益功效，不宜过多。艾炷灸的多少、大小当因人及所灸部位的不同而有所区别。一般体弱者宜小宜少，体壮者宜大宜多。就部位而言，头部宜小宜少，腰腹部可增大增多，四肢末端宜少。

（4）防止施灸意外。实施艾灸时需要严格操作，避免烧伤、烫伤及火灾。

（五）药 浴

1．药浴养生

药浴，是指在中医理论指导下，将药物的煎汤或浸液按照一定的浓度加入浴水中，或直接用中药煎剂，浸浴全身或熏洗患病部位以达到防治疾病、养生延年目的的沐浴方法。药浴隶属于中医外治法的范畴。

药浴是以中医理论为指导，整体观念为依据，按照辨证论治的原则，进行保健和治疗。利用药浴的形式，药物通过皮肤、黏膜、腧穴等部位进入人体产生作用，这是其他沐浴方法所不具备的。同时，药浴避免了中药内服在口感上和对胃肠的刺激等，更易于被人们接受。药浴除了能够发挥药物的防治作用外，还结合了水浴的功效。特别是通过水浴的温热作用和压力作用，药浴中的药物成分能够更多地被吸收。

根据不同的药物配伍，中药药浴可以产生不同的功效。元代齐德之在《外科精义》中指出药浴有"疏导腠理，通调血脉，使无凝滞"的作用。药浴可以起到开宣腠理、祛风散寒、温经通络、化瘀止痛、祛湿止痒、宁心安神、调和气血等多方面的作用，它既可以广泛应用于治疗内、外、妇、儿、五官、皮肤等各科疾病，也可以用于人们的养生保健。

2．常用药浴方

（1）艾叶浴。艾叶为菊科植物艾的叶，性味辛、苦、温，有小毒，煎汤药浴能温经散寒、安胎，其芳香气味又能调畅舒缓情绪。可采用局部浸浴法，用于缓解中期妊娠皮肤瘙痒，安全有效。

（2）润肤增白浴。以白茯苓、白芷、薏苡仁、当归组方，采用全身或局部浸浴。方中白茯苓、薏苡仁可健脾利湿、增白润肤，白芷、当归则有增白消斑、活血祛瘀、香身的功效。

（3）蜂房增欲浴。以露蜂房、蛇床子、地肤子、五倍子、炮附子、牛膝、川芎组方，本方能温肾益气、除湿固精，采用全身、局部浸浴或熏蒸。可促进性欲，以达到防治早泄、阳痿、阴冷、性欲低下等作用。

（4）五白浴方。以白及、白芷、白鲜皮、白蒺藜、白矾组方，采用全身或局部浸浴。本方具有滋阴活血、除湿止痒之功效。可滋润皮肤，防治皮肤瘙痒、皮肤干燥、皮肤皲裂等。

（5）乳香活络浴。以乳香、没药、玄胡、川椒、刘寄奴组方，采用全身、局部浸浴或熏蒸。本方具有活血通络、温经通脉之功效，可改善全身的血液循环，防治颈椎病、腰腿痛，消除疲劳。

（6）舒络通经浴。以松节、当归、钩藤、海风藤、牛膝、木瓜组方，采用全身、局部浸浴或熏蒸。本方具有舒络通经、活血通脉之功效，可改善血液循环、消除疲劳、防治高血压。

（7）桂枝温经浴。以桂枝、赤芍、干姜、细辛、鸡血藤、红花、当归组方，采用全身、局部浸浴或熏蒸。本方具有温经通阳、散寒止痛、祛瘀通脉、祛风除湿之功效，适于长期阳气偏虚、肢体不温之人使用，同时对痛经也有良效。

（8）通痹浴。以独活、羌活、桂枝、桑枝、当归、红花、川芎、艾叶、生草乌组方，采用全身、局部浸浴或熏蒸。本方具养血活血、祛湿通络、祛瘀止痛之功效，能防治关节痹痛、颈肩腰腿酸痛、中风后遗偏瘫等。

（9）安眠浴。以远志、枇杷叶、龙骨、牡蛎、牛膝、夜交藤、合欢花组方，采用全身浸浴或熏蒸。本方能协调阴阳、安神定志，调节改善睡眠状态，舒缓情绪，消除疲劳。

（10）山楂归藻减肥浴。以山楂、当归、海藻、麻黄、荷叶、车前草、荆芥、薄荷、明矾、白芷组方，采用全身浸浴。本方具有活血通络、润滑皮肤、消油祛脂、除臭轻身等作用。

（11）防风强身浴。以防风、甘遂、芫花、细辛、桑枝、生姜、荆芥组方，采用全身浸浴或熏蒸。本方具温经祛风之功效，可增强机体的抗病能力，长期运用可预防感冒、过敏性鼻炎、哮喘、荨麻疹等疾患。

（12）玫瑰疏郁浴。以玫瑰花、柴胡、香附、当归、薄荷、红花、夜交藤组方，采用全身浸浴或熏蒸。本方具行气解郁、和血安神、散瘀止痛之功效，可缓和紧张情绪，对因情绪紧张而致之头痛、失眠多梦、痛经等有效。

（13）生姜生发浴。采用局部浸浴，以生姜煎汤，待温洗头，外用能兴奋血管，促进头发生长。

（14）菊椒浴头方。以菊花、川椒、独活、防风、细辛、桂枝组方，煎汤，待温洗头，局部浸浴。本方具祛风除湿、温经活血之功效，可用于头皮的去屑止痒。

3．药浴注意事项

药浴要发挥其良好的养生作用，必须遵循辨证原则，合理用药。药浴的注意事项除了包含水浴的注意事项外，还应注意：遇有过敏情况，须立即停用；注意温度调节，防止烫伤；药浴时要及时补充水分，防止汗出过多及消耗过大；注意药浴器具的消毒，防止交叉感染。

（六）功法锻炼

1．太极拳

太极拳，以中国传统儒、道哲学中的太极、阴阳辨证理念为核心思想，集颐养性情、强身健体、技击对抗等多种功能为一体，结合易学的阴阳五行之变化，中医经络学，以及古代的导引术和吐纳术而形成的一种内外兼修、柔和、缓慢、轻灵、刚柔相济的拳术。

2．八段锦

八段锦是一种优秀的中国传统保健功法。古人把这套动作比喻为"锦"，意为动作舒展优美，如锦缎般优美、柔顺；又因为功法共为八段，每段一个动作，故名为"八段锦"。整套动作柔和连绵，滑利流畅，有松有紧，动静相兼，气机流畅，骨正筋柔。八段锦动作简单易行，功效显著，适合男女老少各种人群练习。

3．五禽戏

五禽戏是一种中国传统健身方法，由东汉医学家华佗创制，是模仿了虎、鹿、熊、猿、鸟五种动物的动作特点编创而成的一套健身气功功法。五禽戏是中国民间广为流传的也是流传时间最长的健身方法之一，其健身效果得到历代养生家称赞。

五禽戏的动作特点：要求头身正直、体态自然、精神放松，使意随形动、气随意行，最终达到养生的目的。

以上几种功法均是身心共调、形神共养之法，能够从本质上改善体质、强壮体魄，需勤加练习。此外，还有易筋经、六合拳、形意拳等多种功法，供不同体质的人群按照个人喜好选择练习。

二、重点人群的中医健康管理

重点人群是指具有特殊生理、心理特点或处于一定特殊环境中，容易受到各种有害因素的影响，患病率较高的人群，主要包括老年人、妇女、儿童等人群。健康管理主要措施包括：① 开展以特殊家庭为单位的健康教育，对一些健康意识不强的家庭传播中医药文化知识，以中医整体观和中医药文化生命观、生活观改变其认知方式，从具体生活方式教育帮助其改善健康意识，体现中医药文化知识健康教育功能，有效改善居民家庭的健康理念。② 针对妇女和老人开展情志调摄：喜、怒、忧、思、悲、恐、惊七情是人体对事物的不同反应，健康管理中运用中医的形神统一思想调节心身关系，保持"神"的自然稳定和主动调节作用，利用中医的七情和合方法移情易性，以情解情，以理化情，避免妇女、老人为七情所伤，防止心身疾病发生。③ 定期开展中老年人健康检查和健康状况评价，重点做到"五早"，即早发现、早诊断、早治疗、早隔离和早报告，积极控制和改变不良行为因素和生活方式。④ 充分利用中医药适宜技术，推广中药、针灸、推拿、按摩、拔罐、刮痧、气功、食疗、药膳、保健运动等自然疗法，激发机体的免疫力，提高抗病能力。⑤ 充分利用中草药资源，对慢性病患者开展中草药干预，制订相应的中医药保健药物和保健食品防治疾病的应用指南，尽量减少化学药应用的毒副反应，改善慢性病患者的生活质量。⑥ 根据一年四季老年人、妇女、儿童各自的生理特点，提供相关的中医药预防、保健、治疗及康复知识的咨询和简单易行的保健技术训练和指导。⑦ 针对不同对象、不同类型群体，举办各种疾病的俱乐部培训，提高中医药预防、治疗和保健效果。

（一）儿童中医健康管理

儿童是祖国的未来，一定要做好儿童健康管理。儿童体质特点：① 脏腑娇嫩，形气未充。儿童体格与成人有明显的不同，机体各器官的形态、位置随着年龄的增长而不断变化，机体器官的生理功能也都未成熟完善，历代儿科医家把这种现象称"脏腑娇嫩，形气未充"。例如，隋《诸病源候论》提出"小儿脏腑娇弱"，宋《小儿药证直诀》说"五脏六腑，成而未全……全而未壮"，明《育婴家秘》也说"血气未充……肠胃脆薄，精神怯弱"等，这些都指出小儿时期的机体与生理功能均未成熟完善。清《温病条辨·解儿难》更进一步认为小儿时期机体柔嫩、气血未充、经脉未盛、神气怯弱、精气未足等特点是"稚阴稚阳"的表现，这里的"阴"一般是指体内精、血、津液等物质，"阳"是指体内脏腑的各种生理功能活动，故"稚阴稚阳"的观点更充分说明了小儿在物质基础与生理功能上都是幼稚和不完善的，这是小儿的生理特点之一。② 生机蓬勃，发育迅速。这和上述的特点是一个问题的两个方面。由于脏腑娇嫩，形气未充，所以在生长发育过程中，体格、智力以至脏腑功能均不断向完善、成熟方面快速发展，年龄越小，生长发育的速度也越快，好比旭日初升、草木方萌、蒸蒸日上、欣欣向荣，古代医家把这种现象称为"纯阳"。如《颅囟经》首先提出"凡孩子三岁以下，呼为纯阳"，《温病条辨·解儿难》更阐明所谓纯阳，并非有阳无阴的盛阳，是指小儿生机旺盛及对水谷精气、营养物质的需求相对地感到更加迫切。

由于生理上既有脏腑功能未全的一面，又有生机旺盛、发育迅速的一面，所以在病理上小儿容易发病，"易虚易实"和"易于传化"的特点，加上小儿寒温不知自调，饮食不知自节，且从脏腑功能状态与疾病的关系来说，又突出地表现在"脾常不足"（指消化功能薄弱）、"肝常有余"（指神经系统并发症多）、"卫外不固"（指易患呼吸系统疾病）等，而在病情的发展、变化上，往往较成人迅猛而重笃，所以古人特别重视"防患于未然"，一旦发现疾病，要求把握病机，及时治疗，避免损伤正气。小儿对药物的敏感程度较高，往往可以"随拨随应，但能确得其本而摄取之，则一药可愈"，说明只要调治及时得当，疾病的康复过程比成人来得快。在儿童健康管理中运用中医保健要注意以下几点。

1. 合理喂养节饮食

小儿生长发育迅速，体格、智力及脏腑功能均不断地趋向完善、成熟，对各种营养物质的需要量较多，质量要求高。《幼幼集成·初生护持》指出"盖儿初生，借乳为命"，母乳是婴儿最理想的天然食品，六个月以下的小儿更适合。若无母乳或因其他原因不能哺乳，可采用人工喂养，通常予以牛奶、羊奶、奶糕、豆浆等代乳品，鲜牛奶可作首选；若母乳不足或因其他原因不能全部用母乳喂养，可采用混合喂养。少儿不同阶段的食品应以营养充足、适应并促进发育为原则，及时添加辅食，并逐渐向成人膳食过渡，要注意食物品种的多样化及粗细粮、荤素菜的合理搭配，要特别注重提高幼童膳食中优质蛋白质的比重，让孩子食用足量的鱼、肉、蛋及豆类食物。肾气对人的生长发育起着极为重要的作用，幼童的肾气未充，牙齿、骨骼、脑髓均处于发育中，因而不要忽视补肾食品的供给，如动物的肝、肾、脑髓及核桃仁、黑芝麻、桑葚、黑豆等。然而，小儿为"纯阳之体"，宜少食或忌食温补滋腻厚味的食品，如羊肉、鸡肉、火腿、海参等。脾胃为后天之本，但是小儿"肠胃脆弱""脾常不足"，饮食又不能自节，喂养稍有不当，就会损伤脾胃，妨碍营养物质的消化吸收，影响生长发育，因而，幼儿的喂养应着眼于保护脾胃。其饮食应以易于消化吸收为原则，辅食的添加应该由流质到半流质再到固体，由少到多，由细到粗，增加辅食的数量、种类和速度，要视小儿消化吸收的情况而定，宜随时观察孩子的大便以取得了解。食物的烹调宜细碎软烂、色香味美，通常采用煮、煨、烧、蒸等方法，不宜油炸。要使孩子从小养成良好的饮食习惯，尤应注重节食，《幼幼集成·初生护持》强调"忍三分饥，吃七分饱，频揉肚"。随着人民生活水平的提高和电冰箱的使用，现代儿童要防止营养过剩、过食生冷、零食过多过杂。

2. 寒温调适

要顺应天时寒温变化增减衣衫，令小儿冷热适度，以小儿的手足暖而不出汗，体温保持在 36.5~37.3 ℃ 为宜。保暖要点是头宜凉，背、足宜暖。小儿衣被忌厚热，平时穿衣不宜过多，《诸病源候论》指出"薄衣之法，当以秋习之"，使小儿慢慢适应寒冷刺激。

3. 安全防护

小儿精神怯弱，易受惊吓，大惊卒恐可致疾病；此外，小儿求知欲强，勇于探索，但是缺乏社会生活经验，对外界危险事物没有识别能力，容易发生意外事故。因此，成人必须谨慎看护，事事留意，正面引导，切勿以粗暴态度或恐吓手段对待。《育婴家秘》指出"小儿能坐能行则扶持之，勿使倾跌也"，又谓"凡小儿嬉戏，不可妄指它物作虫、作蛇；小儿啼哭，不可令装扮欺诈以止其啼，使神志昏乱""小儿玩弄嬉戏常在目前之物不可去之，但勿使之弄刀剑、唧铜钱、近水火"，皆为经验之谈，值得借鉴。此外，要防止触电、车祸、溺水等意外事故的发生，冬天取暖要防止煤气中毒。

4．体格锻炼

《备急千金要方·初生出腹论》指出："凡天和暖无风之日，令母将儿于日中嬉戏，数见风日，则血盈气刚，肌肉牢密，堪耐风寒，不致疾病。"要鼓励孩子到户外活动，充分利用大自然的日光、空气进行体格锻炼。10岁以内儿童，每天至少保证2~3小时的户外活动，增强机体抗病能力。要让孩子积极参加体育锻炼，但是不宜进行过多的力量练习，以体操、游泳、游戏、短跑、武术、跳绳和球类运动为宜。

（二）老年人中医健康管理

人到老年，机体功能退化，老年人的健康管理应依据中医的证型进行调整。中医认为老年人体质的总特点是虚，开始是以气虚、血虚为主，最后是以阴虚、阳虚为主。①气虚：气能化精运行经络，血能内养脏腑，外濡皮毛筋骨，从而共同维持人体各脏腑组织器官的正常功能活动。老人退行性变，开始出现各个器官的功能下降，首先是消化功能下降，气化能力降低出现气血不足，就会表现出运动时气短、气促、面色少华、易于疲倦等现象。②血虚：即人体的血液达不到一个正常人的血液质量和血容量。血虚导致身体营养不足，容易生病，血虚的人脉象大都细小，皮肤颜色都呈黄色，出现面色萎黄。③阴虚：人体整体的血液、津液、营养处于相对减少的状态，会出现阴虚生内热、阴虚阳亢的现象，如高血压、冠心病的一些证候。④阳虚：阳虚生寒，会导致寒症的出现，常出现畏寒怕冷、四肢不温、手足发凉、肢倦无力、风寒湿痹、肢体浮肿、畏寒冷痛、肠寒腹痛、肠鸣泄泻、心率过缓、血压下降等症状。老年人的健康管理遵循中医养生宗旨，依据个体证候辨证施治，气虚者补中益气，血虚者补血养血，气血虚者益气生血，阴虚者滋阴潜阳，阳虚者阴中求阳、补阳升阳最后达到阴平阳和。

1．饮食调养

老年人健康饮食管理应依据个体体质类型进行调理，在中医师的指导下可常食党参、黄芪、西洋参、枸杞、桑葚、山楂、桂圆、莲子、核桃仁、薏仁、芡实、生姜、荔枝、松子、黑木耳、菠菜、胡萝卜、猪肉、羊肉、牛肝、羊肝、甲鱼、海参等食物。这些食物都具有补气行血、补血养血、滋阴补阳的作用。

2．慎防"久视伤血"

老年人的健康行为管理特别注意养眼，中医认为适度与平衡是最好的养生方法，提出"久躺伤气、久坐伤肉、久视伤血、久走伤胫"，并认为"目得血而能视"。在知识经济时代需要终身学习，但是长时间看书、看报、看电视、看电脑等，不仅会损伤眼睛的视物功能，还会使本来就不足的血更虚。一般目视一个小时左右，应适当活动一下，使眼部肌肉得到放松，以缓解目之疲劳，亦可在医生指导下服用枸杞、菊花、桑葚、决明子、石斛等进行预防。

3．不要劳心过度

老年人健康管理要注意用脑有度。人的血液循环与心有关，大脑的血液靠心脏源源不断供给，若思虑过度，就会耗伤心血。因此，老年人，尤其是血虚体质的老年人不可用脑过度。一旦感到大脑疲劳，就要进行调节，适度运动或观赏风景，使心情愉快起来，就能很快消除脑的疲劳。

4．保持乐观情绪

老年人健康管理要注意情绪管理。老年人易于气血虚，时常精神不振、失眠、健忘、注意力不集中，故应保持乐观情绪、振奋精神。当烦闷不安、情绪不佳时，可以找老朋友谈谈心、听听音乐、看看幽默剧、进行户外运动或参加旅游活动等，争取主动排解忧愁，使精神尽快振奋起来。

5．积极参加体育运动

老年人健康管理要注意适度运动，老人必然退行性变，经常感到身体各部位疼痛或不舒服，各种慢性病随时会发生。有规律的生活、时常参加适度体育运动，就能促进派气血运行，促进新陈代谢，可减少疾病发生或避免疼痛。但老年人运动量不宜太大，运动项目的选择也以传统的健身运动为佳，如太极拳、易筋经、八段锦等，还可进行郊游、踏青、听泉观瀑等，这样既能呼吸新鲜空气，又能活动筋骨。

（三）妇女中医健康管理

1．经期健康管理

妇女健康管理有其特殊规律，《景岳全书·妇人规》论月经病的病因时说："盖其病之肇端，则或思虑，或由郁怒，或以积劳，或以六淫饮食。"因此，在经期，精神、生活起居各方面须谨慎调摄。

（1）保持清洁卫生。行经期间，血室正开，经血减少，免疫力下降，邪毒易于入侵致病，必须保持外阴、内裤、月经带、垫纸的清洁，勤洗勤换内裤、月经带、并置于日光下晒干，月经纸要柔软清洁、勤换。洗浴宜淋浴，不可盆浴、游泳，严禁房事、阴道检查，诊断必须做阴道检查者，应在消毒情况下进行。

（2）寒温适宜。《女科经纶》说："寒温不适，经脉则虚，如有风冷，虚则乘之。邪搏于血，或寒或温，寒则血结，温则血消，故月经乍多乍少，为不调也。"指出经期宜加强寒温调摄，尤当注意保暖，避免受寒，切勿涉水、淋雨、冒雪、坐卧湿地、下水田劳动，严禁游泳、冷水浴，忌在烈日高温下劳动，否则，可致月经失调、痛经、闭经等症，

（3）饮食宜忌。月经期间，经血溢泄，多有乳房胀痛、小腹坠胀、纳少便溏等肝强脾弱现象，应摄取清淡而富有营养之食品。月经期间，忌食生冷、酸辣辛热香燥制品。因为多食酸辣辛热香燥之品，每助阳耗阴，致血分蕴热，迫血妄行，令月经过多；过食生冷则经脉凝涩，血行受阻，致使经行不畅，引起痛经、闭经等症。月经期间也不宜过量饮酒，以免刺激胞宫，扰动气血，影响经血的正常进行。

（4）调和情志。《校注妇人良方》指出："积想在心，思虑过度，多致劳损。盖忧愁思虑则伤心，而血逆竭，神色失散，月经先闭，若五脏伤遍则死。自能改易心志，用药扶持，庶可保生。"中医强调情志因素对月经的影响极大。经期经血下泄，阴血偏虚，肝失濡养，不得正常疏泄，每产生紧张忧郁、烦闷易怒心理，出现乳房胀痛、腰酸疲乏、小腹坠胀等症，因此，在经前和经期都应保持心情舒畅，避免七情过度，否则，会引起脏腑功能失调，气血运行逆乱，轻则加重经间不适感，导致月经失调，重则闭经、患癥瘕等症。

（5）活动适量。经期以溢泄经血为主，需要气血调畅。适当活动有利于经行畅利，减少腹痛，但不宜过劳，尤其要避免过度紧张疲劳、剧烈运动及重体力劳动，若劳倦过度则耗气动血，可致月经过多，经期延长、崩漏等证。

2. 产褥期健康管理

妇女产后6~8周属产褥期，这一时期健康管理尤为重要。由于分娩时耗气失血，机体处于虚弱多瘀的状态，需要较长时间的精心调养。《备急千金要方·求子》指出："妇人产褥，五脏虚羸。""所以妇人产后百日以来，极须殷勤、忧畏，勿纵心犯触，及即便行房。若有所犯，必身反强直，犹如角弓反张，名曰褥风。"产后调养对于产妇的身体恢复、婴儿的哺乳具有积极意义。

（1）休息静养，劳逸适度：产后充分休息静养，有利于生理功能的恢复。产妇的休息环境必须清洁安静，室内要温暖舒适、空气流通。冬季宜注意保暖，预防感冒或煤气中毒。夏季不宜紧闭门窗、衣着过厚，以免发生中暑。但是，夏天亦不宜卧于当风之处，以免邪风乘虚侵袭。产后24小时必须卧床休息，以恢复分娩时的疲劳及盆底肌肉的张力。不宜过早操劳负重，避免发生产后血崩、阴挺下脱等病。睡眠要充足，要经常变换卧位，不宜长期仰卧，以免子宫后倾。然而，静养绝非完全卧床，除难产或手术产外，一般顺产可在产后24小时起床活动，并且逐渐增加活动范围，以促进恶露畅流、子宫复元，恢复肠蠕动，令二便通畅，有利于身体康复。

（2）增加营养，饮食有节：产妇于分娩时，身体受到一定耗损，产后又需哺乳，加强营养，实为必要。然而，必须注意食不碍胃、补不留瘀。当忌食过度油腻和生冷瓜果，以防损伤脾胃肝失疏泄恶露留滞不下，也不宜吃辛热伤津耗阴之食，预防大便困难和恶露过多。产妇的饮食宜清淡可口、易于消化吸收，又富有营养及足够的热量和水分。产后1~3天的新产妇可食小米粥、鲫鱼汤、黑鱼汤、炖蛋和瘦肉汤等，此后，凡蛋、奶、肉、骨头汤、豆制品、粗粮、蔬菜均可食用，但需精心细做，水果可放在热水内温热后再吃。另外，可辅佐食疗进补，以助机体恢复。如脾胃虚弱者可服山药扁豆粳米粥，肾虚腰疼者食用猪腰子菜末粥，产后恶露不畅者可服生化汤、当归生姜羊肉汤或益母草红糖水、米糟等。饮食宜少量多餐，每日可进餐4~5次，不可过饥过饱。

（3）讲究卫生，保持清洁：产褥期因有恶露排出，产后汗液较多，且宫室正开，易感邪毒，故宜经常擦浴淋浴，更需特别注意外阴清洁，预防感染。每晚宜用温开水洗涤外阴，勤换会阴垫，如有伤口，应使用消毒敷料，亦可用药液熏洗，有利于消肿止痛。内衣裤、月经带要常洗晒，产后百日之内严禁房事，产后四周不能盆浴，以防邪毒入侵引发其他疾病，不利于胞宫恢复。产褥期应注意二便通畅，分娩后往往缺乏尿感，应设法使产妇于产后 4~6 小时排尿，以防胀大的膀胱影响子宫收缩。如若产后 4~8 小时仍不能自解小便，应采取措施。产后应卧床休息，如应肠蠕动减弱，加之会阴疼痛，常有便秘，可给番泻叶促使排便。

此外，产妇分娩已重伤元气，家人需给予关心体贴，令其情怀舒畅，可以防止产后病的发生。

3．哺乳期健康管理

哺乳期的妇女处于产后机体康复的过程，又要承担哺育婴儿的重任，健康管理在该期对母子都很重要。

（1）哺乳卫生：产后将乳头洗净，在乳头上涂抹植物油，使乳头的积垢及痂皮软化，然后用肥皂水及清水洗净。产后 8~12 小时即可开奶。每次哺乳前，乳母要洗手，用温开水清洗乳头，避免婴儿吸入不洁之物。哺乳后也要保持乳头清洁和干燥，不要让婴儿含着乳头入睡。如仍有余乳，可用手将乳汁挤出，或用吸奶器吸空，以防乳汁淤积而影响乳汁分泌或发生乳痈。刚开始哺乳时，可出现蒸乳反应，乳房往往胀硬疼痛，可做局部热敷，使乳络通畅，乳汁得行，也可用中药促其通乳。若出现乳头皲裂成乳痈，应及时医治。哺乳要定时，这样可预防婴儿消化不良，有利于母亲的休息，一般每隔 3~4 小时一次，哺乳时间为 15~20 分钟。

（2）饮食营养：《类证治裁》说："乳汁为气血所化，而源出于胃，实水谷之精华也。"产后乳汁充足与否、质量如何，与脾胃盛衰及饮食营养密切相关。乳母应加强饮食营养，增进食欲，多喝汤水，以保证乳汁的质量和分泌量。忌食刺激性食品，勿滥用补品。如乳汁不足，可多喝鱼汤、鸡汤、猪蹄汤等。若乳汁自出或过少，需求医诊治。

（3）起居保健：疲劳过度、情志郁结，均可影响乳汁的正常分泌。乳母必须保持心情舒畅、起居有时、劳逸适度，还要注意避孕。用延长哺乳作为避孕的措施是不可靠的。最好用避孕工具，勿服避孕药，以免抑制乳汁的分泌。

（4）慎服药物：许多药物可以经过乳母的血循环进入乳汁。例如，乳母服大黄可使婴儿泄泻。现代研究表明，阿托品、四环素、红霉素、苯巴比妥及磺胺类，都可从乳腺排出，如长期或大量服用，可使婴儿发生中毒。因此，乳母于哺乳期应慎服药物。

4．更年期健康管理

妇女在 45~50 岁进入更年期。更年期是女性生理功能从成熟到衰退的一个转变时期，亦是从生育功能旺盛转为衰退乃至丧失的过渡时期。运用健康管理进行调节，既有利于治疗更年期综合征，又有利于抗衰益寿。肾气渐衰，冲任二脉虚惫，可致阴阳失调，出现头晕目眩、头痛耳鸣、心悸失眠、烦躁易怒或忧郁、月经紊乱、燥热汗出等症，称更年期综合征，轻重因人而异。如果调摄适当，可避免或减轻更年期综合征，或缩短反应时间。健康管理应帮助更年期的妇女解决几个问题。

（1）自我稳定情绪：更年期妇女应当正确认识自己的生理变化，解除不必要的思想负担，排除紧张恐惧、消极焦虑的心理和无端的猜疑，避免不良的精神刺激，遇事不怒，心中若有不快，可与亲朋倾诉宣泄。可根据自己的性格爱好选择适当的方式怡情养性，要保持乐观情绪，胸怀开阔，树立信心，度过短暂的更年期，又会重新步入人生坦途。

（2）饮食调养：更年期妇女的饮食营养和调节重点是固护脾肾、充养肾气，调节恰当可以从根本上预防或调治其生理功能的紊乱。更年期妇女其肾气衰，天癸将竭，月经频繁，经血量多，经期延长，往往出现贫血，可选食鸡蛋、动物内脏、瘦肉、牛奶等高蛋白食物及菠菜、油菜、西红柿、桃、橘等蔬菜和水果纠正贫血。阴虚阳亢型的高血压患者，可摄食粗粮（小米、玉米渣、麦片等）、蕈类（蘑菇、香菇等）、芹菜、苹果、山楂、酸枣、桑葚、绿茶等以降压安神，应当少吃盐，不要吃刺激性食品，如酒、咖啡、浓茶、胡椒等，平时可选食黑木耳、黑芝麻、胡桃等补肾食品。

（3）劳逸结合：更年期妇女应注重劳逸结合，保证睡眠和休息，但是过分贪睡反致懒散萎靡，不利于健康。更年期妇女只要身体状况好，就应从事正常的工作，还应参加散步、太极拳、气功等运动量不大的体育活动及力所能及的劳动，以调节生活，改善睡眠和休息，避免体重过度增加。更年期妇女还要注意个人卫生。

（4）定期做好身体检查：对于更年期综合征患者，除了帮助改善情志、饮食、起居、劳逸外，适当对症合理用药是必要的，可以改善症状，尤其要注意定期检查。女性更年期常有月经紊乱，也是女性生殖器官肿瘤的易发年龄，若出现月经来潮持续 10 天以上仍不停止，或月经过多而引起贫血趋势时，则需就医诊治。若绝经后阴道出血或白带增多，应及时就诊做有关检查，及时处理。在更年期阶段，最好每隔半年至一年做一次体检，包括防癌刮片，以便及早发现疾病，早期治疗。

三、慢性病中医健康管理

（一）高血压病

高血压病是最常见的心血管疾病之一，亦是导致各种心脑血管疾病最重要的危险因素。世界卫生组织建议的血压判别标准：① 正常血压，收缩压 < 140 mmHg，舒张压 < 90 mmHg。② 成人高血压，收缩压 ≥ 140 mmHg，舒张压 ≥ 90 mmHg。高血压病是以动脉血压增高为主的临床症候群。早期症状可见头晕、头胀、胸闷、失眠、注意力不集中等，约半数人可出现不同程度的头痛，常伴后颈部牵拉或板样感觉。对人体心、脑、肾、血管等重要脏器损害严重。

中医学中虽没有高血压的病名，但根据其临床表现，本病相当于中医"眩晕""头痛"等病的范畴。中医根据辨证施治，在这一领域已经发挥了重要的作用，取得了明显效果，得到广泛的关注。对于高血压病，养生治未病是非常重要的，病前养生，可以预防其发生；病中养生，可以控制并发症，"带病延年"。

1．常规调养

注意劳逸结合，避风寒，慎起居，保证充足睡眠，避免过劳；畅情志，消除紧张等不良情绪，保持心态平和、精神愉快；适当运动锻炼，控制体重；清淡饮食，坚持低盐、低脂、低胆固醇、低热量、高蛋白质和高维生素饮食，少吃动物脂肪、内脏，多吃豆类及豆制品、粗粮、蔬果，禁烟限酒；务必遵医嘱按时服药，并坚持做好血压监测，防控其他并发症。

2．针刺主穴

曲池、风池；配穴：合谷、太冲。双侧均取。曲池，深刺，针法向少海穴，进针 1.5～3 寸，得气后，使针感上传至肩，下行于腕，以捻转提插手法行针 1 分钟，留针。风池，针时令病人仰卧，枕头略高，颈部悬空，以利进针，针感以放射至前额为佳，亦运针 1 分钟，留针。合谷、太冲，以上、下，左、右顺序进针，运针 1 分钟。留针 30 分钟～1 小时，其间，每隔 5～10 分钟运针 1 次。每日或隔日 1 次，6 次为一疗程，疗程间隔 3 日。

3．拔　罐

主穴大椎，令患者正坐垂头，以毫针直刺大椎穴，针深 1～1.5 寸，不作捻转，略加提插，至诱发出针感后，在针柄上放一沾 95%酒精的棉球，点燃，叩上玻璃罐；或用真空拔罐器吸拔。留罐 20 分钟，起罐取针。隔日治疗一次，10 次为一个疗程，疗程间隔 5～7 日。一般须治疗三个疗程。

4．耳　穴

主穴：降压沟、肝、心、交感、肾上腺、缘中。配穴：枕、额、神门、皮质下。每次取 3～4 穴，酌加配穴，每次选用 4～5 穴。在穴区寻得耳郭敏感点后，常规消毒。以胶布将王不留行子或磁珠贴压在耳穴上，嘱每天每穴按服 4～8 次。每次每穴 5 分钟，以胀、痛、热能耐受为度。左右耳穴交替贴压，连续三天调换一次。治疗 15～21 天为一疗程。

5．捏　脊

请高血压患者家属或助手从大椎向腰部方向捏脊。用两手食指和拇指沿脊柱两旁，用捏法把皮肤捏起来，边捏边向前推进，由大椎起向尾低腰部进行，重复 3～5 遍。倒捏脊法可以舒通肾脉，降低血压。

6．摩　腹

高血压患者仰卧，用两手重叠加压，按顺时针方向按揉腹部，每次 3～5 分钟。揉肚腹可以疏通腹气，健脾和胃，调节升降，有降压的作用。

7．足　浴

选取适量药材煎水足浴，水温保持在 40 ℃左右，每次 30～40 分钟，每日 1～2 次。阳亢型可选用用菊花、磁石、夏枯草、桑叶、钩藤、龙胆草、决明子等；阴阳两虚型可选用附片、桑枝、桂枝、川芎、伸筋草等；痰湿型可选用制半夏、竹茹、石菖蒲、白术、苍术、红花等；气滞血瘀型可选用柴胡、香附、合欢皮、桃仁、红花、鸡血藤、桂枝、川芎等。

8．药膳食疗

茶饮：肝阳上亢型高血压宜饮鲜芹菜汁、苦丁茶等；痰湿型高血压适宜饮陈皮茶等；气滞血瘀型宜饮玫瑰花茶、丹参茶等；阴阳两虚型可饮红茶、杜仲茶等。

枸杞肉丝：枸杞子 100 g，猪瘦肉 150 g，熟青笋 50 g，猪油 100 g。猪瘦肉切丝；青笋切丝；枸杞洗净待用。烧热锅，用冷油滑锅倒出，再放入猪油，将肉丝、笋丝同时下锅划散，烹黄酒，加白糖、酱油、盐、味精调味，再放入枸杞子翻炒几下，淋上麻油，起锅即成。

竹沥姜汁粥：鲜竹沥 50 mL，鲜姜汁 10 滴，大米 50 g。大米洗净，用砂锅煮粥，熟后，加入竹沥和生姜汁，调匀，少量多次温热食用。

胡桃糯米粥：胡桃仁 30 g，糯米 100 g。将胡桃仁打碎，糯米洗净。加清水适量煮成稀粥，加少许糖调味即成。每日早晨空腹顿服。

芹菜翠衣炒鳝片：黄鳝 120 g，西瓜翠衣 150 g，芹菜 150 g，姜、葱、蒜各少许。将黄鳝活剖，去内脏、脊骨及头，用少许盐腌去黏液，并放入开水中余去血腥，切片；西瓜翠衣切条；芹菜去根叶，切段，均下热水中焯一下捞起备用。炒锅内加麻油，下姜、蒜茸及葱爆香，放入鳝片稍炒，再入西瓜翠衣、芹菜翻炒至熟，调味勾芡即可。

（二）高脂血症

血脂是血液中所含脂质的总称，主要包括胆固醇、甘油三酯、脂肪酸等。脂质不溶于水，必须与蛋白质结合以脂质的形式存在，成为水溶性复合物才能运转全身。如果脂肪代谢或运转异常，致使血浆中一种或多种脂质（主要是胆固醇、甘油三酯）含量异常升高，超出规定的指标时，即称为高脂血症，又称为高脂蛋白血症。一般认为，血清胆固醇含量超过 4.1 mmol/L，而且连续测定两次都高于上述水平时，即可诊断为高脂血症。近年来由于疾病谱发生了改变，高脂血症不仅是导致动脉粥样硬化、心脑血管疾病（冠心病、脑中风等）的重要因素，而且可以引起脂肪肝、肥胖症、胆石症等病。

高脂血症可隶属于中医学的痰证、眩晕、心悸、胸痹等多个病症的范畴。中医认为，高脂血症主要由于饮食不节，过食肥甘厚味，加之脾失健运，肝失疏泄，痰瘀结聚，变生膏脂；老年肾虚，五脏衰减，更易发为本病。

1．常规调养

调整生活起居，生活规律，控制体重；畅情志，消除紧张等不良情绪，避免过度情志刺激，保持心态平和；适当运动锻炼；清淡饮食，坚持低盐、低脂、低胆固醇、低热量、高蛋白质和高维生素饮食，少吃动物脂肪、内脏，多吃豆类及豆制品、粗粮、蔬果，进餐速度要慢，勿暴饮暴食，禁烟限酒；遵医嘱按时服药，防控其他并发症。

2．针　刺

取中脘、脾俞、气海、内关、丰隆、足三里。每次选取 3~4 穴，交替使用。捻转进针，得气后留针 20 分钟，中间行针 1 次，每日 1 次，10 次为一疗程。亦可在得气后加电针（频率 8~10 赫兹交流脉冲），持续 15 分钟。

3．耳　针

取内分泌、皮质下、神门、交感、心、肝、肾。每次选用 3~4 穴，用碘酒严格消毒后，毫针中等强度刺激，留针 30 分钟，间歇运针，两耳交替使用。隔日 1 次。

4．艾　灸

取足三里、绝骨。患者平卧位，每次灸 1 侧，将艾绒做成黄豆大小的艾炷，每穴灸 3~5 壮，每星期 1~2 次，10 次为一疗程。

5．足　浴

轻度高血脂患者取虎杖 60 g，煎煮 30 分钟后，兑水至 40 ℃左右，再兑 20 mL 白酒一起倒入泡腿桶中。浸泡双下肢，每天一次，每次 30 分钟左右。病情相对重的患者可改虎杖为 30 g，再加苍术 30 g，决明子 30 g，泽泻 30 g，生黄芪 20 g，党参 20 g。

6．脐　疗

生山楂、桃仁、生大黄、没药各 10 g，打粉后用牛奶调和好在肚脐贴敷。每天在睡觉前贴上，白天再把贴敷揭去，10 天为一个疗程，一般用三个疗程。

7．药膳食疗

大蒜萝卜汁：大蒜头 60 g，萝 120 g。先将大蒜头剥去外包皮，洗净，切碎，捣成大蒜汁。将萝卜除去根、须洗净，切碎，捣烂取汁，用洁净纱布过滤，将萝卜汁与大蒜汁充分拌和均匀，或可加少许红糖调味。即成。早晚 2 次分服。

三乌汤：何首乌 15 g，黑豆 50 g，大枣 10 枚，乌骨鸡 1 只，黄酒、葱、姜、食盐、味精各适量。佐餐服食，喝鸡汤，吃鸡肉和黑豆、大枣。1 周食用 1 剂。

山楂粥：山楂 30~45 g（或鲜山楂 60 g），粳米 100 g，砂糖适量。将山楂煎取浓汁，去渣，与洗净的粳米同煮，粥将熟时放入砂糖，稍煮一二沸即可。可做点心热服，每天 1 次，10 天为一疗程。

菊花决明子粥：菊花 10 g，决明子 10~15 g，粳米 50 g，冰糖适量。先将决明子放入砂锅内炒至微有香气，取出。待冷后与菊花煎汁，去渣取汁，放入粳米煮粥。粥将熟时，加入冰糖再煮一二沸后，即可食用。

黄豆木瓜汤：木瓜半个，小油菜 10 颗，泡发黄豆 30 g，草菇 4 朵，生姜 1 块。鲜木瓜去皮、去籽，洗净切块，油菜、草菇洗净，姜去皮洗净，草菇、姜切片备用；油锅炒姜片，闻到香味倒入清水，倒入黄豆、草菇，中火烧沸；放木瓜、小油菜，加盐、白糖，大火煮滚，熟透后即可食用。

冬瓜薏米墨鱼汤：冬瓜 250 g，薏米 20 g，墨鱼 200 g。薏米放清水浸泡半小时，冬瓜不去皮，洗净切块备用，墨鱼洗净，去骨取肉备用；汤锅加适量清水，倒入薏米，大火煮沸，改小火煮 20 分钟，然后加冬瓜煮透明，放墨鱼煮熟，最后加盐调味即可。

（三）糖尿病

糖尿病属于中医消渴的范畴。消渴是以多饮、多食、多尿、身体消瘦为特征的一种疾病。其中，渴而多饮者为上消；消谷善饥者为中消；口渴、小便如膏者为下消。中医认为，饮食不节、情志失调、劳欲过度、素体虚弱等因素均可导致消渴。

1. 常规调养

保持情绪稳定，避免喜、怒、忧、思、悲、恐、惊等过度情志刺激，保持精神情绪平衡；饮食清淡，进食低糖易消化食物，控制进食总量；适当体育锻炼或体力活动；生活规律；限酒戒烟；限用影响血糖的药品或保健品；遵医嘱按时服药，做好血糖监测，防控其他并发症。

2. 针 刺

主穴：脾俞、膈俞、胰俞。多饮烦渴加肺俞、意舍、承浆（或金律、玉液）；多食易饥、便秘加胃俞、丰隆；神倦乏力、少气懒言、腹泻加胃俞、三阴交、阴陵泉或腹三针等。常规刺法。

3. 耳 针

主穴：胰、内分泌、肾上腺、缘中、三焦、肾、神门、心、肝。偏上消者加肺、渴点；偏中消者加脾、胃；偏下消者加膀胱。毫针轻刺激，或王不留行籽贴压法。每次取单耳 4 ~ 5 穴，隔日一次，10 次为一疗程。

4. 艾 灸

选取足三里、曲池、肺俞、膏肓、至阳、肝俞、脾俞、肾俞、京门、中脘、左期门、左梁门、关元、地机，采用小艾炷，前 10 天每穴各灸 3 壮，待患者耐受后逐渐增至 5 壮，坚持每日施灸。若口渴症状严重，可加灸太溪，女性患者可加灸三阴交。糖尿病患者抵抗力差，施灸部位容易化脓，所以开始时必须小灸，然后逐渐增加到 5 壮。

糖尿病患者的膝盖下部如果出现灸痕则不容易愈合，因此施灸时要谨慎，避免在膝盖下部做重灸（多壮灸）。

5. 按 摩

取脾俞穴、足三里穴、阳陵泉穴、曲池穴、阴陵泉穴、三阴交穴等穴，一般采用先顺时针摩 30 ~ 40 次，再逆时针摩 30 ~ 40 次进行。

6. 药膳食疗

糯米桑根茶：糯米（炒黄）、桑根（白皮）各等份。每用 30 ~ 50 g，水 1 大碗，煮至半碗，渴则饮。

冬瓜皮西瓜皮汤：冬瓜皮、西瓜皮各 50 g，天花粉 15 g。水煎服。适用于口渴为主的糖尿病。

菠菜根粥：鲜菠菜根 250 g，鸡内金 10 g，大米 50 g。菠菜根洗净，切碎，加水同鸡内金共煎煮 30~40 分钟，然后下大米煮作烂粥。每日分 2 次连菜与粥服用。

甘薯叶冬瓜汤：鲜甘薯叶 150 g，冬瓜 100 g，煎汤，每日分 2 次服用。

猪胰汤：新鲜猪胰 1 条，洗净入开水烫至半熟，喝汤，每日 1 次。

枸杞粳米粥：枸杞子 20 g，粳米 50 g，煮粥。

（四）冠心病

冠心病属于中医"胸痹"的范畴。中医学认为，冠心病主要是由于年老体衰、正气亏虚，脏腑功能损伤，阴阳气血失调，再加七情内伤、饮食不节、寒冷刺激、劳逸失度等因素的影响，导致气滞血瘀、胸阳不振、痰浊内生，使心脉痹阻而致病。

1. 常规调养

避免过度情志刺激，保持良好的心理适应能力；调整生活起居，秋冬季节及气候变化时注意保暖防寒；饮食清淡，营养均衡，勿暴饮暴食，坚持低盐、低脂、低胆固醇、低热量、高蛋白质和高维生素饮食，少吃动物脂肪、内脏，多吃豆类及豆制品、粗粮、蔬果，戒烟限酒；适当运动锻炼；遵医嘱按时服药，控制高血脂、高血压、高血糖等冠心病危险因素，若出现胸部闷痛发作时应及时到医院就诊。

2. 针刺

主穴：内关、膻中、心俞、厥阴俞、神门；配穴：间使、郄门、乳根、曲池、三阴交、丰隆、足三里。每日选 2 个主穴，选配穴 2~3 个，主配穴隔日交替选用。针刺得气后留针 20~30 分钟，10 次为一疗程。中间停针 3 天左右，再进行第二疗程。发作时，用泻法；不发作时，平补平泻，气虚体弱者用补法。

3. 艾灸

取膻中、玉堂、紫宫、厥阴俞、心俞、内关。艾灸时可以将一些内服药，比如复方丹参片、丹参滴丸、硝酸甘油片，三样药物碾碎成粉，用香油或陈醋调和成糊状，抹在需要施灸的穴位处，再进行艾灸，效果更佳。每星期 1~2 次，10 次为一疗程。

4. 耳穴

常用穴：心脏点、交感、支点。备用穴：神门、心、肾上腺。以常用穴为主，酌加备用穴，以王不留行子作穴位贴敷。应在耳郭内外对贴，以加强刺激。每日按压 3~4 次，每次按压 5~10 分钟。每周贴敷 2 次，20 次为一疗程，须作 2~4 疗程。

5. 药膳食疗

玉竹猪心：玉竹 50 g，猪心 500 g，生姜、葱、花椒，食盐适量。将玉竹洗净，切成节，用水稍润，煎熬 2 次，收取药液 1 000 g。将猪心破开，洗净血水，与药液、生姜、葱、花椒同置锅内在火上煮到猪心六成熟时，捞出晾凉。将半熟的猪心放在卤汁锅内，用文火煮熟捞起，揩净浮沫。在锅内加卤汁适量，放入食盐、白糖、味精和香油，加热成浓汁，将其均匀地涂在猪心里外即成。每日2次，佐餐食。

薤白粥：薤白10～15 g（鲜者30～60 g），葱白2茎，粳米50～100 g。薤白、葱白洗净切碎，与粳米同煮为稀粥。可间断温热服用。发热时不宜选用。

丹参饮：丹参30 g，檀香6 g，冰糖15 g。将丹参、檀香洗净入锅，加水适量，武火烧沸，文火煮45～60分钟，滤汁去渣即成。日服1剂，分3次服用。

三仁粥：桃仁、枣仁、柏子仁各10 g，粳米60 g，白糖15 g。将桃仁、枣仁、柏子仁打碎，加水适量，置武火煮沸30～40分钟，滤渣取汁，将粳米淘净入锅，倒入药汁，武火烧沸，文火熬成粥。

苏丹药酒：苏木10 g，丹参15 g，三七10 g，红花10 g，高粱白酒1 000 g。诸药洗净晾干，放入酒瓶内加盖密封15～20天即可。日服1次，每次10～15 mL。

（五）脂肪肝

脂肪肝是指由于各种原因引起的肝细胞内脂肪堆积过多的病变。中医学认为，脂肪肝属于积证，病因多与不良生活方式、饮食习惯和年龄增长有关。

1．常规调养

顺应四季气候变化，调整生活起居；饮食清淡，营养均衡，勿暴饮暴食，勿饥饱失常，戒烟限酒；适当运动锻炼；遵医嘱按时服药，控制高血脂、高血糖等危险因素；定期于医院查肝功、血脂、腹部B超。

2．针　刺

取足三里、丰隆、三阴交、中脘、太冲。患者取舒适体位并暴露需针刺穴位处。常规消毒后，毫针直刺足三里1.5寸，丰隆2寸，三阴交、中脘各1寸，太溪、太冲各0.8寸。丰隆、太冲施大幅度提插泻法，足三里、三阴交、中脘施大幅度提插捻转平补平泻法。留针30分钟，其间足三里、三阴交、中脘隔10分钟加强手法一次。15次一个疗程，休息10天后再继续下个疗程。

3．艾　灸

取肝俞、章门、中脘，备用穴三阴交、关元、肾俞、足三里。主穴均取，可酌加备用穴1～2个，肝俞、章门先用回旋灸法，至热感明显时改用温和灸，艾条燃着端距皮肤2～3寸。每穴灸10分钟左右，余穴用温和灸，每穴3～5分钟至局部皮肤潮红。最初隔日1次，10次后改为每周2次。

4．药膳食疗

山楂薏米粥：山楂25 g，薏米50 g。熬粥食用。

当归芦荟茶：决明子30 g，当归15 g，芦荟30 g，茶叶少许。先用水泡，然后将上述4味同加水一起煎煮，开后再煎20～30分钟，一天喝两次。

芹菜炒香菇：芹菜40 g，香菇50 g，食盐、醋、干粉、酱油、味精等调料适量。

玉米须冬葵子赤豆汤：取玉米须 60 g，冬葵子 15 g，赤小豆 100 g，白糖适量。将玉米须、冬葵子煎水取计，和赤小豆一起煮成汤，加适量白糖调味。煮熟后将汤和赤小豆一起食用。

荜茇鲤鱼汤：荜茇 5 g，鲜鲤鱼 1 000 g，川椒 15 g。生姜、香菜、料酒、葱、醋各适量。把荜茇、鲤鱼、葱、姜放入锅内，加水适量，武火烧开后用文火炖熬约 40 分钟，加入调料即成。可单独食用，也可佐餐，吃鱼喝汤。适用于肝肾阳虚型脂肪肝。

（六）慢性阻塞性肺病

慢性阻塞性肺病是一种具有气流阻塞特征的慢性支气管炎和（或）肺气肿，可进一步发展为肺心病和呼吸衰竭的常见慢性疾病。临床呈起病慢，反复发作，逐渐进展的过程，最终导致死亡。中医学认为，慢阻肺属"咳嗽""喘证""肺胀"范畴。

1．常规调养

避免喜、怒、忧、思、悲、恐、惊等过度情志刺激，保持心态平和，精神愉快；顺应四时季节气候变化，适时增减衣物，尤至冬春等季时可采取相应措施加强预防，避免到人群密集且通风不良的公共场所逗留；饮食宜清淡易消化，同时富含营养；避免过度饱食，忌生冷、辛辣、肥甘，戒烟；适度运动有利于病情康复，包括慢走、踏车等全身运动和腹式呼吸、缩唇呼吸等呼吸训练。循序渐进，注意避免过度劳累；对于高龄、体弱、久病、平素易外感者亦可考虑接种肺炎、流感疫苗，及注射胸腺素、转移因子、核酪注射液等方法；对于从事煤矿、开凿矿石、隧道建筑、金属加工、造纸、棉纺、水泥制造等工作的人员，均应采取相应的措施保证通风换气，加强职业防护。

2．针　刺

肺俞、脾俞、肾俞、膈俞、曲池、丰隆、足三里、天突、膻中等穴位为主。每星期 1～2 次，10 次为一疗程。

3．耳　穴

常用耳穴为肺、胃、口、神门、交感等。

4．穴位敷贴

冬病夏治，取肺俞、脾俞、肾俞、定喘等穴，以半夏、细辛、干姜、白芥子、生姜等药制成药饼，于三伏气候炎热之时进行。

5．药膳食疗

百合柚子饮：新鲜柚子皮一个，百合 120 g，五味子 30 g，川贝 30 g，放入砂锅内，加水 1 500 mL，煎两小时，去药渣，调入适量白糖，装瓶备用。一剂三日服完，连服 5～10 剂。

桑叶杏仁饮：桑叶 10 g，杏仁、沙参各 6 g，浙贝 3 g，梨皮 15 g，冰糖 10 g，煎水代茶饮。适用于急性发作者及病后余热未清者。

核桃百合粥：核桃仁 20 g，百合 10 g，粳米 100 g，共煮粥，每日早晚分服。

莱菔子粳米粥：莱菔子粉 15 g，粳米 100 g，两味同煮粥，早晚餐温热服之，每日 1 剂。气虚痰盛型患者尤适宜。

杏仁薏仁鸡蛋汤：杏仁 30 g，薏仁 60 g，鲜鸡蛋 3 只，鱼腥草 50 g，红枣和蜂蜜各适量。薏仁洗净；杏仁洗净打烂；红枣去核，放入砂锅，加水 1 L，大火煮沸后，再改小火煮 1 小时；鱼腥草放入另一锅煮 30 分钟，取汁冲入鸡蛋和蜂蜜，与薏仁、杏仁、红枣汤混合，搅匀即可。每天 1~3 次，每次 150~200 mL。

百合白果牛肉汤：百合、白果各 60 g，红枣 15 枚，牛肉 400 g，生姜 5 片，食盐少许。牛肉洗净切成薄片；白果除壳，热水浸去外薄膜，洗净；百合、红枣、生姜清水洗净；红枣去核，生姜去皮切 5 片。砂锅中加水 500 mL，猛火煮沸，放入百合、红枣、白果、姜片，改中火把百合煮熟。加入牛肉，炖至肉熟，放入食盐调味即可。每天 1~3 次，每次 150~200 mL。

（七）骨质疏松

骨质疏松是多种原因引起的一组骨病，是以单位体积内骨组织量减少为特点的代谢性骨病变。在多数骨质疏松中，骨组织的减少主要是骨质吸收减少所致。临床表现为腰背疼痛、肢体缩短、驼背及易发骨折等。中医学没有骨质疏松症的病名，但中医对骨质疏松症的认识多记载于"痹证""腰痛""痿证"等病证中。

1. 常规调养

合理膳食营养，坚持长期预防性补钙，多食用钙、磷高的食品，如鱼虾、海带、牛奶、干果、豆类等；合理活动，适当锻炼，多进行户外活动，避免肥胖；坚持科学的生活方式，不饮酒不吸烟，少喝咖啡浓茶，尤其绝经后妇女应加强自我保护意识，防摔、防碰、防颠。

2. 艾 灸

取悬钟、肾俞、命门等穴进行悬灸，可补肾填髓，有效缓解原发性骨质疏松症状。

3. 传统养生运动

积极参加传统养生运动，如五禽戏、八段锦等，有助于减少骨量丢失。

4. 药膳食疗

黄芪虾皮汤：黄芪 20 g，虾皮 50 g。佐餐当汤服食。

芝麻核桃仁粉：黑芝麻 250 g，核桃仁 250 g，白砂糖 50 g。研末加白糖，拌匀后温开水调服。

羊骨汤：新鲜羊骨 500 g，羊肾 1 对。将新鲜羊骨洗净砸碎，与剖开洗净的羊肾同入锅中，加水适量，以大火烧开，撇去浮沫，加料酒、葱段、姜片、精盐，转小火煨炖 1~2 小时。佐餐当汤，随量饮汤吃羊肾。

猪肉枸杞汤：枸杞子 15 g，猪肉适量切片，加水共煮，汤食用。

仙茅炖肉汤：仙茅、金樱子各 15 g，猪肉适量。将药洗净捣碎布包，与肉同炖 1~2 小时。喝汤，每日 1~2 次。

四、亚健康人群的中医健康管理

（一）亚健康的概念

亚健康是指人体处于健康和疾病之间的一种状态，表现为在一定的时间内出现活力降低、功能和适应能力减退的症状，且不符合临床或亚临床诊断标准。

亚健康状态涉及的医学范畴有以下五种可能：一是某种或某些疾病的临床前期状态，并有可能向疾病发展；二是某些疾病经治愈后仍存在的各种虚弱不适；三是人体处于衰老时期，由组织结构老化及生理功能减退所导致的各种虚弱表现；四是机体身心功能的轻度失调，存在相对独特的表现特征，其发生的机理尚未明确，多与西医学范畴的各种综合征有关；五是身心上不适应的感觉所反映出来的种种症状，其状况在相应时期内难以明确。

亚健康的临床表现可以分为以下三类：以疲劳或睡眠紊乱，或以疼痛等躯体症状表现为主；以抑郁寡欢，或焦躁不安、急躁易怒，或恐惧胆怯，或短期记忆力下降、注意力不能集中等精神、心理症状表现为主；以人际交往频率减低，或人际关系紧张等社会适应能力下降表现为主。

以上三类中的任何一类持续发作 3 个月以上，并且经系统检查排除器质性疾病者即为亚健康。目前将上述三类亚健康状态称为身体亚健康、心理亚健康、社会交往亚健康状态。临床上上述三类亚健康表现常常相兼出现。

（二）常见亚健康症状调理

1. 失　眠

（1）症状表现。

失眠是以经常不能获得正常睡眠为特征的一种病症，主要表现为睡眠时间及深度的不足，轻者入睡困难，或睡而不酣，时寐时醒，或醒后不能再寐，重则彻夜不寐。

（2）调理方法。

① 经络调理。

通三阳：自前额部督脉上两眉连线中点（当印堂处），沿攒竹、鱼腰、丝竹空、太阳、瞳子髎连线，施以推法，其间连通督脉、足太阳膀胱经、足少阳胆经，可温养脑络。亦可施以指揉法，力量宜轻不宜重，速度宜慢不宜快。

通督脉：沿印堂至百会连线施以点法、揉法。两手交替进行，力量由轻到重，速度宜缓。

安神定志：在胆经于头部循行路线上（额厌至完骨）施以点揉，以安神定志。

梳头法：两手食指屈曲，从前至后做梳头动作。

摩掌运目：两掌相互摩擦，搓热后将两手掌心放置在受术者两眼上，使眼部有温热舒适感。

② 方药调理。

心脾两虚型失眠，表现为心悸怔忡，健忘失眠，盗汗，体倦食少，面色萎黄，舌淡，苔薄白，脉细弱，可用归脾汤以益气养血，健脾养心；心肾不足型失眠，表现为心烦失眠，舌红苔燥，脉细数，可用黄连阿胶汤以滋阴降火安神；肝胆湿热型失眠，表现为头痛目赤，失眠，胁痛口苦，耳聋耳鸣，可用龙胆泻肝丸以泻肝胆实火，清肝胆湿热；痰热内扰型失眠，表现为心神失养，惊恐失眠，头目眩晕，苔白腻，脉弦滑，可用温胆汤以清热化痰安神。

2．肩背痛

（1）症状表现。

肩背疼痛无力，仰头抬头受限，双上肢不能上举，甚至腰部疼痛等。肩背痛一般有明显的压痛点，分布在项后后部正中及两侧、肩上部、肩胛间区，亦可有条索及结节。

（2）调理方法。

① 经络调理。

通督脉：沿督脉在颈、背部循行处（风府与至阳之间），施以揉法、拨法，疏调局部经气。

治太阳：在背部，沿膀胱第1侧线（大杼至膈俞）及第2侧线（附分至膈关），施以揉法、拨法，疏调局部经气。

理小肠：由肩贞至肩外俞，沿手太阳小肠经施以拨法，疏导手太阳小肠经。

调三焦：点按天髎、肩髎、臑会，以通手少阳三焦经。

顺胆气：点按风池至肩井连线，以通足少阳胆经。

② 方药调理。

经络瘀阻型，表现为肩背部板滞，酸重疼痛，或牵连后颈，肩胛不舒，伴有背部怕冷，局部热敷或拍打、叩击可得到暂时舒缓，可用温经通脉汤以温经通脉，活血止痛；风寒入络型，表现为受风后肩部或肩胛部疼痛，或影响项部拘急不适，舌苔薄白，脉浮或浮紧，可用黄芪桂枝五物汤以疏风散寒，益气和血；痰湿阻络型，表现为时痛而闷胀酸重，常伴有身倦气粗，舌淡苔白，脉弦或弦细，可用薏苡仁汤以燥湿祛痰，益气养血。

3．情绪障碍

（1）症状表现。

情绪障碍是指长期内在情绪或外在行为反应异常，严重者影响生活。导致情绪障碍的原因主要包括精神性疾患、情感性疾患、畏惧性疾患、注意力缺陷、多动症或有其他持续性的情绪或行为问题。主要表现有品行异常、精神不集中、行为退缩及功能性障碍、精神异常。

（2）调理方法。

① 经络调理。

补心气：沿手少阴心经、手厥阴心包经循行部位施以探法，且探且走，以顺为补。

清肝火：沿足厥阴肝经循行部位施以推法，以逆为泻。

安神定志：在足少阳胆经头部循行部位上（额厌至完骨）施以点揉，以求安神定志。

② 中药调理。

血虚肝郁型，表现为两胁作痛，头晕目眩，口燥咽干，神疲食少，或月经不调，乳房胀痛，脉弦而虚，可用逍遥散以疏肝解郁，养血健脾；肝气郁滞型，表现为胁肋疼痛，胸闷善太息，情志抑郁易怒，或嗳气，脘腹胀满，脉弦，可用柴胡疏肝散以疏肝理气，活血止痛。

4．头　痛

（1）症状表现。

头痛病因复杂，可见于许多疾病，如感冒、糖尿病、高血压等常伴有头痛；此外，精神紧张、睡眠不足、烟酒过度等也会导致头痛。

（2）调理方法。

① 经络调理。

通三阳：自前额部督脉上两眉连线中点（当印堂处），沿攒竹、鱼腰、丝竹空、太阳、瞳子髎连线，施以推法，其间连通督脉、足太阳膀胱经、足少阳胆经，可温养脑络。亦可施以指揉法，力量宜轻不宜重，速度宜慢不宜快。

通督脉：沿印堂至百会连线施以点法、揉法。两手交替进行，力量由轻到重，速度宜缓。

梳头法：两手食指屈曲，从前至后做梳头动作。

② 中药调理。

风邪头痛，表现为头痛痛连项背，常有拘急收束感，或伴恶风畏寒，遇风尤剧，头痛喜裹，口不渴，苔薄白，脉浮，用川芎茶调散以疏风止痛；肝阳偏亢，肝风上扰型头痛，表现为头痛，眩晕，失眠多梦，或口苦面红，舌红苔黄，脉弦或数，用天麻钩藤饮以平肝熄风，清热活血，补益肝肾。

第三节　社区中医健康管理的实施

一、社区中医健康管理的流程

中医药服务积极参与健康管理的流程，发挥中医药特色健康服务，为居民进行定期体检和体质辨识，注意见微知著，及早发现健康危险因素；重视疾病先兆，提前干预预防；掌握疾病发生发展规律，安其未病，防其所传，采取必要措施截断逆转，这样可以突出中医药先时而治，依据三因制宜规则，各司法度进行个性化干预。在社区健康服务中重点对常见病、慢性病、多发病进行防治，对诊断明确的慢性病，坚持科学适宜原则，发挥中医药特色，以患者为中心，以家庭为单位，开展常见病、慢性病的中医药防治，因人施教，突出防治重点。利用中医药文化传播影响，积极应用中医药适宜技术，形式多样服务，建立社区中医药健康管理的社区卫生服务机构，合理分工，密切协作。

二、社区中医健康管理的步骤

（一）建立社区居民健康档案

居民健康档案是健康管理的基础，以社区为片、街道区域为点、家庭为单位，建立居民健康档案信息，并根据个人不同体质进行体质辨识与病史记录，慢性病普查结合详细记载每个人的健康信息，建构区域健康网络系统，有利于进行居民中医药健康指导。

（二）制订中医药健康管理计划

根据居民健康档案信息，在社区制订居民群体健康管理计划。对于健康人群和亚健康人群依据中医体质普查情况进行人群聚类分析，为不同的体质类型制订针对性的调理方案，依据中医药"治未病"方法在不同季节予以不同的健康干预，如冬季养阳、秋季养阴等；对于慢性病患者依据疾病特征制订特殊病种俱乐部，如糖尿病俱乐部健康管理计划、原发性高血压俱乐部健康管理计划、肾病健康管理规划等；制订特殊节日健康活动计划，如三八妇女节健康促进活动、九九重阳节老年健康活动、六一儿童节健康宝宝活动等；制订中医药健康大讲堂活动计划，结合每年流行病种如非典型肺炎、甲型 H1N1 流感、手足口病等进行中西医防治教育，结合慢性病的防治制订出慢病健康管理课程表，在社区内通过各种新媒体进行宣传教育。组织编写各种健康管理小手册分发给社区居民，举办学习竞赛并奖励优秀学习者，选择通俗易懂的内容，通过各种视听工具进行传播，并及时根据反馈的意见加以修改补充。

（三）开展各种健康活动

在制订科学健康管理计划的基础上，在社区建设健康管理网络，落实各项健康管理活动。健康教育要先行，采取口头交谈、健康咨询、专题讲座、医患（或群众）座谈等方法宣传中医药预防保健知识；利用平面媒体制作标语、宣传单、宣传画、宣传册、墙报、专栏、登载中医药健康膳食处方、运动处方等；结合图片、照片、中药标本、模型，示范和开展中草药知识趣味活动、中医药运动健身表演活动、中医药文化知识竞赛活动等，营造中医药文化环境，在社区卫生服务机构显著位置张贴古代名中医人物画像、古代健康养生诗词、中医药食疗挂图和牌匾等。

（四）实施自我健康管理

国家的人力、物力和财力毕竟是有限的，中医药特色社区健康管理的最高境界是使广大民众掌握健康知识，进行"自我健康管理"，做到少生病、不生病。中医药是健康医学，在预防保健、慢病防治等方面具有经济、安全、有效、可及的优势，居民可以学习一些简单的针灸推拿技术，学习当地的一些中草药知识，对一些小病小痛可以自我治疗。中医药也是一种健康生活医学，"治未病"是中医预防保健学术思想的高度概括，数千年来对疾病预防、控制、康复起着重要作用，被国际上评为"最先进最超前的预防医学"。社区居民可以依据自己的体质类型进行一些营养饮食调理、食疗药膳干预，开展健康运动，如太极拳、八段锦、五禽戏等运动养生，进行心理养生、音乐养生等。中医药又是天人合一的医学，顺应春夏秋冬、二十四节气的气候环境变化进行四时养生，并注意营造养生环境，如利用家庭阳台，居室种植药食两用的新鲜草药，在美化居室的同时，随时可以制作药茶、药酒和药膳，既学习了中医药知识，又促进了自己的健康。社区卫生中心可以帮助居民学习自我养生保健知识，辅助居民自己制订一套适合自己的养生保健方案，促进其养成健康的生活方式并持之以恒，在不知不觉中即可达到"自我健康管理"的目的，从而真正地节省医药费，节约医疗卫生的人力、物力和财力资源。

 思考题

1. 中医健康管理的常用方法有哪些？
2. 开展社区中医健康管理的目的和意义是什么？
3. 社区中医健康管理针对的重点人群有哪些？

第十一章

社区心理健康管理

本章要点

掌握 心理健康的概念；心理咨询的概念；心理健康咨询的基本程序与咨询技术；社区常见心理健康问题及干预方法。

熟悉 心理健康咨询的对象与任务；心理健康干预的概念及三个层次；社区心理健康干预常用方法。

了解 社区常用心理健康评估工具。

本章课程思政目标

通过社区心理健康管理内容的学习，提高学生的心理卫生知识水平、健康意识以及自我保健、群体保健能力，树立科学全面的身心健康观，培育学生自尊自信、关爱他人、积极向上的社会心态，培养学生的公共服务精神。

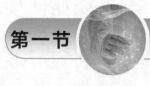

第一节　健康与心理健康

一、健康的概念

健康是人类生存和发展的基础，健康也是一个不断发展的概念，在不同的历史时期，人类对健康的认识也不尽相同。传统的观点认为"健康就是无病、无伤、无残"，较少关注生理水平以外的健康维度，这样的观点是不全面的。实际上，健康和疾病是人体生命过程中的两种状态，这两种状态是连续的，是一个由量变到质变的过程，而且健康水平也有不同等级状态。

1948年，世界卫生组织（WHO）为健康提出了一个三维的定义，即"健康不仅仅是没有疾病和虚弱，而是一种在身体上、心理上和社会上的完满状态"。健康的内涵在不断发展，1990年，WHO对健康的定义做了补充，提出健康还应包括道德健康，即：健康不仅是没有疾病，而且还包括躯体健康、心理健康、社会适应良好和道德健康。只有同时具备了上述四个方面的良好状态，才是一个完全健康的人。

二、心理健康概述

（一）心理健康的概念

从健康的定义中我们发现，心理健康是健康的重要维度之一。心理健康也称心理卫生，由于心理涉及的范围广泛，包括思维、情绪、兴趣、能力等各个方面，对心理健康进行定义是一个较为复杂而困难的问题。心理学家们从不同的角度，提出不同的观点，给出了不同的定义，而且心理健康的概念因时代的变迁、社会文化因素的影响而不断变化。1946年，第三届国际心理卫生大会将心理健康定义为：在身体、智能以及情感上与他人的心理健康不相矛盾的范围内，将个人心境发展成最佳状态。一般认为心理健康是积极的、有效的心理活动，平稳的、正常的心理状态，对当前和发展着的社会、自然环境以及自我内环境的变化具有良好的适应功能，提高生活质量，保持旺盛的精力和愉快的情绪，并由此不断发展健全的人格。

（二）心理健康的特点

1．相对性

心理健康的相对性与人们所处的环境、时代、年龄、文化背景等有关。例如，一个四五岁的小孩当众哭闹撒娇，人们觉得不足为怪；但如果一个成年人如此，人们会认为这是异常之举。

2．动态性

心理健康状态不是固定不变的，它会随着个体的成长、环境的改变、经验的积累及自我的变化而发展变化。

3．连续性

心理健康与不健康之间并没有一条明确的界限，而是一种连续甚至交叉的状态。从健康的心理到严重的心理疾病是渐进的连续体。

4．可逆性

心理健康具有可逆性，一个人出现了心理困扰、心理矛盾，如果能及时调整情绪、改变认知、纠正不良行为，则很快会解除烦恼，恢复心理平衡。反之，如果不注意心理健康，则心理健康水平就会下降，甚至产生心理疾病。

（三）心理健康的一般标准

心理健康的标准和心理健康的定义密切相关，国内外学者从不同的角度，给予心理健康的定义不完全相同，因此用来判断心理健康的标准也各不相同，目前对心理健康尚无统一的标准。其中，1951年美国心理学家马斯洛（Maslow）的10项标准得到了较多的认可。他指出心理健康要求：① 有充分的自我安全感；② 对自己有较充分的了解，并能恰当地评价自己的能力；③ 自己的生活理想和目标切合实际；④ 与周围环境保持良好的接触；⑤ 能保持自己人格的完整与和谐；⑥ 善于从经验中学习的能力；⑦ 能保持适当和良好的人际关系；⑧ 能适度地表达和控制自己的情绪；⑨ 在符合集体要求的前提下，能有限度地发挥自己的个性；⑩ 在社会规范的范围内，能适度地满足个人的基本需要。

我国学者提出的心理健康标准包括如下内容。

（1）智力正常。智力是人的观察力、注意力、思维力、想象力和实践活动能力的综合。智力正常是心理健康的基本条件。

（2）情绪良好。情绪是人对事物的态度和体验，是人的需要得到满足与否的反映，包括能够经常保持愉快、开朗、自信的心情，善于从生活中寻找乐趣，对生活充满希望。情绪良好是心理健康的一个重要指标。

（3）人际和谐。人际关系是人们在共同生活中，彼此为寻求满足各种需要而建立起来的、相互间的心理关系。人与人之间正常的友好交往，不仅是维持心理健康的必备条件，也是获得心理健康的重要方法。

（4）适应环境。具有积极的处世态度，与社会广泛接触，对社会现状有较清晰的正确认识，具有顺应社会变革的能力，勇于改造现实环境，达到自我实现与社会奉献的协调统一。

（5）人格完整。人格在心理学上是指个体比较稳定的心理特征的总和，包括人格结构的各要素不存在明显的缺陷与偏差；具有正确的自我意识，以积极进取的信念、人生观作为人格的核心，并以此为中心，把自己的需要、愿望、目标和行为统一起来。这是心理健康的核心，心理健康的最终目标是培养健全的人格。

心理健康和不健康不是泾渭分明的对立面，而是一个连续的状态，只是程度的差异，心理健康的标准很难绝对确立和统一。心理健康的标准包含对环境的适应性，也包含对自我的发展。适应是发展的前提，发展是追求的理想和目标。因此，判断一个人的心理是否健康，应从整体上，根据经常性的行为方式做综合性的评估。

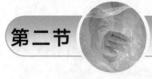

第二节　社区心理健康咨询及评估

一、心理咨询概述

（一）心理咨询的概念

心理咨询有两种定义模式，即教育模式和发展模式。心理咨询始终遵循着教育的模式而不是临床的、治疗的或医学的模式。心理咨询的任务就是教会来访者模仿某些策略和新的行为，从而能够最大限度地发挥其已存在的能力，或者形成更为适当的应变能力。咨询心理学强调发展的模式，帮助咨询对象得到充分的发展，疏通其成长过程中的障碍。

心理咨询（psychological counseling）是指咨询人员运用心理学理论知识和技术，帮助咨询对象发现其心理问题及其根源，通过语言和其他方法，给咨询对象以帮助、启发和教育的过程。心理咨询可以使咨询对象在认识、情感和行为上有所变化，试图减轻甚至解决其在学习、工作、生活、疾病等方面出现的心理问题，从而更好地适应环境，保持身心健康。

心理咨询的概念有广义和狭义之分。广义的概念涵盖了具体干预的各种方法和手段，狭义的概念主要是指非标准化的心理干预措施。也就是说，广义的"心理咨询"概念包括"狭义的心理咨询"和"心理治疗"这两类临床技术手段。

（二）心理咨询的对象

心理咨询的主要对象可分为三大类：一是精神正常，但遇到了与心理有关的现实问题并请求帮助的人群；二是精神正常，但心理健康水平较低，出现心理、情绪、行为问题并请求帮助的人群；三是特殊对象，即临床治愈或潜伏期的精神病患者。

其中，心理咨询主要的服务对象是健康人群，或者是存在心理问题的亚健康人群，而不是具有某些精神疾病的来访者，如精神分裂症、情感性精神障碍等的来访者是精神科医生或心理治疗师，即心理治疗的工作对象。

（三）心理咨询的任务

心理咨询的任务是帮助个体在生活中化解各类心理问题，克服心理障碍，发现新的或被忽视的良好人生经验和体验，更全面地认识自我与社会，提高个人心理素质，学会调整人际关系，强化适应能力，使人健康、愉快、有意义地生活。其终极目标是提高来访者的心理健康水平，使其得到自我发展和自我完善。具体包括以下内容。

（1）帮助来访者进行内部世界的认识与评估，从而理解内在的冲突，以重建内外部世界的边界。

（2）纠正来访者的不合理信念。

（3）实现对外部世界的客观感知与理性认识。

（4）增强来访者的社会适应力。

（5）帮助来访者更好地自我感知。

（6）协助来访者构建理性的行为模式。

（四）心理咨询的分类

根据不同的分类标准，心理咨询可以分为不同类别。

（1）按性质分为发展心理咨询和健康心理咨询两大类。

① 发展心理咨询。其目的在于帮助来访者探索心理发展的规律，重视自己在心理发展过程中可能出现的发展性心理问题，并提供参考方法，使其更好地认识自我，充分挖掘潜在的能力，鼓励其更好地适应环境，更健全地发展自我。

② 健康心理咨询。健康心理咨询也称作调适性心理咨询，主要是针对挫折引发的各种行为问题以及受到破坏的心理健康结构所进行的一系列心理咨询，包括帮助来访者宣泄消极情绪，改变来访者错误的认知观念，提供自我调控的方法，激发来访者的自愈机制与潜能，帮助来访者重建社会适应性行为。

（2）按咨询的规模分为个体咨询与团体咨询。由心理咨询师与来访者进行一对一的咨询为个体咨询。由一位咨询师面对多人，一般 5～10 人的咨询为团体咨询。其中以夫妻或家庭为咨询对象的称为夫妻或家庭咨询。

（3）按咨询时程分为短程咨询（1～3 周）、中程咨询（1～3 个月）、长期心理咨询（3 个月以上）三类。

（4）按咨询形式分为门诊心理咨询、电话心理咨询和网络心理咨询。

二、心理咨询的基本程序

心理咨询是咨询师依据来访者的问题和症结，从心理学原理出发，将理论、技术和咨询师本人的人格融于一体的有针对性的特殊工作过程。一个完整的心理咨询通常包括建立咨询关系、确立目标、制定方案、方案实施、评估、结束巩固等基本步骤。

（一）咨询关系的建立

咨询关系指心理咨询师与来访者之间的相互关系，它是心理咨询的核心及前提，有效的心理咨询必须依赖于良好的咨询关系，良好的咨询关系是开展心理咨询的前提条件。咨询关系的建立受咨询师及来访者的双重影响，心理咨询师的咨询理念、咨询态度及个性特征影响着咨询关系，而来访者的咨询动机、合作态度、期望程度、自我觉察水平、行为方式、悟性水平及移情也同样左右着咨询关系。树立来访者对心理咨询的信心和获得心理治疗帮助的意愿是心理咨询成功的关键。

（二）咨询目标的确立

任何心理咨询都需要确定治疗目标，并制订计划和策略以达到目标。要做到这一点，必须对收集的资料进行系统思考、认真分析，找出关键问题，确定问题的性质以及症状，建立不同层次的咨询目标。根据目标的具体内容、可行性、咨询双方的可接受度、可评估性以及逻辑关系，可将目标分为具体目标和终极目标。具体目标多为可操作性强、解决难度较低的目标。终极目标是重整来访者内在结构，发展来访者的潜能，促进来访者人格发展。目标的制定由咨询师与来访者一起讨论决定，以咨询师占主导地位。

（三）咨询方案的建立

根据建立的咨询目标拟定解决策略，可将心理咨询方案划分为三个部分。

（1）咨询的前期，即诊断阶段。此阶段包括咨询关系的建立，资料的收集，心理健康状况的评估，咨询动机的明确与调整，咨询目标的确立，以及咨询方案的确立等一系列步骤。

（2）咨询的中期，即咨询阶段。这是咨询师陪伴来访者面对问题、分析问题以及解决问题的过程，是心理咨询最核心、最重要的实质性阶段，是来访者认知、情绪或行为重塑的过程。

（3）咨询的后期，即巩固阶段。这是咨询的总结、提高阶段，该阶段可以是一个具体目标的完成，也可以是进入下一个具体目标解决程序的开始。

（四）咨询方案的实施

心理咨询是个复杂的过程，咨询师需要跟随来访者对自身问题的认知程度，与来访者的情感体验形成共鸣，在来访者的内在资源基础上，进行心理咨询。对咨询的过程做具体规划是很难的，因为来访者的问题各有不同，不可能把模式化的程序套用于每一次的心理咨询，所以在心理咨询方案实施过程中应该把握几个问题。

1. 咨询关系的把握和维持

心理咨询是一种特殊的人际关系，咨询师时刻注意与来访者建立并维持稳定的咨询关系对于心理咨询非常重要。因此，咨询师要利用倾听、理解、积极关注、反馈等心理咨询技术来建立和维持咨询关系。关注咨询的效果并进行评估也是咨询关系中非常重要的内容。如果来访者在与咨询师的关系中感到挫败、失望，就会被动或主动地做出抑郁反应。被动方式表现为，来访者可能不愿吐露内心，很少说话，对咨询进展感到灰心，还可能表达出对继续心理咨询的疑虑，甚至终止咨询，造成脱落。主动方式则可能是，来访者对咨询师直接提出打破咨询设置的要求，例如增加或减少时间、频率，甚至要求在咨询室外见面，试图通过这些让咨询师满足他的愿望；还可能表现出对咨询师的敌对、愤怒和批评，以惩罚在他眼中冷酷而缺乏关怀的咨询师。

2．咨询方法的选择

心理咨询的理论与心理治疗的理论是相同的。在咨询实施过程中，具体到咨询案例是用行为分析的方法、认知理论指导下的认知疗法，还是用动力性理论与技术方法，取决于来访者的个人特点和经历，也取决于咨询师受训的专业背景。

3．咨询的推进

一般来说，来访者主观意识层面很少会表达出拒绝改变的内容，但在心理咨询的过程中，可能由于对咨询关系的疑虑以及对于敏感话题的回避，或某些症状所导致的二次获益等，来访者不愿放弃原有非适应行为的获益，对咨询持有消极认知，对保密性和有效性有所担忧，甚至有下意识对抗咨询师的心理动机等。另一类阻抗是咨询师的因素导致的。咨询师的错误、移情及个人因素等都可能会使咨询陷入僵局。

咨询师需要倾听来访者的心声，通过共情理解来访者，经由无条件积极关注营造一种所谓"抱持性的环境"，即通过语言和非语言的信息，让来访者感到在咨询室里任何事情都是符合自身道理的，任何情绪表达都是可被接受的，而且将来访者忽略甚至认为不好的东西变成有助于来访者成长的养分回输给来访者，使来访者内心的焦虑和冲突明显减轻，尝试在抱持性环境中进行情绪体验和自我探索。

（五）评估效果

心理咨询过程中来访者会在某些方面发生变化，如何观察这些变化并加以分析？这就是心理咨询效果的评价问题。心理咨询的评价主要由来访者（或家人）自主评价、咨询师专业评价、咨询前后测验数值的对照三方面组成。准确评定心理咨询的效果十分重要，因为心理咨询师需要根据自己对咨询效果的评估，不断地修正和调整咨询的目标、方法、策略和步骤。如果来访者没有感到情绪困扰的减轻，也没有表现出行为上的改善，咨询师就有必要重新审视咨访关系，重新对来访者的叙述进行假设，帮助来访者理解现实困惑，促进来访者进行更深入的自我探索与情绪体验。咨询效果的评价内容应围绕咨询目标展开，只有实现咨询目标，才是咨询效果的直接体现。

在实际操作中，一般从如下几个维度直接评定咨询效果：① 来访者自身对咨询效果的自我评估；② 来访者社会生活适应状况改变的客观现实；③ 人际环境对来访者改善状况的评定；④ 家庭支持系统对来访者症状改善程度的评估；⑤ 来访者某些问题的改善程度；⑥ 咨询师的评定。

（六）心理咨询的结束

咨询何时结束、如何结束主要取决于咨询师对来访者的评估。咨询师常常在来访者的问题得到解决后，选择恰当的时机结束咨访关系，使来访者已经改变的态度、行为、认知方式等能够得以有效地保持，并在真实的环境中加以运用和实践，面对社会、面对他人处理问题，而不是保留在室内。结束本身就会使来访者获得一种在咨询中无法得到的经验。但何时结束咨询关系不是由咨询师或是来访者中的任何一方来决定的，只有咨访双方共同决定，才能获得最佳的结束时机。

在咨询结束阶段，咨询师和来访者可能会回顾来访者的进步，对来访者已经取得的变化给予支持性鼓励，进而讨论并商定在咨询结束后保持甚至促进来访者进一步变化的途径，使来访者在咨询结束后仍然有继续学习和领悟的动力。心理咨询不但是科学技术，更是一门科学艺术，只有反复实践、不断总结提炼，才能掌握其精髓并灵活应用。

三、心理健康咨询技术

（一）倾　听

倾听技术是心理咨询的关键技术之一，是每一位心理咨询人员要学习掌握的第一项技术。倾听包括四个方面的内容：一是来访者的经历；二是来访者的情绪；三是来访者的信念；四是来访者的行为。通过倾听，咨询师能够深入了解情况，表达对来访者的关注和兴趣，它是建立咨询关系的必要条件。咨询师不但要听懂来访者通过言语、行为所表达出来的东西，还要正确听出来访者在交谈中所省略的和没有表达出来的内容。倾听对于某些寻求理解、安慰、宣泄的来访者具有帮助、治疗的效果。

（二）询　问

咨询师提问要善于将"开放性询问"和"封闭性询问"相结合，且以开放性询问为主。开放性询问通常用"什么""如何""为什么""能不能""愿不愿意"等词来发问，这种提问通常使来访者不能只用一两个字作答，需要来访者就有关问题、思想、情感给予详细的说明。而封闭性询问通常使用"是不是""对不对""要不要""有没有"等词，这种提问方式限制了来访者的作答范围，常用来收集资料并加以条理化，澄清事实，获取重点，缩小讨论范围。无论是使用开放性询问还是封闭性询问，咨询师都要把它建立在良好的咨访关系基础上，避免来访者产生被询问、被窥探、被剖析的感觉，从而产生抵触。询问时要注意方式、语气语调，还要注意结合来访者的文化背景、生活习俗、受教育程度等。

（三）共　情

共情又称移情、同情、同感、同理心等。简而言之，就是换位思考的能力，即以来访者的眼睛看世界，体验对方内心世界的能力。共情被认为是建立咨访关系的首要因素。共情在咨询中十分重要，由于共情，咨询者能设身处地地理解来访者，从而更准确地把握材料。由于共情，来访者感到自己被接纳、被理解，从而产生愉快、满足之感，有助于建立咨访关系。共情能够促进来访者的自我表达、自我探索，从而达到更多的自我了解和咨访双方更深入的沟通。共情在心理咨询中具有明显的助人、治疗效果。

（四）具体化

具体化是指咨询师协助来访者清楚、准确地表述他们的观点、所用的概念、所体验到情感以及所经历的事件。不少来访者所叙述的思想、情感、事件常常是模糊、混乱、矛盾、不合理的，咨询师借助于具体化这一咨询特质，澄清来访者所表达的那些模糊不清的观念，明确来访者的感受，及时把握真实情况，并鼓励来访者将问题引入深入。

（五）解　释

解释又称说明，指咨询师对来访者的问题、困扰、疑虑做出分析、说明和释义，再反馈给来访者，使来访者有机会再次剖析自己的困扰，重新组合那些零散的事件和关系，深化谈话内容，为来访者提供一种认识自身问题以及认识自己和周围关系的新思维、新理论、新方法。解释被认为是面谈技巧中最复杂的一种，是一项富有创造性的工作。咨询师水平高低很大程度上取决于理论联系实际的能力。

四、社区心理健康评估

（一）心理评估的概念及一般过程

心理评估（psychological assessment）是依据心理学的理论、技术和方法，对个体的心理状态、行为等做全面、系统的客观描述、分类、鉴别与诊断的过程。

心理健康评估的一般过程如下。

1．确定评估的内容

心理健康评估的第一步是要弄清所需评估的是什么心理问题，性质如何以及问题产生的原因是什么，评估对象有怎样的优势及能力，这些优势与能力在咨询和干预中有什么帮助。

2．确定评估的目的

了解来访者首要的问题是什么，确定评估的目的，通过诊断、筛查、预测等手段评估来访者有无心理障碍，或是判断来访者有无异常行为，如自杀、自伤行为等。

3．确定评估方法

评估对象的问题与年龄不同，评估者采用的评估方法也应不同。成人评估一般采用实施会谈与测验的方法，而儿童评估则应从其密切相关的人那里获得有关儿童行为的信息。

4．资料的整理、分析与判断

对已获得的资料进行系统的分析和总结，对重点问题进行深入了解，写出评估报告，得出初步结论，对来访者或家属及相关人员进行信息解释交流，确定进一步的问题处理，提出可行性建议。

（二）社区常用心理健康评估工具

目前，我国运用较多的心理健康评估工具有智力测验、人格测验以及心理评定量表三类。临床常用的评估软件为成人心理测验综合系统，它包括智力类、个性人格类、心理健康综合筛查类、情绪类、精神科常用量表类、老年及其他评定量表类、亚健康状况类、应激及相关类、婚姻及生活满意度九个类别。

1．人格测验

人格测验（personality test）也称个性测验，它主要测量个体行为独特性和倾向性等特征。它是心理测验中数量最多的一类测验，也是使用最广泛的测验。

（1）艾森克人格问卷。

艾森克人格问卷（Eysenck personality questionnaire，EPQ）由英国伦敦大学H.J.Eysenck 教授等根据人格结构三个维度理论共同编制。艾森克人格问卷有成人（16 岁以上）和儿童（7～15 岁）两种问卷，由三个人格维度量表和一个效度量表组成。P 量表为精神病倾向量表，E 量表为内外向量表，N 量表为神经质量表。P、E、N 三个量表代表人格结构的三种维度，它们是彼此独立的。人们在这三方面的不同倾向和不同表现程度，便构成了不同的人格特征。L 量表为掩饰性量表，是一个效度量表，测试受试者的掩饰或自我掩蔽，它反映被试者的社会成熟度。艾森克人格问卷是目前医学、司法、教育和心理咨询等领域应用最广泛的问卷之一。

（2）明尼苏达多项人格调查表。

明尼苏达多项人格调查表（Minnesota multiphasic personality inventory，MMPI）于 1943 年由美国明尼苏达大学 S. R. Hathaway 等编制。该问卷的制定方法分别对正常人和精神病人进行预测，以确定在哪些条目上不同人有显著不同的反应模式，因此该测验最常用于鉴别精神疾病。1980 年，中国科学院心理研究所宋维真等进行了修订并制定了全国常模。MMPI 应用十分广泛，主要用于病理心理的研究，也广泛用于人类行为、社会学及司法等领域。MMPI 包含 14 个分量表，其中 4 个为效度量表，10 个为临床量表，适用于 16 岁以上具有小学以上文化水平者的人格测试。

（3）卡特尔 16 项人格因素问卷。

卡特尔 16 项人格因素问卷（Cattell's 16 personality factor，16PF）又称卡特尔 16PF 测验，是世界上最完善的心理测量工具之一。16 项人格因素问卷是美国伊利诺州立大学人格及能力测验研究所卡特尔教授经过几十年的系统观察和科学实验，用因素分析统计法确定和编制而成的一种精确用于人格测验的一项问卷，它用以测量人们基本的性格特质。这 16 项特质是影响人们学习、生活的基本因素，对被试人格的 16 种不同因素的组合做出综合性的了解，从而全面评价其人格。16PF 适用于 16 岁以上的青年和成人。本测验具有较高的效度和信度，广泛应用于人格测评、人才选拔、心理咨询和职业咨询等工作领域。

2．智力测验

智力测验（intelligence test）是有关人的普通心智功能的各种测验的总称，又称普通能力测验。编制这类测验的目的是综合评定人的智力水平。

（1）斯坦福-比奈测验。

1905 年比奈和西蒙编制的比奈测验（Binet-Simon intelligence scale，B-S），是世界上第一个智力测验。1916 年美国斯坦福大学特曼对 B-S 进行了修订，同年发表了比奈测验的斯坦福版本，通常被称为斯坦福-比奈量表（Stanford-Binet scale，S-B）。1937 年和 1960 年，斯坦福-比奈智力量表又经过两次修订，成为目前世界上广泛流传的标准测验之一。该量表不但对每个测试题的实施程序及评分方法做出了详细的说明和规定，而且把智商概念运用到智力测验中，使智力分数能在不同年龄间比较，从而进一步发展和完善了比奈以智龄评定智力的方法。最新的斯坦福-比奈测验共有 15 个分测验，组成四个领域，即词语推理、数量推理、抽象/视觉推理及短时记忆。它为正常人群、发育迟滞人群和天才人群都提供了准确的 IQ 估计。

我国学者陆志韦于 1937 年修订了 S-B 的 1916 年版本，1981 年吴天敏根据陆氏修订版再做修改，编制了《中国比奈测验》，测验对象扩大到 2～18 岁。中国比奈测验使用简便，易于操作学习，但该测验不能具体诊断儿童智力发展的各个方面。

（2）韦克斯勒智力量表。

美国心理学家韦克斯勒于 1939 年编制了 Wechsler-Bellevue 量表（W-BI），1995 年 W-BI 经修订后成为目前使用的韦克斯勒成人智力量表（Wechsler adult intelligence scale，WAIS）。1949 年和 1967 年，韦克斯勒又先后编制了韦克斯勒儿童智力量表（Wechsler intelligence scale for children，WISC）和韦克斯勒学龄前儿童智力量表（Wechsler preschool and primary scale of intelligence，WPPSI）。这三个量表相互衔接，可以对一个人从幼年到老年的智力进行测量，便于前后比较。该量表是目前世界上应用最广泛的智力测验量表。1981 年以后，我国龚耀先、林传鼎、张厚粲等先后对上述三个量表进行了修订，产生了适用于我国文化背景的韦克斯勒量表。

韦克斯勒量表与比奈量表一样也是一种个别测验，测验程序比较复杂，但因量表的分类较细，较好地反映了一个人的智力全貌和各个侧面。韦克斯勒量表包括语言和操作两个分量表，每个分量表又含 5～6 个分测验，每一分测验集中测量一种智力功能。这与比奈量表将测查不同智力功能的混合排列是不同的。它在临床上对于鉴别脑器质性障碍与功能性障碍的病人也有一定作用。此外，一些分测验（如数字广度、数字符号、木块图等）成绩随衰老而降低，可作为脑功能退化的参数。

3．评定量表

（1）90 项症状自评量表。

90 项症状自评量表（symptom check list 90，SCL-90）由 Parloff 等编制，由上海铁道医学院的吴文源引进修订，共有 90 个项目。SCL-90 包含较广泛的精神病症状学内容，从感觉、情感、思维、意识、行为直至生活习惯、人际关系、饮食睡眠等，均有涉及。它具有容量大、反映症状丰富、真实等特点，能较好地反映病人的病情及程度，是目前应用较多的一种自评量表。该量表既可以用于他评，也可用于自评。

该量表采用 10 个因子分别反映 10 个方面的心理症状情况，即躯体化、强迫症状、人际关系敏感、忧郁、焦虑、敌对、恐怖、偏执、精神质。还有一个附加因子，用于反映有无各种心理症状及其严重程度。每个项目均采用 5 级评分制，由受试者根据自己的情况和体会对各项目选择评分。其统计指标主要有两项，即总分与因子分。总分为 90 个项目的各个单项得分之和，以了解被试者自我感觉症状的范围及表现；因子分＝组成某一因子的各项目总分/组成某一因子的项目数。通过因子分可以了解被试者的症状分布特点以及病人病情的具体演变过程。该量表可以用来进行心理健康状况的诊断，也可以用于精神病学的研究。

（2）抑郁自评量表。

抑郁自评量表（self-rating depression scale，SDS）由 W. K. Zung 于 1965 年编制，可以评定抑郁症状的轻重程度及其在治疗中的变化，适用于具有抑郁症状的成年人，目前广泛应用于门诊病人的粗筛、情绪状态评定以及调查、科研等。

本量表共包含 20 个反映抑郁主观感受的项目，由评定对象自行填写，评定时间范围是自评者过去一周的实际感觉。评定结束后，把 20 个项目中的各项分数相加，即得到总分。部分超过 41 分可考虑筛查阳性，即可能存在抑郁，需进一步检查。抑郁严重度指数＝总分/80。指数范围 0.25 ~ 1.0，指数越高，抑郁程度越重。本量表的特点是使用简便，并能相当直观地反映病人抑郁的主观感受及其在治疗中的变化。

（3）焦虑自评量表。

焦虑自评量表（self-rating anxiety scale，SAS）由 W. K. Zung 于 1971 年编制，可以评定焦虑症状的轻重程度及其在治疗中的变化，适用于具有焦虑症状的成年人，具有广泛的应用性。本量表共包含 20 个反映焦虑主观感受的项目，每个项目按症状出现的频度分为四级评分，按 1 ~ 4 分记分。主要评定项目为所定义的症状出现的频度：① 很少有该症状；② 有时有该症状；③ 大部分时间有该症状；④ 绝大部分时间有该症状。第 5、9、13、17、19 条目为反向评分，按 4 ~ 1 计分。各题目累计分即为焦虑粗分，SAS 总粗分的正常上限为 40 分，还可以转换为标准分，标准分正常上限为 50 分，超过上限说明存在焦虑状态。焦虑是心理咨询门诊中较为常见的一种情绪障碍，因此 SAS 可作为咨询门诊中了解焦虑症状的自评工具。

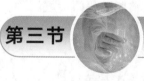

第三节　社区心理健康干预

一、心理健康干预概述

心理健康干预（mental health intervention）是指在心理学理论指导下，有计划、按步骤地对一定对象的心理活动、个性特征或心理问题施加影响，使之朝向预期目标变化的过程。即借用简单心理治疗的手段，帮助当事人处理迫在眉睫的问题，通过调动他们自身的潜能来重新建立或恢复到危机前的心理平衡状态，获得新的技能，以预防将来心理危机的发生。心理健康干预是给处于危机中的个体提供有效帮助和心理支持的一种技术。对健康人，有心理困扰、社会适应不良、发生重大事件后生活发生重大变化的人以及具有障碍性心理问题的病人都应该进行心理干预。

（一）心理健康干预的三个层次

心理健康干预的三个层次包括：一是帮助当事人减轻情感压力，降低自伤或伤人的危险；二是帮助当事人组织调动支持系统应对危机，避免出现慢性适应障碍，恢复到危机前的功能水平；三是提高当事人的心理承受能力，使其更加成熟。

（二）心理健康干预的种类

（1）按心理干预的规模划分，可分为团体干预和个体干预。① 团体干预是在团体的环境下为成员提供心理帮助与指导的一种心理辅导形式。通过团体内人际交互作用，促使个人学习新的态度与行为方式，从而减轻或消除心理疾患，增进适应能力，激发个体潜能，以预防或解决问题。② 个体心理干预，即一对一的帮助与辅导。

（2）按心理干预对象划分，主要有心理正常个体和心理异常个体两类，可分为：① 健康促进，面向普通人群，目标是促进心理健康和幸福，促进个人发展；② 预防性干预，针对高危人群，目标是减少发生心理障碍的危险性，增强应对能力；③ 危机干预，针对急性心理危机状态的病人，目标是化解危机状态，消除危险；④ 障碍性心理危机干预，为已经出现心理障碍的个体提供心理援助，目标是减轻障碍，促进人格的发展和成熟。

二、社区心理健康干预常用方法

健康教育和健康促进是社区卫生服务的基本工作内容之一，是全科医生顺利开展一切工作的起点，是居民接受健康新观念和预防保健服务的纽带，是增强居民自我保健意识、纠正不良生活方式、预防和控制慢性疾病最得力的方法，是卫生事业中投入最低、收益最大、覆盖面最广的最佳手段，是实现人人健康和国家卫生工作目标的基本保证。

（一）心理健康教育

心理健康教育（mental health education）是建立在心理学基础上的一门全新学科，是心理学理论的技术体现，属于应用心理学范畴，是直接服务于人的心理健康的一门独特的理论与技术。它旨在通过采取各种行之有效的、有针对性的活动，帮助目标人群或个体形成健康的心理，从而更好地适应社会，正常、健康地成长和发展。社区心理健康教育是以社区为单位，以为社区内居民提供保障和促进人群心理健康教育为主要内容的心理健康教育。

心理健康教育有广义和狭义之分。广义的心理健康教育是教育者根据受教育者的身心发展特点，运用相关的心理学理论和技术，积极维护受教育者的心理健康、优化其心理素质、开发其心理潜能，进而促进其身心和谐发展的教育活动；狭义的心理健康教育指学校心理健康教育，即由专门的心理健康教育机构所承担，由专门的教职人员所实施的有目的、有计划、有组织的，以影响学生心理健康为首要和直接目的的教育活动。

心理健康教育并不等同于单项的心理治疗和心理咨询，它除了包含心理治疗、心理咨询的某些理论与手段外，更多的是心理教育与训练。心理健康教育也不等同于思想品德教育，它体现、开拓了情感教育、思想转变、行为训练的新方法、新思路。

开展心理健康教育要依据心理学的理论和技术，采用健康信息传播、日常教育等措施，根据受教育者的生理、心理发展规律，有目的、有计划、有组织、有系统地培养其良好的心理素质，开发其心理潜能，进而促进其身心和谐发展和素质的全面提高。

（二）心理健康促进

目前国际公认的健康促进的定义有两个。一是 1986 年在加拿大渥太华召开的第一届国际健康促进大会发表的《渥太华宪章》中指出的："健康促进是促使人们提高、维护和改善他们自身健康的过程。"二是劳伦斯·格林教授等提出的："健康促进是指一切能促使行为和生活条件向有益于健康改变的教育与生态学支持的综合体。"即"健康教育十环境支持"。具体说，就是运用行政或组织手段，广泛动员和协调社会各相关部门以及社区、家庭和个人，使其履行各自对健康的责任，改变影响人们健康的社会和物质环境条件，从而促进人们维护和提高自身健康的一种社会行为和社会战略。健康促进的含义较健康教育更为广泛，不仅涵盖了健康教育信息传播和行为干预的内容，同时还强调行为改变需要组织支持、政策支持、经济支持等环境改变的各项策略。健康教育是健康促进的必要条件，健康促进是健康教育发展的结果，是新的公共卫生方法的精髓。中国于 20 世纪 50 年代在全国全民范围开展的以"爱国卫生运动"为代表的健康干预活动，就是一次基于当时我国实际情况的非常成功的健康促进实践。

心理健康促进通过创造有利于人们心理和生理状态最佳发展的社会和环境条件，为整个人群建立和增加心理健康的保护性因子，最大限度地提高人们社会心理的适应度，改善人们的生活质量。它通过一系列措施，促进人的心理健康水平。心理健康促进以全人群为工作对象，围绕生命周期不同阶段心理健康的主题，通过社会、社区、个人三个层次的活动，提高和发展人们完成特定任务的构建能力，提高人们积极的自尊感、控制感、幸福感和社会归属感，提高人们对困境的应对能力和适应能力。这是一项系统工程，不仅需要政府的投入，更需要全社会的参与。

由此可见，健康促进是一种综合的教育，是调动社会、经济和政治的广泛力量，改善人群健康的活动过程。它不仅包括一些旨在直接增强个体和群体知识技能的健康教育活动，更包括那些直接改变社会、经济和环境条件的活动，以减少它们对个体和大众健康的不利影响。

澳大利亚学者提出，健康促进具体应包括三个方面：① 预防性健康保护（preventive health protection），以政策、立法等社会措施保护个体免受环境因子伤害的措施；② 预防性卫生服务（preventive health service）提供预防疾病、保护健康的各种支持和服务；③ 健康教育。

健康教育是健康促进的基础，健康促进必须以健康教育为先导。心理健康教育必须以心理健康促进战略思想为指导，得到心理健康促进的支持；心理健康促进框架包含心理健康教育，心理健康促进需要心理健康教育来推动和落实。健康教育需要居民自觉参加，通过自身认知态度和价值观念的改变，自觉采取有益于健康的行为和生活方式；而健康促进是在组织、政治、经济、法律上提供支持，使之对行为改变具有一定约束性。

（三）心理危机干预

心理危机是指由于突然遭受严重灾难、重大生活事件或精神压力，生活状况发生明显的变化，尤其是出现了难以克服的困难，使当事人陷于痛苦、不安状态，常伴有绝望、焦虑以及植物神经症状和行为障碍。心理危机干预是指针对处于心理危机状态的个人及时给予适当的心理援助，使之尽快摆脱困难。心理危机干预是一种特殊形式的心理咨询，除心理咨询的倾听、共情、提问、解释等技术，还会采用心理干预的 ABC 法：A——心理急救，稳定情绪；B——行为调整，放松训练，晤谈技术；C——认知调整，情绪减压和哀伤辅导：① 首先要取得心理健康危机人员的信任，建立良好的沟通关系；② 提供疏泄机会，鼓励他们把自己的内心情感表达出来；③ 对访谈者进行心理危机及危机干预知识的宣教、解释心理危机的发展过程，使他们理解目前的处境，理解他人的感情，建立自信，提高对生理和心理应激的应付能力；④ 根据不同个体对事件的反应，采取不同的心理干预方法，如积极处理急性应激反应，开展心理疏导、支持性心理治疗、认知矫正、放松训练、晤谈技术等，以改善焦虑、抑郁和恐惧情绪，减少过激行为的发生，必要时适当使用镇静药物；⑤ 调动和发挥社会支持系统，如家庭、社区等的作用，鼓励多与家人、亲友、同事接触和联系，减少孤独和隔离。

三、不同年龄人群的心理健康问题及干预

对群体而言，要按照不同年龄发展阶段的心理特征和心理发展规律，通过各种有益的教育和训练，以及家庭、社会的良好影响，来培养和维护人们健全的个性、健康的心理和社会活动能力，使之在学习、工作、生活和创造性活动中保持身心健康。对个体而言，要通过终身学习，掌握心理自我保健的方法和技术，不断促进自身、家庭健康水平的提升。只有这样坚持不懈，才能有健康的个体，有一个健康的社会。

不同年龄阶段的人心理维护侧重点不同，只有了解这些重点，才能真正搞好健康促进工作。以下围绕不同年龄阶段简要归纳心理保健干预的重点内容。

（一）青少年心理行为问题

青少年期（12～17岁）是从不成熟走向成熟的过渡时期，是生长和发育的快速阶段。在这一阶段，身高、体重快速增长，相继出现第二性征。这一阶段是心理的"断乳期"，是"危险期"，容易出现各种心理问题。因此，促进心理健康格外重要。

1．心理问题

（1）抑郁症。这是最常见的青少年心理问题之一，表现为心情烦闷、思考能力下降、注意力难集中、记忆力减退等，甚至感到活着没意义，产生轻生的念头。

（2）性烦恼和性困惑。表现为偷看黄色录像、早恋及过早性行为等。

（3）学习压力。出现考试焦虑、厌学及学习过程中注意力不集中、记忆力下降等问题。

（4）人际交往的压力。表现为自卑、过分注意他人评价、容易受到伤害、虚荣心强、怕丢面子等。

2．干　预

（1）发展良好的自我意识。要学会正确评价自己，评价过低会自卑，评价过高会自傲，往往经不起挫折。只有正确认识、评价自己，评价别人，学会面对现实，从自己的实际出发，确立合适的学习目标，才能做到心理健康。

（2）保持情绪稳定。青少年的情绪容易受外界的影响，不稳定、容易冲动，易从一个极端走向另一个极端。因此，要解决好理想与现实的矛盾，善于调节情绪，合理调节欲望，提高自我疏导激情的能力和心理适应力，避免情绪剧烈波动，并找到适合自己的应对挫折的方法。

（3）及时进行性教育，预防性意识困扰。伴随着生理的逐步发展，性心理也在逐步发展。性心理的发展是指个体在青少年时期顺应自己性的生物学特点和性别的社会性特点的种种心理过程，集中体现为性意识、性欲望、性情感以及性梦等性心理活动，表现出性兴趣、性幻想等。如果孩子对性一无所知，可能会导致自我怀疑，产生恐慌，因而要进行科学适时的性教育，让他们正确认识性问题，与异性自然交往。必须克服性愚昧和早恋现象，对手淫的行为不必过分自责，可通过参加各种有益的活动减少对手淫的注意与关心。

（4）培养兴趣爱好。课余时间积极参加有益于身心健康的文体活动，把旺盛的精力集中在努力学习、发展兴趣特长上，追求进步，转移和淡化性幻想，从而淡化性欲望。

（5）弥合代沟。代沟一般指两代人之间在思想、价值观念、行为方式、生活态度以及兴趣、爱好等方面的差异、对立和冲突。代沟可能引起相互之间的隔阂、猜疑、苦闷，甚至是青少年离家出走等问题行为。因此，应该通过心理咨询等方式促进双方及早进行心理调适，相互尊重，相互理解，求同存异，增进沟通交流。

（二）中年期心理问题

1．心理问题

中年期（36～59 岁）是生理功能从旺盛逐渐走向衰退的转变期。此阶段容易出现的心理问题是心理压力大、工作家庭问题多、过分担心疾病、病态怀旧等，表现为顽固执拗、回避现实，伴有孤独感、遗弃感、失落感，严重的会导致更年期综合征，出现失眠、头昏、心悸等自主神经功能症状。

2．干　预

（1）加强自我心理保健。一是合理安排时间，注意劳逸结合，工作上忙而不乱，防止过度紧张和疲劳；二是保持平和心态，保持良好的情绪状态，胸怀坦荡，处理好复杂的人际关系，不计较是非得失，遇胜不骄，遇败不馁，顺境不停，逆境不退，避免心理冲突和压力；三是学会缓解压力，当压力过大时，通过适当的方法宣泄和放松，定期参加体育运动，保持身心健康。

（2）处理好家庭各种关系。家庭稳定、幸福是中年人情绪稳定、事业成就的基石。子女离家自立之前，他们的情感指向主要是子女。当子女离家自立之后，夫妻在情感上需要重新调整。夫妻关系是家庭关系的核心，对全家人的情绪与心境举足轻重，只有长相知、不相疑、多沟通、多体谅，才能心理相容、心心相印，使家庭和谐健康。

（3）做好更年期心理保健。更年期是中年进入老年的过渡期，女性一般在 45～55 岁，男性较晚，一般为 50～60 岁。更年期是人从生理功能旺盛走向衰退的时期，生理心理会发生巨大变化，特别是女性会出现更年期综合征。社区需加强宣传和教育，使人们科学认识更年期，正确看待这一生命的必然过程，避免不必要的紧张、焦虑和恐惧情绪，保持情绪稳定、精神愉快，有准备地去适应这一变化。做事量力而行，既不能无所事事、老态龙钟，又不能好胜逞强，超过身心承受力。家人间要多关心、体贴、照顾，对更年期的反常行为要谅解、宽容。同时，处于更年期的人要提高自我调节控制能力，养成健康规律的生活习惯，不吸烟、不酗酒，克服不良的生活习惯与生活方式。坚持体育锻炼，适当参加有意义的活动，寻求家庭和社会的更多支持。

（三）老年人心理问题

1．心理问题

老年期是人生历程中的最后一个转折期。这一时期，不仅机体衰老加快，疾病增多，面临着死亡的考验和挑战，且老年人的职业状况、家庭结构、婚姻形态、经济境遇等方面都在发生变化。这些变化对老年人的感觉、知觉、记忆、智力、情绪、情感、性格、兴趣等不同层次的心理都将产生影响。而种种不适应的心理紧张状态，则使人产生无力感、无用感、无助感、无望感、对衰老的焦虑与恐惧、情绪低落、失眠多梦、依赖心理等。当然，并不是所有的老年人都具有心理问题，适应能力强的老年人可能不存在这类问题，不同职业、不同地位的老年人对于角色变化的心理反应也会有差异。

2．干 预

（1）提供退休后角色转换适应的心理健康促进服务。定期开展老年人心理健康知识讲座，广场义诊，心理健康知识抢答赛，发放心理健康知识宣传单、团体辅导等心理健康促进活动。通过多层面、多方位地宣传，使常用心理卫生保健知识深入社区、家庭、学校等，努力促使老年人形成关注自身心理健康的意识，了解和掌握心理健康教育的重要理念及方法，运用科学的知识、正确的方法以及有效的支持途径自觉地维护心理健康，提高生活质量。同时，多提供可供老年人休闲娱乐的场所，鼓励老年人参加社区团体活动，多与社会接触，还可以进行心理咨询的门诊辅导。

（2）帮助老年人调整认知，完善心理调适机制。通过教育或辅导改变老年人的认知，使他们学会自我调适，正确面对死亡和疾病，不回避，不幻想，克服恐惧心理。同时培养和坚持各种兴趣爱好，做到"老有所乐"，既可丰富生活，激发对生活的乐趣，及时消除心理失衡，又可以协调、平衡神经系统的活动。

（3）帮助老年人发挥个人的健康潜能，重新树立生活的信念。鼓励老年人发挥余热，重归社会，扩展自己的生活圈子，如上老年大学、参加老年合唱团、担任社区志愿者等。提倡积极的老年生活方式，淡化疾病与衰老，以积极的心态对待生活。同时，子女应在生活上积极照料老人，多关心、多体贴，多进行情感上的交流，促进老年人的身心健康。老年人不仅需要物质层面的照顾，更需要精神生活方面的满足。

（4）建立社区心理咨询热线、网络平台。利用现代信息网络技术，采用新的管理手段推出社区心理健康服务工作新模式，提高公众对心理健康相关信息的知晓水平，从而为老年人提供更多的心理健康服务途径，及时发现老年人存在的心理问题并进行疏导。

四、家庭婚姻关系问题及干预

婚姻稳固利于心理健康。英国伦敦大学玛丽王后学院的一组研究人员对 4 000 名 65 岁以下的英国男女进行的调查发现，能把第一次婚姻或同居关系进行到底的男女注定会在晚年受益，这些人最不容易患心理疾病。

家庭结构的完整性和父母的教养方式对子女的心理健康影响很大。美好的婚姻和完整的家庭有利于人们的心理健康；反之，则对心理健康产生影响，使得对心理服务的需求增加。

1．心理问题

心理问题包括家庭矛盾、家庭暴力、婚外情、离婚、亲人死亡等问题以及家庭事件、工作事件后续结果所带来的应激障碍。主要表现为痛苦、愤懑、抑郁、焦虑，有的可能采取自杀行动或攻击行为。

2．干　预

（1）合理宣泄。让来访者将自己的负面情绪宣泄出来，充分表达自己的情感、痛苦情绪，也可以寻找周围的人和朋友去倾诉，获得更多的建议和社会支持。如果不及时排解出来，便会郁积内心，带来各种负面影响。咨询师要积极营造一个温暖的氛围，引导来访者倾诉自己难过、痛苦、愤怒和绝望等感受。咨询师对来访者的种种感受应给予真诚的理解和关心，这可以建立起良好的咨访关系。

（2）给予支持性心理治疗。利用鼓励、同情与劝导技术分析来访者所面临的问题，引导他们积极适应现状，如在非原则问题方面适当让步，对亲人的期望不要过高等。对来访者及其家属或亲密朋友进行指导教育，取得家庭成员的理解、配合与支持，为来访者创设温暖的生活环境，协助并帮助来访者进行各种训练，使他们能够用积极乐观的心态去面对周围的人和事，学会从多角度正确看待问题和解决问题。

（3）正确归因，认知重建。与来访者充分交谈，客观分析家庭婚姻关系中的问题所在，可采取解释、辩驳和认知治疗的合理情绪疗法，运用理性情绪疗法的原理和步骤，找出来访者的不合理信念，如过分概括化或糟糕至极，通过对非理性信念的辩驳与修正，找到认识中不合理的方面。来访者也可以借此更好地认清自己的需要，打破旧的认知结构。应从不同的角度引导来访者建立合理的思维方式，建构新的认知。

（4）改变环境。主要是改变来访者面临的微观环境，如家庭、夫妻、生活事件等，或回避引起消极情绪的情境。通过转移注意力和参加各种社会活动，如旅游、团队拓展活动等，使自己放松下来，变换心情，减少自己的消极抑郁情绪。

（5）放松训练（relaxation response）。这是缓解焦虑的一种有效方法。咨询师可以指导来访者进行放松疗法，这里着重介绍呼吸放松法。呼吸放松法是一种最简单易行的使身体放松的方法，随时随地都可以进行，其练习程序如下：① 找一张舒服的椅子坐下，背部伸直，双脚平放，双手置于大腿上；② 闭上眼睛，用鼻子深深地吸气，感觉到有气体从腹部慢慢往上走，吸足气之后，屏气两秒；③ 缓慢地从嘴里将气体排出，呼气时间要长于吸气时间；④ 认真去感受吸气、呼气的过程，体会"深深地吸进来，慢慢地呼出去"的感觉；⑤重复练习多次，使来访者身心恢复平静。

另外，心理放松是通过心理刺激使人们处于一种放松状态。它主要是为焦虑的人设置一个特定的优美环境，通过音乐、情境及屋内设置来改变心情，同时想象休息的情境，如风和日丽的沙滩，清风习习，体会心情放松的感觉。

五、社区其他心理健康问题

1．心理问题

社区其他心理问题主要有：社区低收入人群生活压力问题；务工人员的心理健康问题；社区残疾人、劳教出狱人员等特殊人群所面临的问题。主要表现为失落心理、自卑心理等。

2. 干 预

（1）从制度上改变特殊人群的心理状态，完善服务体系。改变政策和制度方面不合理的现象，减少歧视，加强特殊人群的社会保障，充分发挥社区福利与援助的功能，有助于消除特殊群体的心理不平衡。还应与其他部门合作，尽量给予更多社会支持。

（2）开展心理健康教育与促进活动。以社区为单位，社区健康服务人员针对特殊群体存在的心理问题开展心理健康教育专题讲座或讨论，也可以开展个别或群体心理咨询或心理辅导。

（3）加强与特殊群体的沟通与理解，给予情感支持。社区健康服务人员应重点关注这部分特殊群体，从心理上关怀他们，多一些尊重与接纳，增进沟通与互动，帮助他们树立自信心，明确人生定位。

 思考题

1. 什么是心理咨询？心理健康咨询的基本程序是什么？

2. 常见的心理健康咨询技术有哪些？

3. 如果你是一名社区健康服务人员，当社区人群出现心理危机时，你将怎样进行心理健康干预？

第十二章

社区健康服务信息管理

本章要点

掌握　健康信息，社区健康服务信息管理的概念；社区健康服务信息管理的作用及步骤。

熟悉　社区健康服务信息平台关键技术；社区健康服务信息平台建设的内容；社区健康服务信息平台智能化应用。

了解　社区健康服务信息如何收集和处理；社区健康服务信息共享机制。

本章课程思政目标

通过对社区健康服务信息的了解，引导学生在社区开展健康教育，通过社会实践、志愿服务等多种形式，培养学生自主服务、自我健康管理的能力，积极参与社区健康服务信息平台的建设，利用新一代信息技术打破学科界限，深度合作，共同满足他人健康需求。通过健康服务，引导学生树立社会主义核心价值观，积极参与传播中华优秀传统文化的社区文化活动，增强学生的身份认同、文化认同，培养学生的爱国情怀。

随着大数据技术的不断发展，个人信息中最隐私敏感的健康信息逐渐成为大家最为关心的问题。社区健康服务信息的管理者，在大数据时代下整合和分析社区健康服务信息，建设社区健康服务信息管理平台，无疑能够对社区健康医疗体系产生巨大的推动作用，从利用健康信息数据为居民服务，再到智能化医疗诊断、新冠肺炎疫情控制等方面发挥巨大的潜在价值。本章从社区健康服务信息管理的概念、社区健康服务信息管理平台建设以及应用等方面进行阐述，以便社区管理者能够快捷、高效地开展基层公共卫生工作。

第一节 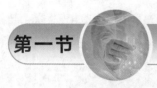 社区健康服务信息管理概述

一、健康信息与社区健康服务信息管理相关概念

健康信息（health information）是 2014 年公布的全科医学与社区卫生名词。广义的健康信息是指与医药卫生工作相关的任何形态的信息，包括各种社会经济信息、科学技术信息、文化教育信息以及人群健康信息等。狭义的健康信息专指为了保护和促进人类健康，有效提高劳动者素质而收集、处理、存储、传播、分配和开发利用的各种信息，包括公共卫生信息、临床医疗信息、居民健康档案信息、卫生事务信息、大众健康信息等。例如各种医院平台采集的信息、公共卫生报告系统采集的信息、家庭医生签约平台采集的信息等，均是在卫生领域工作中要注重采集和使用的健康信息。

广义的社区健康服务信息管理是指通过制定完善的信息管理制度，对涉及基础医疗卫生服务机构的信息活动和各种要素（包括信息、人、技术与设备等）进行合理的计划、组织与控制，以实现信息及有关资源的合理配置，从而有效地满足卫生事业信息需求的过程。狭义的社区健康服务信息管理是指基础医疗卫生服务机构收集、整理、存储并提供信息服务的工作。

社区健康服务信息管理主要是以社区居民健康档案信息为核心，以基于电子病历的社区医生健康服务工作为枢纽，以全科诊疗、收费管理、药房（品）管理、慢病管理、健康教育、康复理疗等为主要的业务流程，满足居民健康档案管理、经济管理、监督管理和公共卫生信息服务管理等基本需求。如果说区域公共卫生信息系统是个"信息大陆"，则社区健康服务信息平台就是一个个的"信息岛"，通过开放的体系结构，将众多的社区"信息岛"最终连接成为完整的"信息大陆"，所以社区卫生服务信息平台的建设在区域公共服务信息系统中的地位至关重要。

二、社区健康服务信息管理的现状

随着国家社会经济的飞速发展，人们生活水平逐步提升，社区居民健康水平亦随之提高。为了推动社区健康服务的进一步发展，首先应构建完善的社区健康服务

信息管理平台。社区健康服务信息管理平台是记录有关居民健康信息的系统化文件，是社区卫生服务工作中收集、记录社区居民健康信息的重要工具。平台可为社区医生提供完整、系统的居民健康状况数据，它是社区医生全方位了解居民健康情况的一种工具，是社区各项卫生管理工作开展的重要前提。居民健康档案是平台中最重要的模块之一，它包括疾病诊疗记录、个人生活方式描述、营养状况、膳食结构、身体活动状况、运动形式、工作状态与心理状态等。尽管我国社区健康服务信息化管理工作水平飞速提升，但其间仍存在诸多问题，这使得社区健康服务信息管理缺乏准确性与科学性。主要问题如下。

（一）信息化发展不平衡

到目前为止，我国仍旧是发展中国家，人力、空间、物力、资源及资金等方面限制性较大。目前根本没有对每个居民的健康服务信息进行管理，尽管也有十分成功的示范地区，但缺乏较为全面的管理。很多经济不发达地区使用传统管理模式进行管理，这就显示出我国各个地区的社区健康服务信息化管理水平不同，且提高信息化管理工作水平的基点亦是不同的。

（二）管理标准不统一

具备统一的标准，才可确保居民健康服务中的数据有效共享。但现阶段关于社区健康服务信息化管理的相关标准根本满足不了现代化社会发展需求。许多社区卫生服务机构中采用的软件来自不同的软件企业，这些软件缺乏统一有效的准则，且不同社区卫生服务机构具备的医疗服务差异性很大，这时社区居民健康服务信息档案就成了信息孤岛，各种信息共享十分不容易。

（三）健康档案不能及时采集

社区中的卫生院为社区居民健康档案采集的重要主体，随着医疗卫生事业的不断改革与飞速发展，社区卫生服务机构技术水平已达不到社区居民的要求。社区卫生服务机构采用的设施设备十分陈旧，且其服务质量根本得不到保障。许多居民并不注重信息收集，且戒备心理极强，许多时候都不愿意说出实情，这时的健康档案则十分不完整。

（四）软件利用率不高

社区健康服务信息管理软件为动态管理模式，这就需要工作人员及时把各种信息录入系统。但工作人员的工作任务十分复杂，其间极易出现各种遗漏问题。且许多医务人员不会使用先进的软件管理系统，许多问题都不能用软件去诊断，这就使健康服务信息管理系统得不到充分利用。

三、社区健康服务信息管理的内容

社区健康服务信息管理主要针对社区卫生服务中心，建立集预防、医疗、保健、康复、健康教育和计划生育技术指导"六位一体"的管理体系。它主要包括居民个人健康档案、家庭健康档案、社区健康档案、健康体检、健康风险分析与评估、情报资料管理、药品管理、收费划价系统管理、社区卫生服务统计工作等各种应用。其涵盖居民个人、家庭健康档案，妇女、儿童、老人保健档案及慢性病监测等内容。

（一）收集资料范围分类

根据不同目的，社区健康服务信息管理收集资料的范围包括四大方面。

（1）社区人口学资料，包括人口静态资料和人口自然增长趋势。其中人口静态资料包括年龄、性别、民族、文化、职业、人口构成，人口自然增长趋势包括人口出生、死亡及死亡原因资料。

（2）社区健康状况资料，包括发病、患病、伤残等资料；社区高危人群及危险因素。如吸烟、酗酒、吸毒、不良饮食习惯、无预防注射或无定期健康检查等；社区居民的健康信念、求医行为等。

（3）社区环境状况资料，包括自然环境状况、人文社会环境。社区自然地理条件的基本资料，如地貌、水文、动植物种类、气候、气象等；家庭居住环境及工作学习环境，包括家庭类型、家庭成员文化及职业机构、住宅、邻居、家庭周期、家庭功能、家庭资源等；社区经济水平、教育水平、人口稳定度及社区休闲环境、社区内各项计划的执行情况等。

（4）卫生服务满意度，包括卫生资源利用的程度。包括门诊、住院情况和家庭病床的设立及使用；卫生机构的配置和布局；健康教育的方式、方法和覆盖面；患者的健康指导、随访。

（二）管理信息维度分类

根据提供服务和享受服务的不同对象，社区健康服务信息管理从信息维度分为三类。

（1）服务机构综合信息，包括社区资源和社区环境状况资料，如经济资源、机构性资源、人力资源及社区自然环境状况、人文社会环境信息等。通过管理服务机构综合信息，可以宏观掌握社区整体经济状况、机构设置信息、人类资源比例及配备信息等，为开展社区卫生服务信息管理工作提供依据。

（2）个人综合信息，包括社区居民健康状况资料和相关人口学资料。提供社区居民详细的健康信息，可为建立个人健康档案提供最原始、最真实的数据，具有非常重要的意义。

（3）社区综合信息，包括社区人口学资料及相关社区人文环境等信息。如人口数量及组成、人口自然增长趋势、家庭居住环境及工作、学习环境信息等。

通过服务机构综合信息、个人综合信息和社区综合信息的管理，社区健康服务信息系统最终将生成包含个人健康档案、社区健康档案等综合信息在内的社区卫生服务信息，为各级行政主管部门和监督部门提供管理和决策依据。

四、社区健康服务信息管理的作用及步骤

（一）社区健康服务信息管理的作用

1．降低医疗费用的支出，增强社区人群的健康

我国是健康管理需求高的国家，根据卫健委发布的《中国居民营养与慢性病状况报告（2020年）》显示，我国18岁及以上居民高血压患病率为27.5%，糖尿病患病率为11.9%，高胆固醇血症患病率为8.2%，40岁及以上居民慢性阻塞性肺疾病患病率为13.6%，与2015年发布结果相比均有所上升。因此，积极开展社区健康服务管理，预防为先，及时发现人们的亚健康状态，对社区居民的健康危险因素进行综合干预，改变人们不良的生活行为习惯，对提高整个社会人群的健康水平都有至关重要的意义。

近年来，治疗社区慢性病的卫生需求不断增加，医疗费用上涨速度超过了国民经济和居民收入的增长速度，对国民经济形成了很大压力。据统计，常见慢性病住院一次的花费就占到城镇居民人均年收入一半以上。而健康管理投资小、效益高。美国健康管理20多年的研究显示：健康管理对于任何企业和个人都有一个90%和10%的关系，即90%的个人和企业通过健康管理后，医疗费用降到原来的10%。所以，在社区开展健康管理对于社会、企业和个人都是必要的，既节约了医疗费用的支出，又提高了个人的生存质量。

2．增强社区居民的信任程度

社区卫生服务机构通过开展健康管理服务，可加强与广大居民的沟通和互动，增加彼此间的信任，使广大社区居民不但能获得健康上的个性化管理，还能减轻社会心理压力，体会到实实在在的关心，增强获得感和幸福感。社区健康服务人员通过社会实践、志愿服务等多种形式得到居民认可，树立社会主义核心价值观，传播中华优秀传统文化。而社区卫生服务机构同时亦可逐渐形成一个相对固定的客户群，保证了社区卫生服务事业的可持续发展。

3．健康管理的服务人群得以扩大

《健康中国行动（2019—2030年）》明确，要牢固树立"大卫生、大健康"理念，坚持预防为主、防治结合的原则，促进以治病为中心向以健康为中心转变。健康服务信息管理的对象不仅仅是病人，还包括社区健康、亚健康人群及老年慢性病人群。各国的经验表明，80%以上的疾病可以在社区得到有效防治。在社区解决不了的疾病，可利用双向转诊把病人转到指定的上级医院治疗，治愈后再转回社区进行康复。社区不仅应该成为健康教育中心和慢性病防治中心，还应该成为健康服务信息管理的抓手。

（二）社区健康服务信息管理的实施步骤和措施

1．倾力打造专业化社区健康服务管理团队

加强社区卫生服务网络建设，充分发挥社区卫生服务机构的网底功能，完善相

应的设备，配备专职人员，利用现有的资源组建高效的家庭医生服务团队，制定规范化、标准化的健康管理流程，加强培训，提高专业人才队伍素质，为做好社区健康管理工作奠定坚实的基础。

2．建立全面完整的居民健康档案

为每位社区居民建立完整的家庭和个人健康档案，充分发挥健康档案在提高居民健康水平中的作用，收集个人或群体的健康危险因素等有关健康信息，进行健康风险因素评估。同时加强社区档案的保管和使用，统一编号，集中放置，进行周期健康评估和动态管理分析。适时开展社区诊断工作，采用个体与群体结合的方式，实施科学化健康管理，及时发现个人、家庭和社区的主要健康问题，有针对性地提出防治措施，制订相应的健康计划和实施干预，提高居民的健康水平。

3．统筹建立社区健康服务信息管理的信息化平台

在建立居民健康档案的基础上，及时录入计算机，进一步提升健康档案的科学性和利用率。研究社区居民健康档案的分类以及类别间的相互关系，统筹规划和开发信息化系统，增强各级机构健康档案资源共享的程度，实现"多档合一"，搭建健康服务管理的信息化平台。

4．加强社区健康管理适宜技术的应用

将新一代适宜的健康管理信息技术提供给社区卫生服务机构，充分发挥基本医疗网底和公共卫生网底"两个网底"作用。比如在社区应用健康一体机、家庭医生随访箱、智能穿戴设备等智能化检测设备，采用一级、二级、三级预防并举的措施，把世界卫生组织提出的健康四大基石——"合理膳食、适量运动、戒烟限酒、心理平衡"从定性的理论变成量化的手段与措施，对慢性病的主要健康危险因素进行行之有效的行为干预。丰富社区卫生服务内容，提高社区医生的素质和服务的技术含量，增加医患之间的信任度。

5．大力开展居民健康教育和促进活动

社区卫生服务人员应加大对群众的健康教育宣传力度，通过讲座、健康大讲堂、健康知识手册、宣传单、健康促进活动等线上与线下相结合的多种形式，促进居民健康意识的转变，使病人了解慢性病的相关知识，知道自己的健康危险因素的严重程度及其后果，了解控制危险因素的方法，从而更多地发挥主体能动性，积极参与自己医疗和保健行为的决策，担负起自身保健的责任。

6．充分发挥社区健康服务管理的中医优势

将传统的中医药"治未病"的文化融入现代的健康服务管理理念中，通过中医体质辨识，对社区居民的健康状况及体质进行综合分析，指导其体质类型及针对性的健康调养。实现个性化的、针对性的健康管理，使中医的特色在社区的健康服务管理中发挥更大的作用。

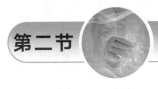

第二节　社区健康服务信息管理平台建设

一、构建信息管理平台的必要性

信息化是当今世界科技、经济和社会发展的大趋势，信息化水平的高低已成为衡量一个国家和地区竞争力和现代化程度的重要标志。国家将信息化建设提到了一个前所未有的高度，明确指出"大力推进国民经济和社会信息化，是覆盖现代化建设全局的战略举措"。在居民健康方面，十九大报告中明确指出，实施健康中国战略。要完善国民健康政策，为人民群众提供全方位全周期健康服务。

近年来，各地方政府高度重视社区健康服务工作，将其作为深化医疗卫生体制改革、构建新型卫生服务体系的基础和有效解决群众"看病难、看病贵"问题的重要措施之一，通过几年的建设，推进家庭医生签约服务，社区卫生健康综合服务的能力与水平有了显著提高。为使社区卫生服务机构健康服务功能更加健全、更快地提高科学管理水平，以适应新形势下对社区卫生健康服务提出的新要求，加快社区健康服务信息平台建设显得更重要。但目前社区卫生服务机构尤其是偏远农村地区大多尚未开通信息系统，个别社区卫生服务站虽已开设数据中心，但实用性差。

社区健康服务信息平台应该是在充分利用社区资源的基础上，为整合全科医学、IT技术、公共卫生及管理科学，实现社区卫生服务中心的电脑化、无纸化、网络化和标准化，突出以人为中心、家庭为单位、社区为范畴，连续、综合、安全、方便的健康服务模式，将居民健康、社区服务的日常事务管理有机地融为一体。但在目前的实际中普遍存在信息平台的缺乏、不统一、不规范等现象，即使在部分社区卫生服务机构的自行开发和使用中，也存在着信息平台内容不规范、不明确的问题，进一步导致了信息资料的利用不够。目前强调的健康档案的覆盖率都是在人工手写的基础上，数据的及时性与现实的要求相差甚远，很难使健康档案得到灵活利用。

社区健康服务信息平台建设是一项科学、动态的系统工程，必须以规范管理模式和业务流程为前提，制定信息化建设的总方针和每一步的实施方案，以期达到运行社区健康服务信息平台中可得到的信息解决实际问题，提高社区卫生服务和管理效果。

二、社区健康服务信息平台关键技术

（一）物联网技术

计算机网络技术是当今世界发展最为迅速的高新技术之一，它不断改变人们传统的生活方式，也给医疗卫生领域带来日新月异的变化。物联网技术（Internet of Things，IoT）起源于传媒领域，是信息科技产业的第三次革命。物联网是指通过信息传感设备，按约定的协议，将任何物体与网络相连接，物体通过信息传播媒介进

行信息交换和通信，以实现智能化识别、定位、跟踪、监管等功能。物联网发展相对较快的应用包括智能监控、公共安全、智能医疗等。在智能医疗领域，国内不少科技公司提出了领先的医疗信息化解决方案，如针对慢性病人群设计并研制了便携穿戴式监护终端、家用多参数监护仪和监护管理 App，实现了监护数据感知上传、个人健康管理和健康分析评估功能，为社区医疗健康服务管理提供有力的平台支撑和技术支持。

（二）5G 技术

5G 是第五代移动通信技术，具有 eMBB（增强移动宽带）、URLLC（超高可靠低时延通信）、mMTC（海量机器通信）三大特征。简单的理解就是，5G 的数据传输速率远远高于现有的网络，且具有较低的网络延迟。医疗行业未来受益于 5G 的 100%无处不在的覆盖率、Gbps 级别的速率、5ms～30ms 级别的低时延以及整合移动性与大数据分析的平台能力等，在不远的未来让每个人都享受及时便利的智慧医疗服务。通过 5G 网络，智慧医疗将会赋能远程医疗、医疗影像、急救车载、医院数字化服务及医疗大数据等多方面的应用场景，从而提升广大患者的就医体验。

美国哈斯商学院（Haas School of Business）最近一份报告也指出：最能体现 5G 在医疗领域的影响力的是"医疗个性化"。物联网设备可以通过不断收集患者的特定数据，快速处理、分析和返回信息，并向患者推荐适合的治疗方案，这将使患者拥有更多的自主健康管理能力。

（三）大数据技术

大数据技术指在较短的时间内能将目标数据群采集到数据仓库中，利用分布式技术框架进行异质处理，清洗出有价值的数据，分析出有利用价值的数据模型，给人类做事务决策提供有利方案。国际数据公司（International Data Corporation，IDC）对大数据定义如下：大数据是一种数据形式，一般会涉及两种或两种以上。它要收集高速、实时数据流，超过 100TB 的数据；或者从小数据开始，但是数据每年会增长高于 60%。由此可总结出大数据的四大特征：数据规模大；数据种类多；数据要求处理速度快；数据价值密度比较低。

大数据能够通过数据分析对未来提出合理的预测，能够帮助人们提前规避风险，这在健康管理中具有重要的价值，即能够帮助社区居民防微杜渐，规避健康风险。大数据分析所具有的强大的预测能力，在临床诊疗、模型建立、健康管理等领域效果比较显著。将大数据技术应用于健康管理，能够预测疾病及病情发展趋势，有助于将疾病控制在早期症状时处理，降低疾病突发的概率，提高抗病能力。

（四）人工智能技术

近年来，人工智能技术与医疗健康领域的融合不断加深，随着人工智能领域语音交互、计算机视觉和认知计算等技术的逐渐成熟，人工智能的应用场景越发丰富，人工智能技术也逐渐成为影响医疗行业发展，提升医疗服务水平的重要因素。其应用技术主要包括：语音录入病历、医疗影像辅助诊断、药物研发、医疗机器人、个人健康大数据的智能分析等。

（五）区块链技术

区块链是一个信息技术领域的术语。从本质上讲，它是一个共享数据库，存储于其中的数据或信息具有不可伪造、全程留痕、可以追溯、公开透明、集体维护等特征。基于这些特征，区块链技术奠定了坚实的"信任"基础，创造了可靠的"合作"机制，具有广阔的运用前景。

区块链在快速发展过程中渐渐形成了 1.0、2.0、3.0 三种概念，而区块链 3.0 概念更是扩展到金融以外领域的应用，且预期将用于实现全球范围自动化物力资源以及人力资源分配，进而促成健康、物流等多领域规模协调。在医疗信息快速崛起的背景下，"互联网+医疗健康""医疗大数据"等多种新进概念被提出，区块链技术因安全可信、数据不可篡改的优势，突破了医疗技术储存、管理等限制行业发展的瓶颈问题。

三、社区健康服务信息平台顶层设计

我国社区卫生信息化已经过 20 年的探索和发展。随着国民经济的增长，人们对健康服务越来越重视，建设社区健康服务信息平台也势在必行。国家出台了相关政策和标准以支持社区健康服务信息平台的建设，然而社区服务中心的各个系统仍面临着居民健康信息未整合等各种问题。从发展阶段考虑，社区健康服务信息平台需要坚持"制度先行、统筹设计、强化应用、互联共享、业务协同"的建设原则，从"智慧+健康+服务"的一体化顶层进行设计，充分利用物联网、大数据、人工智能、5G 技术、区块链、移动互联网等新一代信息技术，结合各个地方社区卫生服务中心的特色和环境开发适合各种应用场景的软件系统，促进当地社区健康服务发展，增强服务能力，为政府提供信息化支撑，为社区居民提供完善的健康服务体系和保障。

（一）从顶层上设计社区健康服务体系，明确相关部门职能

在卫健委的协调下，各部门立足于全局层面对本部门的工作予以统筹规划、设计和实施，制定未来发展规划和目标，保障社区健康服务重点举措的顺利开展。明确各项社区健康服务的责任部门和单位。通过社区健康服务体系责任图的方式公布各部门的具体分工，实现健康资源的逐步下沉，形成合力。积极促进各部门之间的协调合作。形成社区健康服务体系责任主体的责任共担，两部门或多部门定期共同组织专项社区健康服务。

（二）平台构建全方位服务体系，"硬件"和"软件"相结合

以社区为单位，对居民进行健康教育、宣传健康知识。平台利用互联网和新媒体技术，定期精准推送个性化健康知识。社区通过平台可定时通过线上与线下相结合的方式举行健康大讲堂活动，可以通过互联网将各社区居民的健康档案进行实时

共享，消除各类社区健康服务机构之间的壁垒。可以通过加快社区"智慧健康"服务的推广，运用物联网等技术，实现为居民提供健康个性化服务。

（三）平台搭建智慧健康服务站，满足居民多层次需求

建设"一站式"社区智慧健康服务站。在每个社区设立智慧健康服务站，根据居民需求制定智慧健康服务站清单，包括智能化的健康一体机、家庭医生随访箱、中医体质辨识等智能化体检设备和中医理疗等服务项目，实施清单化管理。积极推进"体健结合"，同时关注重点人群的健康需求，并定期发放"居民健康礼包"。通过平台积极在社区培育建立健康自我管理小组，构建社区健康促进和慢性病群防群控的长效机制。

（四）平台架构必须体现先进性，满足未来长时间的迭代升级

整个平台按云服务模式构建，由基础设施即服务（IAAS）、平台即服务（PAAS）、软件即服务（SAAS）构成。软件即服务由数据资源层、业务服务层构成。并且平台的建设必须有相应的信息安全保障体系和数据治理体系。平台技术架构如图 12-1所示。

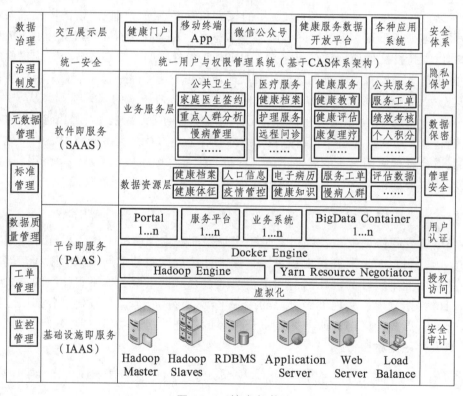

图 12-1　技术架构

1．基础设施即服务

基础设施提供了项目的软硬件支撑系统，包括网络资源、硬件服务器、存储设

备、系统支撑软件以及管理服务器的部署和负载均衡等服务等。它是系统运行的最终信息承载者，位于分层体系结构的最底层。

2. 平台即服务

平台即服务提供数据库、分布式存储、WEB 容器、Portal 门户等平台服务。

3. 软件即服务

软件即服务层提供社区健康服务信息平台功能、内容、接口的实现，又细分为数据资源层、业务服务层。

（1）数据资源层。数据资源层提供社区健康服务信息平台系统功能实现中的数据支撑，包括健康档案、人口信息、电子病历、服务工单、评估数据、健康体征、疫情管控、健康知识、慢病人群等。

（2）业务服务层。业务服务层是社区健康服务信息平台系统功能业务逻辑的划分和实现，为实现业务提供支撑，包括家庭医生签约、重点人群分析、慢病管理、健康档案、护理服务、远程问诊、健康教育、健康评估、康复理疗、服务工单、绩效考核、个人积分等。

4. 统一安全

统一安全是社区健康服务信息平台的安全认证控制体系，包括内容安全、应用认证、数据交互等都将通过本层进行控制。

5. 交互展示层

交互展示层是面向平台的使用者提供各种服务的入口，包括健康门户、移动终端 App、微信公众号、健康服务数据开发平台、各种应用系统。

6. 安全体系

系统是一个面向公众的业务平台，它的安全级别比较高，必须严格按照平台建设的安全标准进行建设，保障系统的网络安全、系统安全、应用安全和数据安全，并提供对安全的监测、监控、评价和分析机制。要强化和完善平台建设的安全体系。

7. 数据治理

系统的各种健康服务信息数据必须实现共享机制，开放给其他第三方系统使用。对于数据必须建立标准规范，采用标准元数据进行管理，保证数据的可复用性。

四、社区健康服务信息平台功能设计

社区健康服务信息平台主要包括：注册建卡系统、健康数据采集系统、健康知识库系统、个人健康档案系统、医生服务系统、社区服务中心系统、健康综合评估系统、照护等级评估系统、大数据预警及知识库精准推送系统、重点人群分析及健康干预系统、居家（社区）护理服务系统、健康服务工单系统、绩效考核及积分系统。

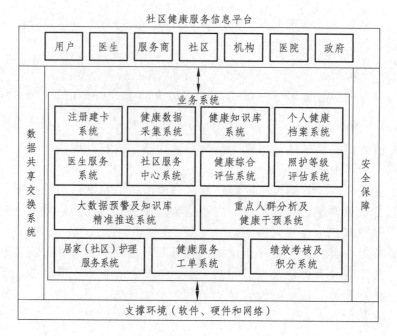

图 12-2　社区健康服务信息平台功能架构

（一）注册建卡系统

居民使用二代身份证读卡器读取个人身份证信息，通过人脸采集终端采集人脸特征，上传个人基本身份和人脸信息，开通平台账户。

（二）健康数据采集系统

居民可以使用智慧健康服务站的健康监测仪器（比如健康一体机、医生随访检测箱）和居家健康终端设备、智能穿戴设备等各种检测设备来测量身体的各项健康指标，比如身高、体重、脂肪、血氧、血压、血糖、心电、骨密度、心理测评等生命体征信息，通过 5G 技术能自动上传到平台，供用户查询、家庭医生参考。其中数据采集主要包括健康检测设备的生命体征数据，采集的技术手段能够支持常见物联网传输协议，将采集的数据封装成标准协议格式传输到平台，并且支持后期其他相关硬件的灵活扩展。

（三）健康知识库系统

健康知识库系统涵盖常见慢病防治与保健、运动康复、膳食营养、心理保健、中医养生、急救处理、医养咨询、疫情防控等，健康知识表现形式主要包括视频、文章等，用于个性化的智能精准推送，扩大平台的服务人群、服务效果和社会价值。

知识库具备人工维护和自动维护功能：知识库中的相关知识既可由人工录入，同时也能够利用大数据技术从指定的专业网站上抓取数据，对这些数据进行清洗后导入知识库。

（四）个人健康档案系统

个人健康档案系统是居民健康管理（疾病防治、健康保护、健康促进等）过程的规范、科学记录。它是以居民个人健康为核心，贯穿整个生命过程，涵盖各种健康相关因素、实现多渠道信息动态收集，满足居民自我保健和健康管理、健康决策需要的信息资源。在社区卫生服务的要求下，居民健康档案系统应包括个人健康档案、家庭健康档案和社区健康档案。

居民通过人脸识别、身份证读取、OCR识别等手段实名制建立健康档案，通过身份证信息进行绑定，自动开通平台账户，所有应用系统通过身份证认证实现单点登录，并且对所有健康信息进行智能化绑定，包括健康监测、健康档案、服务预定、亲人关怀、医生服务、健康预警、基础管理等各种相关功能。其中用户可以和医生进行远程问诊和视频通话，随时可以享受医疗服务。

（五）医生服务系统

医生在系统上可以查看关联辖区内用户的健康档案和健康报告，为用户提供健康评估，对辖区内的用户进行重点需求人群管理，对用户的咨询问题进行回复，对用户进行健康知识讲座的在线直播。系统主要包括健康干预、健康评估、咨询回复、健康讲座、信息推送、基础管理等功能。

健康干预主要包括医生可以对高血压、高血糖、重点需求人群进行分级和分类，通过呼叫中心坐席电话的方式进行电话随访和上门随访等。

健康评估主要包括医生可以结合量表和问询的方式，对用户在系统中的电子病例和实时的健康数据进行健康评估。评估的结果能够实时通过微信、短信等方式反馈给用户。

咨询回复主要包括对于用户的健康咨询，医生能够进行回复和互动，并且所有回复和互动的记录都进行保存，方便后期查看。

健康讲座主要包括医生可以随时进行健康教育、健康讲座等活动，将讲座的直播地址通过微信、短信的方式推送给用户。

（六）社区服务中心系统

社区服务中心系统用于社区卫生院、村卫生站以及社区，可以用于对所管辖区内的用户、医生、服务商的信息维护和管理，其中包括档案管理、健康干预、健康评估、绩效考核、家庭医生签约、信息推送、穿戴设备管理、统计报表、基础管理等功能。

档案管理支持服务人员通过对身份证读取帮用户在平台上注册身份信息，实现对医生的档案管理，建立医生团队，对辖区内的用户进行网格化管理。

家庭医生签约支持签约服务包的定义，根据用户的个性化服务包进行签约。

绩效考核支持对每个绩效的项目进行个性化配置，系统自动进行绩效分数，并且对医生团队进行绩效排名。

穿戴设备管理支持对腕表进行绑定和个性化设置，比如亲情号码设置、自动上传定位数据和心率的时间周期设置等。它能够通过一张地图展示腕表的分布情况和使用情况，并且支持电子围栏功能。

（七）健康综合评估系统

健康综合评估系统主要通过量表等方式建立个人心理、老人健康风险等各个专业领域的健康模型，结合临床的综合评估指标，综合专家知识体系，结合患者自评、医生他评的数据，分析患者健康状况，提供健康分析报告。其中量表模型可以根据实际情况自动导入进行生成。

（八）照护等级评估系统

照护等级评估系统支持医护人员对社区内的半失能、失能等人员进行照护等级评估、能力评估、风险评估。

照护服务等级评估主要是对照护服务等级体系的管理，照护等级标准支持自定义模板导入。照护服务等级体系包括：照护服务护理级别、照护服务护理内容、用户能力评估与照护服务护理级别对应关系。照护服务护理级别分为0级（能力完好）、1级（轻度失能）、2级（中度失能）、3级（重度失能）、4级（极重度失能）。照护服务护理内容分为生活照料、康复训练、安全防护、专业护理、中医护理、健康教育六大类，每个大类下面有详细的服务项目。

健康评估主要包括能力评估和风险评估。所有评估采用量表的方式进行，支持移动端。其中能力评估包括日常生活活动、精神状态、感知觉与沟通、社会参与等，风险评估包括导管滑脱风险、跌倒风险、吞咽风险、压疮风险、营养风险等。

（九）大数据预警及知识库精准推送系统

该系统实现对社区所有人群的健康生命体征数据进行管理和分析，通过建立高血压、高血糖、支气管哮喘、骨质疏松、痛风、慢阻肺等健康预警模型，分析出对应模型需要预警的人群，再结合每个人的健康情况、预警信息、医生建议等内容参数，自动匹配知识库进行精准分析，并将结果实时通过手机App和微信进行推送服务。

（十）重点人群分析及健康干预系统

面对社区成千上万的老百姓，全量进行服务是不现实的，必须通过大数据分析寻找重点服务人群。根据用户的健康档案、健康记录、评估档案、随访记录、就医情况、病种数量、咨询情况等信息，通过决策树模型和权重因子等算法分析用户对健康服务需求的紧急度和严重度，分为多种等级进行跟踪和服务，一方面给医院等机构引流客源，另一方面构建"采集、预警、干预、评价"的闭环服务体系进行干预。干预方式分为系统自动干预和人工干预两大方面。系统自动干预主要针对不同的分类人群提供合理配套的干预方案并进行精准推送，包括健康指导、饮食指导、运动指导、生活照护。人工干预主要包括远程问诊、电话随访、上门服务等方面。

（十一）居家（社区）护理服务系统

该系统通过互联网为老人提供居家上门护理的预约服务，主要功能如下。

（1）服务内容。系统提供慢病管理、康复护理、专项护理、健康教育、安宁疗护等方面的护理服务。

（2）服务流程。系统支持为老人提供护理方案定制服务流程，以工单的形式，支持预约服务、支付缴费、执行记录，并建立服务评价和监督制度。

（3）预约服务。系统支持老人选择医护人员或服务内容，填写服务时间和地点，进行预约。预约成功后，老人能在系统上进行网上缴费。

（4）医护人员管理。系统支持对医护人员的资格审核，并进行监督。

（5）医护人员收到预约服务后，上门为老人提供相应服务，系统记录医护人员的服务信息、位置信息，使服务行为全程留痕可追溯。

（6）老人能对医护人员的服务质量进行评价，必要时可进行投诉。

（十二）健康服务工单系统

健康服务工单管理系统主要解决用户通过电话、App、微信等方式寻求个性化的医疗健康服务，进行下单问题。调度中心转接单给专门工作人员进行服务，提供服务的监督和评价。它主要包括服务管理业务和工单服务管理。

服务管理业务主要实现工单查询和预约单管理，实现对第三方服务商的信息管理，包括第三方服务商的添加、查询、编辑、停用、删除等。第三方服务商的信息包括名称、代表人、联系方式、地址、服务项目、服务范围等。电子化录入，保障后期服务商信息的便捷维护。

工单服务管理实现对整个服务流程进行管理，包括服务人员安排、客户服务计划、工单查询、预约单、服务商派单、服务站派工、工单状态等。工单状态主要包括服务中、待审核、投诉单、已完成、返单和作废等。

（十三）绩效考核及积分系统

绩效考核及积分系统主要是解决在平台的运行过程中，提高医生的积极性和用户参与的主动性的问题。该系统对平台所有医护人员的服务内容、方式、数量以及质量等各个方面进行量化考核，并依此建立绩效考核指标体系。该系统主要包括以下几个方面。

（1）服务内容分析。系统能对平台所提供的健康体检、健康咨询、健康评估、健康干预进行服务内容、服务数量、服务质量的统计和分析，支持按个人、按团队部门进行统计分析。

（2）服务方式分析。根据服务内容，对带有预警指标用户或重点服务人群进行干预服务，服务方式包括微信、电话随访、视频、上门随访，对以上服务方式进行统计和分析，支持按个人、按团队部门进行统计分析。

（3）建立绩效考核指标。系统能对每个医护人员、团队的服务内容、服务方式进行考核，按绩效排名。

（4）在平台使用过程中，为了解决主动健康意识严重不足的问题，通过积分体系的建设，让参与群众从小行为做起，能主动进行健康管理。

（5）支持对建档人群实行积分管理，促进相关人员积极性与主动性的提高，对能积分的每一项进行独立、个性化配置。

五、社区健康服务信息平台智能化应用设计

（一）智慧健康服务站应用

智慧健康服务站一般是由公共卫生机构提供给社区居民，用于体检测量、干预指导、健康宣教、知识获取等的场所。服务站主要包括自助检测健康一体机、中医体质辨识、心理测评仪、骨密度分析仪、慢病干预仪器等设备，数据通过物联网技术传输到社区健康服务信息平台，数据经平台处理后，推送给相关人员。

智慧健康服务站由服务区、综合健康体验区、血糖测量体验区、血压测量体验区、健康宣教及自助服务区、智能化居家健康体验区、健康自助查询及打印区和休息区组成。

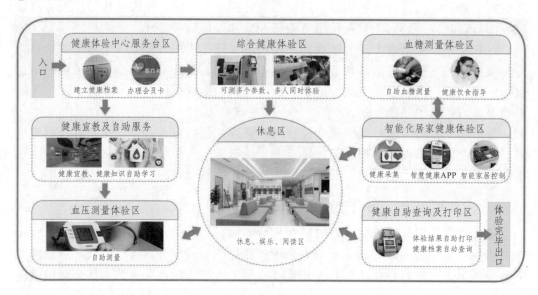

图 12-3　智慧健康服务站体验流程

智慧健康服务站人均使用面积需经过科学测算，进行合理规划。环境规划建设充分考虑社区居民活动空间，将通道、走廊等公有空间进行适当调整，防止出现碰撞、摔倒等伤害。

装修材料均选用环保材料，无毒、无污染、无辐射。墙体拐角等使用软性材料，墙面腰线等细节充分考虑居民行动和休息。场地装修需体现统一的装修风格，如标识、色调、布置等。

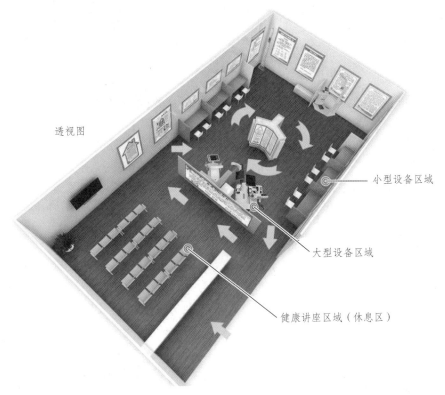

透视图

小型设备区域

大型设备区域

健康讲座区域（休息区）

图 12-4　智慧健康服务站透视图

（二）智能腕表应用

智能腕表产品基于物联网、传感器、移动互联网、现代通信技术及各类集成电路而成，以社区和居家健康服务为导向，为用户提供健康监测服务。设备主要功能包括通话、血压监测、血氧监测、心率监测、定位服务、出行记录、运动记录、睡眠记录等。用户可以通过社区健康服务信息平台提供的 App 和微信公众号实现对自己的实时监测、日常生活监护、健康状况分析等管理。同时，系统具有健康自动报警、一键呼叫等功能。医护人员可以根据智能穿戴设备上传的数据，为用户提供快捷高效的健康管理服务。

腕表配备低功耗主控芯片，内置 SIM，采用 GSM 和 GPRS 通信模式，用于拨打电话。同时设备和后台的数据、指令交换通过 GPRS 进行。

智能腕表佩戴在手腕位置，腕表背部装有传感器，检测心率、血压、血糖指标。心率、血压监测精准度与医疗级的心率带基本一致，心率监测能实时获得佩戴者的心率值，对用户的生命体征进行实时监测，同时还设定了心率值报警范围，超出设定的范围会自动报警，在用户心率异常时能及时进行救助。

智能腕表内置重力感应芯片，集成运动、睡眠算法，可以计算并上传用户一天内的行动步数、卡路里消耗和睡眠状态数据，根据这些数据可以详细了解佩戴者的运动、睡眠状况，有针对性地对用户进行关爱和提供帮助。

智能腕表还具有智能提醒、自动报警、喝水提醒、紧急呼叫、时钟等功能，后台和 App 可以设置提醒参数，对用户进行日常生活提醒；能在用户心率异常、长久未动和离开电子围栏设定区域时自动报警，通过后台推送告知相关人员。

（三）语音识别应用

重点人群患者如需现场检测，医生会携带便携式随访箱，对患者进行身体健康检查和问答记录，在此场景中，医生如果用笔记录患者主诉，可能会产生记录不全、效率低下等问题。在此场景下，通过语音识别、自然语言处理等技术可以解放医生的双手，帮助医生通过语音输入完成查阅资料、文献精准推送等工作，并将医生口述的医嘱按照患者基本信息、检查史、病史、检查指标、检查结果等形式形成结构化的电子病历，大幅提升了医生的工作效率。

（四）人脸识别应用

用户在智慧健康服务站和居家使用智慧检测设备时，在保证数据的合法化实名制的前提下，需要刷身份证进行体检和打印报告。为了解决用户经常忘带身份证或者忘记身份证号码的问题，可以通过人脸识别进行自助式体检和打印报告。

第三节 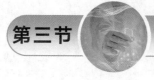 社区健康服务信息平台的应用

一、社区健康服务信息的收集和处理

社区健康服务信息化管理中最突出的问题的是死档问题，各项服务记录不能及时录入居民健康档案。通常是一段时间后集中录入，导致健康档案仍成为死档，仅能反映历史时间点的情况，不能反映出社区健康服务是全人群、全过程、全方位的立体式连续服务。健康服务信息收集不规范，将导致整个平台的各个应用无法真正落地，社区健康服务服务理念与服务模式上没有实现真正意义上的转变。

社区健康服务信息收集和处理工作主要包括以下三个步骤。

（1）健康状况的信息采集，即发现健康危险因素的过程。

采集的个人健康档案信息包括个人基本信息，健康体检信息，目前健康状况及家族病史信息，个人膳食及工作、休息、体力活动信息等。个人健康的发展是随着年龄增长而不断发生变化的，必须实现连续观察，这种变化的趋势就是进行有效健康评价的依据。其中健康检测信息可以通过智慧健康服务站的健康一体机、医生上

门的家庭医生随访箱、穿戴设备、居家健康包等智能化设备自动连续动态采集上传平台。需要人工填写的信息，居民可以登录 App 或微信小程序自行填写，也可以通过医生问询的方式在医生 PAD 终端进行录入上传平台。

（2）健康状况评价和预测，即认识健康危险因素的过程。

社区健康服务信息平台在分析相关个人健康信息的基础上，提供一系列健康及疾病危险性的评价报告，帮助居民了解健康危险因素和患某些疾病的危险性，掌握健康趋势和健康改善目标，确定自己的健康计划，达到预防和干预疾病发生发展的目的。

（3）健康促进、行为干预及咨询指导，即解决健康危险因素的过程。

居民知道自己的健康发展趋势，同时获得自己健康的危险因素以及需要进行健康改善的目标，在社区健康服务信息平台的服务下，医务人员和社区居民有目标、有计划、有措施、有跟踪、有指导服务地进行个人健康的改善和促进。

二、基于区块链技术的社区健康服务信息共享机制

统计数据显示，2020 年上半年，我国在医疗领域的区块链应用共落地 12 个项目，其中 6 个涉及医疗信息共享，6 个应用于疫情防控场景。随着区块链技术影响力的不断扩大，其应用性已涉及更加广泛的领域。近日，国家卫健委发布《关于加强全民健康信息标准化体系建设的意见》，鼓励医疗卫生机构在确保安全的前提下，探索区块链技术在医疗联合体、个人健康档案、电子处方、药品管理、医疗保险、智慧医院管理、疫苗管理、基因测序、社区健康服务信息等方面的应用。

（一）区块链综合技术价值

区块链是一种综合技术的简称。实际上，区块链并没有特殊创新的技术，而是跨领域地将计算机科学、密码学、分布式系统、P2P 网络等学科理论和成熟技术进行创新整合，使这些技术以新的结构组合在一起，形成一种新的数据记录、存储和表达方式。区块链最大的价值是利用技术手段，在一个不可信的环境中提供信任，建立起一套互信的机制。

区块链根据公开的范围不同，分为公有链、私有链及联盟链。公有链是指完全去中心化的区块链，它是指节点不需要任何的身份验证机制，只需要遵守同样的协议，即可获取全部区块链上的数据，并且参与到区块链的共识机制中。私有链是限制在一定范围内的区块链，不具有开放性认证共享协议，外部节点不能加入区块链网络，私有链的各节点写入权限收归内部控制。联盟链是多中心的，仅限于联盟成员参与，区块链上的读写权限、参与记账权限按联盟规则来制定。不同节点的权限不同，本质是分布式的托管记账，各个节点通常有与之对应的实体机构组。

区块链的价值主要体现在以下几个方面：

（1）安全：区块链用加密和公式算法建立了信任机制，保证了数据的不可篡改和不可伪造，实现了数据的完整性、真实性和一致性。依托区块链有助于建立起可

信安全的数字规则与秩序，促进不同社区、医疗机构间和不同个体间展开更加紧密的健康服务数据共享合作。

（2）确权：数据一经上链，即可通过区块链网络确定与用户间的锚定关系，且后续的每一次数据操作都会被准确记录，不可篡改。该特点可对数据资产进行有效保护，防止他人恶意篡改、窃取与利用。

（3）信任：去中心化区块链系统中，信息存在各节点，各节点需要按照严格的算法规则更新区块信息，从而达成信息共享、多方决策一致，保障数据记录过程的可信性。整个过程中，无须借助第三方机构即可建立信任网络，完成多节点的可信沟通。

（4）自动化：智能合约是一种可编程化的数字协议，当合约参与方满足触发条件后，合约条款将自动执行，保障部署在区块链上的合同条款可以实现自动、去中心化的计算，从而为诸多领域的效率提升、成本控制起到不可忽视的作用。

（5）价值共享：基于区块链技术构建起的数据共享系统，将对所有参与者开放，每个参与者都享有知情权，都可以分享数据经济价值，并可以验证交易行为。这将实现跨机构、跨组织、跨个体、跨智能体的平等开放的共享协作系统，促进数据共享的发展。

（二）健康服务信息链架构

联盟链是区块链 3.0 阶段，面向智能社会的主要区块链技术，社区健康服务信息平台+联盟链，构建健康服务信息链平台，发挥区块链技术具有的特性，并结合平台的云存储技术和社区健康服务信息、居民健康档案等数据中心，依托联盟链技术灵活的可编程特性，帮助医院、社区、机构建立拓展应用，解决社区信息化系统开发不完善、系统难以集成、异构性大等问题；选择性去中心化的分布式结构应用于健康服务数据共享，解决基础设施建设不足问题（独立平台数据库服务器机构和大容量在线存储设备机构严重不足）；高冗余度及多私钥的复杂保管权限的优点可解决目前社区信息化技术的安全认证缺陷（如 CA 认证或其他第三方认证方式）；不可篡改的时间戳特性，解决数据痕迹修改和设备追溯及信息防伪问题，充分发挥联盟链技术特点，使其适用于社区健康服务信息互联互通场景。

健康服务信息链平台纵向由下向上可划分为数据层、网络层、智能合约层、管理层、应用层。系统的分层架构如图 12-5 所示。

（1）数据层：用于存储链上区块数据、社区机构的私有数据以及其他健康应用数据，区块链中主要利用特性存储用于交易的数据，不同数据库共同构成数据库集群。

（2）网络层：运行着网络节点构成的区块链网络，在此架构中，主要基于 Fabric 网络架构，网络主要由验证节点 VP（Verify Peer）、非验证节点 NP（Non-verified Peer）、审计节点 AP（Alternate Peer）三类，VP 的主要功能是实现数据交互中的认证功能，包含普通非验证节点的背书和交易的签名；NP 即社区机构以及普通第三方机构，是数据交互的主要产生方；AP 主要由政府医疗相关部门组成，负责对交易进行审计、监督，保障数据交易的合法性，并进行追溯。

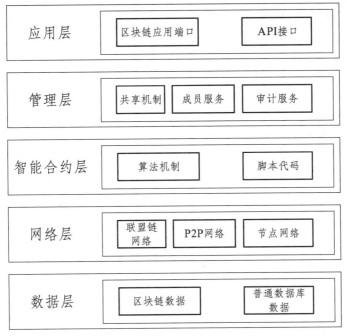

图 12-5　健康服务信息链分层架构图

（3）智能合约层：运行区块链上的可拔除共识算法，包含相应算法机制以及数据权属、数据分红等相关约定，这些脚本代码在隔离沙盒中执行。

（4）管理层：运行维持系统运行的公平公正共识机制，负责背书认证和身份证明的成员服务机制，进行监督、审计的审计服务。

（5）应用层：为利用编程语言实现的可视化界面的客户端，客户端和部署到 Fabric 的链上代码部分的服务器端业务合约共同完成应用功能。

三、基于"互联网+"的社区居民健康管理服务

随着互联网技术的不断发展，互联网正逐渐走进人们的生活，互联网和现代社区健康管理服务的有效结合对社区健康管理服务的提升具有非常重要的作用。而"互联网+"为创新社区健康管理服务提供了新的思路，针对目前社区健康管理存在的问题，利用移动互联网、物联网、智能传感技术、云计算技术、大数据技术等现代信息化技术手段，着力打造智慧健康社区，其主要宗旨为满足医疗卫生人员的相关医疗卫生活动及贯穿社区居民一生的个人健康管理过程的需求，其中包括医疗卫生服务、社区卫生服务、个人健康服务、综合卫生监管服务和第三方医疗健康管理。

以社区健康服务为例，基于"互联网＋"的社区健康服务信息平台，可以实现覆盖范围内的患者和医疗服务机构之间电子健康档案信息共享，利用各种通信和物联网的手段实现联动医疗机构之间的双向转诊、委托检验和医学影像检查及图像和报告传递，实现个人医疗卫生保健服务的跟踪。健康干预服务质量是衡量一个地区居民健康水平的重要标志。通过提供居民在不同医疗机构之间从孕产期保健到婴儿

出生、儿童保健及终老的健康跟踪服务，并利用手机等通信手段增强服务的便捷性和人性化，可有效提升健康干预服务质量。

传统的高血压慢性病管理诊疗模式是：社区居民来到医院，医院发现其为高血压患者，进行治疗，在基本治愈或病情稳定后，转诊至社区；社区接诊后，录入相关信息，为高血压患者进行专门的手工建档，然后在社区进行康复治疗；康复后，社区将对该患者进行定期或不定期跟踪随访。但由于社区人群较多，而医疗资源相对有限，必然存在社区家庭医生覆盖面不足、跟踪随访不及时的问题。

而在"互联网＋"的社区健康服务信息平台技术支持和服务模式下，在医院，医生发现患者是高血压患者，通过数据交互中心服务平台查询该患者的电子健康档案，了解该患者的高血压是长期的还是由其他因素引起的，找出合适的诊疗方案。确诊为高血压的患者在医院基本治愈或病情稳定后，通过双向转诊服务平台将患者转诊至社区，并将该患者此次就诊记录归档至该患者在社区健康服务信息平台的数据交互中心的健康档案中。

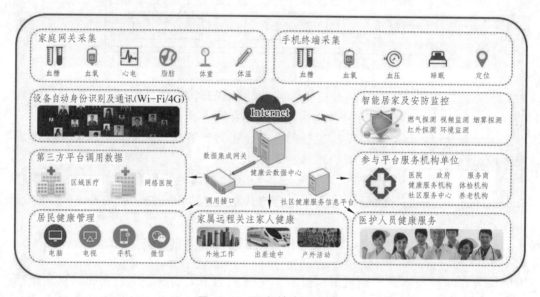

图 12-6　居家健康服务图

（1）居家健康数据采集：居家用户可以使用健康监测仪器（比如心电仪、血氧仪、血压仪器、血糖仪）来测量身体的各项健康指标，测量的信息会自动传送到社区健康服务信息平台。当监测到健康状况异常时，系统会自动提示社区机构人员，也会自动给亲人子女发送必要的短信息，告诉亲人自己的健康状况异常，请及时去就诊。

（2）智能居家及安防监控：烟雾、燃气、浸水传感器，第一时间感知警情并上报。通过人体红外感应器，监测用户活动信息；视频终端通过无线信号连接门磁感应器，监测各门窗开关事件。

（3）健康大讲堂：通过社区健康服务信息平台建立一套满足居民需求的规范化

慢病课程，投入高素质的健康教育者，讲师团队包括慢病管理专家、硕士学历的全科医生、本科学历的健康管家，利用互联网手段，采用直播、录播、微课等方式随时随地开展健康知识普及学习、公共卫生知识学习、疫情防控知识学习，促进居民主动提升健康意识，并针对社区的慢病居民制定了健康管理与教育效果评估体系。创造以患者为中心，健康管家、全科医生、远程专家协同合作的"团队医疗"模式，充分调动起患者的治疗积极性，并使患者能坚持不懈地投入治疗中。

四、新冠肺炎疫情下社区健康服务信息平台应用的思考

一场新型冠状病毒肺炎的暴发，改变了中国人千百年的春节传统。热热闹闹的走亲访友、拜年聚餐被宅在家里、足不出户所替代；公交不敢坐、大商场不能逛，只能偶尔去步行范围内的超市、菜场补个货，到附近小花园放个风。

在应对传染病暴发时，社区可以在防控疫情、及时分诊、监督核查方面发挥积极作用，是维护社会稳定、发挥居民参与的核心单元。在新冠肺炎疫情背景下，各地涌现出许多战"疫"故事和抗"疫"英雄，这些故事和背后彰显的是感人的爱国情怀，体现了中国特色社会主义的制度优势。在常规时期，在提升环境卫生状况、改善居民活动水平、增强居民体质方面，社区又可以发挥宣传、监督、协同的作用。

（一）利用三维人脸识别技术结合网格化管理，提升社区管理效率

在社区健康服务信息平台中以社区为基本单元进行网格化划分，将病情监控、防控措施的宣传落实到户、到人；群策群力实现对外来人员、车辆进出的报备排查和跟踪管理。由于疫情具有人传人等高传染性，各地纷纷对小区进行封闭管理，严格管控社区人口的出入。在以前的小区进入管理上，面临着点多、面广、难度大、任务重等现状，每天居民出入登记的任务十分艰巨，需要大量人力盯守、督促居民登记，出入人员集中时还易造成聚集，给防疫工作带来很大的隐患。

而通过在小区门口部署带体温检测的三维人脸识别系统，该系统集成 3D 摄像模组，利用深度学习三维人脸识别智能算法，真正实现用 3D 信息的丰富性与唯一性去做人的身份识别，能够达到戴口罩也能动态精准识别。只需小区的人员去工作人员那里录入一次信息，以后每天就可以刷脸进出，测量的体温数据实时上传到平台，减少手写登记聚集交叉感染的机会，也减轻了工作人员的压力。同时，系统会记录小区人员近段时间的行程，如什么时候离开/返回小区，每天后台导出数据还可打印存档等。一旦有人员需要被隔离，后台只需要对该人员设置通行权限，使其在隔离的这段时间无法进出小区，可以很大程度上管理人员的进出，促进疫情的防控。对于检测数据异常人员及时进行预警，推送给相关人员，方便社区管理者和医生团队及时掌握社区的基本情况。高效而富有人情的社区治理是阻击疫情的第一道网。疫情时期的社区治理，需要居民的有效参与和支持，而这一切的前提是居民对社区真正有归属感、认同感和责任心。

（二）利用疫情防控健康码，提升社区数字化治理水平

面对疫情，全国各地的社区防控出入口陆续出现了多种形式的健康码，为疫情防控和整个社会秩序恢复常态提供了全新的技术手段，受到了各级政府、企事业单位和民众的广泛欢迎。

在健康码诞生之前，民众通行身份判定主要靠纸质通行证，出入填写纸质记录单。这种方式存在交叉感染的风险，与疫情防控的要求相悖。而各级政府的防控数据收集主要靠表格填报，层层上报，逐级汇总，程序较为烦琐，时效难以保证。清理阻碍劳动力有序返岗和物资运输的烦琐手续，精准稳妥推进企业复工复产，加快社会经济秩序恢复常态，更成为众多企业，尤其是中小微企业的"生存呼声"。

健康码的出现不仅是一种新的技术应用，更是重塑了扁平化社会治理组织新模式。民众直接录入信息，平台进行数据核验，发放健康码，并自动统计分析，将科层制上报管理模式直接简化为平台和用户的两端关系，基层工作人员得以从日常烦琐的记录、填表、统计职责中减负。

疫情对社会的考验体现在方方面面，而健康码将一个行政管理的场景转换为类似"扫码支付、扫码乘车"的自发场景。在"亮码扫码"一抬手之间，是"信息流"的畅通在牵引"人流""物流""商流"的复苏与回归，更是"信息流"将物理、空间的障碍进行移除的过程。这个自我高度有序组织的过程，是对经济复苏和社会生活常态化的"自愈弥合"，是数字社会自愈能力"发轫"的一个标志。数字化在延展世界的边界时，也在磨砺社会的韧度，催化社会的自愈能力。

 思考题

1. 什么是社区健康服务信息管理？社区健康服务信息管理的现状如何？
2. 社区健康服务信息平台涉及哪些关键技术？主要包括哪些系统？
3. 社区健康服务信息平台智能化应用包括哪些方面？
4. 社区健康服务信息平台应用包括哪些场景？具体如何应用？

第十三章

社区健康服务人力资源管理

本章要点

掌握　社区健康服务人力资源管理的原理与方法；社区健康服务人力资源选聘的标准与原则；社区健康服务人力资源绩效考评的要素与实施。

熟悉　社区健康服务人力资源的特点；社区健康服务人力资源的职位要求；社区健康服务人力资源的选拔途径与方法；社区健康服务人力资源的培训；社区健康服务人力资源绩效考评的方法。

了解　人力资源与人力资源管理的含义；社区健康服务人力资源的录用；社区健康服务人力资源的职业生涯规划；社区健康服务人力资源绩效考评的意义。

本章课程思政目标

通过学习社区健康服务人力资源管理的相关原理与方法、人力资源管理的组织与实施，引导学生树立科学的用人观念，以社会主义核心价值观中平等、公正、法治等为指导开展人力资源管理工作，做好新时代人力资源管理新问题的创新和思考，培养新时代中国特色社会主义建设者和接班人。

第一节 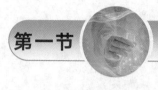 社区健康服务人力资源管理概述

习近平同志在党的十九大报告中指出："人才是实现民族振兴、赢得国际竞争主动的战略资源。"随着国际社会环境的不断变化，面对纷繁复杂的国内外环境，要着力构建人才工作新格局，加快建设人才强国，聚天下英才而用之，为坚持和发展中国特色社会主义提供强大人才支撑。要深化人才发展体制机制改革，最大限度把广大人才的报国情怀、奋斗精神、创造活力激发出来。人才是具有流动性的战略资源，人才工作是具有开放性的系统工程。只有解决好人才发展体制机制上的"瓶颈"和"短板"问题，破除束缚人才发展的体制机制障碍，才能不断增强人才队伍的活力、发挥人才队伍的作用。

2020 年 6 月，国家卫生健康委发布《2019 年我国卫生健康事业发展统计公报》（以下简称《公报》）。《公报》显示，2019 年年末，全国医疗卫生机构总数达 1 007 545 个。与上年相比，医院增加 1 345 个，基层医疗卫生机构增加 10 751 个。全国医疗卫生机构床位 880.7 万张。每千人口医疗卫生机构床位数由 2018 年的 6.03 张增加到 2019 年的 6.30 张。《公报》指出，2019 年年末，全国卫生人员总数达 1 292.8 万人，比上年增加 62.8 万人，增长 5.1%。2019 年，每千人口执业（助理）医师 2.77 人，每千人口注册护士 3.18 人；每万人口全科医生 2.61 人，每万人口专业公共卫生机构人员 6.41 人。基层医疗卫生机构服务能力稳步提高。统计数据显示，2019 年乡镇卫生院和社区卫生服务中心（站）门诊服务量达 20.3 亿人次，比上年增加 1.1 亿人次，增长 5.7%，高于全国总诊疗量增长水平（4.1%），占全国门诊总量的 23.3%，所占比重逐年提高，2019 年比上年上升 0.2 个百分点。《公报》显示，2019 年，每千农村人口乡镇卫生院床位达 1.48 张，2018 年为 1.43 张；每千农村人口乡镇卫生院人员达 1.56 人，2018 年为 1.49 人。2019 年年底，全国 53.3 万个行政村共设 61.6 万个村卫生室，人员达 144.6 万人，与上年比较，村卫生室数减少 0.6 万个，人员总数有所减少。另外，全国已设立社区卫生服务中心（站）35 013 个，社区卫生服务中心（站）人员数比上年增加 2.7 万人，增长 4.7%。

卫生人力资源是社区健康服务工作的基础，是社区健康服务最重要的因素，是发展社区卫生健康服务的关键。然而，由于我国地区经济差距的日益明显，卫生人力资源配置失衡，卫生人力资源更多地流向东部经济发达地区，西部地区以及一些经济欠发达地区卫生人力相当匮乏；在综合医院卫生人力资源不断增长甚至存在过剩的同时，社区健康服务人力却不断萎缩。当前我国城市社区健康服务人才问题已经成为制约城市社区健康服务能力提高的因素之一。

近年来，我国在社区健康服务人力资源改革方面进行了一些尝试。各地出台不少措施，完善全科医师政策体系和管理制度，建立和完善各类卫生专业技术人员任

职资格标准和社会化人才评价体系，实施评聘分开，从 2001 年起建立全科医师职称系列，为全科医师的全面稳定发展奠定了前提和基础；此外，针对全科医师职业特殊性，全国各地采取灵活多样的全科医师培训体系，进一步完善全科医师继续医学教育，稳步推进全科医学人才长远规划。

一、人力资源与人力资源管理的基本概念

1．人力资源

《辞海》对资源的定义是"资产的来源"。《现代汉语词典》将资源定义为"生产资料或生活资料的来源"。人力资源是资源的重要组成部分，是最宝贵的稀缺资源。

人力是在一定时空和区域范围内一切有劳动能力的人的总和。所谓人力资源是指能够推动整个经济和社会发展的劳动者的能力，即处在劳动阶段的已直接投入建设和尚未投入建设的人口的能力。对人力资源的开发与管理既涉及量的管理，也涉及质的管理。所谓量的管理就是根据人力和物力及其变化，对人力资源进行恰当的培训组织和协调，使二者经常保持最佳比例和有机结合，使人和物充分发挥出最佳效应；所谓质的管理就是对人的心理和行为的管理，充分发挥人的主观能动性。

卫生人力资源从广义上讲，是指现在正在卫生工作岗位上从业和未来可能进入卫生岗位工作的人。后者包括在校读书的学生、下岗或退休但仍有能力和可能从事卫生工作的人。从狭义上讲，卫生人力资源仅指正在卫生岗位上工作的人员。

2．人力资源管理的含义

人力资源管理（human resource management，HRM）就是用合格的人力资源对组织结构中的职位进行填充和不断填充的过程。它包括明确组织的人才需求，把握现有的人力资源状况，以及选拔、录用、使用、考评、奖酬、培训等一系列的活动。将合适的人选填充和不断地填充到组织的各个职位上，始终是管理者的重要使命，人力资源管理是管理者不可推卸的责任和义务，尽管人力资源部门起着重要的辅助作用。这里的填充指的是针对现有的职位空缺进行人员选拔、安置或从组织内部提拔或调整的各项活动；不断地填充指的是针对未来可能出现的人才需求所开展的各种活动，包括人事考评、薪酬制度以及培训练和开发等。

组织中任何一项管理职能的实施，任何一项任务或工作的完成都是经由人来进行的，可以说，人是实现组织目标的直接推动力。人力资源管理的成效在很大程度上关系到组织的活动是否有效、组织的目标能否实现。

各级各类卫生机构对卫生人员有效管理和使用的思想和行为，称为卫生人力资源管理。卫生人力资源管理贯穿于卫生人力资源管理的全过程，包括人力资源的供需分析、选拔途径及方法、录用及培训、人力资源的绩效考评等方面，同时还包括对人员的心理与行为开发、教育培训、调动人力资源的工作积极性、提高人力资源的基础理论素质和思想道德素质等。

二、社区健康服务人力资源的特点

社区健康服务人力资源是构筑社区卫生服务系统资源的第一要素，是一切资源中最关键、最活跃、最积极的生产要素。社区健康服务人力资源的主体是卫生专业及其他专业的技术人员和社会工作者。社区健康服务人力资源具有以下特点。

1．综合性

健康服务人力资源的开发与管理是一门综合性的学科，需要综合考虑多种因素，如政治因素、社会因素、经济因素、技术因素、文化因素、心理因素、地缘因素等，它涉及社会学、人类学、管理学、心理学等多学科。

2．实践性

健康服务人力资源的开发与管理的理论来源于实际生活中对人力资源管理的经验，是对这些经验的概括和总结，同时用于指导实践，接受实践的检验。新时代健康服务人力资源管理应立足国情，从中国实际出发，扬弃地借鉴发达国家健康服务人力资源管理的优秀研究成果，解决实际管理中出现的各种问题。

3．功能性

健康服务人员具有积极的主观能动性，能有目的地调整自身，发展自己的专业能力，为消费者提供卫生服务。因此，在卫生人力资源管理中要重视发挥人的主观能动性，调动人的工作积极性。卫生人员的功能特性包括以下两方面。

（1）主动获得专业技能。通过岗前正规教育，获得提供卫生服务的基本能力；通过继续教育，不断提高卫生服务执业水平。因此，卫生人力资源管理应包括人员的培训和教育。

（2）积极提供卫生服务。通过施展才华，最大限度地发挥自身的潜力，敬职爱业。在实现自我价值的同时，为改善社区卫生状况做出贡献。因此，在卫生人力资源管理中应积极为卫生专业人员自我实现创造条件。

4．社会性

作为宏观文化环境的一部分，社会制度是民族文化之外的另一重要影响因素。现代经济是社会化程度非常高的经济，影响劳动者工作积极性和工作效率的诸因素中，生产关系（分配制度、领导方式、劳动关系、所有制关系等）和意识形态是两个重要因素，而它们都与社会制度密切相关。在借鉴和研究不同国家的人力资源开发管理经验时，要切实记住这一点。

例如，中国与日本同为东方民族，都具有以儒家文化为主的民族文化传统。在人力资源开发与管理上，都在一定程度上把"家庭"观念移植到企业中，形成团结、互助、内和外争的格局。但二者的社会制度不同：中国实行社会主义制度，员工是国家的主人、企业的主人，经理与职工地位平等；在日本则不同，本质上仍然是资本主义的雇佣关系，是老板与雇员的关系，因而是不平等的。

社区健康服务正在向群体协作服务模式发展，各类卫生专业人员之间构成社会性的微观基础。同时，卫生行业与社会各方面联系密切，卫生人力资源的形成、配置、开发和使用都是社会活动。因此，在卫生人力资源管理中，应注意同行之间、行业之间、卫生工作人员与公众之间的协调与沟通。

三、社区健康服务人力资源管理的过程

社区健康服务人力资源管理是一个系统的逻辑过程，从系统的角度显示了人力资源管理工作的实施过程及其与其他各项管理活动之间的关系。

基层卫生组织的目标和计划构成了实施组织职能进而建立组织结构的前提和基础。现行和预期的组织结构则决定了组织所需要的人员的总数和类别。通过将这一总数与组织目前的人员实际拥有量进行比较分析，便可以明确所需补充的社区健康人力资源的数量和类别。在此分析基础上，或是面向外部进行招募、选拔，或是从组织内部调整和提拔合格的人选去填充各个职位。之后，为了解占据各个职位的人员是否合格地履行了职责，为保证人们在实现目标和计划的过程中不出现偏差或出现偏差时能够及时纠正，还必须进行绩效考核和评价。进一步地，为了保证未来组织职位源源不断的人才供给，必须对社区健康服务人员进行系统有效的培训、培养和职业生涯规划。

社区健康服务人力资源管理对基层卫生组织作用的发挥也有非常重要的影响。训练有素的基层卫生组织管理者能够创造一种环境，使得在其中工作的人能够将组织目标与个人目标统一起来，这促进了领导职能的实施。同样，成功的人力资源管理也有利于有效地控制。选拔合格的人员将使得计划执行过程中可能出现的偏差最少，即使出现偏差也能够及时加以纠正，不至于酿成不可挽回的损失。

社区健康服务人力资源管理同时也要受到卫生政策与基层卫生组织内外部环境因素的影响。组织内部的人事政策、组织文化以及薪酬制度等各种因素必然影响和制约着人力资源管理工作。例如，一些基层卫生组织不合理的薪酬制度不仅会使得组织对外部人才缺乏吸引力，也会挫伤现有健康服务人员的士气甚至导致人才的流失。外部的影响同样是不可忽略的。例如，经济高速成长时期的人才供给会相对不足，而萧条时期的人才供给又会相对过剩。这些因素都是组织的人力资源管理工作所必须考虑的。

随着市场经济的不断发展和医药卫生体制改革的不断深化，按照现代人力资源管理对人力资源系统的要求，传统人事管理系统的功能逐渐在发生改变，上级对下级的指导性加强，而管理和干预将逐渐减弱。社区卫生服务人力资源管理应按照责权分明、政事分开的原则，在人力的选拔、培养、使用上不断提升和优化。

四、社区健康服务人力资源管理的原理与方法

（一）卫生人力资源管理的原理

卫生人力资源管理原理是指导卫生人力资源制度建设和管理实践的思想和理论

的总和。在现代人力资源开发活动中灵活巧妙地运用原理，对于及时发现人才、科学培养人才、合理配置人才、正确使用人才、有效激励人才，最大限度地发挥人才资源的效用，为机构的发展提供强有力的智力支持和人才保证，具有十分重要的意义。

1. 分类管理的原理

分类是任何管理的基础和前提。没有分类就不能发生管理活动，而分类不科学，同样不能使管理活动取得成功。人力资源管理强调的是科学的分类管理。人力资源管理分类可以有不同的方法。如按管理主体分类，及按管理客体分类，社区健康服务机构可以根据管理岗位、专业技术岗位和其他岗位的不同特点和实际工作需要，按照管理人员、专业技术人员、后勤人员等进行分类管理。

2. 同素异构原理

同素异构原理本来是化学中的原理，意指事物的成分在空间关系即排列次序和结构形式上的变化而引起的不同结果，甚至发生质的变化。最为典型的例子就是金刚石和石墨，其构成是同样数量的碳原子，但是由于碳原子之间的空间关系不同，结构方式不同，进而形成了物理性能差别极大的两种物质。将自然界的同素异构原理移植到社区健康服务人力资源管理领域，就是要更好地对现有组织结构和人员进行优化配置，形成不同的责权关系和协作关系，进而取得完全不同的效果，也可以叫作"系统功能原理"，也就是 1+1 > 2。合理的组织结构，先进的组织文化，可以充分发挥人力资源的潜力，发挥组织的系统功能。

3. 能级层序原理

能位和能级的概念出自物理学，表示事物系统内部按个体能量大小形成的结构、秩序和层次。将能级层序原理应用于人力资源管理，即由于个人的能力有差异，学问有深浅，水平有高低，潜力有大小，因此，社区健康服务人力资源存在层次和级别的差异。又由于机构内的职位和工作岗位难易程度不同，责任大小不一，所需资格条件也就存有差别。要将人力资源和工作岗位要求科学合理地配置起来，实现人适其职、事得其人、人事两相宜的目标，就需要坚持能级层序的原则。

4. 互补增值原理

人作为个体，不可能十全十美，而是各有长短，所谓"金无足赤，人无完人"。垃圾是未被开发的财富，庸才是放错位置的人才；世上没有绝对无用的人，只有没有用好的人。这就为互补增值提供了客观可能性。在社区健康服务人力资源群体中，如果能够合理地把各有所长的个体有机地组合起来，就能形成增值的效果，达到互补增值。

5. 激励强化原理

激励强化是指常设满足人力资源需要的条件，激发员工的动机，使之产生实现组织目标的特定行为的过程。不断培养人们的进取心、毅力和魄力，使其能全面地施展才华，为组织的发展做出更大的贡献。竞争是人力资源管理的有效途径，是人尽其才、才尽其用的推动力。只有通过竞争，优胜劣汰，才能盘活人才资源存量。正确贯彻激励强化的原理，应坚持三个结合：一是坚持表扬、奖励等正面激励为主，辅以必要的批评、处罚；二是精神激励和物质激励相结合，以精神激励为主；三是远期激励与近期激励相结合，以远期激励为主。

6. 文化凝聚原理

社区健康服务人力资源管理的一个重要方面是如何提升组织的凝聚力。只有组织凝聚力强，才能吸引人才和留住人才，才会使基层卫生服务岗位富有竞争力。随着生产力发展，人们的需求层次都在不断提升，依靠泰勒的"科学管理"方式也越来越难聚集人才了。越来越多的组织将组织文化视为核心价值观的体现，组织文化对组织成员具有巨大的凝聚作用，同时组织文化强调个人自由全面的发展，实行自我管理、自我诊断、自我启发和自我完善，能很好地调动组织成员的积极性、主动性和创造性。

（二）社区健康人力资源管理的方法

1. 行政法

该方法建立在职工处于下属地位，服从上级，并且对传统的权威敏感的基础之上。行政法管理的效力主要在于它的控制力和效率。其特征是一连串的命令和规章制度。从职工的角度看，行政法要求职工服从命令；从机构的角度看，行政法要求收集信息并依据信息制定政策和采取行动。

2. 市场法

随着事业单位改革的不断深入，破除制度牢笼，将事业单位市场化改革不断深化的大社会背景下，市场法显得尤为重要。该方法以机构和职工之间清晰和直接的交换原则为基础，要求应聘职工明确自身价值、明确自身要从机构获得的利益，并尽量使自身利益与组织利益一致。在市场法占主导地位的机构中，职工有高度的流动性，他们的报酬依据其才能和贡献而定。卫生机构可以根据需要招聘职工，当双方各自的利益协商好后便履行协议，协议完成重新确定聘任关系。

3. 团体法

团体法以分享价值、分担风险、共享报酬以及指导一致的集体行动为基础。它要求职工超越个人的直接自我利益，为一个团体和共同的目标努力。若采用团体法，则卫生机构与职工采取长期的聘用关系，卫生人员并不是因为他们身怀可行的技能被聘用，而是被认为能长期地适合机构。

4. 规范法

规范法即通过卫生机构形成的组织文化，在机构内弘扬正气，将职工个人的奋斗目标引导并统一到组织所确定的目标上来。它营造一种氛围，增强职工的群体意识，使职工自觉地维护组织形象，自觉地约束自己的行为，自发地为组织的发展献计献策。

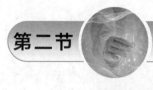

一、社区健康服务人力资源配置的任务

社区健康服务人力资源配置即人员配备，一般是指组织中基于基层组织岗位要求对人员的配备，既包括组织管理岗位的人员配备，也包括医学专业技术和后勤保障岗位人员的配备。在一般组织中，人员配备是一项非常重要的工作，是现代组织进行人才建设的基础。组织在进行人员配备时，不仅要注意就职人员与岗位的匹配，更要注意人员自身的发展与成长，实现人的全面和自由发展，体现社会主义的本质特征。人员配备的主要任务有以下几个方面。

（一）为组织岗位物色合适的人选

社区健康服务部门是在任务分工基础上设置的，因而不同的部门和岗位有不同的任务和不同的工作性质，要求具有不同的知识结构和水平、不同的能力结构和水平的人与之相匹配。如医学专业技术岗位对从业人员职业资格等方面的基本要求。人员配备的首要任务就是根据岗位工作需要，经过严格的考查和科学的论证，找出或培训组织所需的各类人员。

（二）促进组织结构功能的有效发挥

要使组织的岗位设计和职务安排的目标得以实现，让组织结构真正成为凝聚各方面力量、保证组织管理系统正常运行的有力手段，就必须把具备不同素质、能力和特长的人员分别安排在适当的岗位上，使人员配备尽量适应各类职务的性质要求，使各职务应承担的职责得到充分履行，这样组织设计的要求才能实现，组织结构的功能才能充分发挥出来。

（三）充分开发和挖掘组织内的人力资源

现代市场经济条件下，组织之间竞争的成败取决于人力资源的开发程度。尤其是基层社会与健康服务工作的性质与任务使得收入与回报的有效度上不能完全满足医学专业技术人才的需求。在管理过程中，通过适当地选拔、配备和使用、培训专业人员，可以充分挖掘每个基层社区健康服务人员的内在潜力，实现人员与工作任务的协调匹配，做到人尽其才、才尽其用，从而使人力资源得到高度开发。

二、社区健康服务人力资源管理的供需分析

（一）社区健康服务所需人员的数量和种类

社区健康服务组织中未来人才的需求量，基本上取决于基层卫生组织的计划、

组织结构的规模与复杂程度，以及组织的扩充发展计划和人员的流动率。在计划工作确定了组织的目标以及实现目标的大致安排之后，就要求建立一个与之相适应的组织结构。组织结构建立之后，所设计的职位数量就是组织需要的卫生人才数量。这只是从静态的方面来考察未来卫生人才的需求量。

在现实中，由于基层卫生组织随着所处环境的不断变化而不断调整，组织要随时修正其目标和计划，组织所需的人员数量也随着组织结构的变化而增减。此外，卫生人才是在不断流动的，退休、调出、降级等原因会造成职位的空缺，需要有新人来填补这些空缺。这也是影响卫生人才需求量的一个重要的动态因素。

基层卫生组织中未来卫生人才的需求量通过以上几个方面的分析可以基本确定。当然，对卫生人才的需求分析除了数量之外，在质量上，亦即每一职位所要求的资格上也应有所要求，二者结合起来才能选拔出最合适的人选。

（二）人才的储备

明确当前的卫生人才储备状况也是非常重要的。通过分析组织的卫生人才储备状况，可以发现可提拔的对象，避免卫生人才流失。识别出表现欠佳的人员有助于对他们进行培训或是调整，发现储备不足的情况可以提早安排补充，还可以避免有为的下属被平庸的上级所掩盖。

卫生人才年龄分布是人力资源管理中必须考虑的一个非常重要的因素。对于任何基层卫生组织而言，如果不注意人员的年龄因素，可能会带来许多麻烦。例如，相同职称和职务的几个人同时退休，或同一科室相邻级别的人员同时退休等，就可能会使组织出现青黄不接，从而给基层卫生组织的继续发展带来很大的困难。因此，绝不能忽视组织中的卫生人才年龄结构问题。

（三）供需分析

把组织中卫生人才的供给与需求结合起来，可归纳为四种不同的状况。对于高供给、高需求的情况，重点应放在人员的选拔、调配和晋升上。要确保所获得的人选符合组织的需要。

高供给、低需求的情况意味着卫生人才的供给相对超出基层卫生组织发展的需要，这时组织可以通过改变计划，实施成长策略，从而提供更多的岗位。也可以采取收缩型策略，如分流、下岗、提早退休等。

对于低供给、高需求的情况，组织可以从两个方面来确保卫生人才的供给：一是加强内部的培训培养的工作；二是面向外部，广纳贤才。同时，还要加强"留人"的工作，以使现有的卫生人才不致流失。

低供给、低需求的情况应当引起组织的足够重视。在这种情况下，应当认真审视组织的计划，及早对未来可能的发展机会做出安排，因为人才的培养需要时间，临阵磨枪会使组织陷入被动。当今世界的全球化程度日益加深，人、财、物及信息资源在一定意义上是在全国乃至全球范围内流动。因此，对卫生人才供需状况的分析应有一个广阔的视野，而不应局限于某个区域的狭小空间范围。

在选拔人员时，主要考虑两个方面：一是职位本身的要求，二是人员应当具备的素质和能力。

三、社区健康服务人力资源的职位要求

（一）职位要求与职位说明书

一个职位的要求主要包括如下问题：该职位要做些什么？如何做？要求具有哪些技能和知识背景？该职位的任务是否可以通过其他方式完成？为了获得这些问题的答案，必须通过观察、调查、系统分析等手段对职位进行详细的分析。职位要求应当既满足实现组织目标的要求，也满足个人的需要。对于社区健康服务职位的基本要求既需要对工作进行基本描述，也需要强调基层卫生服务工作的特性及对职位的基本技能和知识的要求。

职位说明书是一种关于职位要求的书面文件，它的内容通常包括：该职位所承担的主要任务，享有的职权以及相应的责任，与其他职位之间的关系，有时还包括应当达成的目标或预期的成果。

根据组织环境和职位的不同，职位说明书也会各不相同。在一个非常正规且稳定的组织中，职位要求可能会规定得非常具体和明确；而对于一个处于多变、不稳定的环境中的组织而言，其职位要求可能就会相对概括和简略，而且要求经常进行重审和修订。在确定职位要求时，要注意以下几点。

1．职位的范围应当适当

一个职位如果范围过窄，就会使人感到缺乏挑战性和成就感，缺少成长的机会，优秀的卫生服务人才会因此而产生厌烦和不满。当然，职位范围也不应过宽，否则会使人难以有效地驾驭，从而给他们带来压力和挫败感。

2．职位任务应饱满

一个设计不饱满的职位不能充分利用人们的时间和精力。占据这样的职位的人会感觉有力无处使，转而去干扰别人或下属的工作，给他人的工作带来麻烦。

3．职位设计中应体现出对技能的要求

职位的设计首先应考虑所要完成的任务，同时也要考虑人员的需要和期望。职位说明书中要明确对工作绩效的要求，也要有一定的灵活性，以便发挥个人的特长。

（二）人员的条件或资质

正如制造机器零件的原材料必须具备一定的性能一样，组织职位的人选也必须具备一定的资格、素质和特征。如前所述，要成为一个优秀的社区健康服务人员，必须具备各种必要的综合技能，包括医学基础技能、人际交往技能、医学技术技能

等，各项技能的相对重要性因具体职位在组织中的层次不同而有所差异。

对于基层卫生服务管理岗位而言，除了上述这些技能之外，还有一些个性特征也是十分重要的，包括：从事基层管理工作的欲望、与人沟通的能力、正直和忠诚的品质以及从事基层健康服务管理工作的资历等。

通过书面报告、讲话、讨论等方式与人沟通的能力是有效的管理者必备的另一特征。基层卫生服务人员一般除具有专业知识外，还要具有良好的沟通能力。这不只是指表达的能力，还包括设身处地为他人考虑、善解人意等方面的能力。

从事基层卫生服务工作还要求有很强的道德信念，要有坚定的"是"与"非"的观念。在涉及诊疗方面，在与他人相处方面，要坚持诚信、正直。

（三）彼得原理

应当注意的是，过去的成功并不是未来成功的保证。在这方面人们常常提到所谓的彼得原理，即"管理人员往往被提升到他们所不能胜任的级别"这一现象。当某一位主管在其职位上取得了成就，得到提拔，但新职位的要求却超出了他的能力。这告诫我们在决定人员的选拔和提升时要慎重。

四、社区健康服务人员选聘的标准与原则

社区健康服务机构应积极推行人员聘用制度，实行竞争上岗。社区卫生人员招聘是社区健康服务机构人力资源补充和吸收的主要途径，是指社区健康服务机构为了发展的需要，根据工作情况和人力资源规划确定的所需人力资源的数量与质量要求，按照一定的原则和程序吸收人力资源的过程。

1．选聘的标准

人员选聘要做到三个匹配，即人员技能与岗位职责相匹配，人员个性与岗位特点相匹配，人员价值观与组织价值观相匹配。只有人员的三个匹配度都符合组织的要求，所聘人员才有可能适应组织的工作。

第一，人员技能与岗位职责相匹配。组织岗位需要的基本技能（包括学历、专业、经验等），是做好一项工作的前提。这就需要进行工作分析，明确岗位职责，把选聘职位的工作内容、特点与对人员的技能要求等编制成职位说明书，让应聘者知道岗位的任职条件。选聘人员的技能与组织岗位相匹配，是人员选聘的基本标准。尤其是基层社区健康服务人员的选择既要考虑到专业学科背景，也要充分考虑工作意愿与实践技能水平。

第二，人员个性与岗位特点相匹配。人员个性是选聘中要考虑的重要因素。目前医患关系已成为人们严重关切的社会问题之一，加强对基层社区健康服务工作者的心理引导和增强医患沟通能力显得尤为重要。随着专业化分工越来越细，团队合作越来越重要。如果工作人员以自我为中心、合作能力不强，就不适合在团队中工作。另外也要考虑人员与团队的互补性，如果团队成员个性都很强，那么善于协调

的员工就能发挥作用。因此，分析团队的特点，选聘合作性和互补性强的新成员，团队才能产生 1+1 > 2 的效果。

当然，团队精神在绝大多数场合应该提倡，但个性独立的人也不能随意淘汰。对组织的监管、医疗质量评估等岗位来说，坚持原则的人员更有用武之地；在宣传部门，特立独行的人有可能随时迸发出创造的火花。因此，选聘前一定要清楚把新聘人员放在哪个位置，该岗位对人员个性等有哪些要求，还要考虑新聘人员的职业取向以及可能的升迁位置等，这样选聘来的人员才能"对号入座"，发挥自身的价值。

第三，人员价值观与组织价值观相匹配。价值观支配个体行为。组织成员对组织忠诚度的高低与其对组织价值观的认同度有密切关系。认同组织价值观的成员能够与组织文化更好地融合，提高组织绩效。所以，应当向应聘人员开诚布公地讲明本组织的优劣势、提倡什么和反对什么、组织文化的特点等，让应聘者权衡选择。这样组织虽然有可能失去一些优秀人员，但更能增加成员的稳定性。

2．选聘的原则

社区健康服务人员的招聘要坚持公开、公平、竞争和全面的原则。

（1）公开原则：指把招录单位、招录专业、招录数量、招录条件以及考核方式、考核内容、考核时间等公开说明。

（2）公平原则：指对所有报考者一视同仁，不得人为制造各种不公平限制，不拘一格招录优秀人才。

（3）竞争原则：指通过理论考试和技能考核等方式确定优劣。对应招者采取统一的考试、考核程序，统一的评分标准，择优录取。

（4）全面原则：指录用前考试、考核应兼顾德、智、体诸方面，对知识、技能、态度、品质进行全面考察，以选拔到高素质人才。

五、社区健康服务人力资源的选拔途径和方法

（一）社区健康服务人力资源选拔的途径

在明确职位要求和候选人条件的基础上，组织便可以开展具体的招募和选拔工作。招募是指吸引众多符合条件的人前来申请组织的职位空缺的过程，而选拔则是从众多的候选人中遴选和决定最适当的人选。选拔的途径有两个，一是从组织外部招募，二是从组织内部提拔或调整。

立足于基层卫生组织内部的选拔可以根据组织的总体人力资源规划并借助组织的计算机信息系统来进行。提拔内部人员填补组织中的职位空缺，有利于保持和提高组织中的士气，避免有才能的人员因怀才不遇而愤然离去。内部选拔的缺点之一在于，一个人被提拔后他所空出来的职位必须由其他人加以补充，从而引起连锁反应。

面向外部的招募可以采用多种方法。可以利用数字化的招聘方式面向社会招募

所需全科医学人才，也可以到高等医学院校招募毕业生，还可以通过人才中介机构获得所期望的人选。猎头公司就是一种为组织发现和招募人才的专门机构。

必须注意的是，组织与候选人之间是一种双向选择的关系。组织在选拔最适当的人才，而候选人则在选择自己最中意的岗位。在招聘人才时，组织必须真心实意，尊重每个应聘者，以实现"人"与"职"的最佳匹配。显然，组织雇用不称职的卫生服务人员要比雇用不合格的一般人员付出的代价更大。

为了提高招募和选拔工作的效能，基层卫生组织与应聘者之间充分的信息交流是非常必要的。作为招募方的组织要向应聘者提供详细、客观的有关组织及空缺职位的资料与专业技能要求；应聘者要向招募方提供有关自己的能力、教育背景、获得职业资格等的详细资料。从某种意义上讲，双方的关系有点类似于婚姻关系，彼此之间如果不能达成充分的了解，会为未来的美满生活带来隐患。

（二）组织内部选拔的途径及方法

当组织中某一岗位或职位发生空缺时，首先应考虑从现有成员中调剂解决，或是在组织内按照有关标准考评提拔。这种方法的优点是可以提供激励因素和培养组织成员的忠诚度。同时，通过内部选聘，组织比较容易对其进行全面了解，所需要的培训较外部人员少，能节约部分培训费用，省时、省力、省资金。不仅如此，被提升的组织成员熟悉工作环境，可以迅速适应新的工作岗位，实现人与事的更好结合，有利于组织和成员自身的发展。这种方法的缺点是不利于引入新思想。另外，大量从组织内部提升管理人员还会导致人际关系复杂、人际矛盾加剧、经营思想保守、墨守成规等不利后果，并由此产生不公正现象和庇护关系。通常情况下，如果组织内部管理制度有效，组织成员的工作作风良好，组织不想改变目前的状况，就可以运用内部选聘的方式。相反，如果组织内部管理效率低，风气又不好，组织想要改变目前的不良状况，就可以考虑运用外部选聘的方式。

组织内部选聘主要包括组织内部成员的提升和组织内部职位的调动两种方式及相应的选聘方法。

1. 组织内部人员的提升

提升内部成员是填补组织内部空缺的最好办法。这种做法不仅可以将有管理才能的成员放在更合适的位置上，更重要的是对组织成员的工作积极性能够产生激励作用。但是，组织内部成员的提升是否能真正起到激励组织成员努力工作的作用，还取决于组织内部提升工作做得是否完善。如果提升工作没有做好，不仅不能产生对组织成员的激励作用，反而会起反作用。有效的内部提升有赖于组织的内部技术规划和内部提升政策，有赖于通过对组织成员提供教育和培训来帮助管理者确认并开发内部成员的晋升潜力。所以，组织的人力资源管理者应掌握好组织内部成员提升的方法，克服主观片面性，真正做到任人唯贤。要使内部提升计划取得成功，必须做好以下几项工作。

（1）考查组织成员是否具有提升的资格，确定提升候选人。确定提升候选人是做好提升工作的基础。考查一名组织成员是否具有提升资格，必须严格按照才职相称的原则。内部人员考查通常包括四个方面。一是个人才能。考查提升候选人要注重考查其知识面、分析问题的能力及管理能力。二是个人品德。考查提升候选人是否达到德才兼备的标准。三是个人的工作表现。这需要对提升候选人原担任的职位、工作进行考核和评价。考查工作表现特别要注意候选人工作的努力程度。四是个人的工作年限。考查提升候选人在原职位上的工作资历，评价其工作经验。

（2）测试提升候选人。在组织内部选聘人员时，必须对候选人进行一些测试，以考查其管理能力，即测定其分析问题和解决问题的能力、决策能力、领导能力以及人际交往能力等，以便确定候选人是否真正具备晋升的潜力。提升候选人在个人才能、品德、工作表现和工作年限等方面各有优点，在测试中会反映出不同的能力。为了避免片面性，必须使每一位提升候选人都具有综合可比性。

（3）确定提升人选。在对拟提升人选进行测试的基础上，确定提升人选。尽可能做到各尽所能，人尽其用。

2．组织内部职位的调动

组织内部职位的调动是指组织将组织成员从原来的岗位调往同一层次的空缺岗位去工作。组织内部职位的调动通常由以下原因引起。

（1）组织结构调整的需要。由于组织环境的变化，组织需要对原先设置的部门进行调整与重新组合或设立新的部门，这种变化必然会涉及职位的调动问题。

（2）对组织成员培养的需要。为了增强组织成员的适应能力，组织通常会采用流动培训的方式来训练他们。另外，将要提升至管理层的人选，也会被安排在各部门间轮流实习，以便对组织各部门的运作有更清晰的认识，使其更胜任领导岗位的工作。

（3）组织成员对现任岗位不适应。某些人员通过培训入职后，其所掌握的技能仍与岗位工作要求不相适应，或是掌握的技能和知识远远超过其岗位要求，这时，管理者则应对其进行职位调动，为其选择一个合适的工作岗位，使"人在其位，位得其人"。

（4）调动组织成员的积极性。某些人员长期在同一岗位工作，会对原工作岗位失去兴趣，为了调动其工作积极性，需要重新安排该成员到他感兴趣的工作岗位上去。

（5）人际关系问题。如果组织成员在原工作部门产生了较严重的人际关系问题，不利于其积极性的发挥，则应对这些人员进行调动，为其创造新的工作环境。组织内部人员的提升与调动可以为所有人员提供一个平等竞争的机会。这对于挖掘组织成员的潜力，不断激发他们的工作兴趣和积极性，增强组织凝聚力，节约人力资源，促进组织发展都有重要的意义。

3．内部选聘方法

内部选聘主要通过职务选聘海报、口头传播、从组织的人员记录中选择、以业绩为基础的晋升表等方法进行，其中常用的是职务选聘海报。职务选聘海报通常通过布告栏、内部报纸、广播和全体人员大会等发布选聘消息，邀请所有人员应聘新职位。所发布信息中应描述空缺职位、选聘此职位的重要性、报酬、应聘者应具备的条件等，增加职位透明度，让人们了解组织的需要；必要时可说明希望组织成员介绍和推荐适合人选应聘，并给介绍人一定的奖励。选聘结束后，组织需要向所有人员宣布应聘人及被聘理由，以保证选聘工作的公正、公平和透明。海报选聘给组织成员提供平等的成长和发展机会，组织成员自由、自愿申请，不必事前得到其直接领导的批准；能吸引更多有资格的人员参加应聘和竞争，因而能使组织以较低成本配置人员进入最适合的位置。当然，也要防止有些人不考虑个人知识、技能，利用此选聘机会在组织内部连续"跳槽"，影响组织成员在某些职位上的稳定性。

（三）组织外部选拔的途径及方法

1．外部招聘的途径

（1）职业介绍机构与人才交流市场。组织通过职业介绍机构和人才交流市场进行人员选聘的优点是：应聘者面广，中间环节少，人员选用耗时较短，并且可以避免裙带关系的形成。缺点是：在选聘过程中，应聘人员的素质高低不齐；选聘时间短，对应聘人员的情况了解不够全面；有些职介机构鱼龙混杂。因此，运用这种选聘方式时，要选择信誉较高的机构，并尽可能多地了解应聘者的情况。

（2）猎头公司。猎头公司是指一些专门为组织选聘高级人才或特殊人才的职业选聘机构。当组织需要对其有重大影响的高级专业人员，需要多样化经营、开拓新的市场或与其他组织合资经营时，就会委托猎头公司代其选择人才。猎头公司以其专业优势准确把握关键的职位所需要的工作能力、关键品质，科学评价应聘的人选，从而快捷、有效地完成选聘，而且被聘用的人员不需进一步的培训就可以马上上岗并发挥重要作用，为组织管理带来立竿见影的效果。当然，这种选聘方式所需成本较高。

（3）校园选聘。高等院校和职业学校是组织选聘管理人员和专业技术人员的重要途径之一。学生在校期间通过系统学习，基本掌握了组织经营管理的基础知识，并初步具备了组织服务与管理的技能，具有专业知识较强、接受新事物能力强、个人素质较高等特点。不仅如此，学生在校期间也接受了一定时间的专业训练和专业实习，具有一定的实际工作经验，只需经过短时间的培训，就可以上岗工作，并能够很快适应工作需要。应届毕业生年轻、求知欲旺、成才快，录用他们是保证组织成员队伍稳定和提高整体素质的有效途径。

（4）公开选聘。公开选聘是指组织利用广播、电视、报纸、杂志、互联网和海报张贴等多种途径向社会公开宣布选聘计划，为社会人员提供一个公平竞争的机会，从而择优录取合格人员的选聘方式。通过公开选聘所吸引的应聘者参差不齐，筛选工作量大，所以不适合急于填补某一关键岗位人员的选聘需要。

2．外部招聘的方式

（1）招聘广告。这是指利用报纸、杂志、电视和电台发布招聘信息，其中在报纸上刊登招聘广告是最常用的外部选聘方法。报纸发行量大，读者面广，可以涉及从非技术工人到技术和管理人员等不同层次的读者，因而这种选聘方法成本较低。利用杂志发布招聘广告常适用于招聘高级人员和特殊领域的专家，如选聘高级程序设计人员时，可选择在电子杂志上发布选聘广告。相对其他广告形式来说，杂志广告在选聘特定人员时更有针对性、更有效，但杂志出版周期较长，因而在组织急需人员时不能及时发布选聘信息。电台和电视发布招聘广告数量很少，因为其支出费用较高，而且招聘效果深受各频道或节目收视率的影响。不过，目前我国为了给下岗人员再就业提供更多的就业机会，许多电台和电视台开播与劳动和职业介绍有关的节目，这类节目中往往会提供劳务招聘信息。

（2）网上招聘。这是指通过计算机网络向公众发布招聘信息。组织利用局域网、国际互联网发布有关招聘信息，职务申请者可以通过网络寻找到适合自己的职业。网上招聘的主要优点是能快速及时地传递信息，传播面也极为广泛（可以到达国外）。网上招聘已越来越受到组织的重视，运用效果也越来越受到组织的认可，因而这种招聘方法有很大的发展潜力。

3．外部招聘的程序

外部招聘的程序通常分为准备筹划、宣传报名、全面考评和择优录取四个阶段。这里详述前三个阶段。

（1）准备筹划阶段。这一阶段的主要工作是：根据组织需要确定招聘计划；根据招聘量和重要程度确定招聘组织；拟定招聘方案；确定区域、范围、标准和报名时间等；按规定向劳动管理部门报批并办理有关手续。

（2）宣传报名阶段。这一阶段主要有两项工作。一是发布招聘信息，使求职者获得组织招聘的信息，并起到一定的宣传作用。因此，组织应选择有利于树立组织良好形象、影响力大而费用在组织承受力之内的宣传媒介。二是受理报名，通过让求职者填写有关求职登记表，了解求职者的基本情况，并通过目测、交谈判断其是否符合本组织招聘人员的报名资格，为接下来的全面考评奠定基础。

（3）全面考评阶段。这一阶段是人员招聘工作的关键。全面考评，就是根据组织的招聘标准，对求职者进行现实表现考评和职业适应性考查。现实表现考评主要是了解求职者过去的工作表现。

通过利用各种招募手段，大量的应聘者被吸引前来竞逐组织的空缺职位。下一步将是通过选拔决定谁是最适当的人选。选拔就是收集能够说明应聘者未来能否胜任职位的信息，以此为依据甄别出那些最有成功希望的人选。

选拔过程大致由如下步骤组成：

（1）根据职位要求制定选拔标准；

（2）应聘者填写申请表；

（3）通过初步筛选确定较有希望的人选；

（4）进行测试以获得候选人的进一步信息；

（5）由未来的上级主管及其他人员对候选人进行正式面试；

（6）对候选人的各种信息进行查对和核实；

（7）体检；

（8）根据上述各步骤的结果决定是否录用。

第三节　社区健康服务人力资源的录用与培训

一、社区健康服务人力资源的录用

（一）社区健康服务人员的来源

1．组织内部人员

大多数组织在需要人力资源时通常先在内部选聘，即通过组织内成员晋升、职位调动和工作轮换等形式，选聘组织发展需要的人员。内部选聘的最大优点是能提高组织选聘的效益。

2．组织外部人员

外部选聘是指管理者通过对组织人事资料的检索，查明和确认在职人员中确实无人能够胜任和填补职位空缺时，从社会中选聘人员。需要选聘的人员来自组织外部。具体有以下来源。

（1）内部人员介绍推荐。即组织内部人员以口头方式传播选聘信息，推荐和介绍职位申请人到组织中来。此方法的优点是：引进的人员相对可靠、稳定。因为内部介绍人对职位申请者比较了解，因而能结合组织拟聘职位所需要的知识、能力进行推荐；受聘者由于与介绍人联系较密切，能从介绍人那里得到更多有关组织的信息，从而较快地适应组织环境和应聘的岗位。

（2）上门求职者。即从主动上门求职者中寻找所需要的人员，它通常适用于选聘营业员、职员和保管员等技能和知识要求都比较低的工作人员，而不适合用于选聘管理人员或监督人员。由于组织与上门求职者彼此不了解，因而较难融洽地合作，但这种方法具有选聘成本低的优势。

（3）劳务中介机构。即那些专门向组织提供人力资源的机构。我国劳务中介机构的形式有临时劳务中介机构、固定劳动力介绍机构、各类各级人才交流中心和专门从事提供高级管理人员的猎头公司等。这些机构有些由国家和政府设立，有些由组织、集团和集体开办，有些则纯属商业性的。这些机构对人员的提供亦有侧重，有些主要向社会提供熟练工人和技术工人，有些向社会提供管理人员、高级专家和留学回国人员，有些则专门帮助组织发掘高级行政主管。组织利用劳务中介机构获取所需人员可以实现快速地找到所需人员，是组织从外部选聘人员的重要途径。

（4）医学教育机构。这是组织从外部获取人力资源，尤其是新生社区卫生服务人力资源的主要来源。不同学校培养的毕业生在技术、能力和知识水平方面均有差异，因而组织可根据不同职位要求选择不同医学教育机构的毕业生。通常毕业生缺少医疗实践经验，因而往往需要岗前培训。但他们年轻，富有朝气和活力，能给组织注入新鲜血液。

外聘的优点体现在以下几个方面：一是能给组织带来新观念、新思想、新技术和新方法；二是外来者与组织成员之间无裙带关系，因而能较客观地评价组织工作，洞察存在的问题；三是组织能聘用到已经受过训练的人员，及时满足组织对人才的需要，因而在组织没有合适人才时，外聘费用通常比培训一个内部成员要便宜；四是外聘人员使用较灵活，组织可根据组织活动情况与外聘者签订短期或临时的工作合同。外聘也有其不足之处：一是有可能挫伤内部成员的工作积极性，因为外聘就意味着内部成员内聘机会的减少；二是外聘者需要较长调整时间来适应组织环境和工作；三是管理职务上的外聘者可能照搬老经验来管理新组织，而忽视了调整自身来适应组织，忽视了经验与组织发展的有机结合。

（二）社区健康服务人力资源的录用

录用是对应聘者进行测评，制定任用决策并对录用结果进行评价的过程。

1．录用原则

（1）客观公正原则。录用中进行的任何考试考核均应采用统一、客观、公正的标准，使结果具有有效性和可信度。

（2）补偿性原则。补偿性原则是指在应聘者招录测评中成绩高的项目可以补偿成绩低的项目，知识测试的高分可以补偿技能测试的低分。此原则要求在测评中分配好各种测评项目的权重。该原则适用于对应聘者不强调某项目的最低要求而是注重其综合素质的情况。

（3）多元最低限制原则。此原则要求应聘者的各种测评项目均需超过最低标准。使用该方法时，应聘者依次进行各种测评，只要有一项测评低于最低标准即被淘汰。

2．录用测试方法

（1）能力测试。常用的能力测试包括一般智力测试、语言能力测试、非语言能力测试、阅读理解能力测试、逻辑推理能力测试等。测试时分别采用不同的测试量表，由被测者填写考官评价。招聘社区卫生服务人员应特别注重能力测试，如沟通能力、亲和力、应变能力等。

（2）技能测试。技能测试包括操作技能测试和身体技能测试。操作技能测试身体的协调性与灵敏度，身体技能测试力量与耐力。

（3）人格与兴趣测试。社区卫生服务提供者的工作效绩不仅取决于其医疗技术水平，还取决于其心理状态和人际沟通能力等因素。人格测试与兴趣测试可采用问卷及量表的方法进行。

（4）健康状况检查。录用前应对应聘者进行全面体检，还可以根据工作需要安排体检项目。如对应聘营养科的人员需注重消化系统检查。

3．录用步骤

（1）分析背景资料。将面试合格的应聘者的背景资料进行综合分析，以判断其对社区的了解程度，对社区工作的兴趣，适应社区卫生工作的程度。将所有应聘者的背景资料按等级排序。

（2）将测试成绩排队。先按权重后的总分高低次序对应聘者进行排队，再列出最低限制项目的得分，将最低限制项目合格者按总成绩排序。

（3）综合排序。将背景资料合格的人员按测试成绩排序。

（4）录取。按步骤（3）排出的顺序由高到低录取。

（5）签约。招录小组与被招录的应聘者一一面谈，双方均满意者签订应聘合同。

二、社区健康服务人力资源的使用

社区健康服务人力资源管理的目的就在于合理地使用人力资源，最大限度地提高人力资源的使用效益。形成育人、选人、用人一体化机制，吸引优秀卫生技术人才从事社区卫生服务工作，使他们能够在自己的职业生涯中不断发展，最大限度地发挥个人才能，为居民提供优质的卫生服务。

在组织所有生产要素中，人力资源是企业一切活动的主体，合理使用人力资源有利于提高组织的管理水平，有利于进一步提高基层卫生服务人员的整体素质，从而可以不断提升工作效率，提高疾病诊疗水平，节约材料和减少能量消耗，降低成本等。相反，人员使用不当，有的人没有事情做，该做的事情没有人去做，在人员使用上该用的不用，不该用的滥用，事情人人负责，出现问题又人人不负责，相互推诿扯皮，可以想象这样的组织不可能留住真正的人才，不可能有长久的生命力。所以，合理使用卫生人才对基层卫生组织的生存和发展具有至关重要的意义。只有做到人尽其才，才能做到物尽其用、财尽其力，才能使组织得到长期的可持续发展。具体来说，人员使用要符合以下基本原则。

1．人适其事

所谓人适其事，是指每个人都在适合自己能力和特长的岗位上工作。俗话说，没有不能用的人，只有用不好的人，就是说明没有找到适合其工作的岗位。在今天的许多组织中，仍然存在用人上的随意性，不考虑卫生服务人员的特长和意愿，结果自然造成诸如"专业不对口""能力得不到发挥"等抱怨。所以组织要对卫生服务人员的个性特长有深入的了解，针对其特点安排相应的工作，做到人适其事。

2．事得其人

所谓事得其人，是指组织中的每项工作和每个岗位都找到合适的卫生服务人员来承担。有的基层卫生组织在卫生服务人员使用上目光狭隘，只会在小圈子中寻找人选，往往就会出现"都不行，但退而求其次，只能选他了"的现象。这既是人员使用不当的表现，也给工作带来了潜在的危机。所以，组织在使用人员上，一定要坚持为每个岗位找到最合适的人选，这样才能真正把工作搞好。

3．人尽其才

"人尽其才"，这是我们听到最多的一句话，但在实际中，很少有基层卫生组织真正做到。许多卫生服务人员的才能得不到完全的发挥，即便是在合适的岗位上，这就与组织的人力资源管理直接相关。比如有些基层卫生组织的某些薪酬政策，使卫生服务人员产生干多干少一个样、干好干坏一个样的印象，自然就不会将能力发挥到极致；或者员工的职业发展通道与个人能力绩效没有直接的关系，而与资历更相关，卫生服务人员也不会全力工作。所以社区健康服务人力资源管理的整个系统要能够调动员工的积极性，做到人尽其才，这样组织才能获得最大的人力资源使用效益。

4．事竟其功

所谓事竟其功，就是要使工作完成到最好，或者说获得在现有条件下最好的效果。这个原则初看上去与卫生服务人员使用无关，但实际上反映了卫生服务人员合理使用后的结果，也是衡量人员是否合理使用的标准。比如，一些经济欠发达地区的基层卫生服务人员跳槽现象非常普遍，但基层卫生组织管理者并不是简单地担忧有人走了，更关心的是有没有更好的人来，将工作做到最好。如果能够有这样的人，就说明其人力资源使用上没有大的问题。反之，则会对人力资源的可持续发展带来巨大战略问题。

三、社区健康服务人力资源的培训与实施

高度重视培训是成功的组织所拥有的一个共同的特征。在过去20多年中，培训已经成为组织取得成功的一个关键战略，许多场合下甚至成为实现这一目标的前提条件。

社区健康服务人力资源培训旨在发展社区健康服务人力的知识、技能和态度，以达到社区卫生健康服务目标的系统化过程。为了加强社区健康服务人才培养和队伍建设，不断提高社区健康服务队伍整体素质和服务水平，社区卫生管理者和社区健康服务工作人员必须明确社区健康服务工作的指导思想、目标、相关政策及具体措施。我国社区健康服务人力资源培训通常有岗前培训和在职培训两大类。岗前培训即正规医学专业教育，是指对未接受过正规医学教育的非卫生专业人员的专业教育和训练，通过教育使之达到从事社区健康服务的最低专业水平，这种培训主要在国家承认学历的各类医学院校进行。在职培训是指对接受或未接受过正规医学教育的现有卫生服务人员进行的专业教育和训练，这种培训多以继续教育的形式进行。

（一）培训的目的

培训是保持人员与岗位相匹配的关键环节。人是生产力要素中最重要的要素，

社区健康服务质量的好坏、服务水平的高低，归根结底取决于服务人员的专业技术水平和各方面管理工作的水平。培训的目的主要有如下几方面。

1. 保持组织竞争力

随着科学技术的迅速发展和市场需求的变化，基层卫生服务组织间的竞争越来越激烈。从一定意义上讲，基层卫生服务的实质就是人才的竞争。哪个基层卫生服务组织拥有大批高素质的人才，哪个企业组织就能在竞争中获胜。通过培训，基层卫生健康服务组织成员的医学专业基础知识、医学实践技能能够得到提升，从而才能在激烈的竞争中立于不败之地。

2. 形成共同的价值观

使基层卫生服务组织员工与组织形成共同的价值观，共同敬畏生命的意义，坚持"生命所系，性命相托"的医者初心；保障人民群众的身体健康和生命安全的医者使命。这是培训最重要的目的之一。有了文化和观念上的认同，才能激发员工与组织同心同力，共同应对各种各样的新医学挑战。

3. 适应科学技术的发展

现今时代是一个科技迅猛发展的时代，科学技术从来没有像现在这样凸显它的威力，科学发现与大规模应用这种发现之间的时间间隔也在逐步缩短。医学知识、技能的变化速度越来越快，没有一种医学知识与技能可以终身受用。因此，必须通过持续的培训，使基层卫生健康服务人员适应科学技术的发展与进步。

"健康中国 2030"规划纲要给中国医学事业发展和医学人才培养带来了前所未有的机遇和挑战。探索全球工业革命 4.0 背景下的卓越医学人才教育新模式，实现医学从以"生物医学科学为主要支撑的医学教育模式"向以"医文、医工、医理交叉学科支撑的医学教育新模式"的转变。在"卓越医生教育培养计划"和"基础学科拔尖学生培养试验计划"的基础上，紧密结合以人工智能为代表的新一轮科技革命和产业革命，与"新工科"等其他体系建设交互推动，建立生物医学科学平台，培养基础医学拔尖人才；同时全面整合精准医学、转化医学等方兴未艾的医学新领域，打造中国特色的"新医科"教育新体系，培养能够适应以人工智能为代表的新一代技术革命和以合成生物学为代表的生命科学变革，能够运用交叉学科知识解决未来医学领域前沿问题的高层次医学创新人才。

4. 促进个人的发展

社会发展的终极目标之一是人的全面发展，反过来，人的发展对组织和社会的发展起着推动作用。通过培训可以发现和发掘每个人的潜能，促进个人的发展，增强基层卫生健康服务人员的满足感和成就感。

（二）培训的计划与实施

1. 培训需求分析

成功的培训始于对培训需求的清楚把握。培训需求分析是在组织及其成员的目标、知识、技能等方面进行系统的鉴别与分析，以确定是否需要培训及培训内容的活动或过程。它既是确定培训目标、设计培训计划的前提，也是进行培训评估的基础，因而成为培训活动的首要环节。

培训需求分析通常在组织层次、个人层次和战略层次三个方面进行。

（1）组织层次的分析。

组织层次的分析主要是指通过对组织的目标、资源、环境等因素的分析，准确找出组织存在的问题，发现现有状况与应有状况之间的差距，并确定培训是不是解决这类问题的有效方法。分析的内容主要包括组织目标、人员素质、目标达到程度、影响目标实现的因素等。

（2）个人层次的分析。

个人层次的分析是将员工的实际工作绩效与绩效目标进行对照，找出差距，在此基础上确定需要接受培训的人员及培训的内容。这种分析的信息来源包括员工绩效考核记录、员工技能测试成绩、个人填写的培训需求问卷等。

（3）战略层次的分析。

通常的培训比较关注组织的当前需求。战略层次的分析关心的是组织及个人为了应对未来挑战所需要的知识与技能。

2．制订培训计划

培训计划的制订是实施培训的前提条件，培训计划制订的好坏直接影响培训效果。培训计划应包括确定培训目标，选择培训对象，确定培训内容、培训形式、培训时间、培训地点，选择培训师资、培训负责人，确定考评方式、培训费用预算等。

3．培训的形式

培训的形式主要有脱产培训、在职培训和业余学习等。

（1）脱产培训。

脱产培训是指被培训者集中一段时间，离开基层工作岗位接受医学知识培训。培训地点可以是上级医院，也可以是学校和其他规范化培训机构。这种培训比较正规，侧重于医学基础理论知识和最新医学技术成果的培训。这种学习是一种充电式的学习，一般侧重于培养医学技术骨干。

（2）在职培训。

在职培训是基层卫生健康服务人员在本上级医院通过技术实践进行的培训或利用业务时间进行的培训。它是基层卫生健康服务组织培训的主要形式，适合从高层管理者到一般从业人员的所有人员。

（3）业余学习。

业余学习是基层卫生健康服务人员利用工作之外的业余时间，通过各种方式进行的拓展学习。随着社会快速发展和竞争日益激烈，业余学习越来越受到人们的重视。例如通过网络远程教育的方式进行业余医学专业知识的学习。

4．培训的方法

（1）讲授法。

讲授法是一种传统的培训方式。它的优点是运用方便，便于培训者控制整个过程；缺点是单向信息传递，反馈效果差。讲授法常被用于一些理念性知识的培训。

（2）视听技术法。

视听技术法是通过现代视听技术（如投影仪、DVD、录像机等工具）进行培训。它的优点是运用视觉与听觉的感知方式，直观鲜明，但学员的反馈与实践较差，且制作和购买的成本高，内容易过时。它多用于介绍组织概况、传授技能等方面的培训，也可用于概念性知识的培训。

（3）讨论法。

讨论法按照费用与操作的复杂程度又可分成研讨会与一般小组讨论两种方式。研讨会多以专题演讲为主，中途或会后允许学员与演讲者进行交流沟通。它的优点是信息可以多向传递，与讲授法相比反馈效果较好，但费用较高。一般小组讨论的特点是信息交流方式为多向传递，学员的参与度高，费用较低。它多用于巩固知识，训练学员分析、解决问题的能力与人际交往能力，但运用时对培训教师的要求较高。

（4）案例研讨法。

案例研讨法是通过向培训对象提供相关的背景资料，让其寻找合适的解决方法。这一方式使用费用低，反馈效果好，可以有效训练学员分析、解决问题的能力。另外，培训研究表明，案例讨论的方式也可用于知识类的培训，且效果更佳。案例研讨法的优点在于：一是可以帮助学员学习分析问题和解决问题的技巧；二是能够帮助学员确认和了解解决问题的多种可行方法。其缺点是：需要的时间较长；与问题相关的资料有时可能不甚明了，影响分析的结果。

（5）角色扮演法。

角色扮演法是让受训者在培训教师设计的工作情境中扮演某个角色，其他学员与培训教师在学员表演后做适当的点评。由于其信息传递多向化，反馈效果好、实践性强、费用低，因而多用于人际关系能力的训练。角色扮演法的优点和缺点都很多。优点是：能激发学员解决问题的热情；可增加学习的多样性和趣味性；能够激发热烈的讨论，使学员各抒己见；能够提供在他人立场上设身处地思考问题的机会；可避免可能的危险与尝试错误的痛苦。缺点是：观众的数量受限；演出效果可能受限于学员过度羞怯或过强的自我意识。在采用角色扮演法进行培训时要注意做好以下工作：准备好场地与设施，使演出学员与观众之间保持一段距离；演出前要明确议题所遭遇的情况；谨慎挑选演出学员与角色分配；鼓励学员以轻松的心情演出；可由不同组的学员重复演出相同的情况；可安排不同文化背景的学员演出，以了解不同文化的影响。

（6）互动小组法。

互动小组法也称敏感训练法。此法主要适用于管理人员的实践训练与沟通训练，让学员通过培训活动中的亲身体验增强处理人际关系的能力。其优点是可明显提高人际关系与沟通的能力，但其效果在很大程度上依赖于培训教师的水平。

（7）网络培训法。

网络培训法是利用计算机网络信息和技术进行培训的一种方式。该培训方式灵活、分散，便于被培训者根据自己的具体情况选择参加何种内容的培训，且可以按照自己的计划灵活安排培训时间。网络培训是分散式学习的新趋势，它可以节省学员集中培训的时间与费用。这种方式信息量大，新知识、新观念传递优势明显，更适合成人学习。因此，这种方式特别为实力雄厚的组织所青睐，也是培训发展的一个必然趋势。

（8）师徒传承法。

师徒传承法也叫师傅带徒弟、学徒工制、个别指导法，是由一个在年龄上或经验上资深的人员，支持一位资历较浅者进行个人发展或生涯发展的方式。师傅的角色包含了教练、顾问以及支持者。身为教练，会帮助资历较浅者发展其技能；身为顾问，会提供支持并帮助他们建立自信；身为支持者，会以保护者的身份积极介入各项事务，让资历较浅者得到更重要的任务，或运用权力让他们升迁、加薪。

师徒传承法有许多优点：一是在师傅指导下开始工作，可以避免盲目摸索；二是有利于尽快融入团队；三是可以消除刚刚进入工作的紧张感；四是有利于传统优良工作作风的传递；五是可以从指导者那里获取丰富的经验。

5．培训效果的评估

高达工资总额 5% ~ 10% 的培训预算称得上是一笔巨大的投资。因此，培训的有效性是一个必须关注的问题。为了确保这种有效性，必须进行衡量、测试和评估。培训效果评估是指通过建立培训效果评估指标及评估体系，对培训的效果进行检查和评价评估结果作为今后制订培训计划与培训需求分析的依据。

四、社区健康服务人力资源职业生涯规划

（一）职业生涯管理的含义

职业生涯管理是组织帮助社区健康服务人员制订职业生涯计划和帮助其职业生涯发展的一系列活动。职业生涯管理包括两方面含义：一是对员工个人而言，为了在基层社区健康服务工作中得到锻炼、成长、发展和满意，他们不断地追求理想的职业水平，设计自己的职业目标和职业计划；二是对组织而言，为了不断提高员工的满意度，组织应当对员工制订的个人职业计划给予重视和鼓励，并结合组织的需要和发展，给予员工多方面的咨询和指导，创造条件帮助员工实现目标。

职业生涯管理有助于人们顺利度过职业生涯的各个阶段并最大限度地实现自我价值。职业生涯管理是人力资源管理与传统人事管理的主要区别之一，是"以人为本"思想在管理活动中的主要表现。

（二）职业生涯的发展阶段

人的职业生涯是一个动态的、不断发展变化的过程，可以分为若干阶段或时期。

1．成长阶段（出生到 14 岁）

在这一阶段，个人通过对家庭成员、朋友以及老师的认同以及与他们之间的相互作用逐渐形成自我的概念。

2．探索阶段（15～24 岁）

人们认真地探索各种可能的职业选择，试图将自己的职业选择与对职业的了解以及个人的兴趣和能力匹配起来。

3．创立阶段（25～44 岁）

在经历了职业探索之后，人们逐渐选定自己从事的职业。这一阶段员工主要关心的是在工作中的成长、发展或晋升。

4．维持阶段（45～60 岁）

处于这一阶段的员工对成就和发展的期望相对减弱，所关心的是如何能一直守住这个工作。

5．衰退阶段（60 岁以上）

随着人们开始准备退休，他们必须将自己培养成一个新的角色，为适应退休后的生活做准备。

（三）职业生涯管理的内容

职业生涯管理需要组织与员工共同参与。总体来说，职业生涯管理包括以下内容。

1．个人自我分析

员工本人或请有关专家对自己的知识、能力、兴趣以及职业发展的要求和目标进行分析和评估，确定自己近期和长期的发展目标，拟定职业发展规划。

2．组织对员工的能力和潜力的评估

组织通过对员工有关资料和信息（包括招聘时的有关信息、考试资料、相关教育背景、工作经历、工作绩效、评估材料、晋级材料等）的分析，帮助员工准确地评估自己的能力和潜力并制定职业规划。

3．提供公平竞争的机会

员工进入组织以后，要制定一个可行的、符合组织发展需要的个人职业发展规划，就必须获得组织内有关职业选择、职业变动、晋升机会、职业前景、职位空缺等方面的信息。组织为了使员工的个人职业发展规划更切合实际，要将员工的职业发展方向、职业发展途径以及候选人应具备的条件等信息及时地公之于众，使员工通过公平竞争实现自己的期望。

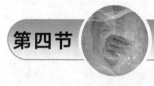

第四节　社区健康服务人力资源绩效考评

一、社区健康服务人力资源绩效考评及其要素

（一）社区健康服务人力资源绩效考评

人力资源绩效考评是人力资源管理工作的一项重要内容，也是整个组织管理体系的一个重要组成部分。通过选拔活动为组织中的职位配备了适当的人员，这并不意味着万事大吉。占据职位的人员是否确实符合要求？是值得进一步提拔还是应当加以调整？人员的培训和培养工作是否做到了点子上？他们的薪酬应当依据什么标准来确定？这些问题在对人员进行考核和评价的基础上才能找到答案。

社区健康服务人力资源绩效考评是按照一定标准，采用科学方法，检查和评定卫生工作人员履行专业职责、执行岗位任务的程度，以确定其工作成绩的一种管理方法。

（二）社区健康服务人力资源绩效考评的要素

考评要素，通俗地讲，就是从哪些方面去考核和评价一个人。设计考核要素是考核工作中的难点。

1．人员考核的基本要素

对人的评价应该是综合性的，所以对人的考核要全面，不能只看一面而忽略另一面。人员考核要素，从大的方面讲主要包括四个部分：职业品德、工作态度、工作能力、工作业绩。

（1）职业品德。职业品德是指组织成员是否在思想上与组织精神、理念保持高度一致。具体内容包括：一是忠诚度，考核组织成员是否责任心、事业心强，爱岗敬业，能否认真做好本职工作，与组织同甘共苦；二是贯彻执行，考核组织成员的积极主动性，是否严格贯彻组织精神、理念及各类制度并能及时反映异常状况等。

（2）工作态度。工作态度包括责任心、服从意识、协作意识等。考核工作态度的目的是了解组织成员工作上是否具有积极性、主动性，是否能够钻研业务、勇于创新，是否能够充分发挥自己的能力，是否具有较好的组织纪律性等。具体考核如下内容：一是人际关系，即是否与同事、上下级相处融洽，并受到欢迎；二是组织纪律性，即是否能严格遵守组织制度，以身作则；三是团队合作，即是否具有良好的团队合作精神和服务意识，工作上理解、支持、配合；四是积极主动性，即工作是否积极主动，敢于承担责任，遇到工作不推诿；五是责任心，即工作是否认真负责，严于律己，不乱发议论和牢骚；六是进取心，即是否积极向上，不断自我学习，不断进取；七是下属认可度，如在下属心目中是否有较高地位，是否被下属认可。

（3）工作能力。工作能力是指组织成员的业务知识和工作能力，考核工作能力的目的是考核组织成员的基本能力、业务能力、应用能力和创新能力等。具体考核内容如下：一是管理统率，即根据下属的性格、经验、学识等进行合理分工、科学部署，进而组织完成工作任务的能力；二是理解执行，即对上级的决定计划准确理解和执行的能力（中级职员）；三是专业知识（能力），即是否具有丰富的岗位相关知识；四是沟通协调，即运用文字或口头语言，使他人了解本人意图，圆满处理各类事务的能力；五是统筹策划，即准确把握问题所在并提出切实可行的方案的能力；六是计划安排，即对分内工作进行合理、科学安排的能力（一般管理人员）；七是判断决策，即准确把握问题关键，立足全局，全面迅速做出决定的能力；八是培训指导，即积极合理地培训、指导、激励下属工作，使下属能动地接受工作并完成任务的能力；九是应变创新，即思维敏捷、临危不乱，面对困难和问题能及时发现解决办法的能力。

（4）工作业绩。工作业绩是指工作目标完成度、准确度、效益和对组织的贡献，考核工作业绩的目的是考查组织成员完成工作任务的质量和数量，从事创造性劳动的成绩、工作效率及为组织所做的贡献大小。各类人员的工作业绩由专业部门负责考评。具体内容如下：一是目标达成度，即《工作计划书》指定的目标及《职务说明书》所规定的工作职责完成情况；二是工作品质，即所辖范围内的工作秩序是否良好，处理事务是否按规定完成，要求归档的文件、表单、资料是否齐全和管理有序；三是工作方法，即完成工作的方法是否科学、合理、合法、高效；四是绩效增长，即管理人员本身责任的执行情况，下属绩效的改进情况。总之，组织设计的考核要素要基本涵盖考核对象的工作内容，从而对被考核者做出全面的了解和评定。

2．区别不同类型的考评对象确定考核要素

由于不同岗位的组织成员工作性质和工作内容不同，所以考核要素的设定也应该分门别类，只有这样，考核才具有针对性。如机关人员与车间职工的工作性质不同，那么考核要素也应与车间职工的考核要素有所不同，对机关人员的考核应以服务态度、原则性、协调性、计划性等为重要考核要素。同样，领导者的考核要素与普通职工的考核要素也有所不同，如对车间主任的考核，除了有一般职工的考核要素外，还应有政治立场，思想品质，政策业务水平，分析、判断、决策能力，组织领导能力，沟通协调能力等管理方面的考核要素，而且这些要素是考核领导者的重要内容。

3．依据考核要素完善人事考评指标体系

在具体的人事考核中，要依据考核要素设计完善的人事考评指标体系。人事考评通过考评指标体系来实施。考评指标的设计包括指标内容与标准的确定及量化等主要工作，指标内容的设计包括考评要素拟定、要素标志选择及标志状态标度划分三项内容。

人事考评指标设计要与实际考评内容保持一致；指标要具有可操作性，尽量将无法操作的指标用可操作的指标代替，所设计的指标应尽量具有普遍性，要适合所有考评对象，有较强的代表性，避免仅仅适用于个别考评对象，这也是人事考评简便性特征的要求；指标的内容设计上要涵盖工作的条件、过程及结果，即不但要包括人员素质和能力，还要包括工作绩效的考评指标；指标内容设计要避免相互交叉，同时要确保其完整性。指标的量化，即将考评指标赋予一定的分值，使指标体系具有可考功能。

二、社区健康服务人力资源绩效考评的意义

（一）评价工作状况的重要尺度

绩效评价信息是对工作人员既往工作状况的反馈。绩效评价能够使工作人员了解自己的工作情况，从而改进工作中由于人的原因而产生的缺陷和不足之处，同时也为人员培训提供了可靠依据。

（二）实施奖惩的重要依据

绩效评价结果为可量化的考核结果，可对机构与个人的工作成绩与表现做出系统、客观、精细的评定。机构可以根据绩效评价结果排序，作为奖惩的依据。

（三）有助于合理的岗位轮换

社区健康服务机构公开聘用人员，在聘用的试用期，让他们从事几类相关工作，在几个岗位或科室轮转，承担不同的工作任务，进而对他们的工作进行评价，把他们安排到最能发挥其能力的岗位。

（四）确定职务升迁的依据

尽管绩效评价结果并不是提升职务和晋升职称的唯一依据，但对绩效成绩好的人员优先考虑晋升问题，有一定的激励作用。绩效考评结果往往作为决定人员提拔和调整工资或进行职务和职级晋升的依据。

三、社区健康服务人力资源绩效考评的方法

社区健康服务人力资源绩效考评资料来源主要有三种：客观数据、人力资源管理资料和评判数据。

（一）客观数据

社区卫生服务绩效评价的客观数据，无论组织和个人都有三个层次。

（1）效益性指标数据，如发病率、伤残率、期望寿命、死亡率、医联体参与效益等。

（2）结果性指标数据，如机构服务项目、门诊量、病床使用率、病床周转率、双向转诊率、患者治愈率、经济收入增长率、医疗事故发生数等。

（3）产出性指标数据，如出诊次数、管理病床数、住院处理病人数、转送病人次数、工作日、健康教育次数、诊断正确率等。

（二）人力资源管理资料

常用的人力资源管理资料主要有：缺勤率（可原谅性缺勤——患病缺勤，不可原谅性缺勤——因无关紧要的事缺勤），工作满意度评价、离职意向、承担重要工作的记录，获得群众表扬或上级奖励等记录。

（三）评判数据

评判数据是运用最广泛的资料。评判数据以管理人员和社区群众评定为主，还包括同事、知情人、学生、病人等评定。评判人员的经验、使用的评分量表及评价方法对评判结果影响较大，需全面综合考虑。

四、社区健康服务人力资源绩效考评的实施

（一）确定绩效评价的执行者与参与者

社区卫生人力绩效评价的执行者一般为机构人力资源部门，其参与者包括员工所在部门的上级、同事、下属以及员工本人，也包括医院以外的专家或社会相关人群（患者、患者家属等），以保证从不同的角度对员工进行评估。

（二）确定评价时间

社区卫生人力绩效评价的时间一般为常规时间段的末尾，如年末，也可在一个工作周期末，例如一台手术之后、特殊项目或重大事件后。具体时间根据机构有关规定和人事决策来确定。

（三）评价的实施

评价的实施包括收集资料、确定评价的指标体系、业绩综合评估等步骤。

1．收集资料

收集资料是指收集与绩效标准有关的资料，使评价过程有据可依。有关资料包括员工工作表现的记录（如工作数量、工作质量、工作效率、安全情况、出勤情况等）、他人的评价（如员工的主管上级、同事、患者、患者家属以及其他社会人群的评价等）、关键事件记录（如对员工表现优秀或恶劣事件的记录）等。对收集的资料应慎加选取，保持客观性，尽量避免引进和标准无关的信息，减少对评价工作的干扰。

2．确定评价的指标体系

建立和评价项目相适应的评价指标体系、相应的权重体系以及科学有效的绩效评价方法是保证绩效评价结果客观的首要举措。

3．业绩的综合评价

把收集到的有关资料，通过指标体系加以综合分析，得到综合评价的结果。

4．评价反馈

评价反馈是指评价的执行者（人力资源管理者或员工上级主管）将评价结果及时准确地反馈给被考评的员工。征求被评价员工的意见，使员工对自己的工作有较正确的认识，从而有助于其绩效的改善。

5．绩效改善

绩效改善是指通过绩效评价，发现员工的现状与要求之间的差距，与员工一同找出存在差距的原因，并提出解决问题的办法。绩效改善是员工绩效评价的归宿。

 思考题

1．社区健康服务人力资源有哪些特点？
2．简述社区健康服务人力资源管理的原理。
3．如何理解"同素异构"原理？请举例说明。
4．社区健康服务人力资源的配置有哪些？
5．何谓"彼得原理"？试举例说明。
6．简述社区健康服务人力资源内部选拔的优缺点。
7．简述社区健康服务人力资源外部招聘的途径。
8．简述社区健康服务人力资源录用的原则。
9．论述社区健康服务人力资源培训的目的。
10．简述社区健康服务人力资源考评的意义。

第十四章

社区健康服务卫生经济学评价及相关法律与政策

本章要点

掌握　社区健康服务与管理需要与需求；社区健康服务与管理需求弹性和供给弹性的内涵；社区健康服务与管理需求特点；社区健康服务与管理需求的影响因素；社区健康服务与管理卫生经济学评价、全面评价的概念。

熟悉　社区健康服务与管理需求弹性的计算；社区健康服务与管理卫生经济学评价的基本方法；基本医疗卫生与健康促进法。

了解　社区健康服务与管理需求曲线、分析的基本方法及其在社区健康服务与管理领域的应用；"健康中国 2030"规划钢要。

本章课程思政目标

通过学习社区健康服务与管理的供求内涵及其影响因素，深刻理解社区健康服务的卫生经济学评价，以及社区健康服务的法律保证与"健康中国 2030"规划纲要，培养学生以人为本、以满足居民需求为主旨的健康服务责任意识；通过学习社区健康服务的相关法律与政策等内容，引导学生热爱祖国、遵纪守法、积极投身祖国的健康事业，培养学生树立依法服务、遵章守纪的法律观念并严格执行，同时引导学生树立重视伦理、重视服务对象权益、保护服务对象安全和隐私的法治意识。

随着城市居民生活水平的不断提升，社区居民对健康状况的愈发重视，社区公共服务水平的不断改善，社区健康服务与管理日渐成为社区服务的重要内容。对于社区健康服务与管理供需的分析，在于剖析社区健康服务消费者的消费行为，理清社区健康服务与管理需求的重要特征，深入剖析影响社区居民健康服务与管理需求的主要因素，对社区居民健康服务与管理需求进行测评和预估，进而为政府卫生经济政策的制定、社会卫生资源的优化配置、社区健康服务的有效供给、社区健康服务管理工作的顺利开展提供有效参考。

第一节　社区健康服务与管理需求分析

一、社区健康服务与管理需求概述

（一）社区健康服务与管理需求的内涵与表现形式

1. 社区健康服务与管理需要

社区健康服务与管理需要是指在不考虑社区居民生活水平与实际支付能力的情况下，从社区居民的自身愿望出发，由医学专业机构和人员根据现有医学知识，诊断分析出社区居民的实际健康状况，并据此明确社区居民应该获得的健康服务数量。它取决于社区居民自身愿望，是根据居民实际健康状况表现出来的对医疗、康复、预防、保健等服务的客观需要。广义的社区健康服务与管理需要包括社区居民自身感知的服务需要、社区居民未能感知的服务需要以及医学专业机构和人员判定的服务需要三个部分。

第一，社区居民自身感知的服务需要是指社区居民主观上认为自己因为疾病或为了预防疾病应该获得的健康服务。一般而言，只有当社区居民感知自身有健康服务需要时，才会产生利用社区健康服务的动机，进而转化为社区健康服务需要。第二，社区居民未能感知的服务需要是指社区居民实际存在某种健康、预防、保健甚至康复问题，但其自身并未察觉或感知到的健康服务需要。这部分居民并不会产生实际的社区健康服务需要，也不会有寻求社区健康服务管理的行为，这种情况极易对居民健康构成威胁，从而可能会造成社区居民生活水平的断崖式降低。发现社区居民未能感知的服务需要最有效的方法在于对社区居民进行日常性健康教育和保健宣传以及定期式健康筛查和健康管理，以期尽早挖掘社区居民未能感知的潜在服务需要。这对于提高社区居民的健康状况具有重要意义。第三，医学专业机构和人员判定的服务需要，即狭义的社区健康服务和管理需求，它是指从社区居民实际健康状况出发，在不考虑社区经济条件、服务水平以及社区居民实际支付能力的情况下，由医学专业机构和人员通过现有医疗器械检查和医学知识分析，判断社区居民应该获得的健康服务数量。

社区健康服务与管理需要受多方面因素影响，包括社会、经济、文化、人口、地理环境、医疗卫生以及居民心理等。在这些综合因素的影响下，社区居民自身感知的服务需要与医学专业机构和人员判定的服务需要两者之间会发生偏离，其偏离情况如表 14-1。表中 A 和 D 表示两类需要的一致性；B 情况则主要形成了社区居民未能感知的服务需要；C 情况往往由社区居民心理的自我怀疑或因其本身将某种健康问题无限放大，过度感知社区健康服务和追求医疗卫生服务，这可能会引起社会医疗资源和社区健康服务的过度浪费与过度使用。

表 14-1　社区居民自身感知与医学专业机构和人员判定的服务需要的偏离

专业机构和人员	社区居民	
	有社区健康服务需要	无社区健康服务需要
有社区健康服务需要	A	B
无社区健康服务需要	C	D

2. 社区健康服务与管理需求的内涵

（1）社区健康服务与管理需求定义。

社区健康服务与管理需求是指在一定时期内，各种可能的健康服务价格水平下，社区居民愿意且能够购买的社区健康服务和管理的数量。根据此定义可知，社区健康服务与管理需求的形成必须满足两个必要条件：一是社区居民具有购买健康服务的愿望；二是社区居民具有购买健康服务的支付能力。如果居民仅有购买社区健康服务与管理的愿望，却没有相应的支付能力，或者居民虽然有支付能力，但却没有购买社区健康服务与管理的愿望，都不能形成居民对社区健康服务与管理的需求。在社会经济生活中，任何一种产品和服务的生产都需要消耗大量的资源和劳动，因此，当人们获得和使用这一产品或服务时，理应为消耗的资源和劳动支付成本费用和酬劳，社区健康服务与管理作为一种服务，同样如此。因此，在分析和研究社区健康服务与管理需求时，必然考虑社区居民对社区健康服务的实际愿望和需要，同时还要考量其具备的支付能力。

（2）社区健康服务与管理的需求函数和需求曲线。

在需求理论中，一种产品和服务的需求数量由多种因素共同影响和决定。社区健康服务与管理也是如此。影响其需求数量的因素主要包括：社区健康服务与管理的价格、居民的收入水平、相关产品与服务的价格、居民的消费偏好、居民人数与消费次数、居民对社区健康服务与管理的价格预期以及社区健康服务与管理项目对居民身体健康的重要程度等。它们对产品与服务需求数量的影响如下。

① 社区健康服务与管理的价格。社区健康服务与管理的价格越高，其需求越小；反之，价格越低，需求就越大。

② 居民的收入水平。当居民收入水平提高时，就会增加对健康服务与管理的需求量；相反，当居民收入水平降低时，则会减少其对社区健康服务与管理的需求数量。

③ 相关产品与服务的价格。当社区健康服务与管理的价格保持不变，而其他相关产品与服务的价格发生变化时，该社区健康服务与管理的需求量也会发生变化。比如，社区居民所在单位具有专门提供免费体检、康复、保健等福利内容时，该居民对社区健康服务与管理的需求可能就会相应减少。

④ 居民的消费偏好。当居民对社区健康服务与管理的某种偏好增强时，该社区健康服务与管理的需求量就会增加，反之则减少。比如，社区居民对中医理疗和中医保健等项目具有浓厚兴趣和偏好，则必然导致该社区居民对中医类健康服务的需求量增加。

⑤ 居民人数与消费次数。社区居民人数较多，且居民消费频繁，必然导致对社区健康服务与管理的需求数量增加；反之，则减少。

⑥ 居民对社区健康服务与管理的价格预期。当居民预期社区健康服务与管理的价格在下一期上升时，就会增加对该服务与管理的当期需求量；当居民预期社区健康服务与管理的价格在下一期下降时，就会减少对该服务与管理的当期需求量，以期在下一期增加购买。比如，某社区在每年的国庆均会免费提供健康服务和管理的基本项目，那么一般而言，该社区居民在每年国庆前将不会对健康服务与管理的基本项目进行购买，进而导致其需求量减少。

⑦ 社区健康服务与管理项目对居民身体健康的重要程度。一般而言，某一社区健康服务与管理项目对居民身体健康越重要，居民对其的需求量就会越大，反之越小。另外，社区健康服务与管理项目对居民身体健康的重要程度不仅影响其需求数量，更会对社区健康服务与管理的需求弹性产生影响。关于这一点，在下面内容中进行分析。

根据以上分析，可以得出社区健康服务与管理的需求函数，它表示社区健康服务与管理的需求数量及影响该健康服务与管理需求数量的各种因素之间的相互关系。其表达式如下：

$$Q^d = f(X_1, X_2, X_3, \cdots, X_n) \tag{14-1}$$

其中，Q^d 表示社区健康服务与管理的需求数量；$X_1, X_2, X_3, \cdots, X_n$ 分别表示引起该服务需求数量变化的各种因素。

在现实研究过程中，由于同时考察多种因素的影响会使得需求函数变得复杂，往往会对其需求函数进行简单化处理。从社区健康服务与管理的需求来看，其价格是决定其需求的最基本要素。因此，我们假定其他因素保持不变，只分析价格变化对社区健康服务与管理需求数量的影响。于是，其需求函数变为：

$$Q^d = f(P) \tag{14-2}$$

其中，Q^d 和 P 分别表示社区健康服务与管理的需求数量和价格。

需求理论认为，在其他因素不变的条件下，产品和服务的价格与需求之间存在反向变化关系，也即：产品和服务价格上升，其需求数量减少；价格下降，需求数量增加。这一规律可由替代效应与收入效应进行解释：当某种产品和服务的价格上涨时，居民消费者一方面会在市场上寻求该种产品和服务的替代品，进而减少对该产品与服务的需求，即表现出对该产品和服务的替代效应；另一方面，由于产品和服务价格上涨，居民消费者收入的实际购买力下降，因此，必然减少消费，减少对该产品与服务的需求，即表现出对该产品和服务的收入效应。

通过以上分析，对于只考虑价格因素的社区健康服务与管理的需求函数，可以画出对应的需求曲线，如图 14-1。图中，横轴表示社区健康服务与管理的需求数量 Q^d，纵轴表示社区健康服务与管理的价格 P，其需求曲线由左上方向右下方倾斜，即斜率为负值，表示其需求数量与价格之间呈反方向变动。图 14-1（a）与图 14-1（b）分别表示两个社区居民在不同价格水平下的健康服务与管理需求量。

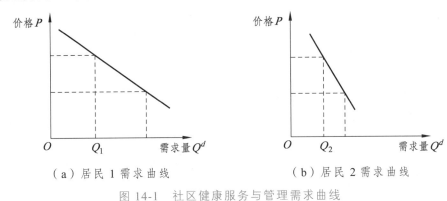

（a）居民 1 需求曲线　　　　（b）居民 2 需求曲线

图 14-1　社区健康服务与管理需求曲线

由前文可知，影响社区健康服务与管理需求数量的因素很多。当其他因素保持不变，仅由健康服务与管理的价格发生变动引起的需求数量的变动，称为需求量变动。在这种变动过程中，社区健康服务与管理需求数量与价格之间的关系并未改变，其表现为在同一条需求曲线上点的滑动，如图 14-2（a），当社区健康服务与管理价格由 1 单位变为 2 单位时，需求由 Q_1 变为 Q_2。而在图 14-2（b）中，当价格不变，由其他因素变动引起的需求数量的变动，称为需求变动，此时社区健康服务与管理需求数量与价格之间的关系已经改变，其表现为需求曲线发生平移，从 D_1 移到 D_2。

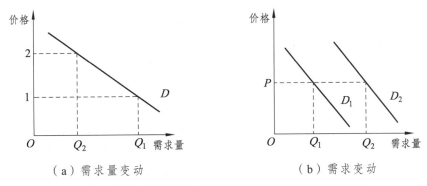

（a）需求量变动　　　　　　（b）需求变动

图 14-2　社区健康服务与管理需求量变动与需求变动

3．社区健康服务与管理需求的特征

（1）消费者信息缺乏。

一方面，在现代互联网技术快速发展的情况下，一般市场上，消费者可以根据其需求任意挑选自身所期望的产品与服务，然而在医疗卫生和健康服务领域，由于健康服务与管理具有高度专业性和临床复杂性，社区居民缺乏医学知识和信息，无法准确判断自身身体健康状况，因而无法确定自己需要的健康服务与管理的数量与质量的相关信息。在这种情况下，社区居民对健康服务与管理信息的获取往往来自社区管理者或服务的供给者。另一方面，由于疾病对居民身体的威胁可能会具有不可逆性，因此社区居民需要及时获得准确的健康服务与管理，这就直接导致"病急乱投医"现象屡见不鲜。因此，从一定程度来说，在社区健康服务与管理领域，供需双方存在明显的信息不对称和不完善，社区居民没有足够信息支撑自己做出最为理性的消费选择，这不仅扭曲了医疗卫生和健康服务领域中居民的社区健康服务与管理需求，也可能导致社会医疗资源的无端浪费。

（2）社区健康服务与管理需求的被动性。

随着社会经济发展，居民生活水平不断提升，其对自身健康状况日益重视。然而，社区居民对社区健康服务与管理的需求具有明显的被动性。居民对社区健康服务与管理的需求一般需要经历三个阶段：一是通过居民自我感知是否需要健康服务与管理；二是由专业的医疗机构和人员通过检查判断是否应该接受社区健康服务与管理；三是社区居民对社区健康服务与管理的实际需求和利用。在以上阶段中，由于社区居民缺乏医学知识，其获得社区健康服务与管理的愿望与最终实际需求和利用两者间在质与量方面均存在一定差异。因此，社区居民对社区健康服务与管理的需求会受到专业医疗机构和人员判断的影响，是在明显被动条件下进行的。另外，由于居民在寻求社区健康服务与管理时，往往带有明显的求助心理，这种心理直接导致该种服务的需求和价格的形成具有典型的非平等性。

（3）社区健康服务与管理需求的效益外部性。

在一般产业与服务的市场上，消费者购买并使用某一产品与服务后，其带来的效益由消费者本人享有。而不同于一般产品与服务，社区健康服务与管理对于社区所有居民乃至整个社会民众均能表现出效益外溢。例如传染病、流行性疾病的防治，当强化对社区居民中易感人员的预防和健康管理，能有效切断这些类别疾病的传播途径，从而大大改善了社区生活环境，提升了社会医疗卫生和健康水平，也说明社区居民对社区健康服务与管理的需求和实际利用不仅使居民自身获得了效益，也提高了其他居民的效益。因此，社区健康服务与管理的需求具有明显的效益外部性。

（4）社区健康服务与管理费用支付多元性。

现代社会，享有健康是每个人所拥有的必要权利，而健康服务与管理是保障社区居民健康的重要手段和方式。为了使社区居民获得基本的医疗卫生和健康服务，保障社区居民身体健康，减轻疾病风险给居民个体带来的经济损失和精神损失，在医疗卫生和健康服务领域的筹融资系统和过程中，通常引入医疗保险、社会救助、企事业单位和相关政府机构。这些社会资金与部门机构的介入，使国民收入在全社会更为公平地相互转移，进而提高了全社会居民健康服务与管理需求的支付能力，改变了各地区社区居民健康服务与管理的购买力，也间接地影响了社区居民对健康服务价格的敏感度，进而影响其消费行为，并影响了社区健康服务与管理需求的数量和质量。

（二）社区健康服务与管理需求在资源配置中的作用

对社区健康服务与管理需求的研究，不仅是要明确社区居民所利用的医疗卫生与健康服务的数量与质量，更需要理清楚社区健康服务与管理需求、社区医疗卫生与健康服务资源以及社区健康服务与管理的利用三者之间的相互关系（如表 14-2）。明确这一相互关系，才能从根本上判断社区医疗卫生和健康服务资源配置效率的高低。因此，社区健康服务与管理需求作为地区医疗资源配置的重要依据，将会有效提升地区医疗资源的配置效率。当居民对社区健康服务与管理的需求与实际利用程度、社区健康服务与管理资源配置并未相互对应时，就可能会出现社区健康服务与管理资源不能满足社区居民需求或资源未能合理利用等问题。在此情况下，通过对原因和影响因素的分析，可采取相应的措施与对策，提高社区居民健康服务与管理需求的满足程度，降低不合理的社区健康服务资源利用。

表 14-2　社区健康服务与管理需求、资源与利用程度综合评价模式

利用程度	高需求		低需求	
	资源多	资源少	资源多	资源少
高	A 型 资源分配适当	B 型 资源利用率高	E 型 过度利用	F 型 资源利用率高
低	C 型 资源利用率低	D 型 资源投入低	G 型 资源投入过度	H 型 资源分配适当

二、社区健康服务与管理的需求价格弹性

（一）需求弹性概念

由上述需求理论可知，当一种产品和服务价格发生变化时，该种产品与服务的需求量也会发生改变。同时，当居民收入提高或该产品和服务的相关产品和服务的价格变化时，这种产品和服务的需求数量也会发生变化，其变化关系由上述需求函数给出。当两个变量之间存在函数关系，则可以从函数关系中推出因变量变动比例与自变量变动比例之间的相互关系，这一关系被称为弹性，表示因变量对自变量变化的反应敏感程度，其一般公式为：

弹性系数 = 因变量的变动比例 / 自变量的变动比例

假设两变量之间存在函数关系 $Y = f(X)$，则弹性系数的公式表达式为：

$$e = \frac{\frac{\Delta Y}{Y}}{\frac{\Delta X}{X}} = \frac{\Delta Y}{\Delta X} \cdot \frac{X}{Y} \tag{14-3}$$

式中，e 表示弹性系数；ΔY，ΔX 表示两变量的变化量。该式子表示当自变量 X 变动百分之一时，因变量 Y 变动百分之几。在上式中，当 ΔX 趋于 0，ΔY 也趋于 0 时，则弹性公式变为：

$$e = \lim_{\Delta X \to 0} \frac{\frac{\Delta Y}{Y}}{\frac{\Delta X}{X}} = \frac{\frac{dY}{Y}}{\frac{dX}{X}} = \frac{dY}{dX} \cdot \frac{X}{Y} \tag{14-4}$$

一般地，将（14-3）式计算出来的弹性称为弧弹性，（14-4）计算出来的弹性称为点弹性。

（二）社区健康服务与管理需求价格弹性的概念与影响因素

1．社区健康服务与管理需求价格弹性的概念

由上一节中所述的社区健康服务与管理需求函数可知，社区健康服务与管理需求的价格弹性是指社区健康服务与管理需求量变动对其价格变动的反应灵敏程度。由（14-2）式可知，社区健康服务与管理需求的价格弹性系数可表示为：

$$e_{dp} = -\frac{\frac{\Delta Q^d}{Q^d}}{\frac{\Delta P}{P}} = -\frac{\Delta Q^d}{\Delta P} \cdot \frac{P}{Q^d} \tag{14-5}$$

式中，e_{dp} 表示社区健康服务与管理需求的价格弹性系数；ΔQ^d，ΔP 分别表示社区健康服务与管理需求及其价格的变动量。由于在需求函数中，需求数量与价格的变化方向相反，因此，为保持弹性系数的正向性，在公式前面加上负号。

2．社区健康服务与管理需求价格弹性的种类

由上可知，根据社区健康服务与管理需求价格弹性系数值的大小，可将其分为以下五种类型。

（1）当 $e_{dp} > 1$，称为富有弹性，表示社区健康服务与管理需求数量变动比例大于其价格的变动比例，此时需求曲线较为平坦。

（2）当 $e_{dp} = 1$，称为单位弹性，表示社区健康服务与管理需求数量变动比例等于其价格的变动比例，此时需求曲线为一条双曲线。

（3）当 $e_{dp} < 1$，称为缺乏弹性，表示社区健康服务与管理需求数量变动比例小于其价格的变动比例，此时需求曲线较为陡峭。

（4）当 $e_{dp} = 0$，称为完全无弹性，表示社区健康服务与管理价格的变动对其需求变动无任何影响，此时需求曲线与横轴垂直。

（5）当 $e_{dp} = \infty$ ，称为完全弹性，表示社区健康服务与管理价格的微小变动，都将引起其需求数量的剧烈变动，此时需求曲线平行于横轴。

以上各需求曲线如图 14-3 所示。

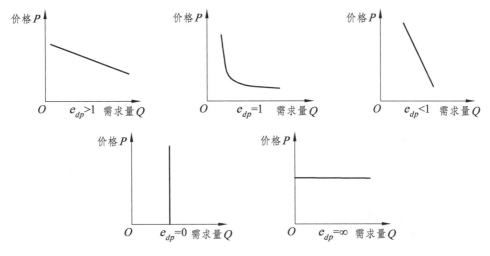

图 14-3　社区健康服务与管理需求价格弹性类别

3．影响社区健康服务与管理需求价格弹性的因素

由于社区健康服务与管理关系到社区居民的生态健康状况，一定程度上可以认为，健康服务与管理是居民生活的必需品，因此，居民对其需求往往具有不可随意替代性，也即其替代产品和服务较少。因此，其需求价格弹性往往较小，表示即使其价格上升，所引起的需求量的减少程度也相对较小。在大多数研究中，大量学者通过计算，预测其弹性系数范围在 0.1 ~ 0.7，属于缺乏弹性产品。总体而言，影响弹性系数的因素主要包括以下四种。

（1）社区健康服务与管理的替代产品获得的难易程度。如某一社区健康服务与管理项目在其他市场的可替代服务越多、服务的功能越接近、可获得性越高，则该项健康服务项目的需求价格弹性就越大，反之则越小。

（2）社区健康服务与管理费用支出在居民收入中所占比重。一般而言，若该项费用支出所占比重越大，其需求弹性也就越大，反之则小。如社区医院检查所产生的挂号费用与 CT 检查费用相比，前者服务需求的弹性明显低于后者。

（3）社区健康服务与管理需求的重要程度。某些健康服务与管理对于居民自身健康状况越紧迫、必需，其需求价格弹性就越小，反之则越大，这也可以解释为什么患者在寻求 120 急救时，不会考虑价格因素。

（4）社区健康服务与管理持续时间长短。当某一项社区健康服务与管理的持续周期较长，则居民在其他市场寻求其替代品和服务的时间较多，这往往导致该项社区健康服务与管理的弹性变大，反之则小。

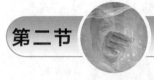

第二节　社区健康服务与管理供给分析

一、社区健康服务与管理供给概述

（一）社区健康服务与管理供给内涵

1．供给的定义

在经济学理论中，一种产品和服务的供给是指在一定时期内，生产者在各种可能的价格水平下，愿意且能够生产和出售的产品和服务数量。与产品和服务的需求相同，根据其定义，要形成产品和服务的供给，同样需满足两个条件，其一是生产者有生产和出售产品或服务的愿望；其二是生产者必须具备生产和出售产品或服务的能力，这两个条件必须同时满足，才能构成供给。在经济学理论研究中，供给可以分为个体供给和市场供给，个体供给是指单个企业在一定时期内，在各种价格水平下愿意且能够提供的产品或服务供给；而市场供给是指市场上全体企业在一定时期内，每一个可能的价格水平下愿意且能够生产和出售的产品或服务供给，简单地可以看作所有单个企业的加总。

2．社区健康服务与管理供给的概念

尽管社区健康服务与管理相比于一般产品和服务，有其自身特殊性，但对其供给的研究，依然遵循一般产品和服务的供给属性，其同样需要满足两个条件，一是社区健康服务与管理的供给方要有提供服务的愿望；二是该服务的供给方要具备提供医疗卫生与健康服务的能力，例如掌握提供社区健康服务的技术和医学专业知识、具有相应的辅助人员和服务人员以及为社区居民提供健康服务的基本设施等。对于社区健康服务与管理供给方提供服务能力的研究，直接决定了供给方提供服务的数量和质量，也间接决定了供给方生产和提供社区健康与管理服务的生产成本，关于这一点，将在下一节详细分析。

3．社区健康服务与管理供给的特点

在经济理论中，对于一般企业而言，其提供产品或服务的目的在于追求利润最大化。但有别于一般企业，社区健康服务与管理的供给目的会因为供给企业的性质不同而有所区别，也即其供给目的具有多元性。一般营利性医疗机构和健康服务机构提供社区健康服务与管理的目的类似于一般企业，以追求利润最大化为目的。而非营利性医疗机构和健康服务机构（如公立医院、社区疗养院、社区养老院等）的供给目的在于更好地满足人民医疗保健的需要，实现其社会职能，以期实现社会效益最大化。正是由于社区健康服务与管理的供给方具有以上特征，使得其服务的供给也具备不同于一般产品与服务的特殊性质，主要体现在以下几个方面。

（1）社区健康服务与管理供给的垄断性。

社区健康服务与管理具有高度的专业性和技术密集型，不同于一般产品与服务的供给者，可以较为自由地进入和退出市场。尤其在我国医疗卫生与健康服务领域，大部分大型医疗机构均具由政府出资修建，带有明显公立性特征，同时在其资源配置时往往考虑区域规划和区域功能，具有一定的社会职能，使其在一定程度上并非可由其他机构和企业所代替，因此具有一定的区域垄断地位。

（2）社区健康服务与管理供给的不确定性。

社区健康服务与管理的供给具有明显的不确定性。由于居民可能因为个体差异和生活习性等原因，使其各自对于健康服务的需求不尽相同，也迫使社区健康服务与管理的供给也各不相同。同时，即使针对相同的居民健康服务情况，在后续的保健、康复过程也可能因为居民个体性差异而提供不同的健康服务。

（3）社区健康服务与管理供给的公共性和救济性。

不同于一般产品和服务的供给，部分医疗卫生与社区健康服务属于公共产品，具有明显的非排他性（不能将未支付费用的居民排除在外）和非竞争性（增加或减少居民的使用数量，都不会减少其他居民的使用），例如社区公共卫生服务的提高，又比如社区内免费的保健器械等。同时，社区健康服务与管理直接关系到社区居民的身体健康和生命安全，而享有身体健康与生命安全是社会居民的一项基本权利，因此，社区健康服务与管理的供给往往带有一定程度的救济性。

（4）社区健康服务与管理供给的外部性。

社区健康服务与管理是一种特殊的劳务，其服务的供给不仅给需求者带来了效益，也同时增加了社区乃至社会的总体效益，比如传染病的防治；同时，在社区健康服务与管理供给中，有一部分劳务由义工和志愿者提供，这些供给者提供的免费劳务对于社区居民来说具有典型的外部性。

（5）社区健康服务与管理供给的专业性。

社区健康服务与管理供给的数量与质量直接关系到社区居民的健康和生命，因此，在供给者提供这些服务时，必须具备专业的医学知识和相关的技术能力，只有经过医学专业教育、培训并取得相应资格证书的专业技术机构各人员，具备良好的职业操守，同时获得相应卫生行政部门认定和批准的资格者才能为社区居民提供相应的健康服务与管理。

（二）社区健康服务与管理供给函数与供给曲线

一种产品与服务的供给数量由多种因素共同决定，在社区健康服务与管理的供给分析中，同样如此。这些因素主要包括：社区健康服务与管理的价格、健康服务项目成本、供给者的技术水平、相关产品与服务的价格、生产者对未来的预期等。以上因素对社区健康服务与管理供给的影响如下：

关于社区健康服务与管理的价格。一般而言，当社区健康服务与管理的价格越高，其供给数量就越多；反之，则小；同时，与一般产品与服务不同的是，由于社区健康服务与管理具有一定程度的公共性和救济性，因此在考量其价格对供给数量的影响时，还需充分考虑社区居民的生活水平与收入水平。例如，对于过高价格的健康服务与管理，供给者提供的产品与服务数量并不会随其价格上升而增加。

关于健康服务项目的成本。一般而言，在产品与服务价格水平不变的条件下，生产成本的增加，会导致供给者利润减少，因此会减少产品与服务的供给，反之则增加；但对于社区健康服务与管理而言，其供给目的在于社会效益的最大化，因此，对于某些生产成本很高，但对于社区居民身体健康和生命安全极为重要的服务和项目，也可能会加大其生产力度和供给力度，此时，就需要政府和国家相关医疗结构和财政支持。

关于供给者的生产技术水平。在一般情况下，生产者和供给者的技术水平越高，其生产成本越小，往往会增加产品与服务供给，反之则减少供给。

关于相关产品与服务的价格。与一般的产品与服务一样，在其他与之相关产品与服务的价格水平发生变动时，社区健康服务与管理的供给数量也会发生相应变化。

关于生产者对未来的预期。如果生产者和供给者对该项社区健康服务与管理项目的预期看好，或者预期未来其需求有所增加，往往会加大其生产投入，增加供给；反之则减少供给。

根据以上分析，可得出社区健康服务与管理的供给函数，它表示社区健康服务与管理的供给数量与影响该健康服务与管理供给数量的各种因素之间的相互关系。与需求函数一样，在现实研究过程中，由于同时考察多种因素的影响会使得供给函数变得复杂，因此对其进行简单化处理。我们假定其他因素保持不变，只分析价格变化对社区健康服务与管理供给数量的影响，其供给函数为：

$$Q^s = f(P) \tag{14-6}$$

其中，Q^s 表示社区健康服务与管理的供给数量；P 表示社区健康服务与管理的价格。

经济学理论认为，在其他因素不变的条件下，产品和服务的价格与供给数量之间存在同向变化关系，也即产品和服务价格上升，其供给数量增加，价格下降，供给数量减少。

由以上分析，可得到仅考虑价格因素的社区健康服务与管理的供给曲线，如图14-4。图中，横轴表示社区健康服务与管理的供给数量 Q^s，纵轴表示社区健康服务与管理的价格 P，其供给曲线由左下方向右上方倾斜，即斜率为正值，表示其供给数量与价格之间呈同方向变动。图 14-4（a）与图 14-4（b）分别表示某两个生产者在不同价格水平下的健康服务与管理供给量。

由前文可知，影响社区健康服务与管理供给数量的因素很多。当其他因素保持不变，仅由健康服务与管理的价格发生变动，引起的供给数量的变动，称为供给量变动。这种变动过程中，社区健康服务与管理供给数量与价格之间的关系并未改变，其表现为在同一条供给曲线上点的滑动，如图 14-5（a），当社区健康服务与管理价格由 1 单位变为 2 单位时，供给由 Q_1 变为 Q_2；而在图 14-5（b）中，当价格不变，由其他因素变动引起的供给数量的变动，称为供给变动，此时社区健康服务与管理供给数量与价格之间的关系已经改变，其表现为供给曲线发生平移，从 S_1 移到 S_2。

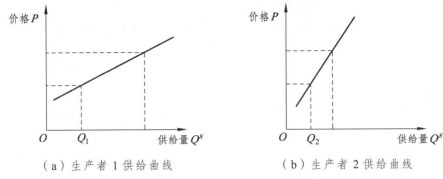

（a）生产者 1 供给曲线　　　　　（b）生产者 2 供给曲线

图 14-4　社区健康服务与管理供给曲线

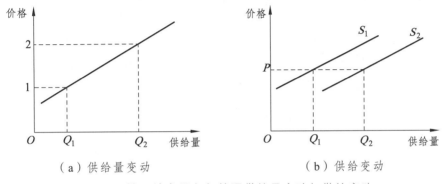

（a）供给量变动　　　　　　　　（b）供给变动

图 14-5　社区健康服务与管理供给量变动与供给变动

二、社区健康服务与管理的供给弹性

（一）社区健康服务与管理供给弹性概念与分类

1．社区健康服务与管理供给价格弹性的概念

由前文可知在存在函数关系的两个变量之间，弹性表示因变量对自变量变化的反应敏感程度，从以上仅考虑社区健康服务与管理价格与供给数量的供给函数可知，社区健康服务与管理供给的价格弹性是指社区健康服务与管理供给量变动对其价格变动的反应灵敏程度。由（14-6）式可知，社区健康服务与管理供给的价格弹性系数可表示为：

$$e_{sp} = \frac{\dfrac{\Delta Q^s}{Q^s}}{\dfrac{\Delta P}{P}} = \frac{\Delta Q^s}{\Delta P} \cdot \frac{P}{Q^s} \tag{14-7}$$

式中，e_{sp} 表示社区健康服务与管理供给的价格弹性系数；ΔQ^s，ΔP 分别表示社区健康服务与管理供给与其价格的变动量。由于在其供给函数中，供给数量与价格的变化方向相同，为保持弹性系数的正向性，在公式前面无须加负号。

2．社区健康服务与管理供给价格弹性的种类

由上可知，根据社区健康服务与管理供给价格弹性系数值的大小，可将其分为以下五种类型。

（1）当 $e_{sp} > 1$，称为富有弹性，表示社区健康服务与管理供给数量变动比例大于其价格的变动比例，此时供给曲线较为平坦。

（2）当 $e_{sp} = 1$，称为单位弹性，表示社区健康服务与管理供给数量变动比例等于其价格的变动比例，此时供给曲线为45°平分线。

（3）当 $e_{sp} < 1$，称为缺乏弹性，表示社区健康服务与管理供给数量变动比例小于其价格的变动比例，此时供给曲线较为陡峭。

（4）当 $e_{sp} = 0$，称为完全无弹性，表示社区健康服务与管理价格的变动对其供给变动无任何影响，此时供给曲线与横轴垂直。

（5）当 $e_{dp} = \infty$，称为完全弹性，表示社区健康服务与管理价格的微小变动，都将引起其供给数量的剧烈变动，此时供给曲线平行于横轴。

以上各供给曲线如图14-6所示。

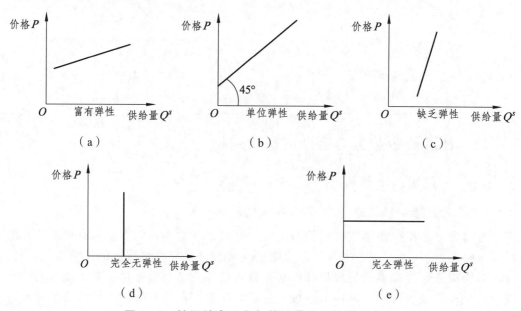

图 14-6　社区健康服务与管理供给价格弹性类别

（二）社区健康服务与管理供给价格弹性的影响因素

前文论述了社区健康服务与管理供给弹性的概念与类型，对于该弹性系数而言，由于社区健康服务与管理具有典型的专业性和技术复杂性，因此，其产品与服务的供给的价格弹性有着自身的独特性，其影响因素主要包括医药产品生产链条调整的伸缩程度、社区健康服务形成的时间因素以及产品与服务项目技术含量高低三个方面。

就医药产品生产链条调整的伸缩程度而言，当用于社区健康服务与管理的某医药产品生产链条长、生产工艺较多，必然导致该种医药产品生产结构的调整较为困难，使得产品生产的伸缩程度偏低，在这种情形下，市场价格变动所引起的生产者利润增加会因其生产结构调整而大打折扣，致使生产者丧失改变供给数量的动力，因此其供给价格弹性较小；反之则大。

就社区健康服务形成的时间因素来看，对于医疗卫生与健康服务领域而言，其服务的供给者必须具备相对专业的医学知识和服务技能，这将会导致提供健康服务的专业人员的可获得性降低，因此，当某项社区健康服务对服务人员的专业技术要求越高，必然提升该项服务供给增加的难度，因此生产者无法在短期内扩大供给数量，则必然使得供给价格弹性偏低；反之则偏高。

就产品与服务项目技术含量高低来看，当某项社区健康服务与管理项目中所包含的专业知识与技术含量较高，那么必然使得该项服务与管理项目从实施到产生效果需要更多程序、更长时间，在这种情况下，生产者与供给者必然不敢贸然根据市场价格的变动而改变供给数量，因此使其供给价格弹性较小；反之，当某项健康服务与管理项目所含专业技术较少，意味着该项目的生产较为简单，其实施工序较为简单，则生产者完全可以根据市场价格的变动做出相应的供给变化，因此其供给价格弹性大。

第三节　社区健康服务与管理的卫生经济学评价体系

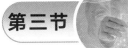

一、社区健康服务与管理卫生经济学评价概述

（一）社区健康服务与管理卫生经济学评价的内涵

1. 卫生经济学的主要论题

资源的稀缺性决定了在安排社会生产活动时，必须充分考虑资源的充分、高效利用，因此资源的有效和最优配置成为经济学理论研究的主要论题。经济学认为，在完全竞争市场上，当产品与服务的需求与供给相等时，市场达到均衡，生产该产品与服务的资源也达到了最优配置，同时生产者获得了正常利润，居民消费者获得了应有福利。因此，对于市场经济活动的评价，往往需要评估其产品与服务的需求与供给之间是否达到平衡。综合前文所述，社区健康服务与管理的市场均衡如图 14-7 所示。

其中，$\bar{P}$，$\bar{Q}$ 表示社区健康服务与管理市场供需均衡时的均衡价格与均衡数量，此时当市场处于完全竞争状态时，市场资源配置也达到最优配置。

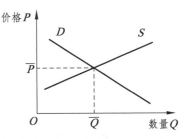

图 14-7　社区健康服务与
管理市场均衡

然而，对于大部分市场经济活动而言，特别是对于社区健康服务与管理市场而言，社区居民由于缺乏专业医学知识，其对于自身的健康服务需求不能准确把握，导致准确评估社区健康服务与管理的市场需求与供给十分困难，此时必须采用其他原则与方法对市场效益和资源配置效果进行评价。

2．卫生经济学评价的定义

由以上分析可知，对于社区健康服务与管理的卫生经济学评价，一般从两个方面入手：一是考虑社区健康服务与管理的投入与产出，也即考虑其投入成本与产出结果之间的对比；二是社区健康服务与管理投入资源的选择问题，资源的稀缺性致使社会不可能生产所有的社区健康服务与管理项目（甚至是有效的健康服务方案和医疗产品），社区生产者和居民必须在所有的健康服务项目和产品中做出选择，也即需要考虑不同方案之间资源利用效率的对比。

因此，本书将社区健康服务与管理的卫生经济学评价定义为：运用技术经济分析，采用一定的评价方法，对社区健康服务规划的制定、健康服务管理的实施过程以及产生的结果，从社区健康服务资源的投入（健康服务投入成本）与社区健康服务资源的产出（健康服务的效益、效果与效用）两个方面进行科学客观分析，为政府或医疗卫生部门从规划方案拟定到方案实施，提出评价和决策的科学依据，使医疗卫生资源得到最优配置和高效利用。

卫生经济学评价选取哪种方法和手段取决于评价所涉及的问题。总体而言，社区健康服务与管理的卫生经济学评价可分为部分评价和全面评价两大类别。所谓全面评价，主要考察两个方面的内容：第一，评价过程中既考察社区健康服务资源的投入，也考察该项资源的产出结果；第二，评价过程中充分考虑各种方案的可行性与高效性，也即同时在两个或两个以上的方案之间进行对比分析。因此，全面的卫生经济学评价主要是指对不同的备选方案，从资源的投入与产出两个方面进行对比分析，解决技术方案的最优选择问题。如果某项目的卫生经济学评价不具备以上两方面对比分析，则称为部分评价。

事实上，在对社区健康服务与管理进行卫生经济学的评价时，根据是否对两个或更多备选方案进行了比较，以及是否对每一备选方案的资源投入与资源产出都分别进行了比较分析，可以得到卫生经济学评价的六种类型，其分类如表 14-3 所示。在表中，A、B、C、D 四个类型均只对方案的资源投入与产出的某一个方面进行了分析，而没有分析资源的投入产出对比情况，无法判断对于资源的利用情况，因此属于部分评价。其中，A 与 B 仅对备选方案的投入和产出单方面进行了分析，因此被称作"成本描述"和"结果描述"；C 和 D 不仅对备选方案进行了投入或产出的分析，还横向地比较了不同方案之间的投入或产出，因此分别被称为"成本对比分析"和"结果对比分析"。另外，对于 E 而言，虽然对备选方案资源的投入与产出进行了对比分析，也能从一定程度上了解该方案的资源利用效率，被称为"成本一结果描述"，但该种评价由于没有与其他方案进行对比，同样无法判断该种方案是否达到了资源的最优配置，是否还能进行方案的改进，因此同样属于部分评价。唯有右下角的表格部分，才被称为全面评价，这种评价不仅对备选方案的投入与产出进行了对比分析，还对不同方案进行了横向对比。

表 14-3　社区健康服务与管理卫生经济学评价类型

		是否对备选方案的资源投入与产出均进行了研究		
		否		是
是否对两个及以上方案进行了比较分析	否	部分评价		部分评价
		只研究投入 A 成本描述	只研究结果 B 结果描述	E 成本—结果描述
	是	只研究投入 C 成本对比分析	只研究结果 D 结果对比分析	完整卫生经济学评价 成本—效益分析 成本—效果分析 成本—效用分析

然而，需要注意的是，虽然 A、B、C、D 和 E 五种类型的经济学评价都属于部分评价，但并不意味这些分析和研究就不重要，相反，这些类别的评价和分析为我们进行社区健康服务与管理项目的投入与结果的分析和理解提供了最为重要的基础性研究，它们构成了全面评价的基础。

（二）社区健康服务与管理卫生经济学评价的基本步骤

1．明确评价的目的和视角

对社区健康服务与管理项目进行卫生经济学评价之前，需要明确所要评价的内容或拟解决的问题，以及通过评价所要达到的目的。社区健康服务与管理涉及的内容丰富，不仅包括社区居民常见的疾病治疗、病后康复等，还包括一些基本的中医理疗、医疗保健，甚至可能还有针对一些特殊社区居民群体的疗养和护理，针对不同的项目，采取的评价方法以及评价的目的各不相同；同时，社区健康服务与管理评价的服务对象也呈现明显的多样性，包括卫生部门、政府决策部门、医疗保险公司、医院、企业以及社区居民等，不同的服务对象所追求的目的通常存在差异，因此，在评价进行之前，首先得明确其评价目的与视角。

2．明确备选方案

通过事先确定的评价目的以及所要解决的问题，找出与该次社区健康服务与管理项目评价相关的所有干预方案，形成备选方案。备选方案应当包括所有可供选择的措施与项目，同时应该具有可行性、合理性与科学性。另外，还应当保证方案的分析具有可比性。

3．选择适当的评价指标和评价方法

评价过程中所选择的指标体系和方法应当与评价所要解决的问题以及评价的目

的保持一致，不同的评价目的和不同的问题所要求选取的评价指标和方法也各不相同，根据不同的问题和目标，应当选择适当的方法与指标。在社区健康服务与管理的卫生经济学评价中，常见的方法包括成本—效益分析法、成本—效果分析法和成本—效用分析法，其指标包括直接成本、间接成本、发病率、死亡率、治愈率、人群期望寿命等。

4．投入与产出的识别与衡量

正确、全面地识别社区健康服务与管理的投入成本和产出收益，科学、客观地衡量和计算成本与产出，是进行卫生经济学评价的基础与前提。投入成本与产出收益的相关数据的识别、收集与衡量都是在构建好卫生经济学评价体系的基础上进行的，因此，根据不同评价目的和不同视角所确定的卫生经济学评价体系，直接决定了投入产出数据的科学性和合理性。

5．比较分析

在收集并衡量社区健康服务与管理的投入与产出数据的基础上，通过拟定的指标体系和评价方法，进行成本与产出、不同方案之间的对比分析，以期在各种方案中选出最优方案。

6．不确定性分析

由于采用的经济学评价往往具有前瞻性和预测性，因此方案在实施过程中必然存在不确定性，因此，在卫生经济学评价过程中必须对可能产生的各种情况和结果进行预测，也即进行不确定性分析，这种分析可以帮助评价的服务对象提高决策的科学性，尽可能地降低风险。

7．结论与对策建议

根据前面所做的对比分析以及该社区健康服务与管理项目卫生经济学评价的目的，分析投入产出的结果，并结合可行性分析，为评价的服务对象提出最优方案和对策建议。

二、社区健康服务与管理卫生经济学评价的成本识别与健康产出

（一）社区健康服务与管理卫生经济学评价的成本识别

1．成本的定义与分类

社区健康服务与管理卫生经济学评价的成本是指实施某项社区健康服务与管理项目规划或方案过程中所消耗的一切人力资源和物质资源，通常以货币形式加以衡量。这里所说的成本主要以资源稀缺性为视角，不仅包括从项目规划到实施中的一切直接成本，还包括其他间接成本。总体而言，卫生经济学评价的成本按不同的划分标准可以划分为以下几类。

（1）医疗成本与非医疗成本。

医疗成本是指在社区健康服务与管理过程中，针对社区居民所实施的某些预防、诊断、治疗以及康复等干预项目所消耗的医疗卫生产品与服务。例如接种的疫苗成本、疾病治疗过程中的药物成本、医疗设备检查成本、化验成本、手术成本以及预防和治疗过程中消耗的卫生材料成本等。非医疗成本是指在社区健康服务与管理过程中，实施预防、诊断、治疗以及康复等干预项目所消耗的医疗卫生资源以外的其他资源，比如通勤成本、家人陪护的生活成本、病人与陪护人员的误工损失等。

（2）直接成本与间接成本。

直接成本是指社区健康服务与管理所消耗的资源或所付出的代价。一般把与社区居民疾病直接相关的预防、诊断、治疗、康复以及保健等所支付的全部费用作为社区健康服务与管理的直接成本。间接成本是指由社区居民伤病所引起的社会性成本，包括因病所致的休学、休工、死亡所损失的工资、资金以及劳动力减少或丧失所造成的产值减少。显然，这种划分标准和医疗成本与非医疗成本存在重叠部分，所以往往导致实际中直接成本与医疗成本、间接成本与非医疗成本相混淆问题。

（3）有形成本与无形成本。

按照是否伴随资源消耗，可以将社区健康服务与管理成本划分为有形成本与无形成本。有形成本是指在针对社区居民实施的健康服务项目过程中所消耗的健康服务产品与服务的成本，其典型特点在于伴随有资源的消耗。无形成本又叫作隐性成本，是指由伤病或疾病引起的居民及其家人行动不便、肉体折磨、精神痛苦、忧愁焦虑等心理损伤等，这类成本往往没有明显的资源消耗，但又真实存在，因此在进行社区健康服务与管理卫生经济学评价时需要充分考虑。

（4）固定成本与变动成本、边际成本与平均成本。

在经济学理论中，一般考虑的是某一项产品或服务的固定成本与变动成本以及边际成本与平均成本。固定成本是指不随产品和服务产出数量变动而变动的成本，比如医疗机构的建筑成本、设备的购买成本，以及折旧费、人工工资等，固定成本越高，服务的人次越少，则说明单位服务量分摊的固定成本就多，医疗资源的利益率就越低。变动成本是指随着产品与服务产出数量变动而变动的成本，比如医疗药品、诊断和治疗过程中消耗的卫生材料等。边际成本是指变化一单位社区健康服务量所引起的成本的变动数额。平均成本是指平均一单位社区健康服务产出数量消耗的资源或成本数额。

2．成本的计量与贴现

合理、客观、科学地计量社区健康服务与管理的成本是其卫生经济学评价结果科学可靠的有力保障。社区健康服务与管理成本的计量通常包括以下步骤：① 识别社区健康服务与管理过程中所消耗的资源；② 计量消耗的每一种资源的单位量；③ 计算每一种单位资源的货币价值；④ 对所计量成本进行贴现计算；⑤ 进行不确定性分析。

在以上步骤中，对于成本的计量需要考虑成本的现值问题，这是因为一项社区健康服务与管理项目的实施往往不是单次过程，通常需要一定的周期，因此具有长期性。由于资金本身具有时间价值，当某社区健康服务与管理项目实施及其作用超过一年或一个周期时，该项目成本就需要进行贴现处理。所谓贴现，就是将未来某一时间点发生的资金额度转换为当前时间点等值的资金金额。这一换算过程需要使用反映资金时间价值的参数，也即贴现率。其计算公式如下：

$$PV = \sum_{n=0}^{t-1} \frac{Y_n}{(1+r)^n} \tag{14-8}$$

式中，PV 表示现值；Y_n 表示第 n 年的成本数额；t 表示年份；r 表示折现率。

（二）社区健康服务与管理卫生经济学评价的健康产出

1．健康产出的定义

健康产出是指社区健康服务与管理项目的实施对社区居民身体健康状况的改善作用，或指对社区居民疾病实施预防、诊断、治疗、康复等过程中采取各种干预手段之后所产生的结果。它是社区健康服务与管理卫生经济学评价中相对于成本而言的另一基本要素，不同的是，成本的计量采用货币价值的形式进行衡量，而健康产出的度量则通常依靠以下三类指标进行。

2．健康产出的分类

（1）效益。

效益可以看作社区健康服务与管理项目健康产出的货币表现，也即用货币价值表示的产出结果。效益可以分为直接效益、间接效益和无形效益。直接效益是指社区健康服务与管理项目实施所产生的居民身体健康状况的改善和恢复、生命的延续和延长等效果。间接效益是指社区健康服务与管理项目的实施所引起的社区居民生命、健康等医疗卫生资源之外的成本节约，比如因居民疾病的有效治疗而减少的误工、休学等的经济收入和时间成本。无形效益是指实施社区健康服务与管理所带来的社区居民行动不便、肉体折磨、精神痛苦、忧愁焦虑等心理损伤等的减少。

在社区健康服务与管理卫生经济学评价过程中，对于直接效益通常有较为明确的货币流通方式，因此对其进行计量相对容易，一般可以直接计算。比如，社区针对某种疾病的健康服务和管理，比未采取该项服务与管理之前，平均能减少社区居民 10 天的治疗周期，假设居民每天的平均治疗费用为 200 元，则可以直观算出该项健康服务与管理的直接效益为 2 000 元。

然而，间接效益和无形效益由于没有明确的货币交换发生，因此相较于直接效益而言，需要采取其他手段进行估算。最常见的方法有人力资本法和意愿支付法。人力资本法的基本思路在于将社区健康服务与管理项目的投入作为对人力资本的投资，该投资的产出即为实施社区健康服务与管理项目使社区居民获得健康时间的经济产出，通常由社区居民在健康产出时间内恢复或增加的工资收益进行度量。意愿支付法是指在一定假设情境下，调查并收集居民对获得医治或健康服务干预项目的健康产出或者对减少发生某些不利结果的支付意愿，从而实现对健康产出价值的货币化。

（2）效果。

效果是社区健康服务与管理卫生经济学评价健康产出重要的表现形式。它是指进行社区健康服务与管理之后所取得的一切结果。卫生经济学评价中效果通常具有满足居民需求的属性，如某些疾病发病率和死亡率的降低、治愈率和好转率的提升等。

对于效果的估量，一般包括两种指标：其一是中间指标，这种指标通常是指预防和临床治疗所反映出来的短期效果指标，揭示了居民在接受健康服务与管理项目的干预之后呈现的治疗效果，比如三高指标、体脂指标等；其二是终点指标，这种指标反映居民接受健康服务与管理干预项目之后呈现出来的长期效果指标，包括发病率、患病率、死亡率、治愈率、人均期望寿命等。终点指标的获取通常具有数据样本量大、研究时间长、费用较高等特点。在社区健康服务与管理卫生经济学评价中，通常优先采用终点指标，以下分别列出了部分常用终点指标：

A. 发病率 =（某时间某种疾病的新病例数/同期平均人口数）×100%

B. 患病率 =（某时点某种疾病的病例数/某时点调查人数）×100%

C. 死亡率 =（某年死亡人数/同年平均人口数）×100%

D. 治愈率 =（某时间段治愈病人数/同时间段接受治疗人数）×100%

（3）效用。

效用是经济学的重要概念。在医疗卫生和健康服务领域，效用表示病人在接受医疗卫生治疗以及健康服务之后对身体健康状况改善和提升的满意程度，反映了居民对身体健康状态的选择偏好，具有典型的个体主观感受。在衡量过程中，一般假定完全健康的效用为1，死亡的效用为0，因此，病人健康状况的效用介于0到1。

对于社区健康服务与管理卫生经济学评价过程中效用的计量，通常可采用评价法、文献法以及抽样调查法等方法。

评价法是指相关专家依据经验进行评价，估计健康服务效用值及其可能的范围，进而对健康服务与管理项目的效用进行预测，这是最为简单的方法。文献法是指直接利用现有文献中使用的效用值指标对社区健康服务与管理项目的效用进行估计。在使用已有文献时，应注意使用的文献要与评价的目的相互匹配。在效用的计量过程中，这两种方法由于不是研究者亲自去收集资料和获取数据，因此又被称为间接测量法。

抽样调查法又被称为直接测量法，它是指研究者根据需要解决的问题和评价的目的，依据实际情况设计方案，并通过抽样方式进行调查研究以获取需要的效用值，通常包括等级衡量法、标准博弈法和时间权衡法三种。等级衡量法首先要求被测试者将不同的身体健康结果按照偏好排好，并将其全部排列在一个标尺上，然后要求被测试者按照自己对身体健康状况的满意度在标尺上进行标记，以代表其健康质量的效用值；标准博弈法是测量基数效用值的经典方法，该方法运用风险和不确定性测度被测试者的效用值，如图14-8。在图中，患者面临两种选择。选择A表示积极治疗，可能会产生两种情况：一是在概率为 p 的情况下，完全康复生存 t 年；二是在概率为 $1 - p$ 条件下，医治无效死亡。选择B则表示不接受治疗，就以当前状态a

继续生活 $x(x<t)$ 年后死亡。当不断改变 p 值，直至患者在选择治疗和不治疗两种方式中难以抉择时，此时的 p 值即为状态 a 的效用值。时间权衡法是通过考察患者在健康状态条件下和疾病状况条件下的生活意愿，确定其效用值。这种方法通过要求患者对在当前病患状态 a 下生活 x 年和在完全健康状态下活 t 年（$t<x$）两种方式进行选择，当不断改变 x 的大小，直至患者在两种选择中难以抉择时，t/x 即为该患者当前状态 a 的效用值，如图 14-9 所示。

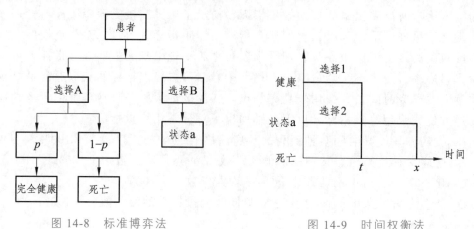

图 14-8　标准博弈法　　　　　　　图 14-9　时间权衡法

三、社区健康服务与管理卫生经济学经济评价方法

（一）成本—效益评价分析

1. 定义与指标选取

成本—效益分析是对社区健康服务与管理项目实施所需投入成本和所获健康产出分别予以货币化计量和描述，同时对货币化的成本与产出进行对比分析的经济学评价方法。采用成本—效益分析评价方法，通常选取以下分析指标进行。

（1）净效益。

净效益是指某项社区健康服务与管理项目实施后产生的健康产出总效益与总投入成本之间的差额，其考虑了贴现的计算公式如下：

$$NB = \sum_{t=1}^{n} \frac{B_t}{(1+r)^t} - \sum_{t=1}^{n} \frac{C_t}{(1+r)^t} \tag{14-9}$$

式中，NB 表示该项目的净效益值；B_t 表示第 t 年产生的效益；C_t 表示第 t 年投入的成本；n 表示该项目干预的年数；r 表示贴现率。

（2）效益成本比。

效益成本比是指某项社区健康服务与管理项目实施后产生的健康产出总效益与总投入成本（贴现后）之间的比值。其公式如下：

$$B/C = \sum_{t=1}^{n} \frac{B_t}{(1+r)^t} / \sum_{t=1}^{n} \frac{C_t}{(1+r)^t}$$

（14-10）

式中，B/C 表示该项目的效益成本比值；B_t 表示第 t 年产生的效益；C_t 表示第 t 年投入的成本；n 表示该项目干预的年数；r 表示贴现率。

（3）增量分析。

增量分析着重考量多种干预项目和多种方案之间的对比分析。其基本思想是当社区健康服务与管理从一个项目转换为另一个项目时，通过计算其需要增加的投入成本与所形成的健康产出的比值，即增量成本产出比（$\Delta B / \Delta C$），进而分析、评价和获取诸多方案中的最优方案。需要注意的是，进行增量分析通常需要引入一个阈值，如果该项目增量成本产出比小于阈值，则方案可取，反之不可取。

2. 评价结果与判断标准

在社区健康服务与管理的卫生经济学评价中，净效益与效益成本比并无本质区别，其核心都是投入成本与健康产出之间的对比关系，也即当 NB 大于 0 时，意味着 B/C 大于 1。

在具体实践中，对于单一健康服务与管理项目或方案而言，若 $NB \geq 0$ 或 $B/C \geq 1$，则说明该健康服务与管理项目或方案是经济的，从经济角度可以接受；反之，则不可取。在某些情况下，实际计算净效益和效益成本比时，会事先分别设定一个最小值（即设定 $\min NB$ 和 $\min B/C$），只有超过这一最小值的健康服务与管理项目或方案才能被接受。

对于多种健康服务与管理项目或方案而言，方案之间关系不同，则评价方法也不尽相同。当多种项目或方案之间存在明显的独立关系，则意味着各项目或方案之间互不影响，此时，只需按照上述单一方案的评价方法，针对每个方案进行 NB 与 B/C 的测度，并加以判断即可。若多种项目或方案之间存在显著的互斥关系，也即某一方案的实施是以放弃其他方案作为必要条件，此时就必须对各种方案进行横向对比。通常而言，当采用净效益法时，选取 NB 最大的方案即为最优。然而，由于这种方法反映的是方案实施后的净效益值，也即项目或方案的成本已经被剔除，无法反映该项目或方案成本规模的大小，如若存在几个方案的净效益相等时，不同成本大小必然引起项目或方案经济性的不同，此时单纯的净效益值法无法判断项目或方案之间的优劣；同时，采用效益成本比值法时，B/C 较大的项目或方案更优，但同样地，比值的分析也不能反映出总量或规模情况，因此和净效益值法一样，如若存在几个方案的效益成本比值相等时，也无法判断项目或方案之间的优劣。此时，可以采用增量分析方法，对所有项目或方案进行两两比较，依次剔除，保留最优项目和方案。

（二）成本—效果评价分析

1. 定义与指标选取

成本—效果分析是将社区健康服务与管理项目的投入成本以货币形式计量，健康产出效果以效果指标来表示，并对两者进行比较，进而对该项目的经济性进行分析和评价的方法。采用成本—效果分析评价方法，通常可由以下分析指标进行。

（1）成本效果比。

成本效果比是将某项社区健康服务与管理项目实施后产生的健康产出总效果作为分母，将该项项目总投入成本作为分子，计算两者的比值，其值反映该项目实施后每单位效果所需的成本。如每延长一个生命年、诊断一个新病例、治愈一个病人等所花费的成本。其公式如下：

$$CER = \frac{C}{E} \tag{14-11}$$

式中，CER 表示某项社区健康服务与管理项目的成本效果比；C 表示该项目所投入的成本；E 表示该项目实施之后的某项健康产出效果指标值。

（2）增量成本效果比。

增量成本效果比是指两种不同的健康服务与管理项目或方案之间的成本增加量与健康产出效果增量的比值，表示每增加一个单位的健康产出效果所消耗的成本的增加量。它主要用于两种及以上项目或方案之间经济性的对比分析。通常采用该方法对两种及以上项目或方案进行评价时，事先需确定某一阈值，当计算出的增量成本效果比不超过这一阈值，表明两个方案中成本较高方案的经济性相对较好。其公式表示如下：

$$ICER = \frac{\Delta C}{\Delta E} = \frac{C_1 - C_2}{E_1 - E_2} \tag{14-12}$$

式中，$ICER$ 表示某项社区健康服务与管理项目的增量成本效果比；ΔC 表示两种项目之间的成本增量；ΔE 表示两种项目之间的健康产出效果差。

2．评价结果与判断标准

在社区健康服务与管理的卫生经济学评价中，对于单一项目或方案而言，采用成本效果比值方法时，往往因为没有比较对象，无法判断该项目或方案的经济性程度，也就无法对项目或方案进行甄别。因此，通常对于单一项目或方案，需要事先给定判断项目或方案是否具有经济性的外生标准（即阈值），当 CER 小于或等于阈值时，项目或方案具有经济性，反之则不具备。对于多项目或方案，与成本—效益分析法类似，即当各项目或方案之间相互独立时，仅需判断每一项目或方案的经济性即可；当各项目或方案之间相互排斥时，需采用增量成本效果比值法进行分析和判断，其基本准则和成本—效益分析法类似。

（三）成本—效用评价分析

1．定义与指标选取

成本—效用分析是将社区健康服务与管理项目的投入成本以货币形式计量，健康产出效用以效用指标表示，并对两者进行对比，进而对该项目的经济性进行分析和评价的方法。采用成本—效果分析评价方法，通常可由以下分析指标进行。

（1）成本效用比。

成本效用比是指某项社区健康服务与管理项目实施后产生的健康产出总效用与该项项目总投入成本的比值，反映该项目实施后每单位效用的成本。其公式如下：

$$CUR = \frac{C}{U} \qquad (14\text{-}13)$$

式中，CUR 表示某项社区健康服务与管理项目的成本效用比；C 表示该项目所投入的成本；U 表示该项目实施之后的某项健康产出效用指标值。

（2）增量成本效用比。

增量成本效用比是指两种健康服务与管理项目或方案之间的成本增加量与健康产出效用增加量的比值，表示每增加一个单位的健康产出效用所消耗的成本的增加量。该方法主要用于两种及以上项目或方案之间经济性的对比分析，当计算出的增量成本效用比不超过某一阈值，表明两个方案中成本较高方案的经济性相对较好。其公式表示如下：

$$ICUR = \frac{\Delta C}{\Delta U} = \frac{C_1 - C_2}{U_1 - U_2} \qquad (14\text{-}14)$$

式中，ICUR 表示某项社区健康服务与管理项目的增量成本效用比；ΔC 表示两种项目之间的成本增量；ΔU 表示两种项目之间的健康产出效用差。

2．评价结果与判断标准

在社区健康服务与管理的卫生经济学评价中，对于单一项目或方案而言，采用成本效用比值方法时，往往因为没有比较对象，无法判断该项目或方案的经济性程度，也就无法对项目或方案进行甄别。因此，通常对于单一项目或方案，需要事先给定判断项目或方案是否具有经济性的外生标准（即阈值），当 CUR 小于或等于阈值时，项目或方案具有经济性，反之则不具备。对于多项目或方案时，与成本—效益分析法类似，即当各项目或方案之间相互独立时，仅需判断每一项目或方案的经济性即可；当各项目或方案之间相互排斥时，需采用增量成本效用比值法进行分析和判断，其基本准则和成本—效益分析法类似。

第四节　基本医疗卫生与健康促进法

没有全民健康，就没有全面小康，党和政府高度重视人民健康。在历经近 3 年的调研和起草后，2017 年 12 月 22 日，《中华人民共和国基本医疗卫生与健康促进法（草案）》首次提交十二届全国人大常委会第三十一次会议审议。此后，该法草案先后经历 4 次审议，3 次征求社会公众意见，于 2019 年 12 月 28 日由第十三届全国人大常委会第十五次会议审议通过，并于 2020 年 6 月 1 日起正式施行。

《中华人民共和国基本医疗卫生与健康促进法》的立法目的主要在于落实宪法关于国家发展医疗卫生事业及保护人民健康的规定、引领医药卫生事业改革和发展大局、推动和保障健康中国战略的实施。

《中华人民共和国基本医疗卫生与健康促进法》是国家为了发展医疗卫生与健康事业，保障公民享有基本医疗卫生服务，提高公民健康水平，推进健康中国建设而制定的专门法律，共十章，包括总则、基本医疗卫生服务、医疗卫生机构、医疗卫生人员、药品供应保障、健康促进、资金保障、监督管理、法律责任、附则，共 110 条。

一、基本医疗卫生服务

基本医疗卫生服务是指维护人体健康所必需、与经济社会发展水平相适应、公民可公平获得的，采用适宜药物、适宜技术、适宜设备提供的疾病预防、诊断、治疗、护理和康复等服务，包括基本公共卫生服务和基本医疗服务。

（一）基本公共卫生服务

基本公共卫生服务由国家免费提供。国家采取措施，保障公民享有安全有效的基本公共卫生服务，控制影响健康的危险因素，提高疾病的预防控制水平。国家基本公共卫生服务项目由国务院卫生健康主管部门会同国务院财政部门、中医药主管部门等共同确定。省、自治区、直辖市人民政府可以在国家基本公共卫生服务项目基础上，补充确定本行政区域的基本公共卫生服务项目，并报国务院卫生健康主管部门备案。国务院和省、自治区、直辖市人民政府可以将针对重点地区、重点疾病和特定人群的服务内容纳入基本公共卫生服务项目并组织实施。县级以上地方人民政府针对本行政区域重大疾病和主要健康危险因素，开展专项防控工作。县级以上人民政府通过举办专业公共卫生机构、基层医疗卫生机构和医院，或者从其他医疗卫生机构购买服务的方式提供基本公共卫生服务。

1. 突发公共卫生事件应急

国家建立健全突发事件卫生应急体系，制定和完善应急预案，组织开展突发事件的医疗救治、卫生学调查处置和心理援助等卫生应急工作，有效控制和消除危害。国家建立传染病防控制度，制定传染病防治规划并组织实施，加强传染病监测预警，坚持预防为主、防治结合、联防联控、群防群控、源头防控、综合治理，阻断传播途径，保护易感人群，降低传染病的危害。任何组织和个人应当接受、配合医疗卫生机构为预防、控制、消除传染病危害依法采取的调查、检验、采集样本、隔离治疗、医学观察等措施。国家实行预防接种制度，加强免疫规划工作。居民有依法接种免疫规划疫苗的权利和义务。政府向居民免费提供免疫规划疫苗。

2．慢性非传染性疾病防控与管理

国家建立慢性非传染性疾病防控与管理制度，对慢性非传染性疾病及其致病危险因素开展监测、调查和综合防控干预，及时发现高危人群，为患者和高危人群提供诊疗、早期干预、随访管理和健康教育等服务。

3．特殊人群健康保护

（1）职业人群健康保护。

国家加强职业健康保护。县级以上人民政府应当制定职业病防治规划，建立健全职业健康工作机制，加强职业健康监督管理，提高职业病综合防治能力和水平。用人单位应当控制职业病危害因素，采取工程技术、个体防护和健康管理等综合治理措施，改善工作环境和劳动条件。

（2）妇幼保健。

国家发展妇幼保健事业，建立健全妇幼健康服务体系，为妇女、儿童提供保健及常见病防治服务，保障妇女、儿童健康。国家采取措施，为公民提供婚前保健、孕产期保健等服务，促进生殖健康，预防出生缺陷。

（3）老年人保健。

国家发展老年人保健事业。国务院和省、自治区、直辖市人民政府应当将老年人健康管理和常见病预防等纳入基本公共卫生服务项目。

（4）残疾人康复。

国家发展残疾预防和残疾人康复事业，完善残疾预防和残疾人康复及其保障体系，采取措施为残疾人提供基本康复服务。县级以上人民政府应当优先开展残疾儿童康复工作，实行康复与教育相结合。

4．院前急救

国家建立健全院前急救体系，为急危重症患者提供及时、规范、有效的急救服务。卫生健康主管部门、红十字会等有关部门、组织应当积极开展急救培训，普及急救知识，鼓励医疗卫生人员、经过急救培训的人员积极参与公共场所急救服务。公共场所应当按照规定配备必要的急救设备、设施。急救中心（站）不得以未付费为由拒绝或者拖延为急危重症患者提供急救服务。

5．精神卫生与心理健康

国家发展精神卫生事业，建设完善精神卫生服务体系，维护和增进公民心理健康，预防、治疗精神障碍。国家采取措施，加强心理健康服务体系和人才队伍建设，促进心理健康教育、心理评估、心理咨询与心理治疗服务的有效衔接，设立为公众提供公益服务的心理援助热线，加强未成年人、残疾人和老年人等重点人群心理健康服务。

（二）基本医疗服务

基本医疗服务主要由政府举办的医疗卫生机构提供。鼓励社会力量举办的医疗卫生机构提供基本医疗服务。

1．实行分级诊疗制度

国家推进基本医疗服务实行分级诊疗制度，引导非急诊患者首先到基层医疗卫生机构就诊，实行首诊负责制和转诊审核责任制，逐步建立基层首诊、双向转诊、急慢分治、上下联动的机制，并与基本医疗保险制度相衔接。县级以上地方人民政府根据本行政区域医疗卫生需求，整合区域内政府举办的医疗卫生资源，因地制宜建立医疗联合体等协同联动的医疗服务合作机制。鼓励社会力量举办的医疗卫生机构参与医疗服务合作机制。国家推进基层医疗卫生机构实行家庭医生签约服务，建立家庭医生服务团队，与居民签订协议，根据居民健康状况和医疗需求提供基本医疗卫生服务。

2．公民享有知情同意权

公民接受医疗卫生服务，应当遵守诊疗制度和医疗卫生服务秩序，尊重医疗卫生人员。公民接受医疗卫生服务，对病情、诊疗方案、医疗风险、医疗费用等事项依法享有知情同意的权利。需要实施手术、特殊检查、特殊治疗的，医疗卫生人员应当及时向患者说明医疗风险、替代医疗方案等情况，并取得其同意。不能或者不宜向患者说明的，应当向患者的近亲属说明，并取得其同意。开展药物、医疗器械临床试验和其他医学研究应当遵守医学伦理规范，依法通过伦理审查，取得知情同意。公民接受医疗卫生服务，应当受到尊重。医疗卫生机构、医疗卫生人员应当关心爱护、平等对待患者，尊重患者人格尊严，保护患者隐私。

二、医疗卫生机构

（一）国家建立健全医疗卫生服务体系和城市社区卫生服务网络

国家建立健全由基层医疗卫生机构、医院、专业公共卫生机构等组成的城乡全覆盖、功能互补、连续协同的医疗卫生服务体系。国家加强县级医院、乡镇卫生院、村卫生室、社区卫生服务中心（站）和专业公共卫生机构等的建设，建立健全农村医疗卫生服务网络和城市社区卫生服务网络。

（二）不同医疗卫生机构的职能

各级各类医疗卫生机构应当分工合作，为公民提供预防、保健、治疗、护理、康复、安宁疗护等全方位全周期的医疗卫生服务。各级人民政府采取措施支持医疗卫生机构与养老机构、儿童福利机构、社区组织建立协作机制，为老年人、孤残儿童提供安全、便捷的医疗和健康服务。

1．基层医疗卫生机构

基层医疗卫生机构主要提供预防、保健、健康教育、疾病管理，为居民建立健康档案，常见病、多发病的诊疗以及部分疾病的康复、护理，接收医院转诊患者，向医院转诊超出自身服务能力的患者等基本医疗卫生服务。

2．医　院

医院主要提供疾病诊治，特别是急危重症和疑难病症的诊疗，突发事件医疗处置和救援以及健康教育等医疗卫生服务，并开展医学教育、医疗卫生人员培训、医学科学研究和对基层医疗卫生机构的业务指导等工作。

3．专业公共卫生机构

专业公共卫生机构主要提供传染病、慢性非传染性疾病、职业病、地方病等疾病预防控制和健康教育、妇幼保健、精神卫生、院前急救、采供血、食品安全风险监测评估、出生缺陷防治等公共卫生服务。

（三）医疗卫生机构的设置、管理及信息化建设

县级以上人民政府应当制定并落实医疗卫生服务体系规划，科学配置医疗卫生资源，举办医疗卫生机构，为公民获得基本医疗卫生服务提供保障。政府举办医疗卫生机构，应当考虑本行政区域人口、经济社会发展状况、医疗卫生资源、健康危险因素、发病率、患病率以及紧急救治需求等情况。

1．医疗机构设置的条件

举办医疗机构，应当具备下列条件，按照国家有关规定办理审批或者备案手续：有符合规定的名称、组织机构和场所；有与其开展的业务相适应的经费、设施、设备和医疗卫生人员；有相应的规章制度；能够独立承担民事责任；法律、行政法规规定的其他条件；医疗机构依法取得执业许可证。各级各类医疗卫生机构的具体条件和配置应当符合国务院卫生健康主管部门制定的医疗卫生机构标准；禁止伪造、变造、买卖、出租、出借医疗机构执业许可证；各级各类医疗卫生机构的具体条件和配置应当符合国务院卫生健康主管部门制定的医疗卫生机构标准。

2．国家对医疗卫生机构实行分类管理

医疗卫生服务体系坚持以非营利性医疗卫生机构为主体、营利性医疗卫生机构为补充。政府举办非营利性医疗卫生机构，在基本医疗卫生事业中发挥主导作用，保障基本医疗卫生服务公平可及。以政府资金、捐赠资产举办或者参与举办的医疗卫生机构不得设立为营利性医疗卫生机构。医疗卫生机构不得对外出租、承包医疗科室。非营利性医疗卫生机构不得向出资人、举办者分配或者变相分配收益。政府举办的医疗卫生机构应当坚持公益性质，所有收支均纳入预算管理，按照医疗卫生服务体系规划合理设置并控制规模。国家鼓励政府举办的医疗卫生机构与社会力量合作举办非营利性医疗卫生机构。政府举办的医疗卫生机构不得与其他组织投资设立非独立法人资格的医疗卫生机构，不得与社会资本合作举办营利性医疗卫生机构。

3．鼓励社会力量举办医疗卫生机构

国家以建成的医疗卫生机构为基础，合理规划与设置国家医学中心和国家、省级区域性医疗中心，诊治疑难重症，研究攻克重大医学难题，培养高层次医疗卫生

人才。国家采取多种措施，鼓励和引导社会力量依法举办医疗卫生机构，支持和规范社会力量举办的医疗卫生机构与政府举办的医疗卫生机构开展多种类型的医疗业务、学科建设、人才培养等合作。社会力量举办的医疗卫生机构在基本医疗保险定点、重点专科建设、科研教学、等级评审、特定医疗技术准入、医疗卫生人员职称评定等方面享有与政府举办的医疗卫生机构同等的权利。社会力量可以选择设立非营利性或者营利性医疗卫生机构。社会力量举办的非营利性医疗卫生机构按照规定享受与政府举办的医疗卫生机构同等的税收、财政补助、用地、用水、用电、用气、用热等政策，并依法接受监督管理。

4．医疗机构的管理

（1）国家层面。

国家建立权责清晰、管理科学、治理完善、运行高效、监督有力的现代医院管理制度。医院应当制定章程，建立和完善法人治理结构，提高医疗卫生服务能力和运行效率。国家对医疗卫生技术的临床应用进行分类管理，对技术难度大、医疗风险高，服务能力、人员专业技术水平要求较高的医疗卫生技术实行严格管理。医疗卫生机构开展医疗卫生技术临床应用，应当与其功能任务相适应，遵循科学、安全、规范、有效、经济的原则，并符合伦理。

（2）医疗卫生机构层面。

医疗卫生机构应当遵守法律、法规、规章，建立健全内部质量管理和控制制度，对医疗卫生服务质量负责。医疗卫生机构应当按照临床诊疗指南、临床技术操作规范和行业标准以及医学伦理规范等有关要求，合理进行检查、用药、诊疗，加强医疗卫生安全风险防范，优化服务流程，持续改进医疗卫生服务质量。医疗卫生机构执业场所是提供医疗卫生服务的公共场所，任何组织或者个人不得扰乱其秩序。国家完善医疗风险分担机制，鼓励医疗机构参加医疗责任保险或者建立医疗风险基金，鼓励患者参加医疗意外保险。发生自然灾害、事故灾难、公共卫生事件和社会安全事件等严重威胁人民群众生命健康的突发事件时，医疗卫生机构、医疗卫生人员应当服从政府部门的调遣，参与卫生应急处置和医疗救治。对致病、致残、死亡的参与人员，按照规定给予工伤或者抚恤、烈士褒扬等相关待遇。

5．信息化建设

国家鼓励医疗卫生机构不断改进预防、保健、诊断、治疗、护理和康复的技术、设备与服务，支持开发适合基层和边远地区应用的医疗卫生技术。国家推进全民健康信息化，推动健康医疗大数据、人工智能等的应用发展，加快医疗卫生信息基础设施建设，制定健康医疗数据采集、存储、分析和应用的技术标准，运用信息技术促进优质医疗卫生资源的普及与共享。县级以上人民政府及其有关部门应当采取措施，推进信息技术在医疗卫生领域和医学教育中的应用，支持探索发展医疗卫生服务新模式、新业态。国家采取措施，推进医疗卫生机构建立健全医疗卫生信息交流和信息安全制度，应用信息技术开展远程医疗服务，构建线上线下一体化医疗服务模式。

三、医疗卫生人员

（一）医疗卫生人员的培养及执业规范

国家制定医疗卫生人员培养规划，建立适应行业特点和社会需求的医疗卫生人员培养机制和供需平衡机制，完善医学院校教育、毕业后教育和继续教育体系，建立健全住院医师、专科医师规范化培训制度，建立规模适宜、结构合理、分布均衡的医疗卫生队伍。国家加强全科医生的培养和使用。全科医生主要提供常见病、多发病的诊疗和转诊、预防、保健、康复，以及慢性病管理、健康管理等服务。国家对医师、护士等医疗卫生人员依法实行执业注册制度。医疗卫生人员应当依法取得相应的职业资格。

医疗卫生行业组织、医疗卫生机构、医学院校应当加强对医疗卫生人员的医德医风教育。医疗卫生人员应当弘扬敬佑生命、救死扶伤、甘于奉献、大爱无疆的崇高职业精神，遵守行业规范，恪守医德，努力提高专业水平和服务质量。医疗卫生人员应当遵循医学科学规律，遵守有关临床诊疗技术规范和各项操作规范以及医学伦理规范，使用适宜技术和药物，合理诊疗，因病施治，不得对患者实施过度医疗。医疗卫生人员不得利用职务之便索要、非法收受财物或者牟取其他不正当利益。

（二）医疗卫生人员的福利待遇

国家建立健全符合医疗卫生行业特点的人事、薪酬、奖励制度，体现医疗卫生人员职业特点和技术劳动价值。对从事传染病防治、放射医学和精神卫生工作以及其他在特殊岗位工作的医疗卫生人员，应当按照国家规定给予适当的津贴。津贴标准应当定期调整。国家建立医疗卫生人员定期到基层和艰苦边远地区从事医疗卫生工作制度。国家采取定向免费培养、对口支援、退休返聘等措施，加强基层和艰苦边远地区医疗卫生队伍建设。执业医师晋升为副高级技术职称的，应当有累计一年以上在县级以下或者对口支援的医疗卫生机构提供医疗卫生服务的经历。对在基层和艰苦边远地区工作的医疗卫生人员，在薪酬津贴、职称评定、职业发展、教育培训和表彰奖励等方面实行优惠待遇。国家加强乡村医疗卫生队伍建设，建立县乡村上下贯通的职业发展机制，完善对乡村医疗卫生人员的服务收入多渠道补助机制和养老政策。

（三）保障医疗人员安全

全社会应当关心、尊重医疗卫生人员，维护良好安全的医疗卫生服务秩序，共同构建和谐医患关系。医疗卫生人员的人身安全、人格尊严不受侵犯，其合法权益受法律保护。禁止任何组织或者个人威胁、危害医疗卫生人员人身安全，侵犯医疗卫生人员人格尊严。国家采取措施，保障医疗卫生人员执业环境。

四、药品供应保障

（一）基本药物保障

国家完善药品供应保障制度，建立工作协调机制，保障药品的安全、有效、可及。国家实施基本药物制度，遴选适当数量的基本药物品种，满足疾病防治基本用药需求。国家公布基本药物目录，根据药品临床应用实践、药品标准变化、药品新上市情况等，对基本药物目录进行动态调整。基本药物按照规定优先纳入基本医疗保险药品目录。国家提高基本药物的供给能力，强化基本药物质量监管，确保基本药物公平可及、合理使用。

（二）药物评审、质量、监测及储备

国家建立健全以临床需求为导向的药品审评审批制度，支持临床急需药品、儿童用药品和防治罕见病、重大疾病等药品的研制、生产，满足疾病防治需求。

国家建立健全药品研制、生产、流通、使用全过程追溯制度，加强药品管理，保证药品质量。国家建立健全药品价格监测体系，开展成本价格调查，加强药品价格监督检查，依法查处价格垄断、价格欺诈、不正当竞争等违法行为，维护药品价格秩序。国家加强药品分类采购管理和指导。参加药品采购投标的投标人不得以低于成本的报价竞标，不得以欺诈、串通投标、滥用市场支配地位等方式竞标。

国家建立中央与地方两级医药储备，用于保障重大灾情、疫情及其他突发事件等应急需要。国家建立健全药品供求监测体系，及时收集和汇总分析药品供求信息，定期公布药品生产、流通、使用等情况。国家加强中药的保护与发展，充分体现中药的特色和优势，发挥其在预防、保健、医疗、康复中的作用。

（三）医疗器械与设备

国家加强对医疗器械的管理，完善医疗器械的标准和规范，提高医疗器械的安全有效水平。国务院卫生健康主管部门和省、自治区、直辖市人民政府卫生健康主管部门应当根据技术的先进性、适宜性和可及性，编制大型医用设备配置规划，促进区域内医用设备合理配置、充分共享。

五、健康促进

（一）人才培养

各级人民政府应当加强健康教育工作及其专业人才培养，建立健康知识和技能核心信息发布制度，普及健康科学知识，向公众提供科学、准确的健康信息。

（二）健康教育

医疗卫生、教育、体育、宣传等机构、基层群众性自治组织和社会组织应当开展健康知识的宣传和普及。医疗卫生人员在提供医疗卫生服务时，应当对患者开展

健康教育。新闻媒体应当开展健康知识的公益宣传。健康知识的宣传应当科学、准确。国家将健康教育纳入国民教育体系。学校应当利用多种形式实施健康教育，普及健康知识、科学健身知识、急救知识和技能，提高学生主动防病的意识，培养学生良好的卫生习惯和健康的行为习惯，减少、改善学生近视、肥胖等不良健康状况。学校应当按照规定开设体育与健康课程，组织学生开展广播体操、眼保健操、体能锻炼等活动。学校按照规定配备校医，建立和完善卫生室、保健室等。县级以上人民政府教育主管部门应当按照规定将学生体质健康水平纳入学校考核体系。

（三）健康管理

公民是自己健康的第一责任人，树立和践行对自己健康负责的健康管理理念，主动学习健康知识，提高健康素养，加强健康管理。倡导家庭成员相互关爱，形成符合自身和家庭特点的健康生活方式。公民应当尊重他人的健康权利和利益，不得损害他人健康和社会公共利益。

（四）健康监测

国家组织居民健康状况调查和统计，开展体质监测，对健康绩效进行评估，并根据评估结果制定、完善与健康相关的法律、法规、政策和规划。国家建立疾病和健康危险因素监测、调查和风险评估制度。县级以上人民政府及其有关部门针对影响健康的主要问题，组织开展健康危险因素研究，制定综合防治措施。国家加强影响健康的环境问题预防和治理，组织开展环境质量对健康影响的研究，采取措施预防和控制与环境问题有关的疾病。国家建立营养状况监测制度，实施经济欠发达地区、重点人群营养干预计划，开展未成年人和老年人营养改善行动，倡导健康饮食习惯，减少不健康饮食引起的疾病风险。

（五）创造健康环境、保障食品及水安全

国家大力开展爱国卫生运动，鼓励和支持开展爱国卫生月等群众性卫生与健康活动，依靠和动员群众控制和消除健康危险因素，改善环境卫生状况，建设健康城市、健康村镇、健康社区。国家建立科学、严格的食品、饮用水安全监督管理制度，提高安全水平。

（六）实施全民健身

国家发展全民健身事业，完善覆盖城乡的全民健身公共服务体系，加强公共体育设施建设，组织开展和支持全民健身活动，加强全民健身指导服务，普及科学健身知识和方法。国家鼓励单位的体育场地设施向公众开放。

（七）加强重点人群健康服务

国家制定并实施未成年人、妇女、老年人、残疾人等的健康工作计划，加强重点人群健康服务。国家推动长期护理保障工作，鼓励发展长期护理保险。

（八）加强公共场所卫生管理

国家完善公共场所卫生管理制度。县级以上人民政府卫生健康等主管部门应当加强对公共场所的卫生监督。公共场所卫生监督信息应当依法向社会公开。公共场所经营单位应当建立健全并严格实施卫生管理制度，保证其经营活动持续符合国家对公共场所的卫生要求。

（九）烟草管理

国家采取措施，减少吸烟对公民健康的危害。公共场所控制吸烟，强化监督执法。烟草制品包装应当印制带有说明吸烟危害的警示。禁止向未成年人出售烟酒。

（十）保护职工健康

国家鼓励用人单位开展职工健康指导工作，提倡用人单位为职工定期开展健康检查。用人单位应当为职工创造有益于健康的环境和条件，严格执行劳动安全卫生等相关规定，积极组织职工开展健身活动，保护职工健康。

六、资金保障

（一）经费保障

各级人民政府应当切实履行发展医疗卫生与健康事业的职责，建立与经济社会发展、财政状况和健康指标相适应的医疗卫生与健康事业投入机制，将医疗卫生与健康促进经费纳入本级政府预算，按照规定主要用于保障基本医疗服务、公共卫生服务、基本医疗保障和政府举办的医疗卫生机构建设和运行发展。县级以上人民政府通过预算、审计、监督执法、社会监督等方式，加强资金的监督管理。基本医疗服务费用主要由基本医疗保险基金和个人支付。

（二）医疗保险

国家完善医疗救助制度，保障符合条件的困难群众获得基本医疗服务。国家依法多渠道筹集基本医疗保险基金，逐步完善基本医疗保险可持续筹资和保障水平调整机制。国家建立以基本医疗保险为主体，商业健康保险、医疗救助、职工互助医疗和医疗慈善服务等为补充的、多层次的医疗保障体系。国家鼓励发展商业健康保险，满足人民群众多样化健康保障需求。公民有依法参加基本医疗保险的权利和义务。用人单位和职工按照国家规定缴纳职工基本医疗保险费。城乡居民按照规定缴纳城乡居民基本医疗保险费。国家建立健全基本医疗保险经办机构与协议定点医疗卫生机构之间的协商谈判机制，科学合理确定基本医疗保险基金支付标准和支付方式，引导医疗卫生机构合理诊疗，促进患者有序流动，提高基本医疗保险基金使用效益。基本医疗保险基金支付范围由国务院医疗保障主管部门组织制定，并应当听取国务院卫生健康主管部门、中医药主管部门、药品监督管理部门、财政部门等的意见。省、自治区、直辖市人民政府可以按照国家有关规定，补充确定本行政区域基本医疗保险基金支付的具体项目和标准，并报国务院医疗保障主管部门备案。国务院医疗保障主管部门应当对纳入支付范围的基本医疗保险药品目录、诊疗项目、医疗服务设施标准等组织开展循证医学和经济性评价，并应当听取国务院卫生健康主管部门、中医药主管部门、药品监督管理部门、财政部门等有关方面的意见。评价结果应当作为调整基本医疗保险基金支付范围的依据。

七、监督管理

国家建立健全机构自治、行业自律、政府监管、社会监督相结合的医疗卫生综合监督管理体系。县级以上人民政府卫生健康主管部门对医疗卫生行业实行属地化、全行业监督管理。县级以上人民政府医疗保障主管部门应当提高医疗保障监管能力和水平，对纳入基本医疗保险基金支付范围的医疗服务行为和医疗费用加强监督管理，确保基本医疗保险基金合理使用、安全可控。县级以上人民政府应当组织卫生健康、医疗保障、药品监督管理、发展改革、财政等部门建立沟通协商机制，加强制度衔接和工作配合，提高医疗卫生资源使用效率和保障水平。县级以上人民政府应当定期向本级人民代表大会或者其常务委员会报告基本医疗卫生与健康促进工作，依法接受监督。县级以上人民政府有关部门未履行医疗卫生与健康促进工作相关职责的，本级人民政府或者上级人民政府有关部门应当对其主要负责人进行约谈。地方人民政府未履行医疗卫生与健康促进工作相关职责的，上级人民政府应当对其主要负责人进行约谈。被约谈的部门和地方人民政府应当立即采取措施，进行整改。约谈情况和整改情况应当纳入有关部门和地方人民政府工作评议、考核记录。县级以上地方人民政府卫生健康主管部门应当建立医疗卫生机构绩效评估制度，组织对医疗卫生机构的服务质量、医疗技术、药品和医用设备使用等情况进行评估。评估应当吸收行业组织和公众参与。评估结果应当以适当方式向社会公开，作为评价医疗卫生机构和卫生监管的重要依据。县级以上人民政府卫生健康主管部门、医疗保障主管部门应当建立医疗卫生机构、人员等信用记录制度，纳入全国信用信息共享平台，按照国家规定实施联合惩戒。县级以上地方人民政府卫生健康主管部门及其委托的卫生健康监督机构，依法开展本行政区域医疗卫生等行政执法工作。县级以上人民政府卫生健康主管部门应当积极培育医疗卫生行业组织，发挥其在医疗卫生与健康促进工作中的作用，支持其参与行业管理规范、技术标准制定和医疗卫生评价、评估、评审等工作。国家保护公民个人健康信息，确保公民个人健康信息安全。任何组织或者个人不得非法收集、使用、加工、传输公民个人健康信息，不得非法买卖、提供或者公开公民个人健康信息。国家建立医疗纠纷预防和处理机制，妥善处理医疗纠纷，维护医疗秩序。国家鼓励公民、法人和其他组织对医疗卫生与健康促进工作进行社会监督。任何组织和个人对违反本法规定的行为，有权向县级以上人民政府卫生健康主管部门和其他有关部门投诉、举报。

八、法律责任

（一）行政法律责任

违反本法规定，地方各级人民政府、县级以上人民政府卫生健康主管部门和其他有关部门，滥用职权、玩忽职守、徇私舞弊的，对直接负责的主管人员和其他直接责任人员依法给予处分。违反本法规定，未取得医疗机构执业许可证擅自执业的，由县级以上人民政府卫生健康主管部门责令停止执业活动，没收违法所得和药品、医疗器械，并处违法所得五倍以上二十倍以下的罚款，违法所得不足一万元的，按一万元计算。违反本法规定，伪造、变造、买卖、出租、出借医疗机构执业许可证的，由县级以上人民政府卫生健康主管部门责令改正，没收违法所得，并处违法所得五倍以上十五倍以下的罚款，违法所得不足一万元的，按一万元计算；情节严重的，吊销医疗机构执业许可证。

违反本法规定，医疗卫生机构等的医疗信息安全制度、保障措施不健全，导致医疗信息泄露，或者医疗质量管理和医疗技术管理制度、安全措施不健全的，由县级以上人民政府卫生健康等主管部门责令改正，给予警告，并处一万元以上五万元以下的罚款；情节严重的，可以责令停止相应执业活动，对直接负责的主管人员和其他直接责任人员依法追究法律责任。

违反本法规定，医疗卫生人员有下列行为之一的，由县级以上人民政府卫生健康主管部门依照有关执业医师、护士管理和医疗纠纷预防处理等法律、行政法规的规定给予行政处罚：① 利用职务之便索要、非法收受财物或者牟取其他不正当利益；② 泄露公民个人健康信息；③ 在开展医学研究或提供医疗卫生服务过程中未按照规定履行告知义务或者违反医学伦理规范。前款规定的人员属于政府举办的医疗卫生机构中的人员的，依法给予处分。

违反本法规定，参加药品采购投标的投标人以低于成本的报价竞标，或者以欺诈、串通投标、滥用市场支配地位等方式竞标的，由县级以上人民政府医疗保障主管部门责令改正，没收违法所得；中标的，中标无效，处中标项目金额千分之五以上千分之十以下的罚款，对法定代表人、主要负责人、直接负责的主管人员和其他责任人员处对单位罚款数额百分之五以上百分之十以下的罚款；情节严重的，取消其二年至五年内参加药品采购投标的资格并予以公告。违反本法规定，以欺诈、伪造证明材料或者其他手段骗取基本医疗保险待遇，或者基本医疗保险经办机构以及医疗机构、药品经营单位等以欺诈、伪造证明材料或者其他手段骗取基本医疗保险基金支出的，由县级以上人民政府医疗保障主管部门依照有关社会保险的法律、行政法规规定给予行政处罚。违反本法规定，扰乱医疗卫生机构执业场所秩序，威胁、危害医疗卫生人员人身安全，侵犯医疗卫生人员人格尊严，非法收集、使用、加工、传输公民个人健康信息，非法买卖、提供或者公开公民个人健康信息等，构成违反治安管理行为的，依法给予治安管理处罚。

（二）民事、刑事法律责任

违反本法规定，构成犯罪的，依法追究刑事责任；造成人身、财产损害的，依法承担民事责任。

第五节 "健康中国 2030"规划纲要

健康是促进人的全面发展的必然要求，是经济社会发展的基础条件。实现国民健康长寿，是国家富强、民族振兴的重要标志，也是全国各族人民的共同愿望。党和国家历来高度重视人民健康。近年来，随着工业化、城镇化、人口老龄化、疾病谱变化、生态环境及生活方式变化，维护和促进人民健康已成为新的挑战，健康服务供给总体不足与需求不断增长之间的矛盾依然突出，健康领域发展与经济社会发展的协调性有待增强，需要从国家战略层面统筹解决关系健康的重大和长远问题。为全面建成小康社会、基本实现社会主义现代化、全面提升中华民族健康素质、实现人民健康与经济社会协调发展的国家战略，党的十八届五中全会战略部署推进健康中国建设。

一、推进健康中国建设的战略主题

健康中国建设与每个人密切相关，健康中国建设的成果可以每个人享有。因此，"共建共享、全民健康"是建设健康中国的战略主题。

二、推进健康中国建设的战略目标

健康中国建设的战略目标分三个阶段：到 2020 年，建立覆盖城乡居民的中国特色基本医疗卫生制度，健康素养水平持续提高，健康服务体系完善高效，人人享有基本医疗卫生服务和基本体育健身服务，基本形成内涵丰富、结构合理的健康产业体系，主要健康指标居于中高收入国家前列；到 2030 年，促进全民健康的制度体系更加完善，健康领域发展更加协调，健康生活方式得到普及，健康服务质量和健康保障水平不断提高，健康产业繁荣发展，基本实现健康公平，主要健康指标进入高收入国家行列；到 2050 年，建成与社会主义现代化国家相适应的健康国家。

三、推进健康中国建设的主要内容

推进健康中国建设的主要内容包括普及健康生活、优化健康服务、完善健康保障、建设健康环境、发展健康产业、健全支撑与保障等。

（一）普及健康生活

1. 加强健康教育

推进全民健康生活方式行动，强化家庭和高危个体健康生活方式指导及干预，开展健康体重、健康口腔、健康骨骼等专项行动，到 2030 年基本实现以县（市、区）为单位全覆盖。开发推广促进健康生活的适宜技术和用品。建立健康知识和技能核心信息发布制度，健全覆盖全国的健康素养和生活方式监测体系。建立健全健康促进与教育体系，提高健康教育服务能力，从小抓起，普及健康科学知识。加强精神文明建设，发展健康文化，移风易俗，培育良好的生活习惯。各级各类媒体加大健康科学知识宣传力度，积极建设和规范各类广播电视等健康栏目，利用新媒体拓展健康教育。

将健康教育纳入国民教育体系，把健康教育作为所有教育阶段素质教育的重要内容。以中小学为重点，建立学校健康教育推进机制。构建相关学科教学与教育活动相结合、课堂教育与课外实践相结合、经常性宣传教育与集中式宣传教育相结合的健康教育模式。培养健康教育师资，将健康教育纳入体育教师职前教育和职后培训内容。

2. 塑造自主自律的健康行为

制定实施国民营养计划，深入开展食物（农产品、食品）营养功能评价研究，全面普及膳食营养知识，发布适合不同人群特点的膳食指南，引导居民形成科学的膳食习惯，推进健康饮食文化建设。建立健全居民营养监测制度，对重点区域、重点人群实施营养干预，重点解决微量营养素缺乏、部分人群油脂等高热能食物摄入过多等问题，逐步解决居民营养不足与过剩并存问题。实施临床营养干预。加强对学校、幼儿园、养老机构等营养健康工作的指导。开展示范健康食堂和健康餐厅建设。到 2030 年，居民营养知识素养明显提高，营养缺乏疾病发生率显著下降，全国人均每日食盐摄入量降低 20%，超重、肥胖人口增长速度明显放缓。

全面推进控烟履约，加大控烟力度，运用价格、税收、法律等手段提高控烟成效。深入开展控烟宣传教育。积极推进无烟环境建设，强化公共场所控烟监督执法。推进公共场所禁烟工作，逐步实现室内公共场所全面禁烟。领导干部要带头在公共场所禁烟，把党政机关建成无烟机关。强化戒烟服务。到 2030 年，15 岁以上人群吸烟率降低到 20%。加强限酒健康教育，控制酒精过度使用，减少酗酒。加强有害使用酒精监测。

加强心理健康服务体系建设和规范化管理。加大全民心理健康科普宣传力度，提升心理健康素养。加强对抑郁症、焦虑症等常见精神障碍和心理行为问题的干预，加大对重点人群心理问题早期发现和及时干预力度。加强严重精神障碍患者报告登记和救治救助管理。全面推进精神障碍社区康复服务。提高突发事件心理危机的干预能力和水平。到 2030 年，常见精神障碍防治和心理行为问题识别干预水平显著提高。

强化社会综合治理，以青少年、育龄妇女及流动人群为重点，开展性道德、性健康和性安全宣传教育和干预，加强对性传播高危行为人群的综合干预，减少意外妊娠和性相关疾病传播。大力普及有关毒品危害、应对措施和治疗途径等知识。加强全国戒毒医疗服务体系建设，早发现、早治疗成瘾者。加强戒毒药物维持治疗与社区戒毒、强制隔离戒毒和社区康复的衔接。建立集生理脱毒、心理康复、就业扶持、回归社会于一体的戒毒康复模式，最大限度减少毒品社会危害。

3. 提高全民身体素质

统筹建设全民健身公共设施，加强健身步道、骑行道、全民健身中心、体育公园、社区多功能运动场等场地设施建设。到 2030 年，基本建成县乡村三级公共体育设施网络，人均体育场地面积不低于 2.3 平方米，在城镇社区实现 15 分钟健身圈全覆盖。推行公共体育设施免费或低收费开放，确保公共体育场地设施和符合开放条件的企事业单位体育场地设施全部向社会开放。加强全民健身组织网络建设，扶持和引导基层体育社会组织发展。

继续制定实施全民健身计划，普及科学健身知识和健身方法，推动全民健身生活化。组织社会体育指导员广泛开展全民健身指导服务。实施国家体育锻炼标准，发展群众健身休闲活动，丰富和完善全民健身体系。大力发展群众喜闻乐见的运动项目，鼓励开发适合不同人群、不同地域特点的特色运动项目，扶持推广太极拳、健身气功等民族民俗民间传统运动项目。

发布体育健身活动指南，建立完善针对不同人群、不同环境、不同身体状况的运动处方库，推动形成体医结合的疾病管理与健康服务模式，发挥全民科学健身在健康促进、慢性病预防和康复等方面的积极作用。加强全民健身科技创新平台和科学健身指导服务站点建设。开展国民体质测试，完善体质健康监测体系，开发应用国民体质健康监测大数据，开展运动风险评估。

制定实施青少年、妇女、老年人、职业群体及残疾人等特殊群体的体质健康干预计划。实施青少年体育活动促进计划，培育青少年体育爱好，基本实现青少年熟练掌握 1 项以上体育运动技能，确保学生校内每天体育活动时间不少于 1 小时。到 2030 年，学校体育场地设施与器材配置达标率达到 100%，青少年学生每周参与体育活动达到中等强度 3 次以上，国家学生体质健康标准达标优秀率 25% 以上。加强科学指导，促进妇女、老年人和职业群体积极参与全民健身。实行工间健身制度，鼓励和支持新建工作场所建设适当的健身活动场地。推动残疾人康复体育和健身体育广泛开展。

（二）优化健康服务

1. 强化覆盖全民的公共卫生服务

实施慢性病综合防控战略，加强国家慢性病综合防控示范区建设。强化慢性病筛查和早期发现，针对高发地区重点癌症开展早诊早治工作，推动癌症、脑卒中、冠心病等慢性病的机会性筛查。基本实现高血压、糖尿病患者管理干预全覆盖，逐步将符合条件的癌症、脑卒中等重大慢性病早诊早治适宜技术纳入诊疗常规。加强学生近视、肥胖等常见病防治。到 2030 年，实现全人群、全生命周期的慢性病健康管理，总体癌症 5 年生存率提高 15%。加强口腔卫生，12 岁儿童患龋率控制在 25%以内。

加强重大传染病防控。完善传染病监测预警机制。继续实施扩大国家免疫规划，适龄儿童国家免疫规划疫苗接种率维持在较高水平，建立预防接种异常反应补偿保险机制。加强艾滋病检测、抗病毒治疗和随访管理，全面落实临床用血核酸检测和预防艾滋病母婴传播，疫情保持在低流行水平。建立结核病防治综合服务模式，加强耐多药肺结核筛查和监测，规范肺结核诊疗管理，全国肺结核疫情持续下降。有效应对流感、手足口病、登革热、麻疹等重点传染病疫情。继续坚持以传染源控制为主的血吸虫病综合防治策略，全国所有流行县达到消除血吸虫病标准。继续巩固全国消除疟疾成果。全国所有流行县基本控制包虫病等重点寄生虫病流行。保持控制和消除重点地方病，地方病不再成为危害人民健康的重点问题。加强突发急性传染病防治，积极防范输入性突发急性传染病，加强鼠疫等传统烈性传染病防控。强化重大动物源性传染病的源头治理。

健全人口与发展的综合决策体制机制，完善有利于人口均衡发展的政策体系。改革计划生育服务管理方式，更加注重服务家庭，构建以生育支持、幼儿养育、青少年发展、老人赡养、病残照料为主题的家庭发展政策框架，引导群众负责任、有计划地生育。完善国家计划生育技术服务政策，加大再生育计划生育技术服务保障力度。全面推行知情选择，普及避孕节育和生殖健康知识。完善计划生育家庭奖励扶助制度和特别扶助制度，实行奖励扶助金标准动态调整。坚持和完善计划生育目标管理责任制，完善宣传倡导、依法管理、优质服务、政策推动、综合治理的计划生育长效工作机制。建立健全出生人口监测工作机制。继续开展出生人口性别比治理。到 2030 年，全国出生人口性别比实现自然平衡。

继续实施完善国家基本公共卫生服务项目和重大公共卫生服务项目，加强疾病经济负担研究，适时调整项目经费标准，不断丰富和拓展服务内容，提高服务质量，使城乡居民享有均等化的基本公共卫生服务，做好流动人口基本公共卫生计生服务均等化工作。

2. 提供优质高效的医疗服务

全面建成体系完整、分工明确、功能互补、密切协作、运行高效的整合型医疗卫生服务体系。县和市域内基本医疗卫生资源按常住人口和服务半径合理布局，实现人人享有均等化的基本医疗卫生服务；省级及以上分区域统筹配置，整合推进区域医疗资源共享，基本实现优质医疗卫生资源配置均衡化，省域内人人享有均质化的危急重症、疑难病症诊疗和专科医疗服务；依托现有机构，建设一批引领国内、具有全球影响力的国家级医学中心，建设一批区域医学中心和国家临床重点专科群，推进京津冀、长江经济带等区域医疗卫生协同发展，带动医疗服务区域发展和整体水平提升。加强康复、老年病、长期护理、慢性病管理、安宁疗护等接续性医疗机构建设。实施健康扶贫工程，加大对中西部贫困地区医疗卫生机构建设支持力度，提升服务能力，保障贫困人口健康。到 2030 年，15 分钟基本医疗卫生服务圈基本形成，每千常住人口注册护士数达到 4.7 人。

建立专业公共卫生机构、综合和专科医院、基层医疗卫生机构"三位一体"的重大疾病防控机制，建立信息共享、互联互通机制，推进慢性病防、治、管整体融合发展，实现医防结合。建立不同层级、不同类别、不同举办主体医疗卫生机构间目标明确、权责清晰的分工协作机制，不断完善服务网络、运行机制和激励机制，基层普遍具备居民健康守门人的能力。完善家庭医生签约服务，全面建立成熟完善的分级诊疗制度，形成基层首诊、双向转诊、上下联动、急慢分治的合理就医秩序，健全治疗—康复—长期护理服务链。引导三级公立医院逐步减少普通门诊，重点发展危急重症、疑难病症诊疗。完善医疗联合体、医院集团等多种分工协作模式，提高服务体系整体绩效。加快医疗卫生领域军民融合，积极发挥军队医疗卫生机构作用，更好为人民服务。

建立与国际接轨、体现中国特色的医疗质量管理与控制体系，基本健全覆盖主要专业的国家、省、市三级医疗质量控制组织，推出一批国际化标准规范。建设医疗质量管理与控制信息化平台，实现全行业全方位精准、实时管理与控制，持续改进医疗质量和医疗安全，提升医疗服务同质化程度，再住院率、抗菌药物使用率等主要医疗服务质量指标达到或接近世界先进水平。全面实施临床路径管理，规范诊疗行为，优化诊疗流程，增强患者就医获得感。推进合理用药，保障临床用血安全，基本实现医疗机构检查、检验结果互认。加强医疗服务人文关怀，构建和谐医患关系。依法严厉打击涉医违法犯罪行为特别是伤害医务人员的暴力犯罪行为，保护医务人员安全。

3.充分发挥中医药独特优势

实施中医临床优势培育工程，强化中医药防治优势病种研究，加强中西医结合，提高重大疑难病、危急重症临床疗效。大力发展中医非药物疗法，使其在常见病、多发病和慢性病防治中发挥独特作用。发展中医特色康复服务。健全覆盖城乡的中医医疗保健服务体系。在乡镇卫生院和社区卫生服务中心建立中医馆、国医堂等中医综合服务区，推广适宜技术，所有基层医疗卫生机构都能够提供中医药服务。促进民族医药发展。到 2030 年，中医药在治未病中的主导作用、在重大疾病治疗中的协同作用、在疾病康复中的核心作用得到充分发挥。

实施中医治未病健康工程，将中医药优势与健康管理结合，探索融健康文化、健康管理、健康保险为一体的中医健康保障模式。鼓励社会力量举办规范的中医养生保健机构，加快养生保健服务发展。拓展中医医院服务领域，为群众提供中医健康咨询评估、干预调理、随访管理等治未病服务。鼓励中医医疗机构、中医医师为中医养生保健机构提供保健咨询和调理等技术支持。开展中医中药中国行活动，大力传播中医药知识和易于掌握的养生保健技术方法，加强中医药非物质文化遗产的保护和传承运用，实现中医药健康养生文化创造性转化、创新性发展。

实施中医药传承创新工程，重视中医药经典医籍研读及挖掘，全面系统继承历代各家学术理论、流派及学说，不断弘扬当代名老中医药专家学术思想和临床诊疗经验，挖掘民间诊疗技术和方药，推进中医药文化传承与发展。建立中医药传统知识保护制度，制定传统知识保护名录。融合现代科技成果，挖掘中药方剂，加强重大疑难疾病、慢性病等中医药防治技术和新药研发，不断推动中医药理论与实践发展。发展中医药健康服务，加快打造全产业链服务的跨国公司和国际知名的中国品牌，推动中医药走向世界。保护重要中药资源和生物多样性，开展中药资源普查及动态监测。建立大宗、道地和濒危药材种苗繁育基地，提供中药材市场动态监测信息，促进中药材种植业绿色发展。

4.加强重点人群健康服务

实施母婴安全计划，倡导优生优育，继续实施住院分娩补助制度，向孕产妇免费提供生育全过程的基本医疗保健服务。加强出生缺陷综合防治，构建覆盖城乡居民，涵盖孕前、孕期、新生儿各阶段的出生缺陷防治体系。实施健康儿童计划，加强儿童早期发展，加强儿科建设，加大儿童重点疾病防治力度，扩大新生儿疾病筛查，继续开展重点地区儿童营养改善等项目。提高妇女常见病筛查率和早诊早治率。实施妇幼健康和计划生育服务保障工程，提升孕产妇和新生儿危急重症救治能力。

推进老年医疗卫生服务体系建设，推动医疗卫生服务延伸至社区、家庭。健全医疗卫生机构与养老机构合作机制，支持养老机构开展医疗服务。推进中医药与养老融合发展，推动医养结合，为老年人提供治疗期住院、康复期护理、稳定期生活照料、安宁疗护一体化的健康和养老服务，促进慢性病全程防治管理服务同居家、社区、机构养老紧密结合。鼓励社会力量兴办医养结合机构。加强老年常见病、慢性病的健康指导和综合干预，强化老年人健康管理。推动开展老年心理健康与关怀服务，加强老年痴呆症等的有效干预。推动居家老人长期照护服务发展，全面建立经济困难的高龄、失能老人补贴制度，建立多层次长期护理保障制度。进一步完善政策，使老年人更便捷获得基本药物。

制定实施残疾预防和残疾人康复条例。加大符合条件的低收入残疾人医疗救助力度，将符合条件的残疾人医疗康复项目按规定纳入基本医疗保险支付范围。建立残疾儿童康复救助制度，有条件的地方对残疾人基本型辅助器具给予补贴。将残疾人康复纳入基本公共服务，实施精准康复，为城乡贫困残疾人、重度残疾人提供基本康复服务。完善医疗机构无障碍设施，改善残疾人医疗服务。进一步完善康复服务体系，加强残疾人康复和托养设施建设，建立医疗机构与残疾人专业康复机构双向转诊机制，推动基层医疗卫生机构优先为残疾人提供基本医疗、公共卫生和健康管理等签约服务。制定实施国家残疾预防行动计划，增强全社会残疾预防意识，开展全人群、全生命周期残疾预防，有效控制残疾的发生和发展。加强对致残疾病及其他致残因素的防控。推动国家残疾预防综合试验区试点工作。继续开展防盲治盲和防聋治聋工作。

（三）完善健康保障

1．健全医疗保障体系

健全以基本医疗保障为主体、其他多种形式补充保险和商业健康保险为补充的多层次医疗保障体系。整合城乡居民基本医保制度和经办管理。健全基本医疗保险稳定可持续筹资和待遇水平调整机制，实现基金中长期精算平衡。完善医保缴费参保政策，均衡单位和个人缴费负担，合理确定政府与个人分担比例。改进职工医保个人账户，开展门诊统筹。进一步健全重特大疾病医疗保障机制，加强基本医保、城乡居民大病保险、商业健康保险与医疗救助等的有效衔接。到2030年，全民医保体系成熟定型。

严格落实医疗保险基金预算管理。全面推进医保支付方式改革，积极推进按病种付费、按人头付费，积极探索按疾病诊断相关分组付费（DRGs）、按服务绩效付费，形成总额预算管理下的复合式付费方式，健全医保经办机构与医疗机构的谈判协商与风险分担机制。加快推进基本医保异地就医结算，实现跨省异地安置退休人员住院医疗费用直接结算和符合转诊规定的异地就医住院费用直接结算。全面实现医保智能监控，将医保对医疗机构的监管延伸到医务人员。逐步引入社会力量参与医保经办。加强医疗保险基础标准建设和应用。到2030年，全民医保管理服务体系完善高效。

落实税收等优惠政策，鼓励企业、个人参加商业健康保险及多种形式的补充保险。丰富健康保险产品，鼓励开发与健康管理服务相关的健康保险产品。促进商业保险公司与医疗、体检、护理等机构合作，发展健康管理组织等新型组织形式。到2030年，现代商业健康保险服务业进一步发展，商业健康保险赔付支出占卫生总费用比重显著提高。

2．完善药品供应保障体系

推进药品、医疗器械流通企业向供应链上下游延伸开展服务，形成现代流通新体系。规范医药电子商务，丰富药品流通渠道和发展模式。推广应用现代物流管理与技术，健全中药材现代流通网络与追溯体系。落实医疗机构药品、耗材采购主体地位，鼓励联合采购。完善国家药品价格谈判机制。建立药品出厂价格信息可追溯机制。强化短缺药品供应保障和预警，完善药品储备制度和应急供应机制。建设遍及城乡的现代医药流通网络，提高基层和边远地区药品供应保障能力。

巩固完善国家基本药物制度，推进特殊人群基本药物保障。完善现有免费治疗药品政策，增加艾滋病防治等特殊药物免费供给。保障儿童用药。完善罕见病用药保障政策。建立以基本药物为重点的临床综合评价体系。按照政府调控和市场调节相结合的原则，完善药品价格形成机制。强化价格、医保、采购等政策的衔接，坚持分类管理，加强对市场竞争不充分药品和高值医用耗材的价格监管，建立药品价格信息监测和信息公开制度，制定完善医保药品支付标准政策。

（四）建设健康环境

1. 深入开展爱国卫生运动

持续推进城乡环境卫生整洁行动，完善城乡环境卫生基础设施和长效机制，统筹治理城乡环境卫生问题。加大农村人居环境治理力度，全面加强农村垃圾治理，实施农村生活污水治理工程，大力推广清洁能源。到2030年，努力把我国农村建设成为人居环境干净整洁、适合居民生活养老的美丽家园，实现人与自然和谐发展。实施农村饮水安全巩固提升工程，推动城镇供水设施向农村延伸，进一步提高农村集中供水率、自来水普及率、水质达标率和供水保证率，全面建立从源头到龙头的农村饮水安全保障体系。加快无害化卫生厕所建设，力争到2030年，全国农村居民基本都能用上无害化卫生厕所。实施以环境治理为主的病媒生物综合预防控制策略。深入推进国家卫生城镇创建，力争到2030年，国家卫生城市数量提高到全国城市总数的50%，有条件的省（自治区、直辖市）实现全覆盖。

把健康城市和健康村镇建设作为推进健康中国建设的重要抓手，保障与健康相关的公共设施用地需求，完善相关公共设施体系、布局和标准，把健康融入城乡规划、建设、治理的全过程，促进城市与人民健康协调发展。针对当地居民主要健康问题，编制实施健康城市、健康村镇发展规划。广泛开展健康社区、健康村镇、健康单位、健康家庭等建设，提高社会参与度。重点加强健康学校建设，加强学生健康危害因素监测与评价，完善学校食品安全管理、传染病防控等相关政策。加强健康城市、健康村镇建设监测与评价。到2030年，建成一批健康城市、健康村镇建设的示范市和示范村镇。

2. 加强影响健康的环境问题治理

以提高环境质量为核心，推进联防联控和流域共治，实行环境质量目标考核，实施最严格的环境保护制度，切实解决影响广大人民群众健康的突出环境问题。深入推进产业园区、新城、新区等开发建设规划环评，严格建设项目环评审批，强化源头预防。深化区域大气污染联防联控，建立常态化区域协作机制。完善重度及以上污染天气的区域联合预警机制。全面实施城市空气质量达标管理，促进全国城市环境空气质量明显改善。推进饮用水水源地安全达标建设。强化地下水管理和保护，推进地下水超采区治理与污染综合防治。开展国家土壤环境质量监测网络建设，建立建设用地土壤环境质量调查评估制度，开展土壤污染治理与修复。以耕地为重点，实施农用地分类管理。全面加强农业面源污染防治，有效保护生态系统和遗传多样性。加强噪声污染防控。

全面实施工业污染源排污许可管理，推动企业开展自行监测和信息公开，建立排污台账，实现持证按证排污。加快淘汰高污染、高环境风险的工艺、设备与产品。开展工业集聚区污染专项治理。以钢铁、水泥、石化等行业为重点，推进行业达标排放改造。

逐步建立健全环境与健康管理制度。开展重点区域、流域、行业环境与健康调查，建立覆盖污染源监测、环境质量监测、人群暴露监测和健康效应监测的环境与健康综合监测网络及风险评估体系。实施环境与健康风险管理。划定环境健康高风险区域，开展环境污染对人群健康影响的评价，探索建立高风险区域重点项目健康风险评估制度。建立环境健康风险沟通机制。建立统一的环境信息公开平台，全面推进环境信息公开。推进县级及以上城市空气质量监测和信息发布。

3. 保障食品药品安全

完善食品安全标准体系，实现食品安全标准与国际标准基本接轨。加强食品安全风险监测评估，到 2030 年,食品安全风险监测与食源性疾病报告网络实现全覆盖。全面推行标准化、清洁化农业生产，深入开展农产品质量安全风险评估，推进农兽药残留、重金属污染综合治理，实施兽药抗菌药治理行动。加强对食品原产地指导监管，完善农产品市场准入制度。建立食用农产品全程追溯协作机制，完善统一权威的食品安全监管体制，建立职业化检查员队伍，加强检验检测能力建设，强化日常监督检查，扩大产品抽检覆盖面。加强互联网食品经营治理。加强进口食品准入管理，加大对境外源头食品安全体系检查力度，有序开展进口食品指定口岸建设。推动地方政府建设出口食品农产品质量安全示范区。推进食品安全信用体系建设，完善食品安全信息公开制度。健全从源头到消费全过程的监管格局，严守从农田到餐桌的每一道防线，让人民群众吃得安全、吃得放心。

深化药品（医疗器械）审评审批制度改革，研究建立以临床疗效为导向的审批制度，提高药品（医疗器械）审批标准。加快创新药（医疗器械）和临床急需新药（医疗器械）的审评审批，推进仿制药质量和疗效一致性评价。完善国家药品标准体系，实施医疗器械标准提高计划，积极推进中药（材）标准国际化进程。全面加强药品监管，形成全品种、全过程的监管链条。加强医疗器械和化妆品监管。

4. 完善公共安全体系

加强安全生产，加快构建风险等级管控、隐患排查治理两条防线，切实降低重特大事故发生频次和危害后果。强化行业自律和监督管理职责，推动企业落实主体责任，推进职业病危害源头治理，强化矿山、危险化学品等重点行业领域安全生产监管。开展职业病危害基本情况普查，健全有针对性的健康干预措施。进一步完善职业安全卫生标准体系，建立完善重点职业病监测与职业病危害因素监测、报告和管理网络，遏制尘肺病和职业中毒高发势头。建立分级分类监管机制，对职业病危害高风险企业实施重点监管。开展重点行业领域职业病危害专项治理。强化职业病报告制度，开展用人单位职业健康促进工作，预防和控制工伤事故及职业病发生。加强全国个人辐射剂量管理和放射诊疗辐射防护。

加强道路交通安全设施设计、规划和建设，组织实施公路安全生命防护工程，治理公路安全隐患。严格道路运输安全管理，提升企业安全自律意识，落实运输企业安全生产主体责任。强化安全运行监管能力和安全生产基础支撑。进一步加强道路交通安全治理，提高车辆安全技术标准，提高机动车驾驶人和交通参与者综合素质。到 2030 年，力争实现道路交通万车死亡率下降 30%。

建立伤害综合监测体系，开发重点伤害干预技术指南和标准。加强儿童和老年人伤害预防和干预，减少儿童交通伤害、溺水和老年人意外跌落，提高儿童玩具和用品安全标准。预防和减少自杀、意外中毒。建立消费品质量安全事故强制报告制度，建立产品伤害监测体系，强化重点领域质量安全监管，减少消费品安全伤害。

加强全民安全意识教育。建立健全城乡公共消防设施建设和维护管理责任机制，到 2030 年，城乡公共消防设施基本实现全覆盖。提高防灾减灾和应急能力。完善突发事件卫生应急体系，提高早期预防、及时发现、快速反应和有效处置能力。建立包括军队医疗卫生机构在内的海陆空立体化的紧急医学救援体系，提升突发事件紧急医学救援能力。到 2030 年，建立起覆盖全国、较为完善的紧急医学救援网络，突发事件卫生应急处置能力和紧急医学救援能力达到发达国家水平。进一步健全医疗急救体系，提高救治效率。到 2030 年，力争将道路交通事故死伤比基本降低到中等发达国家水平。

建立全球传染病疫情信息智能监测预警、口岸精准检疫的口岸传染病预防控制体系和种类齐全的现代口岸核生化有害因子防控体系，建立基于源头防控、境内外联防联控的口岸突发公共卫生事件应对机制，健全口岸病媒生物及各类重大传染病监测控制机制，主动预防、控制和应对境外突发公共卫生事件。持续巩固和提升口岸核心能力，创建国际卫生机场（港口）。完善国际旅行与健康信息网络，提供及时有效的国际旅行健康指导，建成国际一流的国际旅行健康服务体系，保障出入境人员健康安全。提高动植物疫情疫病防控能力，加强进境动植物检疫风险评估准入管理，强化外来动植物疫情疫病和有害生物查验截获、检测鉴定、除害处理、监测防控规范化建设，健全对购买和携带人员、单位的问责追究体系，防控国际动植物疫情疫病及有害生物跨境传播。健全国门生物安全查验机制，有效防范物种资源丧失和外来物种入侵。

（五）发展健康产业

1．优化多元办医格局

进一步优化政策环境，优先支持社会力量举办非营利性医疗机构，推进和实现非营利性民营医院与公立医院同等待遇。鼓励医师利用业余时间、退休医师到基层医疗卫生机构执业或开设工作室。个体诊所设置不受规划布局限制。破除社会力量进入医疗领域的不合理限制和隐性壁垒。逐步扩大外资兴办医疗机构的范围。加大政府购买服务的力度，支持保险业投资、设立医疗机构，推动非公立医疗机构向高水平、规模化方向发展，鼓励发展专业性医院管理集团。加强政府监管、行业自律与社会监督，促进非公立医疗机构规范发展。

2．发展健康服务新业态

积极促进健康与养老、旅游、互联网、健身休闲、食品融合，催生健康新产业、新业态、新模式。发展基于互联网的健康服务，鼓励发展健康体检、咨询等健康服务，促进个性化健康管理服务发展，培育一批有特色的健康管理服务产业，探索推进可穿戴设备、智能健康电子产品和健康医疗移动应用服务等发展。规范发展母婴照料服务。培育健康文化产业和体育医疗康复产业。制定健康医疗旅游行业标准、规范，打造具有国际竞争力的健康医疗旅游目的地。大力发展中医药健康旅游。打造一批知名品牌和良性循环的健康服务产业集群，扶持一大批中小微企业配套发展。引导发展专业的医学检验中心、医疗影像中心、病理诊断中心和血液透析中心等。支持发展第三方医疗服务评价、健康管理服务评价，以及健康市场调查和咨询服务。鼓励社会力量提供食品药品检测服务。完善科技中介体系，大力发展专业化、市场化医药科技成果转化服务。

3．积极发展健身休闲运动产业

进一步优化市场环境，培育多元主体，引导社会力量参与健身休闲设施建设运营。推动体育项目协会改革和体育场馆资源所有权、经营权分离改革，加快开放体育资源，创新健身休闲运动项目推广普及方式，进一步健全政府购买体育公共服务的体制机制，打造健身休闲综合服务体。鼓励发展多种形式的体育健身俱乐部，丰富业余体育赛事，积极培育冰雪、山地、水上、汽摩、航空、极限、马术等具有消费引领特征的时尚休闲运动项目，打造具有区域特色的健身休闲示范区、健身休闲产业带。

4．促进医药产业发展

完善政产学研用协同创新体系，推动医药创新和转型升级。加强专利药、中药新药、新型制剂、高端医疗器械等创新能力建设，推动治疗重大疾病的专利到期药物实现仿制上市。大力发展生物药、化学药新品种、优质中药、高性能医疗器械、新型辅料包材和制药设备，推动重大药物产业化，加快医疗器械转型升级，提高具有自主知识产权的医学诊疗设备、医用材料的国际竞争力。加快发展康复辅助器具产业，增强自主创新能力。健全质量标准体系，提升质量控制技术，实施绿色和智能改造升级，到2030年，药品、医疗器械质量标准全面与国际接轨。

发展专业医药园区，支持组建产业联盟或联合体，构建创新驱动、绿色低碳、智能高效的先进制造体系，提高产业集中度，增强中高端产品供给能力。大力发展医疗健康服务贸易，推动医药企业走出去和国际产业合作，提高国际竞争力。到2030年，具有自主知识产权新药和诊疗装备国际市场份额大幅提高，高端医疗设备市场国产化率大幅提高，实现医药工业中高速发展和向中高端迈进，跨入世界制药强国行列。推进医药流通行业转型升级，减少流通环节，提高流通市场集中度，形成一批跨国大型药品流通企业。

思考题

1．基本医疗卫生与健康促进法的立法目的是什么？
2．基本医疗卫生与健康促进法在推进健康中国建设进程中有何重要意义？
3．推进健康中国建设的战略目标包括哪些？
4．推进健康中国建设的主要内容包括哪些？

推荐阅读

[1] 登哈特. 新公共服务[M]. 丁煌，译. 北京：中国人民大学出版社，2016.

[2] 刘晓溪，陈玉文，毕开顺. 借鉴英国医疗服务体系破解我国实施双向转诊制度难题[J]. 中国全科医学，2013，16（9A）.

[3] 蔡智波，张淑华，郑强，等. 国内外健康体检工作现状及研究进展[J]. 人民军医，2019，62（7）.

[4] 中华医学会健康管理学分会. 健康体检基本项目专家共识[J]. 中华健康管理学杂志，2014，8（2）.

[5] 夏杭州. 中国健康体检状况与发展前景[J]. 中国社区医师，2016，32（8）.

[6] 中国健康管理协会. 农村居民健康体检指南[J]. 中国防痨杂志，2020，42（1）.

[7] 贾彦英，郭荣芬. 医院体检流程优化管理探讨[J]. 中国病案，2013，14（3）.

[8] 赵晓丽. 精细化健康体检管理模式在体检中心应用效果评价[J]. 中国保健营养，2017，27（31）.

[9] Joel J. Heidelbaugh. The Adult Well-male Examination[J]. American Family Physician, 2018, 98(12).

[10] Driver SL, Martin SS, Gluckman TJ, et al. Fasting or Nonfasting Lipid Measurements: it depends on the Question[J]. J Am Coll Cardiol，2016, 67(10).

[11] CDC. Health, United States, 2016[EB/OL]. [2018-08-17]. https://www.cdc.gov/nchs/data/hus/hus16. pdf#015.

[12] AAFP. Clinical Recommendations[EB/OL]. [2017-09-14]. https://www.aafp.org/online/en/home/ clinical/ exam.html.

[13] 孙长颢. 营养与食品卫生学[M]. 8 版. 北京：人民卫生出版社，2017.

[14] 中国营养学会 https://www.cnsoc.org/.

[15] 中国营养学会.中国居民膳食指南（2016）[M]. 北京：人民卫生出版社，2016.

[16] WHO. Global Status Report on Noncommunicable Disease 2014.Geneva，Switzerland. 2014.

[17] 傅华. 预防医学[M]. 7 版. 北京：人民卫生出版社，2018.

[18] 张庆军. 实用健康管理学[M]. 北京：科学出版社，2017.

[19] 卢祖洵，姜润生. 社会医学[M]. 北京：人民卫生出版社，2013.

[20] 洪倩. 社区健康风险干预与管理[M]. 北京：人民卫生出版社，2015.

[21] 中国疾病预防控制中心 http://www.chinacdc.cn/.

[22] 世界卫生组织 www.who.int/.

[23] 中国疾病预防控制中心控烟办公室 http://www.notc.org.cn/.

[24] 冯建中. 普及全民健身运动，协力建设健康中国[N]. 人民政协报，2021-03-24（006）.

[25] 人民体育 http://sports.people.com.cn/jianshen/.

[26] 原祥熙. 济源市城市居民休闲健身运动现状的调查分析[D]. 南昌：南昌大学，2020.

[27] Interagency Committee on Smoking and Health(ICSH); Notice of Charter Renewal[J]. The Federal Register / FIND, 2021, 86(52).

[28] 邱德超，宋福建，冯振宁，等. 我国地方控烟政策：基于政策文本的内容分析[J]. 现代预防医学，2021，48（04）.

[29] 陈璐，潘烺，刘秋萍，等. 2008—2018 年北京城区某健康体检人群饮酒行为变化趋势[J]. 中华疾病控制杂志，2021，25（3）.

[30] 杨志勇. 我国居民饮酒现状调查[J]. 科学生活，2007（9）.

[31] 2020 年烟草政策内容有哪些 中国吸烟人数情况如何[EB/OL]. https://finance.chinairn.com/News/2020/05/29/171201940.html.

[32] 国务院办公厅. 国务院办公厅关于印发中国防治慢性病中长期规划（2017—2025 年）的通知[EB/OL]. http://www.gov.cn/zhengce/content/2017-02/14/content_5167886.htm.

[33] 国务院办公厅. 中国居民营养与慢性病状况报告（2020 年）[EB/OL]. http://www.gov.cn/xinwen/2020-12/24/content_5572983.htm.

[34] 卫生部疾病预防控制局. 全国慢性病预防控制工作规范 [EB/OL].http://www.gov.cn/gzdt/2011-04/13/content_1842875.htm.

[35] 中国心血管健康与疾病报告编写组. 中国心血管健康与疾病报告 2019 概要[J]. 中国循环杂志，2020，35（9）.

[36] 中华医学会糖尿病学分会. 国家基层糖尿病防治管理指南（2018）[J]. 中华内科杂志，2018，57（12）.

[37] 中华医学会. 血脂异常基层诊疗指南（实践版·2019）[M]. 中华全科医师杂志，2019，18（5）. .

[38] 冯骁. 中国肺癌筛查标准（T/CPMA013-2020）解读[J]. 中华实用诊断与治疗杂志，2021，35（3）.

[39] 慢性阻塞性肺疾病急性加重（AECOPD）诊治专家组. 慢性阻塞性肺疾病急性加重（AECOPD）诊治中国专家共识（2014 年修订版）[J]. 国际呼吸杂志，2014，34（1）.

[40] 中华医学会，中华医学会肿瘤学分会，中华医学会杂志社. 中华医学会肺癌临床诊疗指南（2019 版）[J]. 中华肿瘤杂志，2020，42（4）.

[41] 国家消化系统疾病临床医学研究中心. 中国早期胃癌筛查流程专家共识意见（草案）（2017 年，上海）[J]. 中华健康管理学杂志，2018，12（1）.

[42] 张丽丽，李爱华，张师前. 2016 ACOG宫颈癌筛查指南解读[J]. 妇产与遗传（电子版），2016，6（1）.

[43] 中华医学会.原发性骨质疏松症基层诊疗指南（实践版·2019）[J].中华全科医师杂志，2020，19（4）.

[44] Yongze Li, Di Teng, Xiaoguang Shi, et al. Prevalence of Diabetes Recorded in Mainland China Using 2018 Diagnostic Criteria from the American Diabetes Association: National Cross Sectional Study[J]. BMJ, 2020(369).

[45] The American College of Obstetricians and Gynecologists.Cervical Cancen Screening and Prevention[J]. ObstetGynecol, 2016, 127(1).

[46] Howlader N, Noone AM, Krapcho M, et al. SEER Cancer Statistics Review 1975-2016[EB/OL]. https://seer.cancer.gov/ statistics/reports.html.

[47] John Murtagh. 全科医学[M]. 4版. 梁万年，译. 北京：人民军医出版社，2012.

[48] 周恒忠，夏晓萍. 全科医学与社区卫生服务[M]. 北京：人民军医出版社，2010.

[49] 鲍勇，龚幼龙. 临床预防医学在卫生服务发展中的作用[J]. 中华医院管理杂志，2002，18（3）.

[50] 郭清. 健康管理学概论[M]. 北京：人民卫生出版社，2010.

参考文献

[1] 武留信. 健康管理师：社区管理分册[M]. 北京：人民卫生出版社，2015.

[2] 郭清. 健康管理学[M]. 北京：人民卫生出版社，2015.

[3] 曾渝，王中男. 社区健康服务与管理[M]. 北京：人民卫生出版社，2020.

[4] 崔树起，杨文秀. 社区卫生服务管理[M]. 北京：人民卫生出版社，2013.

[5] 傅华. 预防医学[M]. 北京：人民卫生出版社，2008.

[6] 郭姣. 健康管理学[M]. 北京：人民卫生出版社，2020.

[7] 路孝琴，席彪. 全科医学概论[M]. 北京：中国医药科技出版社，2016.

[8] 戴维·韦默. 公共政策分析理论与实践[M]. 4 版. 刘伟，译. 北京：中国人民大学出版社，2013.

[9] 登哈特. 新公共服务[M]. 丁煌，译. 北京：中国人民大学出版社，2016.

[10] 黎民. 公共管理学[M]. 2 版. 北京：高等教育出版社，2003.

[11] 侯江红. 公共组织财务管理[M]. 4 版. 北京：高等教育出版社，2016.

[12] 李增宁. 健康营养学[M]. 北京：人民卫生出版社，2019.

[13] 李鲁. 社会医学[M]. 北京：人民卫生出版社，2017.

[14] 王建华. 流行病学[M]. 北京：人民卫生出版社，2015.

[15] 邹宇华. 社区健康教育技能[M]. 北京：人民卫生出版社，2017.

[16] 闫春萌，尹梅，张宇萌，等. 突发公共卫生事件视域下居民健康素养及其提升路径研究——以新冠肺炎疫情为例[J]. 中国医学伦理学，2021，34（3）.

[17] 章建时. 不同健康教育模式对社区居民健康素养的影响[J]. 中国医药指南，2019，17（28）.

[18] 董建，郭荣芬，祝坤，等. 152 例社区居民健康档案与健康素养调查分析[J]. 中国病案，2020，21（12）.

[19] 郑名烺，牛亚冬，张晨鑫，等. 后疫情时代探索构建社区健康服务网络的 SWOT 分析——以深圳市福田区为例[J]. 中国初级卫生保健，2020，34（11）.

[20] 李海颖. 对比不同健康教育模式对社区居民健康素养的影响[J]. 中西医结合心血管病电子杂志，2020，8（25）.

[21] 郭璐璐，张春慧，高俊，等. 板报式健康教育在社区居民中的应用效果研究[J]. 决策探索（下），2020（7）.

[22] 顾紫薇，胡月. 社区老年人家庭医生签约和服务需求状况调查[J]. 南京医科大学学报（社会科学版），2021，21（1）.

[23] 韦磊，侯淑娟. "互联网+"模式在新型冠状病毒肺炎疫情防控期社区居民健康管理中的应用效果[J]. 中国社区医师，2021，37（7）.

[24] 王志刚，蔡艳花. 医院与社区相结合健康教育模式在慢病管理中的效果分析[J]. 黑龙江中医药，2020，49（3）.

[25] 张秀娟，应宇辰，张义喜. 公众健康素养提升策略探讨[J]. 中国社会医学杂志，2020，37（2）.

[26] 刘堃，等. 老龄化背景下社区老年人健康教育需求[J]. 中国老年学杂志，2021，41（4）.

[27] 刘蕤，贺珊. 国外健康素养测评工具系统综述[J]. 现代情报，2020，40（11）.

[28] 汤振宇，夏经炜，陆亦琼. 上海市黄浦区孕前妇女生殖健康素养调查分析[J]. 中国妇幼卫生杂志，2021，12（2）.

[29] 秦静，李伟，栾烨，等. 常态化疫情防控下老年人健康管理策略研究[J]. 卫生经济研究，2020，37（10）.

[30] Kopera-Frye, Karen. Health Literacy Among Older Adults(English Edition)[M]. 1th ed. Springer Publishing Company, 2016.

[31] Nutbeam D, McGill B, Premkumar P. Improving Health Literacy in Community Populations: A Review of Progress[J]. Health Promot Int, 2018, 33(5).

[32] Zheng M, Jin H, Shi N, et al. The Relationship between Health Literacy and Quality of Life: A Systematic Review and Meta-analysis[J]. Health Qual Life Outcomes, 2018, 16(1).

[33] Liu L, Qian X, Chen Z, et al. Health Literacy and its Effect on Chronic Disease Prevention: Evidence from China's Data[J]. BMC Public Health, 2020, 20(1).

[34] Tang C, Wu X, Chen X, et al. Examining Income-related Inequality in Health Literacy and Health-information Seeking among Urban Population in China[J]. BMC Public Health, 2019, 19(1).

[35] Fleary SA, Joseph P, Pappagianopoulos JE. Adolescent Health Literacy and Health Behaviors: A Systematic Review[J]. J Adolesc, 2018(62).

[36] Jin H, Dong G, Zou L, et al. History and Status quo of Higher Public Health Education in China[J]. Public Health Rev, 2020(41).

[37] Wu T, Li L. Evolution of Public Health Education in China[J]. Am J Public Health, 2017, 107(12).

[38] Chiu CJ, Kuo SE, Lin DC. Technology-embedded Health Education on Nutrition for Middle-aged and Older Adults Living in the Community[J]. Glob Health Promot, 2019, 26(3).

[39] Sharman MJ, Nash M, Cleland V. Health and Broader Community Benefit of Parkrun-an Exploratory Qualitative Study[J]. Health Promot J Austr, 2019, 30(2).

[40] Willis E, Gundacker C, Harris M, et al. Improving Immunization and Health Literacy through a Community-Based Approach[J]. Stud Health Technol Inform, 2020(269).

[41] Housten AJ, Gunn CM, Paasche-Orlow MK. Basen-Engquist KM. Health Literacy Interventions in Cancer: A Systematic Reviewp[J]. J Cancer Educ, 2021, 36(2).

[42] Eronen J, Paakkari L, Portegijs E, et al. Health Literacy Supports Active Aging[J]. Prev Med, 2021(143).

[43] Zibellini J, Muscat DM, Kizirian N, et al. Effect of Health Literacy Interventions on Pregnancy Outcomes: A Systematic Review[J]. Women Birth, 2021, 34(2).

[44] Matterne U, Egger N, Tempes J, et al. Health Literacy in the General Population in the Context of Epidemic or Pandemic Coronavirus Outbreak Situations: Rapid Scoping Review[J]. Patient Educ Couns, 2021, 104(2).

[45] 邱卓英，石秀娥，王少璞，等. 基于世界卫生组织国际健康分类家族康复指南研究：理论架构和方法体系[J]. 中国康复理论与实践，2020，26（2）.

[46] 吕忠梅. 环境与健康：美丽中国建设"双引擎"：控制环境与健康风险推进"健康中国"建设[J]. 环境保护，2016（24）.

[47] 李运明，顾建文，张虎军，等. 符合我国卫生行业标准的健康风险评估问卷的编制[J]. 西南军医，2014，16（2）.

[48] 陈礼潮. 基于生活方式的健康风险评估基本数据标准研究[D]. 上海：海军军医大学.

[49] 孙艳秋，张彤，王维，等. Research Progress on Risk Factors and Intervention Measures for Falls in Elderly Residents in Community[J]. 中华老年多器官疾病杂志，2019，18（8）.

[50] 赵薇，王天星，王明慧. 健康生活方式对社区慢性病患者干预效果研究[J]. 预防医学情报杂志，2019，35（1）.

[51] 申俊龙，王高玲. 中医药管理学[M]. 北京：科学出版社，2017.

[52] 马烈光，蒋力生. 中医养生学[M]. 北京：中国中医药出版社，2016.

[53] 吴均林. 心理健康教育学[M]. 北京：人民卫生出版社，2007.

[54] 马骁. 健康教育学[M]. 北京：人民卫生出版社，2004.

[55] 马辛. 社区精神医学[M]. 北京：人民卫生出版社，2014.

[56] 洪倩. 社区健康风险干预与管理[M]. 北京：人民卫生出版社，2015.

[57] 郑希付，刘学兰. 社区心理咨询与研究[M]. 广州：暨南大学出版社，2016.

[58] 南京医科大学附属脑科医院医学心理科团队. 社区心理健康维护手册[M]. 苏州：苏州大学出版社，2016.

[59] 赵敏，杨凤池. 中国社区心理疾病防治——心理健康促进理论与实践[M]. 上海：上海交通大学出版社，2013.

[60] 王世琦. 社区居民健康档案信息化管理现状分析与措施[J]. 中国管理信息化，2016（19）.

[61] 胡玉宁，金新政. 社区卫生服务健康管理信息系统综述[J]. 中国卫生质量管理，2009，16（4）.

[62] 叶燕芬. 大数据技术在健康管理中的应用[J]. 数字技术与应用，2019（10）.

[63] 焦叔斌，杨文士. 管理学[M]. 5 版. 北京：中国人民大学出版社，2020.

[64] 张德. 人力资源开发与管理[M]. 5 版. 北京：清华大学出版社，2016.

[65] 崔树起，杨文秀. 社区卫生服务管理[M]. 2 版. 北京：人民卫生出版社，2017.

[66] 陈传明. 管理学[M]. 北京：高等教育出版社，2019.

[67] 董克用. 人力资源管理概论[M]. 北京：中国人民大学出版社，2004.

[68] 申卫星.《中华人民共和国基本医疗卫生与健康促进法》理解与适用[M]. 北京：中国政法大学出版社，2020.

[69] 国家卫生和计划生育委员会.《"健康中国 2030"规划纲要》辅导读本[M]. 北京：人民卫生出版社，2017.